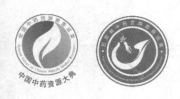

甘肃省中药资源志要

GANSU SHENG ZHONGYAO ZIYUAN ZHIYAO

晋 玲 ◎主编

甘肃科学技术出版社

图书在版编目（CIP）数据

甘肃省中药资源志要 / 晋玲主编. -- 兰州：甘肃
科学技术出版社，2023.5
ISBN 978-7-5424-3013-7

Ⅰ.①甘… Ⅱ.①晋… Ⅲ.①中药资源－中药志－甘
肃 Ⅳ.①R281.442

中国国家版本馆CIP数据核字（2023）第087437号

甘肃省中药资源志要

晋　玲　主编

责任编辑　陈学祥
封面设计　麦朵设计

出　版　甘肃科学技术出版社
社　址　兰州市城关区曹家巷1号　730030
电　话　0931-2131572（编辑部）　0931-8773237（发行部）

发　行　甘肃科学技术出版社　　　印　刷　兰州新华印刷厂
开　本　880毫米×1230毫米　1/16　印　张　27　插　页　4　字　数　712千
版　次　2023年7月第1版
印　次　2023年7月第1次印刷
印　数　1~1000
书　号　ISBN 978-7-5424-3013-7　定　价　198.00元

项目支持

第四次全国中药资源普查甘肃省试点项目

2012 年中医药行业科研专项（201207002）"我国代表性区域特色中药资源保护利用"

2013 年中医药部门公共卫生专项（财社〔2013〕135 号）"国家基本药物所需中药原料资源调查和监测项目"

2014 年中医药部门公共卫生服务补助资金项目"中药原料质量监测体系建设项目"（财社〔2014〕76 号）

2017 年中医药公共卫生服务补助专项"全国中药资源普查项目"（财社〔2017〕66 号）

2018 年中医药公共卫生服务补助专项"全国中药资源普查项目"（财社〔2018〕43 号）

甘肃省基础研究创新群体项目（甘科 1606RJIA323）"甘肃省中藏药资源评价、保护与开发利用"

国家中医药管理局"道地药材生态种植及质量保障"项目

中国工程院战略研究与咨询项目"陇药全链条品质锻造体系研究"

平 台 支 持

教育部西北中藏药省部共建协同创新中心

财政部和农业农村部国家现代农业产业体系食用百合兰州综合试验站

甘肃省珍稀中药资源评价与保护利用工程研究中心

陇药产业创新研究院

中药资源学省级教学团队（甘教高〔2018〕13 号）

内 容 简 介

　　《甘肃省中药资源志要》以第四次全国中药资源普查甘肃省普查数据和实体标本为第一手资料,参考第三次普查数据、《中国药典》、《中华本草》、《中国中药资源志要》、《甘肃中药材标准》、《甘肃中草药资源志》、《甘肃中草药手册》、《甘肃道地药材志》以及省内重要的区域性科考报告等编著而成。

　　全书分为植物药、动物药、矿物药三个部分,共收载甘肃省中药资源3626种。其中,药用植物资源3135种,隶属206科982属,包括藻类植物4种、菌类植物31种、地衣类植物4种、苔藓类植物5种、蕨类植物108种、裸子植物48种、被子植物2935种;药用动物资源448种,隶属148科306属,包括无脊椎动物67科90属112种、脊椎动物81科216属336种;药用矿物资源43种。并对每味药材的基原、拉丁学名、药用部位、功效和分布等做了扼要记述。

　　本书具有重要的科学价值和应用价值,可为甘肃省中药资源的可持续开发利用与保护决策提供基础本底资料,也可供相关专业人员在科学考察、基础研究、理论教学和实践培训等方面参考。

甘肃省第四次全国中药资源普查成果

编辑领导小组

组　长：李金田　刘维忠

副组长：刘伯荣　郑贵森

成　员：甘培尚　崔庆荣　晋　玲　李成义

编辑委员会

总顾问：黄璐琦

顾　问：张士卿　段金廒　赵润怀　安黎哲

主　任：郑贵森

副主任：晋　玲

委　员（按姓氏拼音排序）：

蔡子平	陈学林	陈　垣	程亚青	崔治家	丁永辉
杜　弢	冯虎元	高海宁	何春雨	黄兆辉	雷菊芳
李成义	李建银	李善家	廉永善	蔺海明	林　丽
刘　立	刘晓娟	吕小旭	马世荣	马晓辉	马　毅
蒲　训	秦临喜	师立伟	宋平顺	孙　坤	孙少伯
孙学刚	王明伟	王　艳	王一峰	王振恒	杨扶德
杨　韬	杨永建	张东佳	张启立	张世虎	张西玲
张　勇	赵建邦	赵文龙	周天林	朱俊儒	朱田田

《甘肃省中药资源志要》

编 委 会

主　编：晋　玲

副主编：孙学刚　陈学林　周天林　林　丽　郭延秀

编　委（按姓氏拼音排序）：

<table>
<tr><td>陈　垣</td><td>崔治家</td><td>冯虎元</td><td>高海宁</td><td>郭旭东</td><td>黄得栋</td></tr>
<tr><td>黄兆辉</td><td>姬　捷</td><td>李成义</td><td>李建银</td><td>李善家</td><td>刘　立</td></tr>
<tr><td>刘晓娟</td><td>吕小旭</td><td>马世荣</td><td>马晓辉</td><td>马　毅</td><td>蒲　训</td></tr>
<tr><td>宋平顺</td><td>孙　坤</td><td>孙少伯</td><td>王明伟</td><td>王圆圆</td><td>王振恒</td></tr>
<tr><td>席少阳</td><td>杨　韬</td><td>张　勇</td><td>赵文龙</td><td></td><td></td></tr>
</table>

序

甘肃地处我国黄土高原、内蒙古高原与青藏高原的交会处,地形地貌复杂,气候条件多样,中药资源种类丰富多样,而且中药材的人工采集、种植和应用历史悠久,为全国中药资源大省和中药材主产区之一,素有"千年药乡"和"天然药仓"之称。

第四次全国中药资源普查甘肃省普查工作自2012年启动,以甘肃中医药大学为技术牵头单位,联合10余所高校和科研院所,历时10余年,对全省87个县级行政区划单元的中药资源进行了全面普查。深入调查了甘肃中药资源种类、分布和利用现状,系统整理了甘肃中药资源的总体情况,全面摸清了甘肃中药资源的家底。为更好服务于甘肃省中药资源研究与应用,甘肃省中药资源普查技术负责人晋玲教授带领甘肃省普查"伙计",编著集成《甘肃省中药资源志要》。该书详细记载了物种的保护等级、原分布地、标本采集地及药用功效等内容,对指导甘肃省中药资源的可持续开发利用具有重要意义。

《甘肃省中药资源志要》的出版,不仅是第四次全国中药资源普查甘肃工作成果的概括和总结,也是对甘肃中药资源进行系统梳理的一次历史性回顾,可为甘肃省中药资源的保护与可持续利用提供基础资料,同时可供相关专业人员在科学考察、基础研究、理论教学和实践培训等方面参考。相信通过以该书为代表的系列专著的出版,必将促进甘肃省中药资源的研究、保护和可持续利用,助力甘肃省中药产业的高质量发展。

序者喜见《甘肃省中药资源志要》即将面世,是乐为序。

中国工程院院士
中国中医科学院院长
第四次全国中药资源普查技术指导专家组组长

前　言

　　中药资源是中医药发展的物质基础，直接关乎着中医药事业传承创新、中医药产业高质量发展，乃至生物多样性保护等国家大政方针，是我国重要的战略性资源，其质量和丰富程度关系到我国中医药战略的全面实施和中医药事业的可持续发展。中华人民共和国成立以来，对中药资源进行过三次全国性的调查。其中，第三次全国中药资源普查自1983启动、1987年结束，距今已逾30年。随着甘肃社会、经济、生态环境的变化，中药资源的种类、分布规律以及蕴藏量也随之发生变化。中药资源家底不清、信息不对称等问题已严重制约着甘肃中药资源的开发利用及中药产业的健康发展。

　　甘肃地处我国黄土高原、内蒙古高原与青藏高原的交会处，地形地貌复杂，气候条件丰富，生态环境多样，造就了种类繁多、特色鲜明的中药资源，为全国中药资源大省和中药材主产区之一，素有"千年药乡"之称。

　　第四次全国中药资源普查由国家中医药管理局组织，黄璐琦院士为技术总牵头，自2011年开始启动普查工作。甘肃省中药资源普查工作在省政府成立的中药资源普查试点工作领导小组带领下，由甘肃中医药大学牵头，联合兰州大学、西北师范大学、甘肃农业大学、甘肃省药品检验研究院等10余家高等院校和科研单位，在全省遴选出32位普查队长，组织了77支普查队，投入上千名普查队员，自2012年3月起，对全省87个市、县（区）的中药资源进行了全面普查。历时10余年，深入调查分析甘肃中药资源的现状，摸清了甘肃中药资源的家底，系统梳理了甘肃中药资源的本底信息。

　　在第四次全国中药资源普查收官之际，甘肃普查团队对全省各县区中药资源普查数据进行了全方位、多角度、多层次的分析总结，系统整理编撰了《甘肃省中药资源志要》一书。全书共收录甘肃省中药资源3626种，其中，植物药3135种、动物药448种、矿物药43种。其种类数相较第三次全国中药资源普查数据（中药资源1510种、植物药1250种、动物药217种、矿物药43种）有大幅增加。该书的出版将为甘肃省中药资源的可持续开发利用与保护决策提供基础本底资料，同时，可供相关专业人员在科学考察、基础研究、理论教学和实践培训等方面参考。

为确保中药资源药用依据和物种基原准确，《甘肃省中药资源志要》一书在逐一核对普查凭证标本的基础上，参考《中国药典》《中华本草》《甘肃中草药资源志》《中国中药资源志要》《中国藏药》《藏药志》《中国药用动物志》《中国药用动物原色图鉴》等中药学和民族药学著作，查阅《中国植物志》、*Flora of China*、《中国高等植物图鉴》、《中国沙漠植物志》、《甘肃植物志》、《中国数字植物标本馆》、《兰州植物通志》等全国与地方性植物分类学典籍及标本，对每一物种进行仔细考证，核对其分布地域及药用状况，以确保每一个物种基原和药用依据无误。

《甘肃省中药资源志要》是对甘肃省中药资源进行全面调查和系统梳理的一次历史性总结，是第四次全国中药资源普查的重要成果，也是新一代甘肃中药人开启未来的序幕。

由于业务水平所限，本书存在遗漏和错误在所难免，恳请读者批评指正。

编　者

2022 年 12 月

编 写 说 明

1.《甘肃省中药资源志要》编写体例主要包括：中文植物名、拉丁学名、甘肃分布、四普标本采集地及主要药用部位的性味功效5个部分。

2. 中文植物名、拉丁学名以及必不可省略的植物异名依据《中国植物志》和中国植物图像库（http://ppbc.iplant.cn/），参考 *Flora of China*（FOC）。

3. 甘肃分布系指《中国植物志》、地方植物志及甘肃部分自然保护区科考报告等文献或中国植物图像库中的标本、图片对该物种在甘肃分布的历史记录。

蕨类植物、裸子植物和被子植物甘肃分布项下各县市或地区的顺序均依据当时的文献记载，未按目前的行政区划调整，以便保持历史原貌；藻菌地衣及苔藓类植物的甘肃分布因缺乏充足的文献资料故暂略，特此说明。

4. 四普标本采集地均按目前甘肃省行政区划县（区）顺序及名称编排。县、市、区除"白银区、临夏市"外，均省略"县、市、区"，例如"麦积区"记为"麦积"、"临夏县"记为"临夏"；单字县名仍保留"县"字，例如"文县"、"康县"。

动物药因其特殊性未列"四普标本采集地"，只标明其甘肃分布。矿物药的种类与全国第三次中药普查的种类基本吻合，故也仅标明其甘肃分布。

5. 凡《中国植物志》正文未记载甘肃分布的，在四普调查之前也未见文献记载甘肃分布的，均视为甘肃分布新记录（含已发表和未发表的）。

6. 药用部位只收载《中国药典》或《中华本草》及其他地方性中药典籍中最主要一或两项，例如：益母草 *Leonurus japonicus*，地上部分（益母草）；果实（茺蔚子）。个别的达数项，例如：桑 *Morus alba*，根皮（桑白皮）：甘，寒。泻肺平喘，利水消肿。嫩枝（桑枝）：微苦，平。祛风湿，通经络，行水气。叶（桑叶）：甘、苦，寒。疏散风热，清肺润燥，清肝明目。果穗（桑椹）：甘、酸，寒。补血滋阴，生津润燥。

7. 因绝大多数药用植物均使用干燥药材，故药用部位省略"干燥"二字。个别使用新鲜药材的，予以注明。

凡无特殊情况，各药用部位直接表述，例如：米面蓊 *Buckleya lanceolate* 的叶，即为：叶：苦，寒，有毒。清热解毒，燥湿止痒。不再写作：叶（米面蓊叶）。若药用部位为一特定的中药名或较广流传的草药名时，予以特别列出。例如：麦蓝菜 *Vaccaria hispanica* 的种子为传统中药王不留行，故列为：种子（王不留行）：苦，平。活血通经，通乳消痈。野胡萝卜 *Daucus carota* 的果实为《中国药典》所规定南鹤虱的原植物，故列为：果实（南鹤虱）：苦、辛，平。有小毒。杀虫消积。

少部分民间草药或民族药因无法找到记载完整且可靠的文献，省略性味，只记录功效或主治。例如：狭舌多榔菊，全草：清热解毒，清肝明目。

8.凡《中国植物志》已合并，但现行《中国药典》未合并的种，本书仍然作为两个单独的分类群对待。例如：棟科棟属植物川棟 *Melia toosendan* Sieb. et Zucc.，*Flora of China* 已并入同科同属植物棟 *Melia azedarach* L.，但《中国药典》2020 版仍作为两个不同的种，故本书亦作川棟和棟分别记载。

目 录

药 用 植 物

药 用 动 物

药 用 矿 物

药
用
植
物

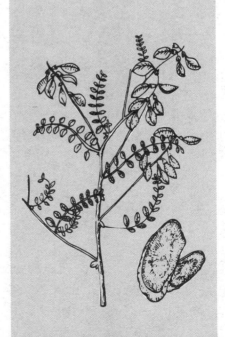

藻　类　植　物

轮藻科 Characeae

脆轮藻 *Chara fragilis* Desv.

四普标本采集地：西峰。

藻体（鱼草）：咸、辛，平。祛痰，止咳，平喘。

念珠藻科 Nostocaceae

地木耳 *Nostoc commune* Vauch.

四普标本采集地：安宁、天祝。

藻体（葛仙米）：甘、淡，凉、寒。清热明目，收敛益气。

发菜 *Nostoc flagelliforme* Born. et Flah.

保护等级：《国家重点保护野生植物名录》一级。

四普标本采集地：景泰、天祝。

藻体：甘，寒。补血，利尿降压，化痰止咳。

水绵科 Zygnemataceae

水绵 *Spirogyra communis*（Hass.）Kutz.

四普标本采集地：城关。

藻丝体：清热解毒，利湿。

菌 类 植 物

麦角菌科 Clavicipitaceae

麦角菌 *Claviceps purpurea* (Fr.) Tul.

甘肃分布：陇东。

四普标本采集地：和政。

菌核（麦角）：苦、辛，平。有毒。缩宫止血，止痛。

冬虫夏草菌 *Cordyceps sinensis* (Berk.) Sacc.

保护等级：《国家重点保护野生植物名录》二级。

甘肃分布：永登、武都、玛曲、碌曲。

四普标本采集地：永登、武都。

子座及幼虫尸体（冬虫夏草）：甘，平。补肾益肺，止血化痰。

羊肚菌科 Morohellaceae

圆锥羊肚菌 *Morchella conica* Per.

甘肃分布：卓尼、文县。

四普标本采集地：文县。

子实体：甘，平。化痰理气，消食和胃。

粗柄羊肚菌 *Morchella crassipes* (Vent.) Pers.

甘肃分布：甘南、陇南、天水、兰州。

四普标本采集地：武都。

子实体：甘，平。化痰理气，消食和胃。

小羊肚菌 *Morchella deliciosa* Fr.

甘肃分布：武威、文县、甘南。

四普标本采集地：文县。

子实体：甘，平。化痰理气，消食和胃。

羊肚菌 *Morchella esculenta* (L.) Pers.

甘肃分布：文县、临潭、卓尼、碌曲。

四普标本采集地：文县。

子实体：甘，平。化痰理气，消食和胃。

木耳科 Auriculariaceae

木耳 *Auricularia auricula* (L. ex Hook.) Underw.

甘肃分布：天水、陇南。

四普标本采集地：武都、文县。

子实体：甘，平。益气强身，活血，止血，止痛。

毛木耳 *Auricularia polyticha* (Mont.) Sacc.

甘肃分布：天水、陇南栽培或野生。

四普标本采集地：文县。

子实体：甘，平。益气强身，活血，止血，止痛。

银耳科 Tremellaceae

银耳 *Tremella fuciformis* Berk.

甘肃分布：天水、陇南栽培。

四普标本采集地：武都（栽培）。

子实体：甘，平。润肺生津，清热养阴。

齿菌科 Hydnaceae

猴头菌 *Hericium erinaceus* (Bull. ex Fr.) Pers.

甘肃分布：天水、陇南、甘南部分林区。

四普标本采集地：武都。

子实体：甘，平。健脾养胃，安神。

多孔菌科 Polyporaceae

药用拟层孔菌 *Fomitopsis officinalis* (Vill. ex Fr.) Bond. et Sing.

四普标本采集地：华亭。

子实体（苦白蹄）：甘、苦，温。止咳平喘，祛风除湿，消肿止痛，利尿，解蛇毒。

毛云芝 *Coriolus hirsutus* (Fr. ex Wulf.) Quél.

四普标本采集地：华亭。

子实体：祛风除湿，清肺止咳，祛腐生肌。

平盖灵芝 *Ganoderma applanatum* (Pers. ex Wallr) Pat.

四普标本采集地：华亭、岷县、临洮。

子实体（树舌）：微苦，平。清热解毒，抗癌。

赤芝 *Ganoderma lucidum* (Leyss. ex Fr.) Karst.

四普标本采集地：武都、康县。

子实体（灵芝）：甘，平。补气安神，止咳平喘。

猪苓 *Polyporus umbellatus*（Pres.）Fr.

甘肃分布：武山、甘谷、天祝、康县、舟曲。

四普标本采集地：永登、麦积、武都、西和、康县。

菌核：甘、淡，平。利水渗湿。

茯苓 *Poria cocos*（Schw.）Wolf

甘肃分布：文县。

四普标本采集地：临洮。

菌核：甘、淡，平。利水渗湿，健脾，宁心。

朱红栓菌 *Trametes cinnabarina*（Jacq.）Fr.

甘肃分布：文县。

四普标本采集地：临洮。

子实体（朱砂菌）：微辛、涩，温。解毒，除湿，止血。

蘑菇科 Agaricaceae

野磨菇 *Agarius arvensis* Schaeff. ex Fr.

甘肃分布：文县。

四普标本采集地：临洮。

子实体：咸，温。祛风散寒，舒筋活络。

红菇科 Russulaceae

绒白乳菇 *Lactarius vellereus*（Fr.）Fr.

四普标本采集地：临洮。

子实体：苦，温。有毒。追风，散寒，舒筋，活络。

口蘑科 Tricholomataceae

冬菇 *Flammulina velutipes*（Curt. ex Fr.）Sing.

甘肃分布：文县。

四普标本采集地：临洮。

子实体：甘、咸，寒。补肝，益肠胃，抗癌。

香菇 *Lentius edodes*（Berk.）Sing.

甘肃分布：陇南。

四普标本采集地：文县。

子实体：甘，平。健脾开胃，理气化痰。

紫丁香菇 *Lepiota nuda*（Bull. ex Fr.）Cooke

四普标本采集地：临洮。

子实体（紫晶蘑）：甘，平。健脾祛湿。

裂褶菌 *Schizophyllum commune* Fr.

甘肃分布：全省林区多见。

四普标本采集地：麦积。

子实体（树花）：甘，平。补脾益气。

牛肝菌科 Boletaceae

黄粉末牛肝菌 *Pulveroboletus ravenelii*（Berk. et Curt.）Murr.

四普标本采集地：临洮。

子实体（黄蘑菇）：微咸，温。追风，散寒，舒筋，活络。

地星科 Geastraceae

硬皮地星 *Geastrum hygrometricum* Pers.

甘肃分布：文县。

四普标本采集地：天祝。

子实体（地星）：辛，平。清肺，利咽，解毒，消肿，止血。

尖顶地星 *Geastrum triplex*（Jungh.）Fisch.

甘肃分布：文县。

四普标本采集地：永登。

子实体（地星）：辛，平。清肺，利咽，解毒，消肿，止血。

硬皮马勃科 Sclerodermataceae

大孢硬皮马勃 *Scleroderma bovista* Fr.

四普标本采集地：永登。

子实体（硬皮马勃）：辛，平。清热利咽，解毒消肿，止血。

胶陀螺科 Bulgariaceae

胶陀螺 *Bulgaria inguinans*（Pers.）Fr.

甘肃分布：文县。

四普标本采集地：华亭。

子实体：抗癌，抑菌，抗疟疾，抗氧化，止痒，杀虫，抗血瘀。

鬼笔科 Phallaceae

鬼笔 *Phallus rugulosus* Fisch.

甘肃分布：陇南。

四普标本采集地：武都、文县。

子实体：苦，寒。有毒。清热解毒，消肿生肌。

灰包科 Lycoperdaceae

大马勃 *Calvatia gigantea*（Batsch ex Pers.）Lloyd

甘肃分布：文县。

四普标本采集地：陇西、临洮、康乐。

子实体（马勃）：辛，平。清热，利咽，止血。

小马勃 *Lycoperdon pusillus* Batsch ex Pers.

四普标本采集地：天祝、华亭、和政。

子实体（马勃）：辛，平。清热解毒，消肿，止血。

地衣类植物

松萝科 Usneaceae

　　环裂松萝 *Usnea diffracta* Vain.

　　甘肃分布：临夏、甘南。

　　四普标本采集地：宕昌、舟曲。

　　叶状体（松萝）：甘、苦，平。清热解毒，止咳化痰。

　　长松萝 *Usnea longissima* Ach.

　　甘肃分布：天水、甘南。

　　四普标本采集地：碌曲。

　　叶状体（松萝）：甘、苦，平。清热解毒，止咳化痰。

　　粗皮松萝 *Usnea montis-fuji* Mot.

　　甘肃分布：陇南、甘南。

　　四普标本采集地：迭部。

　　叶状体：甘、苦，平。止血生肌，活血调经。

地茶科 Thamnoliaceae

　　雪地茶 *Thamnolia vermicularis* (Ach.) Asahina

　　四普标本采集地：天祝、玛曲、碌曲。

　　地衣体（雪茶）：甘、苦、淡，凉。清热解渴，醒神安脑。

苔藓类植物

泥炭藓科 Sphagnaceae

　　泥炭藓 *Sphagnum palustre* L.

　　四普标本采集地：岷县、宕昌。

　　植物体：淡、甘，凉。清热明目，止痒。

葫芦藓科 Funariaceae

　　葫芦藓 *Funaria hygrometrica* Hedw.

　　甘肃分布：兰州、榆中、华亭、文县、临夏。

　　四普标本采集地：天祝、宕昌。

　　植物体：淡，平。祛风除湿，止痛，止血。

金发藓科 Polytrichaceae

　　金发藓 *Polytrichum commune* L. ex Hedw.

　　甘肃分布：天水、陇南。

　　四普标本采集地：文县。

　　全草（土马鬃）：甘，寒。滋阴清热，凉血止血。

　　东亚金发藓 *Pogonatum inflexum*（Lindb.）Lac.

　　甘肃分布：天水、陇南。

　　四普标本采集地：文县。

　　全草（小金发藓）：辛，温。安神，散瘀止血。

地钱科 Marchantiaceae

　　地钱 *Marchantia polymorpha* L.

　　甘肃分布：兰州、天水。

　　四普标本采集地：华亭。

　　全草：淡，凉。解毒，祛瘀，生肌。

蕨 类 植 物

石松科 Lycopodiaceae

蛇足石杉 *Huperzia serrata* (Thunb. ex Murray) Trevis.

甘肃分布：四普新分布。

四普标本采集地：武都。

全草（千层塔）：苦、辛、微甘，平。止血散瘀，消肿止痛，清热除湿，解毒。

多穗石松 *Lycopodium annotinum* L.

甘肃分布：舟曲、迭部。

四普标本采集地：宕昌、舟曲。

全草（杉蔓石松）：苦、辛，平。祛风除湿，舒筋活络。

石松 *Lycopodium japonicum* Thunb. ex Murray

甘肃分布：文县。

四普标本采集地：文县、宕昌。

全草（伸筋草）：苦、辛，温。祛风散寒，除湿消肿，舒筋活血，止咳，解毒。

紫萁科 Osmundaceae

紫萁 *Osmunda japonica* Thunb.

甘肃分布：成县、文县、康县。

四普标本采集地：武都、徽县、康县。

根茎（贯众）：苦，凉。杀虫，清热，解毒，凉血，止血。

卷柏科 Selaginellaceae

蔓出卷柏 *Selaginella davidii* Franch.

甘肃分布：天水、文县、康县。

四普标本采集地：正宁、西和、文县、卓尼。

全草：苦、微辛，温。清热利湿，舒筋活络。

兖州卷柏 *Selaginella involvens* (Sw.) Spring

甘肃分布：武都、文县、康县、徽县。

四普标本采集地：秦州、清水、康县。

全草：淡、微苦，凉。清热利湿，止咳，止血，解毒。

细叶卷柏 *Selaginella labordei* Hieron. ex Christ

甘肃分布：康县、文县、武都、舟曲。

四普标本采集地：秦安、康县。

全草：微苦、涩，凉。清热利湿，消炎退热，止血止喘。

江南卷柏 *Selaginella moellendorffii* Hieron.

甘肃分布：康县、文县、成县。

四普标本采集地：康县。

全草（地柏枝）：甘、辛，平。清热利湿，止血。

红枝卷柏 *Selaginella sanguinolenta* (L.) Spring

甘肃分布：天水、漳县、迭部。

四普标本采集地：文县。

全草：舒筋活血，止痢。

中华卷柏 *Selaginella sinensis* (Desv.) Spring

甘肃分布：平凉。

四普标本采集地：崆峒。

全草：淡、微苦，凉。清热，利湿，止血。

卷柏 *Selaginella tamariscina* (P. Beauv.) Spring

甘肃分布：天水、宕昌。

四普标本采集地：麦积、武都、成县、两当、徽县、康县、宕昌、舟曲、迭部。

全草：辛，平。活血通经。

木贼科 Equisetaceae

问荆 *Equisetum arvense* L.

甘肃分布：兰州、永登、榆中、靖远、景泰、天水、天祝、肃南、山丹、庆阳、合水、通渭、渭源、漳县、岷县、武都、文县、舟曲、迭部。

四普标本采集地：榆中、永登、永昌、平川、会宁、靖远、秦州、麦积、清水、秦安、甘谷、武山、张家川、凉州、古浪、天祝、甘州、山丹、民乐、临泽、高台、肃南、崆峒、泾川、崇信、华亭、庄浪、静宁、金塔、正宁、华池、合水、宁县、庆城、安定、通渭、渭源、岷县、临洮、武都、徽县、西和、康县、文县、宕昌、临夏、和政、东乡、积石山、卓尼、临潭、迭部、夏河、玛曲。

全草：苦，凉，平。清热，凉血，止咳，利尿。

披散木贼 *Equisetum diffusum* D. Don

甘肃分布：文县。

四普标本采集地：临夏。

全草：甘、微苦，平。清热利尿，明目退翳，接骨。

木贼 *Equisetum hyemale* L.

甘肃分布：兰州、天水、文县。

四普标本采集地：麦积、武山、张家川、灵台、华亭、庄浪、漳县、岷县、成县、徽县、西和、礼县、康县、宕昌、舟曲。

地上部分：甘、苦，平。散风热，退目翳。

犬问荆 *Equisetum palustre* L.

甘肃分布：兰州、榆中、天水、武威、天祝、山丹、卓尼、康县。

四普标本采集地：清水、临潭。

全草（骨节草）：甘、微苦，平。疏风，明目，活血，止痛。

草问荆 *Equisetum pratense* Ehrhart

甘肃分布：漳县。

四普标本采集地：迭部。

全草：苦，平。活血，利尿，驱虫。

节节草 *Equisetum ramosissimum* Desf.

甘肃分布：兰州、皋兰、榆中、永昌、靖远、天水、武威、民勤、肃南、泾川、华亭、酒泉、庆阳、合水、通渭、漳县、武都、文县、康县、徽县、迭部。

四普标本采集地：嘉峪关、金川、靖远、景泰、麦积、秦安、张家川、古浪、甘州、民乐、肃南、崆峒、泾川、灵台、庄浪、肃州、玉门、金塔、正宁、华池、合水、宁县、陇西、岷县、临洮、武都、两当、康县、临夏市、和政、合作、卓尼、临潭。

全草（笔筒草）：甘、微苦，平。清热，利尿，明目退翳，祛痰止咳。

笔管草 *Equisetum ramosissimum* subsp. *debile* (Roxb. ex Vauch.) Hauke

甘肃分布：文县、康县。

四普标本采集地：漳县、渭源、礼县。

地上部分：苦、甘，凉。明目，清热，利湿，止血。

瓶尔小草科 Ophioglossaceae

心叶瓶尔小草 *Ophioglossum reticulatum* L.

甘肃分布：康县。

四普标本采集地：康县。

全草（一支箭）：甘，微寒。清热解毒，消肿止痛。

瓶尔小草 *Ophioglossum vulgatum* L.

甘肃分布：文县。

四普标本采集地：文县、舟曲。

全草（一支箭）：甘，微寒。清热解毒，消肿止痛。

阴地蕨科 Botrychiaceae

阴地蕨 *Botrychium ternatum* (Thunb.) Sw.

甘肃分布：康县、文县。

四普标本采集地：徽县。

全草（一朵云）：甘、苦，微寒。清热解毒，平肝熄风，止咳止血，明目。

蕨萁 *Botrychium virginianum* (L.) Sw.

甘肃分布：天水、文县、康县。

四普标本采集地：文县。

全草：苦、涩，凉。清热解毒，消肿散结。

里白科 Gleicheniaceae

芒萁 *Dicranopteris pedata* (Houttuyn) Nakaike

甘肃分布：文县。

四普标本采集地：文县。

幼叶及叶柄：苦、涩，凉。化瘀止血，清热利尿，解毒消肿。

海金沙科 Lygodiaceae

海金沙 *Lygodium japonicum* (Thunb.) Sw.

甘肃分布：文县。

四普标本采集地：武都、文县。

孢子：甘、咸，寒。清利湿热，通淋止痛。

根及根茎：甘、淡，寒。清热解毒，利湿消肿。

姬蕨科 Dennstaedtiaceae

溪洞碗蕨 *Dennstaedtia wilfordii*（Moore）Christ

甘肃分布：天水、合水、武都、康县。

四普标本采集地：清水、正宁、华池、康县。

全草：辛，凉。祛风，清热解表。

蕨科 Pteridiaceae

蕨 *Pteridium aquilinum* var. *latiusculum*（Desv.）Underw. ex Heller

甘肃分布：榆中、天水、武山、合水、渭源、漳县、岷县、文县、康县、徽县、舟曲。

四普标本采集地：永登、靖远、麦积、秦安、武山、安定、陇西、临洮、宕昌、临夏、永靖、和政、东乡、临潭。

嫩叶：甘，寒。清热利湿，止血，降气化痰。

根茎：甘，寒。清热，利湿，平肝安神，解毒消肿。

毛轴蕨 *Pteridium revolutum*（Bl.）Nakai

甘肃分布：文县、康县。

四普标本采集地：康县。

根茎：微涩、甘，凉。清热解毒，祛风除湿，利水通淋，驱虫。

凤尾蕨科 Pteridaceae

凤尾蕨 *Pteris cretica* var. *nervosa*（Thunb.）Ching et S. H. Wu

甘肃分布：文县、康县。

四普标本采集地：秦州、武都。

全草(井栏边草)：甘、淡，凉。清热利湿，止血生肌，解毒消肿。

溪边凤尾蕨 *Pteris excelsa* Gaud.

甘肃分布：文县。

四普标本采集地：武都。

全草：清热解毒。

狭叶凤尾蕨 *Pteris henryi* Christ

甘肃分布：武都、文县、舟曲。

四普标本采集地：清水、武都、两当、康县。

全草：苦、涩，凉。清热解毒，敛疮止血，利湿。

井栏边草 *Pteris multifida* Poir.

甘肃分布：文县、舟曲。

四普标本采集地：文县。

全草：微苦，寒。清热利湿，解毒消肿，凉血止血。

蜈蚣草 *Pteris vittata* L.

甘肃分布：武都、文县、康县。

四普标本采集地：清水、武都、两当、康县。

全草或根状茎：淡、苦，凉。祛风除湿，舒筋活络，解毒杀虫。

中国蕨科 Sinopteridaceae

银粉背蕨 *Aleuritopteris argentea*（Gmél.）Fée

甘肃分布：兰州、榆中、天祝、平凉、合水、武都、成县、文县、康县、舟曲、迭部。

四普标本采集地：皋兰、永登、白银区、麦积、天祝、宕昌、永靖、迭部、碌曲。

全草(还阳草)：辛、甘，平。活血调经，止咳，利湿，解毒消肿。

华北粉背蕨 *Aleuritopteris kuhnii*（Milde）Ching

甘肃分布：天水、平凉、徽县、武都、文县。

四普标本采集地：麦积、张家川。

全草：苦，寒。润肺止咳，凉血止血。

雪白粉背蕨 *Aleuritopteris niphobola*（C. Chr.）Ching

甘肃分布：武都、文县、舟曲。

四普标本采集地：麦积、武都。

全草：淡、微涩，温。活血调经，补虚止咳。

陕西粉背蕨 *Aleuritopteris shensiensis* Ching ——*Aleuritoperis argentea* var. *obscura*（Christ）Ching

甘肃分布：兰州、天水、成县、文县、康

县、徽县、舟曲、夏河。

四普标本采集地：秦州、麦积、武都、两当。

全草：淡、微涩，温。活血调经，补虚止咳。

黑足金粉蕨 *Onychium contiguum* Hope——*Onychium cryptogrammoides* Christ

甘肃分布：武都、文县、康县。

四普标本采集地：武都、文县。

全草：微苦，凉。清热解毒，利尿，止血。

野雉尾金粉蕨 *Onychium japonicum*（Thunb.）Kuntze

甘肃分布：文县、康县。

四普标本采集地：武都、两当。

全草或叶（小野鸡尾）：苦，寒。清热解毒，利湿，止血。

铁线蕨科 Adiantaceae

团羽铁线蕨 *Adiantum capillus-junonis* Rupr.

甘肃分布：文县。

四普标本采集地：文县。

全草：微苦，凉。清热解毒，利水止咳。

铁线蕨 *Adiantum capillus-veneris* L.

甘肃分布：武都、文县、舟曲。

四普标本采集地：漳县、文县。

全草（猪鬃草）：甘，凉。清热解毒，利水通淋。

白背铁线蕨 *Adiantum davidii* Franch.

甘肃分布：兰州、榆中、天水、清水、武山、武都、成县、文县、康县、舟曲、迭部、夏河。

四普标本采集地：秦州、麦积、清水、甘谷、临夏、临潭、迭部。

全草：甘，凉。清热解毒，利水通淋。

普通铁线蕨 *Adiantum edgeworthii* Hook.

甘肃分布：文县、康县。

四普标本采集地：武都。

全草（猪毛参）：苦，凉。利尿通淋，止血。

长盖铁线蕨 *Adiantum fimbriatum* Christ

甘肃分布：小陇山。

四普标本采集地：迭部、碌曲。

全草：微苦、涩，凉。清热利尿，清肺祛痰，活血调经。

掌叶铁线蕨 *Adiantum pedatum* L.

甘肃分布：兰州、永登、榆中、天水、渭源、武都、文县、临夏、和政、舟曲、迭部、夏河。

四普标本采集地：永登、秦州、麦积、张家川、华亭、庄浪、渭源、岷县、武都、西和、康县、宕昌、临夏、和政、卓尼、临潭、迭部。

全草或根茎（铁丝七）：甘、微涩、苦，平、微寒。利水通淋，清热解毒。

陇南铁线蕨 *Adiantum roborowskii* Maxim.

甘肃分布：兰州、舟曲、迭部。

四普标本采集地：秦州、两当、迭部。

全草（铁丝七）：清热解毒，利尿。

裸子蕨科 Hemionitidaceae

普通凤丫蕨 *Coniogramme intermedia* Hieron.

甘肃分布：天水、文县、舟曲、迭部。

四普标本采集地：两当、宕昌、舟曲。

根茎：甘、淡，平。清利湿热，祛风活血。

紫柄凤丫蕨 *Coniogramme sinensis* Ching

甘肃分布：天水、文县、康县。

四普标本采集地：麦积、武都、康县。

根茎：补肾涩精，祛风除湿，清热解毒，凉血，强筋续骨，理气止痛。

川西金毛裸蕨 *Gymnopteris bipinnata* Christ——*Paragymnopteris bipinnata*（Christ）K.H. Shing

甘肃分布：文县。

四普标本采集地：麦积、武都、康县、文县。

全草：苦，寒。解毒，燥湿止痒。

耳羽金毛裸蕨 *Gymnopteris bipinnata* var. *auriculata*（Franch.）Ching——*Paragymnopteris bipinnata* var. *auriculata*（Franch.）Ching

甘肃分布：天水、武都、文县、康县、徽县。

四普标本采集地：文县、迭部。

全草或根茎：苦，寒。解毒，燥湿止痒。

蹄盖蕨科 Athyriaceae

日本蹄盖蕨 *Athyrium niponicum*（Mett.）Hance.

甘肃分布：文县。

四普标本采集地：华亭。

根状茎（华东蹄盖蕨）：清热解毒，消肿止血。

中华蹄盖蕨 *Athyrium sinense* Rupr.

甘肃分布：兰州、漳县、岷县、武都、文县、康县、临夏、临潭、舟曲。

四普标本采集地：榆中、永登、舟曲、夏河。

根茎：微苦，凉。清热解毒，驱虫。

陕西蛾眉蕨 *Lunathyrium giraldii*（Christ）Ching——*Deparia giraldii*（Christ）X. C. Zhang

甘肃分布：天水、康县、迭部。

四普标本采集地：漳县、迭部。

根状茎：清热解毒，凉血止血，杀虫。

河北蛾眉蕨 *Lunathyrium vegetius*（Kitagawa）Ching——*Deparia vegetior*（Kitagawa）X. C. Zhang

甘肃分布：兰州、天水、康县、舟曲。

四普标本采集地：宕昌。

根状茎（贯众）：清热解毒，凉血止血，杀虫。

金星蕨科 Thelypteridaceae

金星蕨 *Parathelypteris glanduligera*（Kze.）Ching

甘肃分布：四普新分布。

四普标本采集地：武都。

叶：用于烧伤、烫伤、吐血、痢疾。

铁角蕨科 Aspleniaceae

虎尾铁角蕨 *Asplenium incisum* Thunb.

甘肃分布：文县、康县、临夏。

四普标本采集地：文县。

全草：苦、甘，凉。清热解毒，平肝镇惊，止血利尿。

胎生铁角蕨 *Asplenium indicum* Sledge

甘肃分布：文县、康县。

四普标本采集地：文县。

全草：淡、微涩，凉。舒筋通络，活血止痛。

宝兴铁角蕨 *Asplenium moupinense* Franch.

甘肃分布：武都、康县、迭部。

四普标本采集地：迭部。

全草：清热解毒。

北京铁角蕨 *Asplenium pekinense* Hance

甘肃分布：兰州、榆中、天水、平凉、合水、岷县、武都、成县、文县、康县、临潭、舟曲、迭部。

四普标本采集地：天祝、崇信、两当、临潭。

全草：甘、微辛，平。化痰止咳，清热解毒，止血。

铁角蕨 *Asplenium trichomanes* L.

甘肃分布：天水、岷县、武都、文县、康县、舟曲、迭部。

四普标本采集地：麦积、康县。

带根全草：淡，平、凉。清热利湿，解毒消肿，调经止血。

三翅铁角蕨 *Asplenium tripteropus* Nakai

甘肃分布：成县、文县、康县。

四普标本采集地：秦州、两当。

全草：微苦，平。舒筋活络，利水通淋。

变异铁角蕨 *Asplenium varians* Wall. ex Hook. et Grev.

甘肃分布：平凉、漳县、岷县、文县、舟曲。

四普标本采集地：临潭。

全草：凉，微涩。活血消肿，止血生肌。

过山蕨 *Asplenium ruprechtii* Sa. Kurata

甘肃分布：文县、康县、崆峒。

四普标本采集地：武都。

全草（马蹬草）：淡，平。凉血化瘀，止血，解毒。

水鳖蕨 *Sinephropteris delavayi*（Franch.）Mickel——*Asplenium delavayi* Copel.

甘肃分布：文县。

四普标本采集地：文县。

全草：淡，平。清热利湿，止咳。

球子蕨科 Onocleaceae

中华荚果蕨 *Matteuccia intermedia* C. Chr.

甘肃分布：康县、文县、舟曲。

四普标本采集地：临洮、武都。

根状茎（贯众）：清热解毒，凉血止血，杀虫。

荚果蕨 *Matteuccia struthiopteris*（L.）Todaro

甘肃分布：康县、文县。

四普标本采集地：麦积、秦安、康县。

根茎（荚果蕨贯众）：苦，微寒。有小毒。清热解毒，杀虫，止血。

岩蕨科 Woodsiaceae

耳羽岩蕨 *Woodsia polystichoides* Eaton

甘肃分布：天水、武都、文县、康县、徽县。

四普标本采集地：麦积、天祝、两当。

根茎：微苦，平。舒筋活络。

乌毛蕨科 Blechnaceae

顶芽狗脊 *Woodwardia unigemmata*（Makino）Nakai

甘肃分布：文县。

四普标本采集地：文县。

根茎（狗脊贯众）：苦，凉。有毒。清热解毒，杀虫，止血，祛风湿。

鳞毛蕨科 Dryopteridaceae

刺齿贯众 *Cyrtomium caryotideum*（Wall. ex Hook. et Grev.）Presl

甘肃分布：文县、康县。

四普标本采集地：武都、康县、文县。

根状茎：苦，微寒。有毒。清热解毒，活血散瘀，利水消肿。

贯众 *Cyrtomium fortunei* J. Smith

甘肃分布：天水、武都、成县、文县、康县、舟曲。

四普标本采集地：秦州、麦积、清水、灵台、正宁、临洮、徽县、西和、文县。

根茎：苦、涩，寒。清热解毒，凉血祛瘀，驱虫。

大叶贯众 *Cyrtomium macrophyllum*（Makino）Tagawa

甘肃分布：康县、文县。

四普标本采集地：秦州、清水、两当、康县。

根茎及叶柄残基：苦，微寒。清热解毒，凉血止血。

多鳞鳞毛蕨 *Dryopteris barbigera*（T. Moore et Hook.）O. Kuntze

甘肃分布：舟曲。

四普标本采集地：玛曲。

根茎：苦，微寒。有毒。驱虫，解毒。

粗茎鳞毛蕨 *Dryopteris crassirhizoma* Nakai

甘肃分布：舟曲。

四普标本采集地：岷县。

根茎及叶柄残基（绵马贯众）：苦，微寒。有小毒。清热解毒，驱虫。

华北鳞毛蕨 *Dryopteris goeringiana*（Kunze）Koidz.

甘肃分布：兰州、永登、榆中、天水、武山、天祝、平凉、合水、漳县、文县、临夏、舟曲、迭部。

四普标本采集地：秦州、崇信、正宁、合水、宁县。

根状茎：涩、苦，平。祛风湿，强腰膝，降血压。

黑鳞鳞毛蕨 *Dryopteris lepidopoda* Hayata

甘肃分布：四普新分布。

四普标本采集地：武都。

根状茎：清热解毒，杀虫。

半岛鳞毛蕨 *Dryopteris peninsulae* Kitag.

甘肃分布：天水、武都、成县、文县、康县、徽县。

四普标本采集地：麦积、康县。

根茎（辽东鳞毛蕨）：苦，凉。清热解毒，凉血止血，驱虫。

两色鳞毛蕨 *Dryopteris setosa*（Thunb.）Akasawa

甘肃分布：文县、康县。

四普标本采集地：武山。

根茎：苦，寒。清热解毒。

鞭叶耳蕨 *Polystichum craspedosorum*（Maxim.）Diels

甘肃分布：平凉、武都、成县、文县、宕

昌、康县、徽县、舟曲。

四普标本采集地：秦州、清水、崆峒、两当。

全草：苦，寒。清热解毒。

黑鳞耳蕨 *Polystichum makinoi*（Tagawa）Tagawa

甘肃分布：文县、临夏、和政、舟曲。

四普标本采集地：成县。

嫩叶或根茎：甘，微凉。清热解毒。

穆坪耳蕨 *Polystichum moupinense*（Franch.）Bedd.

甘肃分布：甘南。

四普标本采集地：迭部。

全草（冷蕨）：和胃，解毒。

革叶耳蕨 *Polystichum neolobatum* Nakai

甘肃分布：天水、文县、宕昌、康县。

四普标本采集地：麦积、清水。

根状茎：用于内热腹痛。

陕西耳蕨 *Polystichum shensiense* Christ

甘肃分布：天祝、临夏。

四普标本采集地：迭部、碌曲、玛曲。

根茎：苦、涩，凉。有小毒。清热解毒，凉血止血，驱虫，防流感等。

中华耳蕨 *Polystichum sinense* Christ

甘肃分布：武山、岷县、文县、宕昌、临夏、舟曲、卓尼、迭部。

四普标本采集地：碌曲。

全草：舒筋止痛。

秦岭耳蕨 *Polystichum submite*（Christ）Diels

甘肃分布：兰州、榆中、天水、平凉、康县。

四普标本采集地：麦积。

根茎：清热解毒，止血。

戟叶耳蕨 *Polystichum tripteron*（Kunze）Presl

甘肃分布：文县、康县。

四普标本采集地：两当。

根状茎：清热解毒，利尿通淋。

对马耳蕨 *Polystichum tsus-simense*（Hook.）J. Smith

甘肃分布：武都、成县、文县、康县。

四普标本采集地：武都、文县。

根茎或嫩叶：苦，寒、凉。清热解毒，凉血散瘀。

水龙骨科 Polypodiaceae

中间骨牌蕨 *Lepidogrammitis intermedia* Ching

甘肃分布：文县。

四普标本采集地：武都、康县。

全草：甘、苦，平。健脾益气。

天山瓦韦 *Lepisorus albertii*（Regel）Ching

甘肃分布：兰州、榆中、武山、天祝、山丹、漳县、岷县、武都、康县、甘南、临潭、舟曲、迭部、夏河。

四普标本采集地：碌曲。

全草或叶：清热利湿，利尿通淋，止血活血。

狭叶瓦韦 *Lepisorus angustus* Ching

甘肃分布：文县、舟曲。

四普标本采集地：临洮。

全草：苦，凉。利尿通淋，活血调经，消肿止痛。

二色瓦韦 *Lepisorus bicolor* Ching

甘肃分布：文县。

四普标本采集地：麦积、舟曲。

全草（两色瓦韦）：微苦，平。清热利湿。

网眼瓦韦 *Lepisorus clathratus*（C. B. Clarke）Ching

甘肃分布：兰州、榆中、武山、天祝、山丹、漳县、岷县、武都、康县、舟曲、迭部、夏河。

四普标本采集地：麦积、天祝、庄浪、安定、临潭、迭部。

全草：苦、甘，微寒。利水通淋，凉血止血，解毒消肿。

扭瓦韦 *Lepisorus contortus*（Christ）Ching

甘肃分布：天水、武都、文县、康县、临夏、临潭、舟曲、迭部。

四普标本采集地：康县、临夏。

全草：微苦，微寒。活血止痛，清热解毒。

高山瓦韦 *Lepisorus eilophyllus*（Diels）Ching

甘肃分布：岷县、武都、舟曲、迭部。

四普标本采集地：肃南。

全草：淡、微涩，平。祛风除湿，健脾消疳，利尿通淋，止血。

甘肃瓦韦 *Lepisorus kasuensis* Ching et Y. X. Lin

甘肃分布：武山、漳县、岷县。

四普标本采集地：卓尼。

全草：凉血，解毒。

大瓦韦 *Lepisorus macrosphaerus*（Baker）Ching

甘肃分布：文县。

四普标本采集地：文县。

全草：苦，凉。清热解毒，利尿祛湿，止血。

有边瓦韦 *Lepisorus marginatus* Ching

甘肃分布：兰州、天水、武山、武都、文县、康县、舟曲。

四普标本采集地：渭源、临洮、两当。

全草：清热解毒，利尿通经，除湿。

鳞瓦韦 *Lepisorus oligolepidus*（Baker）Ching

甘肃分布：舟曲。

四普标本采集地：康县。

全草：苦、涩，平。清肺止咳，健脾消疳，止痛，止血。

长瓦韦 *Lepisorus pseudonudus* Ching

甘肃分布：舟曲、迭部。

四普标本采集地：渭源、积石山、迭部。

全草：微甘、微苦，微寒。清热利尿，祛湿通络，消肿止血，解硫黄毒。

川西瓦韦 *Lepisorus soulieanus*（Christ）Ching et S. K. Wu

甘肃分布：兰州、榆中、武山、天祝、山丹、漳县、岷县、武都、康县、舟曲、迭部、夏河。

四普标本采集地：永登。

全草（查贝）：清热解毒，干脓愈疮，涩精固髓，接骨。

瓦韦 *Lepisorus thunbergianus*（Kaulf.）Ching

甘肃分布：天水、康县、舟曲。

四普标本采集地：武山、漳县、徽县、宕昌、和政、舟曲。

全草：寒，苦。清热解毒，利尿消肿，止血，止咳。

矩圆线蕨 *Colysis henryi*（Baker）Ching.

甘肃分布：四普新分布。

四普标本采集地：武都。

全草（水剑草）：甘，微寒。凉血止血，利湿解毒。

江南星蕨 *Microsorum fortunei*（T. Moore）Ching——*Nedepisorus fortunei*（T. Moore）Li Wang

甘肃分布：文县。

四普标本采集地：武都。

全草和根状茎（大叶骨牌草）：苦，寒。清热利湿，凉血止血，消肿止痛。

三角叶盾蕨 *Neolepisorus ovatus* f. *deltoideus*（Baker）Ching

甘肃分布：四普新分布。

四普标本采集地：武都。

全草：清热利湿，凉血止血。

中华水龙骨 *Polypodiodes chinensis*（Christ）S. G. Lu——*Goniophlebium chinense*（Christ）X. C. Zhang

甘肃分布：文县。

四普标本采集地：秦州、武都、康县、舟曲。

根茎：苦，平。活血止痛。

光石韦 *Pyrrosia calvata*（Baker）Ching

甘肃分布：文县。

四普标本采集地：清水、两当、文县。

全草：苦、酸，凉。除湿，泻肺热，利小便，治瘰疬。

华北石韦 *Pyrrosia davidii*（Baker）Ching

甘肃分布：天水、武山、成县、徽县、宕昌。

四普标本采集地：麦积、崇信、武都、两当、迭部。

叶：苦、甘，寒。利尿通淋，清热止血。

毡毛石韦 *Pyrrosia drakeana*（Franch.）Ching

甘肃分布：天水、舟曲。

四普标本采集地：麦积、武都、西和、迭部。

叶：甘，平。清热利尿，通淋。

纸质石韦 *Pyrrosia heteractis*（Mett. ex Kuhn）Ching

甘肃分布：文县。

四普标本采集地：文县。

全草（察贝争哇）：用于疮疡不愈，创伤，骨折，烧烫伤，肺热咳嗽，咽炎等。

石韦 *Pyrrosia lingua*（Thunb.）Farwell

甘肃分布：宁县、文县、康县、舟曲。

四普标本采集地：麦积、崆峒、庄浪、渭源、临洮、武都、成县、两当、徽县、西和、礼县、康县。

叶：甘、苦，微寒。利尿通淋，清肺止咳，凉血止血。

有柄石韦 *Pyrrosia petiolosa*（Christ）Ching

甘肃分布：天水、武都、成县、文县、康县。

四普标本采集地：武山、临洮、康县、文县、宕昌。

叶：甘、苦，微寒。利尿通淋，清肺止咳，凉血止血。

石蕨 *Saxiglossum angustissimum*（Gies.）Ching ——*Pyrrosia angustissima*（Giesenh. ex Diels）C. M. Kuo

甘肃分布：天水、徽县、文县。

四普标本采集地：麦积、康县、文县。

全草：苦，平。清热利湿，凉血止血。

金鸡脚假瘤蕨 *Selliguea hastata*（Thunberg）Fraser-Jenkins——*Phymatopteris hastata*（Thunb.）Pic. Serm.

甘肃分布：文县。

四普标本采集地：秦州、武都、康县、文县。

全草（金鸡脚）：甘、微苦、微辛，凉。清热解毒，祛风镇惊，利水通淋。

节肢蕨 *Selliguea lehmannii*（Mett.）Christenh.

甘肃分布：四普新分布。

四普标本采集地：武都。

全草（岩脚箕）：辛，平。用于瘀血肿痛、跌打损伤、痈疽疮疡、狂犬病。

龙头节肢蕨 *Selliguea lungtauensis*（Ching）Christenh.

甘肃分布：四普新分布。

四普采集地：武都。

根茎：苦、涩，平。清热利尿，止痛。

槲蕨科 Drynariaceae

秦岭槲蕨 *Drynaria sinica* Diels——*Drynaria baronii* Diels

甘肃分布：兰州、永登、榆中、天水、武山、天祝、平凉、漳县、武都、文县、宕昌、礼县、临潭、舟曲、迭部、夏河。

四普标本采集地：榆中、永登、秦州、麦积、张家川、天祝、肃南、崆峒、崇信、华亭、庄浪、漳县、渭源、两当、临夏、积石山、临潭、卓尼、迭部、碌曲。

根茎：苦，温。补肾强骨，活血止痛。

裸 子 植 物

苏铁科 Cycadaceae

苏铁 *Cycas revoluta* Thunb.

甘肃分布：兰州、麦积等地有栽培。

四普标本采集地：安宁。

根：甘、淡，平。有小毒。祛风通络，活血止血。

银杏科 Ginkgoaceae

银杏 *Ginkgo biloba* L.

保护等级：《国家重点保护野生植物名录》一级。

甘肃分布：天水、文县、康县、徽县。现多地栽培。

四普标本采集地：甘谷、张家川、崆峒、泾川、临洮、成县、徽县、西和、文县。

种子(白果)：甘、苦、涩，平。有毒。敛肺定喘，止带缩尿。

叶(银杏叶)：甘、苦、涩，平。活血化瘀，通络止痛，敛肺平喘，化浊降脂。

松科 Pinaceae

秦岭冷杉 *Abies chensiensis* Tiegh.

保护等级：《国家重点保护野生植物名录》二级。

甘肃分布：舟曲、迭部。

四普标本采集地：迭部。

球果(朴松实)：甘、涩、微辛，平。平肝熄风，调经活血，止带。

巴山冷杉 *Abies fargesii* Franch.

甘肃分布：兰州、天水、岷县、武都、文县、康县、徽县、康乐、临潭、卓尼、舟曲、夏河。

四普标本采集地：临潭。

球果(朴松实)：甘、涩、微辛，平。平肝熄风，调经活血，止带。

岷江冷杉 *Abies fargesii* var. *faxoniana* (Rehder et E. H. Wilson) Tang S. Liu

甘肃分布：兰州、岷县、临潭、卓尼、舟曲、迭部。

四普标本采集地：舟曲、临潭、碌曲。

果实(冷杉果)：祛风除湿，止血。

雪松 *Cedrus deodara* (Roxb.) G. Don

甘肃分布：兰州、天水等地栽培。

四普标本采集地：西峰。

树干、枝叶：祛风活络，消肿生肌，活血止血。

叶、木材(香柏)：清热利湿，散瘀止血。

铁坚油杉 *Keteleeria davidiana* (Bertr.) Beissn.

甘肃分布：文县。

四普标本采集地：文县。

种子：驱虫，消积，抗癌。

落叶松 *Larix gmelinii* (Rupr.) Kuzen.

甘肃分布：康县。

四普标本采集地：武山、张家川、山丹、华池、宕昌、临潭、迭部。

树皮：用于痢疾，脱肛，气滞，腹胀。

红杉 *Larix potaninii* Batalin

甘肃分布：舟曲、岷县、迭部。

四普标本采集地：武山、迭部。

树干内皮(红杉皮)：辛，温。止痢，行气。

华北落叶松 *Larix principis-rupprechtii* Mayr——*Larix gmelinii* var. *primcipis-rupprechtii* (Magr) Pilger

甘肃分布：天水、文县、舟曲。

四普标本采集地：张家川、山丹、华池、宁县、临洮、临潭、迭部。

树脂(松节油)：祛风，止痛。

云杉 *Picea asperata* Mast.

甘肃分布：兰州、榆中、靖远、天水、民勤、肃南、定西、渭源、岷县、文县、两当、临潭、卓尼、舟曲、迭部、夏河。

四普标本采集地：张家川、环县、舟曲。

球果：苦，温。化痰，止咳。

青海云杉 *Picea crassifolia* Kom.

甘肃分布：榆中、永昌、靖远、武威、古浪、肃南、民乐、山丹、酒泉、渭源、康乐、卓尼、舟曲、夏河。

四普标本采集地：永登、景泰、山丹、肃南、临夏、碌曲。

球果：苦，温。化痰，止咳。

川西云杉 *Picea likiangensis* var. *balfouriana*（Rehder et E. H. Wilson）Hillier ex Slavin——*Pica likiangensis* var. *rubescens* Rehder et E. H. Wilson

甘肃分布：兰州、民勤栽培。

四普标本采集地：迭部（栽培）。

果实：止咳，平喘，止痛。

大果青杆 *Picea neoveitchii* Mast.

保护等级：《国家重点保护野生植物名录》二级。

甘肃分布：天水、岷县、徽县、卓尼、舟曲。

四普标本采集地：舟曲。

球果：苦，温。化痰，止咳。

紫果云杉 *Picea purpurea* Mast.

甘肃分布：榆中、平凉、卓尼、迭部、夏河。

四普标本采集地：舟曲、迭部。

果实：苦，温。祛痰，止咳，平喘。

青杆 *Picea wilsonii* Mast.

甘肃分布：兰州、永登、榆中、天水、武山、渭源、漳县、岷县、文县、康县、西和、两当、临潭、卓尼、舟曲、迭部。

四普标本采集地：永登、和政。

球果：苦，温。化痰，止咳。

华山松 *Pinus armandii* Franch.

甘肃分布：天水、武山、漳县、岷县、成县、文县、康县、临潭、舟曲。

四普标本采集地：张家川、漳县、临洮、武都、西和、宕昌、临潭。

针叶：苦，温。祛风燥湿，杀虫止痒，活血安神。

白皮松 *Pinus bungeana* Zucc. ex Endl.

甘肃分布：天水、武山、成县、文县、徽县。

四普标本采集地：秦州、清水、张家川、西和。

球果：祛痰，止咳，平喘。

马尾松 *Pinus massoniana* Lamb.

甘肃分布：文县。

四普标本采集地：西和、文县。

枝干结节（松节）：苦，温。祛风燥湿，舒筋通络，活血止痛。

针叶（松叶）：苦，温。祛风燥湿，杀虫止痒，活血安神。

花粉（松花粉）：甘，温。收敛止血，燥湿敛疮。

油松 *Pinus tabulaeformis* Carr.

甘肃分布：榆中、永登、天水、平凉、庄浪、正宁、庆阳、合水、临洮、迭部。

四普标本采集地：永登、靖远、景泰、秦州、麦积、清水、武山、古浪、天祝、肃南、崆峒、庄浪、静宁、瓜州、正宁、华池、合水、宁县、庆城、镇原、环县、安定、岷县、临洮、武都、两当、永靖、和政、东乡、卓尼。

花粉（松花粉）：甘，温。收敛止血，燥湿敛疮。

针叶（松叶）：苦，温。祛风燥湿，杀虫止痒，活血安神。

枝干结节（松节）：苦，温。祛风燥湿，舒筋通络，活血止痛。

铁杉 *Tsuga chinensis*（Franch.）Pritz.

甘肃分布：文县、舟曲、迭部。

四普标本采集地：迭部。

根、叶：祛风除湿。

杉科 Taxodiaceae

柳杉 *Cryptomeria japonica* var. *sinensis* Miquel

甘肃分布：文县。

四普标本采集地：文县（栽培）。

树皮：苦，寒。解毒，杀虫。外用于癣疮，痈疽。

杉木 *Cunninghamia lanceolata*（Lamb.）Hook.

甘肃分布：康县、文县。

四普标本采集地：两当。

根、树皮、球果、木材、叶和杉节：辛，微温。祛风止痛，散瘀止血。

水杉 *Metasequoia glyptostroboides* Hu et Cheng

保护等级：《国家重点保护野生植物名录》一级。

甘肃分布：文县、临夏等地有栽培。

四普标本采集地：西和。

叶、果实：清热解毒，消炎止痛。

柏科 Cupressaceae

柏木 *Cupressus funebris* Endl.

甘肃分布：康县、文县、武都、徽县、舟曲。

四普标本采集地：文县。

果实：苦、甘，平。祛风，和中，安神，止血。

叶：苦、涩，平。凉血止血，敛疮生肌。

根：苦、辛，凉。清热解毒。

树脂：甘、微涩，平。祛风，除湿，解毒，生肌。

圆柏 *Juniperus chinensis* L.——*Sabina chinensis*（L.）Ant.

甘肃分布：景泰、天水、武威、古浪、肃南、平凉、华亭、合水、岷县、徽县、卓尼、舟曲、迭部。

四普标本采集地：民勤、崇信、玉门、瓜州、西峰、庆城、环县、临洮、康县、宕昌、卓尼。

叶（桧叶）：辛、苦，温。有小毒。祛风散寒，活血解毒。

密枝圆柏 *Juniperus convallium* Rehder et E. H. Wilson——*Sabina convallium*（Rehd. et Wils.）Cheng et W. T. Wang

甘肃分布：岷县、迭部。

四普标本采集地：迭部。

枝叶、种子：祛风湿，清热解毒。

刺柏 *Juniperus formosana* Hayata

甘肃分布：兰州、永登、榆中、靖远、天水、武山、平凉、岷县、武都、成县、文县、康县、礼县、徽县、临夏、卓尼、舟曲、迭部。

四普标本采集地：永登、武山、宕昌、迭部。

根及根皮或枝叶（山刺柏）：苦，寒。清热解毒，燥湿止痒。

香柏 *Juniperus pingii* var. *wilsonii*（Rehder）Silba——*Sabina pingii* var. *wilsonii*（Rehder）W. C. Cheng et L. K. Fu

甘肃分布：天水、康乐、舟曲。

四普标本采集地：玛曲。

枝叶：用于理气。

祁连圆柏 *Juniperus przewalskii* Kom.——*Sabina przewalskii* Kom.

甘肃分布：兰州、永登、景泰、武威、民勤、张掖、肃南、酒泉、渭源、迭部、夏河、碌曲、舟曲、卓尼。

四普标本采集地：永登、景泰、凉州、天祝、甘州、山丹、民乐、高台、肃南、碌曲。

叶：苦、涩，微寒。止血，镇咳。

杜松 *Juniperus rigida* Sieb. et Zucc.

甘肃分布：兰州、天水、合水、成县、徽县。

四普标本采集地：西和、积石山。

枝叶或球果：甘、苦，平。祛风，镇痛，除湿，利尿。

叉子圆柏 *Juniperus sabina* L.——*Sabina vulgaris* Ant

甘肃分布：靖远、景泰、武威、古浪、平凉、张掖、肃南、山丹。

四普标本采集地：靖远、景泰、凉州、民勤、甘州、山丹、高台、瓜州。

球果：苦、辛，微寒。祛风清热，利小便。

枝叶（臭柏）：苦、辛，平。祛风除湿，活血止痛。

方枝柏 *Juniperus saltuaria* Rehder et E. H. Wilson——*Sabina saltuaria*（Rehd. et Wils.）Ching et W. T. Wang

甘肃分布：天祝、宕昌、卓尼、舟曲、迭部、碌曲。

四普标本采集地：迭部。

枝叶、果实：苦，寒。清热祛风，除湿，止血。

高山柏 *Juniperus squamata* Buchanan - Hamilton ex D. Don——*Sabina squamata*（Buch.-Hamilt.）Ant.

甘肃分布：天水、武山、武都、成县、文县、宕昌、康县、徽县、临夏、康乐、卓尼、舟曲、迭部。

四普标本采集地：舟曲、迭部。

枝叶或球果：苦，平。祛风除湿，解毒消肿。

大果圆柏 *Juniperus tibetica* Komarov——*Sabina tibetica*（Kom.）Kom.

甘肃分布：张掖、岷县、卓尼、迭部。

四普标本采集地：迭部、夏河、玛曲。

枝叶、种子（西藏圆柏）：苦，微寒。清热祛湿，解毒消肿。

侧柏 *Platycladus orientalis*（L.）Franco

甘肃分布：兰州、皋兰、靖远、会宁、天水、甘谷、武山、武威、民勤、平凉、合水、武都、文县、徽县。

四普标本采集地：七里河、永登、会宁、景泰、麦积、清水、秦安、甘谷、武山、张家川、民勤、山丹、肃南、崆峒、泾川、崇信、华亭、庄浪、静宁、敦煌、瓜州、西峰、正宁、华池、合水、宁县、庆城、环县、安定、通渭、陇西、渭源、岷县、临洮、武都、成县、两当、徽县、西和、康县、宕昌、永靖、东乡、卓尼。

枝梢及叶（侧柏叶）：苦、涩，寒。凉血止血，生发乌发。

种仁（柏子仁）：甘，平。养心安神，润肠通便，止汗。

枝条：苦、辛，温。祛风除湿，解毒疗疮。

三尖杉科 Cephalotaxaceae

三尖杉 *Cephalotaxus fortunei* Hook. f.

甘肃分布：武都、文县、康县、舟曲。

四普标本采集地：甘谷、华亭、武都、康县、文县、宕昌。

枝叶：苦、涩，寒。有毒。抗癌。

根：苦、涩，平。抗癌，活血，止痛。

种子：甘、涩，平。驱虫，消积。

粗榧 *Cephalotaxus sinensis*（Rehd. et Wils.）Li

甘肃分布：兰州、天水、岷县、武都、文县、宕昌、康县、徽县、舟曲。

四普标本采集地：秦州、清水、武山、西和、礼县、康县、文县、舟曲。

枝叶：苦、涩，寒。抗癌。

种子：甘、涩，平。驱虫，消积。

根或树皮：淡、涩，平。祛风除湿。

红豆杉科 Taxaceae

穗花杉 *Amentotaxus argotaenia*（Hance）Pilg.

保护等级：《国家重点保护野生植物名录》二级。

甘肃分布：文县。

四普标本采集地：文县。

根及树皮：活血，止痛，生肌。

种子：驱虫，消积。

叶：清热解毒，祛湿止痒。

红豆杉 *Taxus wallichiana* var. *chinensis*（Pilger）Florin——*Taxus chinensis*（Pilg.）Rehder

保护等级：《国家重点保护野生植物名录》一级。

甘肃分布：兰州、天水、武山、文县、徽县、舟曲。

四普标本采集地：秦州、麦积、清水、西和、宕昌、舟曲。

枝叶：利水消肿，抗肿瘤。

南方红豆杉 *Taxus wallichiana* var. *mairei*（Lemée et H. Léveillé）L. K. Fu et Nan Li

保护等级：《国家重点保护野生植物名录》一级。

甘肃分布：天水、宕昌、康乐、舟曲。

四普标本采集地：麦积、秦州、康县、徽县、舟曲。

枝叶：利水消肿。其提取物有抗癌作用。

巴山榧树 *Torreya fargesii* Franch.

保护等级：《国家重点保护野生植物名录》二级。

甘肃分布：武都、成县、徽县。

四普标本采集地：两当、康县。

种子：甘、涩，平。驱虫，消积，润燥。

根皮：用于风湿肿痛。

花：去水气，驱蛔虫。

麻黄科 Ephedraceae

木贼麻黄 *Ephedra equisetina* Bge.

甘肃分布：兰州、皋兰、榆中、嘉峪关、永昌、会宁、古浪、民勤、肃南、酒泉、岷县。

四普标本采集地：永登、金川、永昌、平川、靖远、凉州、高台、肃南、庆城、陇西、永靖、碌曲。

草质茎（麻黄）：辛、微苦，温。发汗散寒，宣肺平喘，利水消肿。

山岭麻黄 *Ephedra gerardiana* Wall.

甘肃分布：祁连山西部、阿尔金山。

四普标本采集地：肃南。

茎：辛、微苦，温。发汗散寒，宣肺平喘，利水消肿。

根：甘，平。止汗。

中麻黄 *Ephedra intermedia* Schrenk ex Mey.

甘肃分布：兰州、皋兰、榆中、永昌、会宁、天水、甘谷、武山、民勤、张掖、肃南、高台、泾川、庄浪、酒泉、肃北、庆阳、西峰、镇原、定西、通渭、临洮、漳县、岷县、宕昌、舟曲、迭部。甘肃分布最广的麻黄之一。

四普标本采集地：七里河、榆中、永登、金川、平川、靖远、景泰、甘谷、武山、凉州、古浪、民勤、甘州、山丹、临泽、高台、肃南、

崆峒、灵台、肃州、玉门、金塔、瓜州、肃北、阿克塞、静宁、西峰、环县、安定、通渭、渭源、漳县、临洮、宕昌、康乐、永靖、迭部、夏河。

草质茎(麻黄)：辛、微苦，温。发汗散寒，宣肺平喘，利水消肿。蜜麻黄润肺止咳。

根和根茎(麻黄根)：甘，平。固表止汗。

单子麻黄 *Ephedra monosperma* Gmel. ex Mey.

甘肃分布：榆中、肃南、肃北、岷县、临潭、夏河、碌曲。

四普标本采集地：永登、凉州、天祝、山丹、肃南、肃北、阿克塞、渭源、积石山、卓尼、临潭、迭部、碌曲。

草质茎：辛、微苦，温。发汗散寒，宣肺平喘，利水消肿。

根：甘，平。止汗。

膜果麻黄 *Ephedra przewalskii* Stapf

甘肃分布：民勤、张掖、肃北、阿克塞、玉门、酒泉、敦煌、临洮。

四普标本采集地：金川、永昌、民勤、甘州、山丹、民乐、临泽、高台、肃州、玉门、敦煌、金塔、瓜州、肃北、阿克塞。

草质茎：辛、微苦，温。发汗散寒，宣肺平喘，利水消肿（因麻黄碱含量较低，不作麻黄正品药用）。

草麻黄 *Ephedra sinica* Stapf

甘肃分布：兰州、榆中、永登、永昌、天水、甘谷、民勤、肃南、酒泉、安西、合水、宁县、西峰、镇原、陇西、临洮。

四普标本采集地：永昌、靖远、武山、民勤、天祝、崇信、正宁、华池、合水、渭源、临洮、武都、临夏、永靖、积石山、卓尼。

草质茎(麻黄)：辛、微苦，温。发汗散寒，宣肺平喘，利水消肿。蜜麻黄润肺止咳。

根和根茎(麻黄根)：甘，平。固表止汗。

被 子 植 物

胡桃科 Juglandaceae

青钱柳 *Cyclocarya paliurus*（Batal.）Iljinsk.

甘肃分布：文县。

四普标本采集地：康县、武都。

叶：治癣。

野核桃 *Juglans cathayensis* Dode

甘肃分布：榆中、天水、平凉、合水、武都、文县、徽县、舟曲。

四普标本采集地：麦积、华亭、临洮、康县。

种仁：甘，温、平。补养气血，润燥化痰，温润肠胃。

胡桃楸 *Juglans mandshurica* Maxim.

甘肃分布：榆中、武山、平凉、合水。

四普标本采集地：秦州。

树皮：苦、辛，微寒。清热，解毒，止痢，明目。

未成熟果实或果皮：辛、微苦，平。有毒。行气止痛。

种仁：甘，温。敛肺平喘，温补肾阳，润肠通便。

胡桃 *Juglans regia* L.

甘肃分布：兰州、天水、武山、武威、平凉、庆阳、西峰、漳县、武都、文县、徽县、积石山、舟曲。大部分地区有栽培。

四普标本采集地：武山、崆峒、正宁、华池、宁县、庆城、镇原、环县、西和。

叶：苦、涩，平。有毒。收敛止带，杀虫消肿。

树皮：苦、涩，凉。涩肠止泻，解毒，止痒。

成熟果实的内果皮（胡桃壳）：苦、涩，平。止血，止痢，散结消痈，杀虫止痒。

种子（胡桃仁）：温，甘。温补肾肺，定喘润肠。

未成熟果实的外果皮（胡桃青皮）：苦、涩，平。有毒。止痛，止咳，止泻，解毒，杀虫。

化香树 *Platycarya strobilacea* Sieb. et Zucc.

甘肃分布：会宁、文县、康县。

四普标本采集地：秦州、华亭、武都、康县、文县。

叶：辛，温。有毒。解毒，止痒，杀虫。

果序：辛，温。活血行气，止痛，杀虫止痒。

湖北枫杨 *Pterocarya hupehensis* Skan

甘肃分布：文县、康县、舟曲。

四普标本采集地：两当、康县、文县。

根皮、茎皮、叶：辛，大热。有毒。杀虫止痒，利尿消肿。

枫杨 *Pterocarya stenoptera* C. DC.

甘肃分布：武都、文县、康县、徽县。

四普标本采集地：礼县、康县、文县。

枝及叶：辛、苦，温。有小毒。杀虫止痒，利水消肿，捣烂可杀蛆虫、孑孓。

叶：血吸虫病，外用治黄癣，脚癣。

果实：苦，温。温肺止咳，解毒敛疮。

杨柳科 Salicaceae

响叶杨 *Populus adenopoda* Maxim.

甘肃分布：文县、康县、徽县。

四普标本采集地：文县。

根、树皮、叶：苦，平。散瘀活血，止痛。

银白杨 *Populus alba* L.

甘肃分布：天水、武山、会宁、敦煌。

四普标本采集地：瓜州。

叶：苦，寒。止咳平喘，化痰清热。

新疆杨 *Populus alba* var. *pyramidalis* Bunge

甘肃分布：兰州、武山、民勤、华池。

四普标本采集地：平川、古浪、庆城、环县、岷县。

树皮、枝：用于风湿麻木。

花：用于肠炎。

青杨 *Populus cathayana* Rehd.

甘肃分布：兰州、永登、榆中、会宁、天水、武山、肃南、平凉、庄浪、敦煌、陇西、渭源、岷县、武都、文县、康县、徽县、礼县、卓尼、舟曲、夏河。

四普标本采集地：高台、文县。

根皮、树皮、枝叶：祛风、散瘀。

山杨 *Populus davidiana* Dode

甘肃分布：兰州、皋兰、榆中、靖远、天水、甘谷、武山、肃南、平凉、庆阳、合水、通渭、渭源、漳县、岷县、武都、成县、文县、宕昌、康县、徽县、临潭、卓尼、舟曲、迭部。

四普标本采集地：永登、肃南、正宁、合水、宁县、庆城、环县、康乐、和政。

叶（白杨叶）：苦，寒。祛风止痛，解毒敛疮。

树枝（白杨枝）：苦，寒。行气消积，解毒敛疮。

树皮（白杨树皮）：苦，寒。祛风活血，清热利湿，驱虫。

胡杨 *Populus euphratica* Oliv.

甘肃分布：民勤、肃南、金塔、敦煌。

四普标本采集地：民勤、高台、玉门、敦煌、金塔、瓜州、阿克塞。

树脂（胡桐泪）：咸、苦，寒。清热解毒，化痰软坚。

叶：平肝。

花序（胡杨花）：止血。

根：驱虫。

钻天杨 *Populus nigra* var. *italica*（Moench）Koehne

甘肃分布：敦煌。全省各地有栽培。

四普标本采集地：平川。

树皮：苦，寒。凉血解毒，祛风除湿。

箭杆杨 *Populus nigra* var. *thevestina*（Dode）Bean

甘肃分布：永登、榆中、永昌、天水、甘谷、民勤、敦煌、漳县、武都、文县、徽县。全省各地有栽培。

四普标本采集地：平川。

树皮、叶：苦，寒。凉血解毒，祛风除湿。

小青杨 *Populus pseudosimonii* Kitag.

甘肃分布：肃南、漳县、武都。

四普标本采集地：平川、高台。

树皮：苦，寒。解毒。

小叶杨 *Populus simonii* Carr.

甘肃分布：兰州、皋兰、榆中、靖远、会宁、天水、清水、武山、民勤、肃南、庄浪、酒泉、金塔、敦煌、庆阳、合水、正宁、镇原、通渭、漳县、岷县、武都、文县、康县、临潭、卓尼、舟曲。

四普标本采集地：会宁、凉州、华池、宁县、庆城、镇原、环县。

树皮：苦，寒。祛风活血，清热利湿。

毛白杨 *Populus tomentosa* Carr.

甘肃分布：兰州、会宁、天水、武都、文县、康县、徽县。

四普标本采集地：文县。

树皮或嫩枝：苦、甘，寒。清热利湿，止咳化痰。

雄花序：苦，寒。清热解毒，化湿止痢。

白柳 *Salix alba* L.

甘肃分布：酒泉、敦煌、陇西、徽县。

四普标本采集地：宕昌。

枝叶或芽：苦，寒。清热解毒，祛风除湿。

垂柳 *Salix babylonica* L.

甘肃分布：天水、民勤、武都、文县。全省各地有栽培。

四普标本采集地：安宁、平川。

枝、叶：苦，寒。消肿散结，利水，解毒透疹。

茎皮：苦，寒。祛风利湿，消肿止痛。

种子：苦，凉。凉血止血，解毒消痈。

中华柳 *Salix cathayana* Diels

甘肃分布：兰州、榆中、天水、天祝、山丹、漳县、武都、文县、卓尼、舟曲、临潭、夏河。

四普标本采集地：舟曲、临潭、迭部。

枝叶：用于感冒发热。

乌柳 *Salix cheilophila* C. K. Schneid.

甘肃分布：兰州、永登、榆中、永昌、天水、清水、武威、民勤、天祝、肃南、平凉、华亭、酒泉、金塔、敦煌、华池、合水、岷县、临潭、卓尼、舟曲、迭部、夏河。

四普标本采集地：瓜州、华池、宁县、舟曲、迭部。

枝叶、树皮或须根：辛、苦，微寒。祛风清热，散瘀消肿。

小叶柳 *Salix hypoleuca* Seemen

甘肃分布：兰州、会宁、天水、武山、庄浪、渭源、漳县、岷县、武都、文县、康县、礼县、临潭、卓尼、舟曲、夏河。

四普标本采集地：岷县、康乐。

根或叶：辛，温。祛风除湿，活血化瘀。

旱柳 *Salix matsudana* Koidz.

甘肃分布：兰州、皋兰、榆中、会宁、天水、武山、武威、民勤、敦煌、庆阳、定西、通渭、陇西、武都、文县、徽县、临夏、舟曲。大部分地区均有栽培。模式标本采自甘肃兰州。

四普标本采集地：安宁、敦煌、庆城、环县、岷县。

叶、枝、树皮：苦，寒。清热除湿，祛风止痛。

小红柳 *Salix microstachya* var. *bordensis* (Nakai) C. F. Fang

甘肃分布：玉门、金塔。

四普标本采集地：阿克塞。

根：苦，凉。清热泻火，理气。

山生柳 *Salix oritrepha* Schneid.

甘肃分布：兰州、榆中、嘉峪关、古浪、天祝、肃南、民乐、酒泉、敦煌、渭源、漳县、康乐、卓尼、迭部、夏河。

四普标本采集地：榆中、古浪、天祝、山丹、玉门、岷县、舟曲、迭部、夏河。

枝、叶(藏药：江玛)：用于肺脓痈，脉管肿胀，寒热水肿，斑疹，麻疹不透，风寒湿痹疼痛，皮肤瘙痒。

果穗：用于风寒感冒，湿疹。

青山生柳 *Salix oritrepha* var. *amnematchinensis* (K. S. Hao ex C. F. Fang et A. K. Skvortsov) G. H. Zhu

甘肃分布：兰州、舟曲。

四普标本采集地：夏河。

树皮(藏药：朗玛)：解热。

红皮柳 *Salix sinopurpurea* C. Wang et Chang Y. Yang

甘肃分布：天水、合水、武都、徽县、舟曲、碌曲。

四普标本采集地：华池、合水、庆城、舟曲。

树干的内皮：苦，平。消肿，定痛。

根：苦，平。解毒，消肿定痛。

枝叶(水杨枝叶)：苦，平。清热解毒。

秋华柳 *Salix variegata* Franch.

甘肃分布：武都、文县、康县。

四普标本采集地：文县。

枝皮：祛风除湿，活血化瘀。

皂柳 *Salix wallichiana* Anderss.

甘肃分布：兰州、榆中、天水、庄浪、合水、漳县、岷县、武都、文县、康县、徽县、舟曲、卓尼、迭部。

四普标本采集地：正宁、合水、宁县、文县。

根：辛、苦、涩，凉。祛风除湿，解热止痛。

桦木科 Betulaceae

桤木 *Alnus cremastogyne* Burk.

甘肃分布：文县。

四普标本采集地：文县。

树皮、嫩枝叶：苦、涩，凉。清热凉血。

红桦 *Betula albosinensis* Burkill

甘肃分布：榆中、华亭、迭部、临潭。

四普标本采集地：七里河、永登、肃南、岷县、西和、康县、康乐、舟曲。

枝皮、芽：清热利湿，解毒。

亮叶桦 *Betula luminifera* H. Winkl.

甘肃分布：文县、康县、卓尼、

四普标本采集地：华亭、武都、两当、文县。

根：甘、微辛，凉。清热利尿。

树皮：甘、辛，微温。祛湿散寒，消滞和中，解毒。

叶：甘、辛，凉。清热利尿，解毒。

白桦 *Betula platyphylla* Suk.

甘肃分布：兰州、榆中、靖远、天水、清水、武山、平凉、华亭、庄浪、合水、正宁、漳县、岷县、武都、宕昌、康县、徽县、临夏、康乐、甘南、临潭、卓尼、舟曲、迭部、夏河。

四普标本采集地：七里河、永登、平川、麦积、民乐、肃南、华亭、正宁、华池、合水、宁县、岷县、武都、宕昌、迭部、碌曲。

树皮（桦木皮）：苦，平。清热利湿，祛痰止咳，解毒。

糙皮桦 *Betula utilis* D. Don

甘肃分布：兰州、永登、榆中、天水、天祝、渭源、漳县、文县、临夏、康乐、卓尼、舟曲、迭部、夏河。

四普标本采集地：永登、凉州、天祝、舟曲、卓尼、迭部、夏河。

树皮：清热利湿，驱虫。

千金榆 *Carpinus cordata* Bl.

甘肃分布：天水、武山、武都、文县、宕昌、康县、徽县、舟曲。

四普标本采集地：秦州、文县。

果穗：甘、淡，平。健胃消食。

鹅耳枥 *Carpinus turczaninowii* Hance

甘肃分布：天水、武山、平凉、武都、成县、文县、徽县、舟曲、迭部。

四普标本采集地：清水、正宁、康县、文县、迭部。

树皮、叶：用于跌打损伤。

华榛 *Corylus chinensis* Franch.

甘肃分布：天水、文县、舟曲。

四普标本采集地：麦积、华亭、迭部。

种仁：调中，开胃，明目。

藏刺榛 *Corylus ferox* var. *thibetica*（Batal.）Franch.

甘肃分布：天水、武都、文县、宕昌、康县、徽县、舟曲、迭部。模式标本采自甘肃东南部。

四普标本采集地：武都、康县、迭部。

果实：滋补强壮。

种仁：用于痢疾，咳喘。

榛 *Corylus heterophylla* Fisch. ex Trautv.

甘肃分布：兰州、榆中、天水、武山、平凉、华亭、合水、武都、文县、康县、徽县、舟曲。

四普标本采集地：秦州、麦积、清水、秦安、崇信、正宁、镇原、武都、两当、宕昌。

种仁：甘，平。健脾和胃，润肺止咳。

雄花：甘，平。止血，消肿，敛疮。

川榛 *Corylus heterophylla* var. *sutchuanensis* Franch.

甘肃分布：天水。

四普标本采集地：康县。

种仁：甘，平。健脾和胃，润肺止咳。

雄花：甘，平。止血，消肿，敛疮。

毛榛 *Corylus mandshurica* Maxim.

甘肃分布：兰州、永登、榆中、天水、武山、平凉、庄浪、漳县、武都、文县、宕昌、康县、徽县、康乐、和政、临潭、舟曲、夏河。

四普标本采集地：永登、秦州、麦积、清水、漳县、岷县、武都、西和、礼县、宕昌、和政、东乡、舟曲、迭部、夏河。

种仁（榛子）：甘，平。健脾和胃，润肺止咳。

雄花：甘，平。止血，消肿，敛疮。

虎榛子 *Ostryopsis davidiana* Decne.

甘肃分布：兰州、永登、皋兰、榆中、靖远、景泰、天水、武山、古浪、平凉、泾川、庄浪、庆阳、合水、漳县、岷县、武都、文县、宕昌、礼县、临潭、卓尼、舟曲、夏河。

四普标本采集地：七里河、永登、平川、靖远、正宁、华池、合水、宁县、庆城、武都、文县、康乐。

果实：清热利湿。

壳斗科 Fagaceae

栗 *Castanea mollissima* Bl.

甘肃分布：天水、徽县、成县、武都、文县、康县。

四普标本采集地：两当。

种仁：甘、微咸，平。益气健脾，补肾强筋，活血消肿，止血。

叶：微甘，平。清肺止咳，解毒消肿。

外果皮：甘、涩，平。降逆生津，化痰止咳，清热散结，止血。

内果皮：甘、涩，平。散结下气，养颜。

茅栗 *Castanea seguinii* Dode

甘肃分布：文县、武都、徽县、成县、康县。

四普标本采集地：甘谷、文县。

种仁（茅栗仁）：甘，平。安神。

根：甘，寒。清热解毒，消食。

叶：消食健脾。

青冈 *Cyclobalanopsis glauca*（Thunb.）Oerst.

甘肃分布：武都、成县、文县。

四普标本采集地：康县、文县。

种仁：甘、苦、涩，平。涩肠止泻，生津止渴。

树皮、叶：止血，收敛。

麻栎 *Quercus acutissima* Carruth.

甘肃分布：天水、文县、徽县。

四普标本采集地：秦州、清水。

果实（橡实）：苦、涩，微温。涩肠固脱。

壳斗（橡实壳）：涩，温。涩肠止泻，止血，止带，敛疮。

树皮、叶：苦、涩，平。收敛，止泻。

槲栎 *Quercus aliena* Bl.

甘肃分布：天水、文县、康县、徽县、武都、成县。

四普标本采集地：西和、临夏。

根、树皮、壳斗：收敛，止痢。

锐齿槲栎 *Quercus aliena* var. *acutiserrata* Maxim. ex Wenz.

甘肃分布：天水、康县、徽县。

四普标本采集地：秦州、清水、武都、康县、文县。

果、根：止泻，止痢，止痛。

带虫瘿的总苞：健脾消积，理气，清火，明目。

橿子栎 *Quercus baronii* Skan

甘肃分布：天水、岷县、武都、成县、文县、宕昌、徽县、舟曲、迭部。

四普标本采集地：秦州、文县、舟曲、迭部。

根皮：用于牙痛，黄疸。

叶：用于肿毒，难产。

槲树 *Quercus dentata* Thunb.

甘肃分布：天水、武都、成县、文县、宕昌、舟曲、迭部。

四普标本采集地：秦州、清水、华亭、武都。

树皮：苦、涩，平。解毒消肿，涩肠，止血。

叶：甘、苦，平。止血，通淋。

种子：苦、涩，平。涩肠止泻。

蒙古栎 *Quercus mongolica* Fischer ex Ledebour

甘肃分布：平凉、岷县、宕昌、舟曲、临潭、夏河。

四普标本采集地：秦安。

树皮：微苦、涩，平。清热利湿，解毒消肿。

乌冈栎 *Quercus phillyraeoides* A. Gray

甘肃分布：徽县。

四普标本采集地：武都。

带虫瘿的果实：健脾消积，理气，清火，明目。

根：用于肠炎，痢疾。

枹栎 *Quercus serrata* Murray

甘肃分布：兰州、榆中、天水、岷县、武都、成县、文县、康县、徽县。

四普标本采集地：武都、康县。

果实：养胃健脾。

短柄枹栎 *Quercus serrata* var. *brevipetiolata* （A.DC.）Nakai

甘肃分布：兰州、榆中、天水、岷县、武都、成县、文县、康县、徽县。

四普标本采集地：武都。

带虫瘿的果实：健脾胃，利尿，解毒。

刺叶高山栎 *Quercus spinosa* David ex Franch.

甘肃分布：天水、武都、成县、文县、宕昌、康县、徽县、舟曲。

四普标本采集地：舟曲。

叶：用于肝炎。

栓皮栎 *Quercus variabilis* Bl.

甘肃分布：天水、武都、文县、康县、徽县。

四普标本采集地：秦州、武都、两当、康县。

果壳或果实（红青杠）：苦、涩，平。止咳，止血，止泻，解毒。

辽东栎 *Quercus wutaishanica* Mayr（《中国植物志》电子版将其归并为蒙古栎 *Quercus mongolica* Fischer ex Ledebour）

甘肃分布：兰州、皋兰、榆中、天水、清水、武山、平凉、崇信、华亭、合水、渭源、岷县、武都、文县、宕昌、礼县、徽县、康乐、甘南、临潭、舟曲、迭部。

四普标本采集地：七里河、崆峒、灵台、华亭、庄浪、正宁、华池、合水、宁县、岷县、两当、礼县、康县、和政、东乡、舟曲、迭部。

果实（橡实）：苦、涩，微温。健脾止血，收敛止泻。

壳斗（橡实壳）：涩，温。涩肠止泻，止血，止带，敛疮。

树皮或根皮（橡木皮）：苦、涩，平。收敛，止泻。

榆科 Ulmaceae

紫弹树 *Celtis biondii* Pamp.

甘肃分布：天水、武都、成县、文县、康县。

四普标本采集地：康县、文县。

茎枝：甘，寒。通络止痛。

叶：甘，寒。清热解毒。

根皮：甘，寒。解毒消肿，祛痰止咳。

黑弹树 *Celtis bungeana* Bl.

甘肃分布：天水、甘谷、武山、平凉、泾川、华亭、庆阳、环县、合水、武都、文县、康县、徽县、舟曲、迭部。

四普标本采集地：永登、合水、宁县、康县、文县、迭部。

树干、枝条（棒棒木）：辛、微苦，凉。祛痰，止咳，平喘。

珊瑚朴 *Celtis julianae* C. K. Schneid.

甘肃分布：武都、文县、康县、徽县。

四普标本采集地：文县。

茎、叶：用于咳喘。

朴树 *Celtis sinensis* Pers.

甘肃分布：天水、平凉、合水、文县、康县、舟曲。

四普标本采集地：康县。

根皮：苦、辛，平。祛风透疹，消食止泻。

树皮：辛、苦，平。调经，治肺痈。

叶：苦，凉。清热，凉血，解毒。

果实：苦、涩，平。清热利咽。

青檀 *Pteroceltis tatarinowii* Maxim.

甘肃分布：天水、文县。

四普标本采集地：秦州、清水、武都、两当、康县、文县。

茎、叶：祛风，止血，止痛。

黑榆 *Ulmus davidiana* Planch.

甘肃分布：天水、正宁、华池、康县。

四普标本采集地：和政。

枝叶：利水消肿，清热，驱虫。

春榆 *Ulmus davidiana* var. *japonica* （Rehd.）Nakai

甘肃分布：天水、平凉、合水、正宁、礼县、两当、康县、徽县、文县、武都、康乐、舟曲。

四普标本采集地：永登、正宁、合水、宁县。

根、树皮：用于骨瘤。

旱榆 *Ulmus glaucescens* Franch.

甘肃分布：皋兰、榆中、永登、靖远、景泰、古浪、张掖、平凉、合水、宁县。

四普标本采集地：西固。

根、树皮：用于骨瘤。

大果榆 *Ulmus macrocarpa* Hance

甘肃分布：兰州、靖远、天水、武山、民勤、平凉、庆阳、华池、合水、文县、康县、徽县。

四普标本采集地：麦积。

果实的加工品（芜荑）：苦、辛，温。杀虫消积，除湿止痢。

榔榆 *Ulmus parvifolia* Jacq.

甘肃分布：合水。

四普标本采集地：麦积。

树皮、根皮：甘、微苦，寒。清热利水，解毒消肿，凉血止血。

茎：甘、微苦，微寒。通络止痛。

叶：甘、微苦，微寒。清热解毒，消肿止痛。

榆树 *Ulmus pumila* L.

甘肃分布：兰州、皋兰、榆中、会宁、景泰、天水、武山、古浪、张掖、肃南、民乐、平凉、静宁、金塔、敦煌、庆阳、合水、定西、通渭、陇西、文县、卓尼。

四普标本采集地：西固、景泰、清水、武山、民勤、静宁、敦煌、瓜州、西峰、庆城、环县、通渭、岷县、两当、西和、康县、永靖、和政。

果实（榆钱）：微辛，平。安神健脾。

叶：甘，平。清热利尿，安神，祛痰止咳。

树皮、根皮（榆白皮）：甘、微寒。利水通淋、祛痰、消肿解毒。

大果榉 *Zelkova sinica* Schneid.

甘肃分布：文县、徽县、舟曲。

四普标本采集地：文县。

树皮：涩，平。生肌止血。

杜仲科 Eucommiaceae

杜仲 *Eucommia ulmoides* Oliver

甘肃分布：多地栽培，文县、康县等地有野生。

四普标本采集地：秦州、麦积、华亭、武都、成县、两当、徽县、西和、康县、宕昌。

树皮：甘，温。补肝肾，强筋骨，安胎。

叶：微辛，温。补肝肾，强筋骨。

桑科 Moraceae

楮 *Broussonetia kazinoki* Siebold

甘肃分布：文县。

四普标本采集地：文县。

全株、根或根皮：甘、淡，平。祛风除湿，散瘀消肿。

叶：淡，凉。清热解毒，祛风止痒，敛疮止血。

树汁：涩，凉。祛风止痒，清热解毒。

构树 *Broussonetia papyrifera* （L.）L′Her. ex Vent.

甘肃分布：天水、泾川、成县、文县、宕昌、徽县、舟曲。

四普标本采集地：秦州、清水、秦安、灵台、崇信、华亭、宁县、武都、两当、徽县、康县、文县、舟曲。

果实（楮实子）：甘，寒。补肾清肝，明目利尿。

叶：甘，凉。凉血止血，利尿解毒。

嫩根或根皮：甘，微寒。凉血散瘀，清热利湿。

树皮除去外皮内皮（楮白皮）：甘，平。利水，止血。

大麻 *Cannabis sativa* L.

甘肃分布：兰州、白银、会宁、天水、民勤、天祝、文县、康县、积石山、舟曲、迭部。全省各地有栽培或逸为野生。

四普标本采集地：平川、景泰、秦安、甘谷、张家川、古浪、民勤、天祝、临泽、肃南、崆峒、泾川、灵台、崇信、庄浪、肃州、正宁、华池、宁县、庆城、镇原、环县、安定、通渭、岷县、临洮、成县、西和、临夏、康乐、永靖、和政、东乡、卓尼、迭部。

果实（火麻仁）：甘，平。润肠通便。

无花果 *Ficus carica* L.

甘肃分布：武都、文县。全省多地有栽培。

四普标本采集地：宕昌。

果实：甘，凉。清热生津，健脾开胃，解毒消肿。

叶：甘、微辛，平。有小毒。清湿热，解疮毒，消肿止痛。

尖叶榕 *Ficus henryi* Warb. ex Diels

甘肃分布：文县。

四普标本采集地：武都、文县。

果实：清热利湿，解毒消肿。

异叶榕 *Ficus heteromorpha* Hemsl.

甘肃分布：天水、文县、康县、武都、徽县、康乐。

四普标本采集地：麦积、秦州、清水、武都、两当、康县、文县。

果实：甘、酸，温。补血，下乳。

根或全株：微苦、涩，微凉。祛风除湿，化痰止咳，活血，解毒。

榕树 *Ficus microcarpa* L. f.

甘肃分布：兰州等地有栽培。

四普标本采集地：徽县。

果实：甘，平。清热解毒。

树皮：苦，微寒。止泻，消肿，止痒。

叶：淡，凉。清热发表，解毒消肿，祛湿止痛。

气生根（榕树须）：苦，平。散风热，祛风湿，活血止痛。

珍珠莲 *Ficus sarmentosa* var. *henryi*（King ex Oliv.）Corner

甘肃分布：文县。

四普标本采集地：武都、两当、文县。

果实（石彭子）：甘、涩，平。消肿止痛，止血。

根、藤：微辛，平。祛风除湿，消肿止痛，解毒杀虫。

爬藤榕 *Ficus sarmentosa* var. *impressa*（Champ.）Corner

甘肃分布：武都、文县、康县。

四普标本采集地：武都、文县。

根、茎：辛、甘，温。祛风除湿，行气活血，消肿止痛。

尾尖爬藤榕 *Ficus sarmentosa* var. *lacrymans*（Levl. et Vant.）Corner

甘肃分布：甘肃有分布。

四普标本采集地：武都。

根、藤、种子：清热解毒，祛风通络，舒筋活血。

地果 *Ficus tikoua* Bur.

甘肃分布：康县、武都、文县。

四普标本采集地：文县。

果：甘，微寒。清热解毒，涩精止遗。

啤酒花 *Humulus lupulus* L.

甘肃分布：天水、合水、成县、礼县、临潭。东部及河西地区有栽培。

四普标本采集地：七里河、秦州、麦积、清水、甘谷、临泽、敦煌、岷县、临洮、两当、康县、文县、宕昌、迭部。

未成熟带花果穗：苦，微凉。健胃消食，利尿消肿。

葎草 *Humulus scandens*（Lour.）Merr.

甘肃分布：天水、成县、文县、康县。

四普标本采集地：永登、秦州、麦积、清水、秦安、甘谷、张家川、古浪、崆峒、泾川、华亭、静宁、陇西、武都、西和、康县、文县、康乐、东乡、舟曲。

全草：甘、苦，寒。清热解毒，利尿通淋。

柘树 *Maclura tricuspidata* Carr.

甘肃分布：天水、张家川、成县、徽县、文县、武都、康县。

四普标本采集地：文县。

果实：苦，平。清热凉血，舒筋活络。

枝叶：甘、微苦，凉。清热解毒，祛风活络。

木材：甘，温。滋养血脉，调益脾胃。

桑 *Morus alba* L.

甘肃分布：天水、民勤、庆阳、文县、舟曲。全省大部分地区有栽培。

四普标本采集地：永登、甘谷、崆峒、华亭、庄浪、敦煌、西峰、华池、宁县、庆城、环县、临洮、徽县、西和、康县、宕昌。

根皮(桑白皮)：甘，寒。泻肺平喘，利水消肿。

嫩枝(桑枝)：微苦，平。祛风湿，通经络，行水气。

果穗(桑椹)：甘、酸，寒。补血滋阴，生津润燥。

叶(桑叶)：甘、苦，寒。疏散风热，清肺润燥，清肝明目。

鸡桑 *Morus australis* Poir.

甘肃分布：会宁、天水、平凉、武都、文县、宕昌、康县、舟曲。

四普标本采集地：秦州、清水、崆峒、庄浪、西和、康县、文县、临夏。

叶：甘、辛，寒。清热解表，宣肺止咳。

根或根皮：甘、辛，寒。清肺，凉血，利湿。

花叶鸡桑 *Morus australis* var. *inusitata* (Levl.) C. Y. Wu

甘肃分布：天水、平凉、陇南。

四普标本采集地：麦积。

叶：甘、辛，寒。清热解表，宣肺止咳。

根或根皮：甘、辛，寒。清肺，凉血，利湿。

鸡爪叶桑 *Morus australis* var. *linearipartita* Cao

甘肃分布：康县、武都、文县、徽县。

四普标本采集地：武都。

叶：甘、辛，寒。清热解表，宣肺止咳。

根或根皮：甘、辛，寒。清肺，凉血，利湿。

华桑 *Morus cathayana* Hemsl.

甘肃分布：兰州、武都、文县。

四普标本采集地：康县、文县。

叶：甘、苦，寒。疏散风热，清肺润燥，清肝明目。

蒙桑 *Morus mongolica* (Bur.) Schneid.

甘肃分布：兰州、平凉、武都、文县、舟曲。

四普标本采集地：武都、文县。

叶：甘、苦，寒。疏散风热，清肺润燥，清肝明目。

荨麻科 Urticaceae

序叶苎麻 *Boehmeria clidemioides* var. *diffusa* (Wedd.) Hand.-Mazz.

甘肃分布：文县。

四普标本采集地：武都、康县、文县、康乐。

全草：辛，温。祛风除湿。

苎麻 *Boehmeria nivea* (L.) Gaudich.

甘肃分布：文县、康县。

四普标本采集地：武都、徽县、康县、文县。

茎皮：甘，寒。清热凉血，散瘀止血，解毒利尿，安胎回乳。

叶：甘、微苦，寒。凉血止血，散瘀消肿，解毒。

茎或带叶嫩茎：甘，微寒。散瘀，解毒。

根及根茎：甘，寒。凉血止血，清热安胎，利尿，解毒。

赤麻 *Boehmeria silvestrii* (Pamp.) W. T. Wang

甘肃分布：天水、文县、康县、徽县、武都。

四普标本采集地：麦积、西和、康县。

全草：用于跌打损伤。

悬铃叶苎麻 *Boehmeria tricuspis* (Hance) Makino

甘肃分布：天水、文县、康县。

四普标本采集地：秦州、麦积、文县。

根或嫩茎叶：涩、微苦，平。收敛止血，清热解毒。

根：辛、微苦，平。活血止血，解毒消肿。

水麻 *Debregeasia orientalis* C. J. Chen

甘肃分布：文县。

四普标本采集地：武都、康县、文县。

茎、皮、叶：辛、微苦，平。清热利湿，止血解毒。

楼梯草 *Elatostema involucratum* Franch. et Sav.

甘肃分布：文县、康县。

四普标本采集地：康县、文县。

全草：微苦，微寒。清热解毒，祛风除湿，利水消肿，活血止疼。

庐山楼梯草 *Elatostema stewardii* Merr.

甘肃分布：康县、文县。

四普标本采集地：康县、文县。

根茎及全草：苦、辛，温。活血祛瘀，解毒消肿，止咳。

大蝎子草 *Girardinia diversifolia* (Link) Friis

甘肃分布：文县。

四普标本采集地：清水。

全草及根：苦、辛，凉。有毒。祛痰，利湿，解毒。

红火麻 *Girardinia diversifolia* subsp. *triloba* (C. J. Chen) C. J. Chen et Friis——*Girardinia suborbiculata* subsp. *triloba* (C. J. Chen) C. J. Chen

甘肃分布：天水、徽县、康县、文县。

四普标本采集地：麦积。

全草：祛风除湿，活血，清热解表。

根：祛风除湿。

糯米团 *Gonostegia hirta* (Bl.) Miq.

甘肃分布：武都、康县、文县。

四普标本采集地：武都、康县、文县。

带根全草：甘、微苦，凉。清热解毒，健脾消积，利湿消肿，散瘀止血。

珠芽艾麻 *Laportea bulbifera* (Sieb. et Zucc.) Wedd.

甘肃分布：天水、平凉、文县、康县、舟曲。

四普标本采集地：麦积、清水、崆峒、庄浪、武都、康县、文县、舟曲、迭部。

根：辛，温。祛风除湿，活血止痛。

全草：辛，温。健脾消积。

花点草 *Nanocnide japonica* Bl.

甘肃分布：天水、文县。

四普标本采集地：武都、文县。

全草：淡，凉。清热解毒，止咳，止血。

墙草 *Parietaria micrantha* Ledeb.

甘肃分布：永登、榆中、华亭、临洮、岷县、临潭、迭部、夏河、舟曲。

四普标本采集地：永登、文县、夏河、玛曲。

根：苦、酸，平。清热解毒，消肿，拔脓。

全草：苦、酸，平。清热解毒，消肿排脓。

山冷水花 *Pilea japonica* (Maxim.) Hand.-Mazz.

甘肃分布：天水、徽县、康县、文县。

四普标本采集地：康县。

全草：甘，凉。清热解毒，利水通淋，止血。

大叶冷水花 *Pilea martini* (Lévl.)Hand.-Mazz.

甘肃分布：徽县、康县、文县。

四普标本采集地：秦州、清水。

全草：淡，凉。清热解毒，祛瘀止痛，利尿消肿。

冷水花 *Pilea notata* C. H. Wright

甘肃分布：文县。

四普标本采集地：甘谷、徽县、西和、文县、康乐。

全草：淡、微苦，凉。清热利湿，退黄，消肿散结，健脾和胃。

石筋草 *Pilea plataniflora* C. H. Wright

甘肃分布：文县。

四普标本采集地：两当、文县。

全草或根：辛、酸，微温。舒筋活络，利尿，解毒。

透茎冷水花 *Pilea pumila* (L.) A. Gray

甘肃分布：天水、平凉、合水、文县、成县、康县、舟曲、迭部。

四普标本采集地：秦州、麦积、华亭、合水、康县、东乡。

全草或根茎：甘，寒。清热，利尿，解毒。

荫地冷水花 *Pilea pumila* var. *hamaoi* (Makino) C. J. Chen

甘肃分布：舟曲。

四普标本采集地：华亭。

全草、叶：甘，寒。清热利尿，消肿解毒，安胎。

粗齿冷水花 *Pilea sinofasciata* C. J. Chen

甘肃分布：康县。

四普标本采集地：文县。

全草（紫绿麻）：辛，平。理气止痛。

雾水葛 *Pouzolzia zeylanica*（L.）Benn.

甘肃分布：文县。

四普标本采集地：文县。

带根全草：甘、淡，寒。清热解毒，消肿排脓，利水通淋。

狭叶荨麻 *Urtica angustifolia* Fisch. ex Hornem

甘肃分布：敦煌、临洮。

四普标本采集地：岷县、宕昌。

全草（荨麻）：苦、辛，温。有毒。祛风通络，平肝定惊，消积通便，解毒。

根（荨麻根）：苦、辛，温。有小毒。祛风，活血，止痛。

麻叶荨麻 *Urtica cannabina* L.

甘肃分布：兰州、榆中、靖远、天水、天祝、平凉、泾川、合水、宕昌、临夏、舟曲、临潭、夏河。

四普标本采集地：皋兰、永登、白银区、景泰、秦州、麦积、清水、秦安、张家川、凉州、古浪、山丹、泾川、灵台、华亭、华池、宁县、安定、通渭、临洮、两当、宕昌、康乐、和政、合作。

全草：苦、辛，温。有毒。祛风通络，平肝定惊，消积通便，解毒。

根：苦、辛，温。有小毒。祛风，活血，止痛。

荨麻 *Urtica fissa* E. Pritz.

甘肃分布：文县、徽县、武都。

四普标本采集地：麦积、岷县、陇西、临洮、康县。

全草：苦、辛，温。有毒。祛风通络，平肝定惊，消积通便，解毒。

根：苦、辛，温。有小毒。祛风，活血，止痛。

高原荨麻 *Urtica hyperborea* Jacq. et Wedd.

甘肃分布：肃南、肃北、碌曲、玛曲、合作。

四普标本采集地：景泰、碌曲。

全草：祛风除湿，解痉，活血，解虫毒。

宽叶荨麻 *Urtica laetevirens* Maxim.

甘肃分布：兰州、岷县、文县、临夏、临潭、卓尼、舟曲、迭部、夏河。

四普标本采集地：永登、榆中、武山、古浪、山丹、民乐、肃南、庄浪、渭源、和政、东乡、舟曲、卓尼、临潭、玛曲。

全草：苦、辛，温。有毒。祛风通络，平肝定惊，消积通便，解毒。

根：苦、辛，温，有小毒。祛风，活血，止痛。

三角叶荨麻 *Urtica triangularis* Hand. –Mazz.

甘肃分布：临夏、夏河。

四普标本采集地：西固。

全草：苦、辛，温。祛风湿，解痉，解毒。

铁青树科 Olacaceae

青皮木 *Schoepfia jasminodora* Sieb. et Zucc.

甘肃分布：文县、康县。

四普标本采集地：武都、文县。

全株：甘、微涩，平。祛风除湿、散瘀止痛。

檀香科 Santalaceae

米面蓊 *Buckleya lanceolate*（Sieb. et Zucc.）Miq.——*Buckleya henryi* Diels

甘肃分布：天水、宕昌、舟曲。

四普标本采集地：两当。

根：苦，寒。有毒。解毒消肿。

叶：苦，寒。有毒。清热解毒，燥湿止痒。

百蕊草 *Thesium chinense* Turcz.

甘肃分布：永登、榆中、武山、庆阳、合水、陇西、漳县、迭部。

四普标本采集地：永昌、麦积、灵台、宕昌。

全草：辛、微苦，寒。清热，利湿，解毒。

根：微苦、辛，平。行气活血，通乳。

急折百蕊草 *Thesium refractum* C. A. Mey.

甘肃分布：兰州、天水、天祝、肃南、临潭、夏河。

四普标本采集地：永登、正宁、合水、宁县、镇原、卓尼、迭部、碌曲。

全草或根：辛、微苦，凉。解表清热，祛风止痒。

桑寄生科 Loranthaceae

栗寄生 *Korthalsella japonica*（Thunb.）Engl.

甘肃分布：天水、武都、舟曲、迭部。

四普标本采集地：文县、迭部。

枝叶：苦、甘，微温。祛风湿，补肝肾，行气活血，止痛。

北桑寄生 *Loranthus tanakae* Franch. et Sav.

甘肃分布：天水、武山、平凉、合水、镇原、舟曲、迭部。

四普标本采集地：张家川、崆峒、灵台、庄浪、正宁、合水、和政、迭部。

枝叶（桑寄生）：苦、甘，平。补肝肾，强筋骨，祛风湿，安胎。

槲寄生 *Viscum coloratum*（Kom.）Nakai

甘肃分布：天水、武山、平凉、灵台、合水、岷县、礼县、文县、康乐、临潭。

四普标本采集地：永登、武山、张家川、崆峒、灵台、正宁、合水、宁县、两当、康县、临夏、康乐、迭部。

带叶茎枝：苦，平。补肝肾，强筋骨，祛风湿，安胎。

蛇菰科 Balanophoraceae

宜昌蛇菰 *Balanophora henryi* Hemsl.

甘肃分布：四普新分布。

四普标本采集地：两当。

全草：用于吐血，鼻衄，外伤出血。

筒鞘蛇菰 *Balanophora involucrata* Hook. f.

甘肃分布：四普新分布。

四普标本采集地：两当。

全草：苦、涩，温。壮阳补肾，健脾理气，止血。

疏花蛇菰 *Balanophora laxiflora* Hemsl.

甘肃分布：文县。

四普标本采集地：武都。

全株：苦，凉。益肾养阴，清热止血。

蓼科 Polygonaceae

金线草 *Antenoron filiforme*（Thunb.）Roberty et Vautier

甘肃分布：成县、文县、康县。

四普标本采集地：文县。

全草：辛、苦，凉。有小毒。凉血止血，清热利湿，散瘀止痛。

根茎：苦、辛，微寒。凉血止血，散瘀止痛，清热解毒。

短毛金线草 *Antenoron filiforme* var. *neofiliforme*（Nakai）A. J. Li

甘肃分布：天水、文县、康县。

四普标本采集地：华亭、临洮、文县。

全草：辛、苦，凉。有小毒。凉血止血，清热利湿，散瘀止痛。

根茎：苦，凉、微寒。凉血止血，散瘀止痛，清热解毒。

淡枝沙拐枣 *Calligonum leucocladum*（Schrenk）Bunge

甘肃分布：民勤。

四普标本采集地：肃北。

全草：收敛止泻。

沙拐枣 *Calligonum mongolicum* Turcz.

甘肃分布：民勤、张掖、酒泉、肃州、阿克塞、敦煌。

四普标本采集地：金川、凉州、甘州、高台、灵台、肃州、玉门、敦煌、金塔、瓜州、肃北、阿克塞。

根或带果全草：苦、涩，微温。清热解毒，利尿。

金荞麦 *Fagopyrum dibotrys*（D. Don）Hara

保护等级：《国家重点保护野生植物名录》二级。

甘肃分布：文县。

四普标本采集地：七里河、徽县、西和、舟曲、迭部。

根茎：微辛、涩，凉。清热解毒，排脓祛瘀。

茎叶：苦、辛，凉。清热解毒，健脾利湿，祛风通络。

荞麦 *Fagopyrum esculentum* Moench

甘肃分布：兰州、永登、白银、靖远、会宁、景泰、天水、清水、武威、民勤、张掖、平凉、庆阳、定西、陇西、武都、文县、宕昌、徽县、舟曲。全省普遍栽培。

四普标本采集地：白银区、会宁、靖远、武山、张家川、庄浪、崆峒、泾川、正宁、华池、庆城、镇原、安定、岷县、成县、西和、和政、东乡、合作。

茎叶（荞麦秸）：酸，寒。下气消积，清热解毒，止血，降压。

种子：甘、微酸，寒。健脾消积，下气宽肠，解毒敛疮。

细柄野荞麦 *Fagopyrum gracilipes*（Hemsl.）Dammer ex Diels

甘肃分布：兰州、榆中、天水、文县、武都、康县、舟曲、迭部。

四普标本采集地：麦积、文县、永靖。

全草：清热解毒，活血散瘀，健脾利湿。

种子：开胃，宽肠。

苦荞麦 *Fagopyrum tataricum*（L.）Gaertn.

甘肃分布：兰州、永登、榆中、会宁、天水、平凉、华亭、文县、康县、合作、卓尼、夏河。甘肃多地栽培。

四普标本采集地：永登、麦积、肃南、庄浪、武都、文县、舟曲、卓尼。

根及根茎（苦荞头）：苦，平。有小毒。健脾行滞，理气止痛，解毒消肿。

木藤蓼 *Fallopia aubertii*（L. Henry）Holub——*Polygonum aubertii* L. Henry

甘肃分布：文县、康县、武都、徽县、岷县、康乐、卓尼。

四普标本采集地：永登、景泰、秦州、麦积、清水、肃南、泾川、崇信、庄浪、庆城、镇原、临洮、西和、文县、永靖、临潭、迭部。

块根：苦、涩，凉。清热解毒，调经止血。

蔓首乌 *Fallopia convolvulus*（L.）A. Love——*Polygonum convolvulus* L.

甘肃分布：兰州、景泰、天水、清水、武威、天祝、肃南、华亭、合水、陇西、漳县、岷县、礼县、临夏、舟曲、碌曲、夏河。

四普标本采集地：七里河、永登、平川、景泰、麦积、秦安、古浪、天祝、民乐、临泽、正宁、华池、宁县、环县、安定、临洮、康乐、永靖、东乡、临潭、夏河、碌曲。

全草：辛，温。健脾消食。

齿翅首乌 *Fallopia dentatoalata*（F. Schmidt）Holub

甘肃分布：小陇山。

四普标本采集地：秦州、麦积、清水、庆城、迭部。

全草（齿翅蓼）：用于目赤。

何首乌 *Fallopia multiflora*（Thunb.）Harald.

甘肃分布：兰州、天水、文县、康县、徽县、临潭、夏河。

四普标本采集地：麦积、武都、成县、徽县、文县、宕昌。

块根：苦、甘、涩，温。解毒，消痈，润肠通便。

藤茎（首乌藤）：甘，平。养血安神，祛风通络。

毛脉首乌 *Fallopia multiflora* var. *ciliinerve*（Nakai）A. J. Li——*Polygonum multiflorum* var. *ciliinerve*（Nakai）Stew.

甘肃分布：兰州、榆中、天水、康县、临夏、夏河。

四普标本采集地：临洮。

块根（朱砂七）：苦、微涩，凉。有小毒。清热解毒，止痛，止血，调经。

山蓼 *Oxyria digyna*（L.）Hill

甘肃分布：天水、陇南。

四普标本采集地：舟曲。

全草：酸，凉。清热利湿，疏肝。

两栖蓼 *Polygonum amphibium* L.

甘肃分布：靖远、武威、金塔、定西、临洮、成县、玛曲。

四普标本采集地：岷县、宕昌、碌曲、玛曲。

全草：苦，平。清热利湿，解毒。

中华抱茎蓼 *Polygonum amplexicaule* var. *sinense* Forb. et Hemsl. ex Stew.

甘肃分布：文县、康县。

四普标本采集地：两当。

根茎：酸、苦，平。有毒。清热解毒，活血舒筋，行气止痛，止血生肌。

萹蓄 *Polygonum aviculare* L.

甘肃分布：兰州、永登、皋兰、榆中、白银、靖远、会宁、景泰、天水、清水、武山、武威、民勤、天祝、肃南、山丹、平凉、泾川、酒泉、敦煌、庆阳、合水、定西、临洮、漳县、岷县、武都、文县、康县、徽县、东乡、临潭、舟曲、玛曲、夏河。

四普标本采集地：西固、榆中、永登、金川、永昌、平川、会宁、靖远、景泰、秦州、麦积、清水、秦安、甘谷、张家川、凉州、古浪、民勤、天祝、甘州、山丹、民乐、临泽、肃南、崆峒、泾川、崇信、华亭、庄浪、静宁、玉门、敦煌、肃北、阿克塞、正宁、华池、合水、宁县、庆城、镇原、环县、安定、通渭、陇西、渭源、岷县、临洮、武都、成县、两当、西和、康县、宕昌、康乐、永靖、和政、东乡、合作、卓尼、临潭、夏河、碌曲、玛曲。

地上部分：苦，微寒。利尿通淋，杀虫止痒。

拳参 *Polygonum bistorta* L.

甘肃分布：岷县。

四普标本采集地：榆中、甘谷、武山。

根茎：苦、涩，微寒。清热解毒，消肿，止血。

柳叶刺蓼 *Polygonum bungeanum* Turcz.

甘肃分布：华亭。

四普标本采集地：武山。

根：清热解毒，利尿。

头花蓼 *Polygonum capitatum* Buch.–Ham. ex D. Don

甘肃分布：天水、华亭。

四普标本采集地：永登、岷县、礼县、东乡。

全草：苦、辛，凉。清热利湿，活血止痛。

火炭母 *Polygonum chinense* L.

甘肃分布：文县。

四普标本采集地：文县、康县。

全草：辛、苦，凉。有毒。清热利湿，凉血解毒，平肝明目，活血舒筋。

大箭叶蓼 *Polygonum darrisii* Lévl.

甘肃分布：甘肃有分布。

四普标本采集地：康县。

全草：清热解毒。

叉分蓼 *Polygonum divaricatum* L.

甘肃分布：四普新分布。

四普标本采集地：玛曲。

全草：酸、苦，凉。清热燥湿，软坚散结。

根：酸、甘，温。温肾散寒，理气止痛，止泻止痢。

硬毛蓼 *Polygonum hookeri* Meisn.

甘肃分布：岷县、临潭、夏河。

四普标本采集地：玛曲。

全草（藏药：神血宁）：用于水臌病，"黄水"病。

水蓼 *Polygonum hydropiper* L.

甘肃分布：永登、天水、平凉、华亭、成县、文县。

四普标本采集地：秦州、麦积、清水、张家川、临泽、崇信、漳县、渭源、临洮、武都、成县、徽县、礼县、宕昌、康乐、合作、舟曲、迭部。

地上部分：辛、苦，平。行滞化湿，散瘀止血，祛风止痒，解毒。

根：辛，温。活血调经，健脾利湿，解毒消肿。

酸模叶蓼 *Polygonum lapathifolium* L.

甘肃分布：兰州、皋兰、榆中、靖远、景泰、天水、清水、武威、民勤、平凉、泾川、崇信、华亭、合水、岷县、武都、成县、文县、康县、徽县、和政、甘南、合作、卓尼、舟曲、迭部、夏河。

四普标本采集地：榆中、永登、白银区、靖远、麦积、秦安、张家川、凉州、天祝、甘州、山丹、临泽、高台、崆峒、泾川、华亭、庄浪、静宁、金塔、正宁、华池、合水、宁县、庆城、镇原、安定、通渭、两当、西和、临夏、永靖、和政、东乡、舟曲、卓尼、临潭、迭部。

全草：辛、苦，凉。清热解毒，利湿止痒。

绵毛酸模叶蓼 *Polygonum lapathifolium* var. *salicifolium* Sibth.

甘肃分布：兰州、皋兰、榆中、靖远、景泰、天水、清水、武威、民勤、平凉、泾川、崇信、华亭、合水、岷县、武都、成县、文县、康县、和政、舟曲、迭部。

四普标本采集地：麦积、武山、武都、康县。

全草：辛，温。解毒，健脾，化湿，活血，截疟。

长鬃蓼 *Polygonum longisetum* Bruijn

甘肃分布：天水、合水、武都、文县、康县、康乐、卓尼。

四普标本采集地：夏河。

全草：辛，温。解毒，除湿。

圆穗蓼 *Polygonum macrophyllum* D. Don

甘肃分布：榆中、天祝、肃南、泾川、渭源、岷县、文县、临潭、舟曲、碌曲、夏河。

四普标本采集地：榆中、永登、张家川、古浪、天祝、凉州、山丹、肃南、肃北、临洮、武都、临夏、合作、卓尼、临潭、迭部、碌曲、玛曲。

根茎：苦、涩，凉。清热解毒，止血，活血。

狭叶圆穗蓼 *Polygonum macrophyllum* var. *stenophyllum*（Meisner）A. J. Li

甘肃分布：礼县、卓尼。

四普标本采集地：卓尼。

根茎（蝎子七）：苦、涩，凉。清热解毒，活血，止血。

小蓼花 *Polygonum muricatum* Meisner

甘肃分布：文县。

四普标本采集地：民勤。

全草：用于皮肤瘙痒，痢疾。

尼泊尔蓼 *Polygonum nepalense* Meisner

甘肃分布：兰州、永登、榆中、天水、武山、天祝、平凉、临洮、武都、成县、文县、康县、和政、舟曲、玛曲、夏河。

四普标本采集地：秦州、麦积、渭源、徽县、文县、康乐、卓尼、临潭、迭部。

全草：苦、酸，寒。清热解毒，除湿通络。

红蓼 *Polygonum orientale* L.

甘肃分布：榆中、华亭、西峰、成县、康县、徽县、舟曲、迭部。

四普标本采集地：七里河、永登、秦州、麦积、清水、民勤、崆峒、崇信、华亭、庄浪、金塔、华池、岷县、临洮、成县、西和、临夏、永靖、东乡。

果实（水红花子）：咸，微寒。散血消癥，消积止痛，利水消肿。

杠板归 *Polygonum perfoliatum* L.

甘肃分布：文县、康县。

四普标本采集地：秦州、清水、徽县。

地上部分：酸，微寒。利水消肿，清热解毒，止咳。

根：酸、苦，平。解毒消肿。

习见蓼 *Polygonum plebium* R. Brown

甘肃分布：迭部。

四普标本采集地：金塔、瓜州。

全草（小萹蓄）：苦，凉。利尿通淋，清热解毒，化湿杀虫。

丛枝蓼 *Polygonum posumbu* Buch. –Ham. ex D. Don

甘肃分布：天水、文县、康县、徽县、广河。

四普标本采集地：清水、武山、临洮、文县。

全草：辛，平。清热燥湿，健脾消疳，活血调经，清热解毒。

羽叶蓼 *Polygonum runcinatum* Buch. –Ham. ex D. Don

甘肃分布：天水、文县。

四普标本采集地：文县。

全草：酸、苦，凉。清热解毒，活血消肿。

赤胫散 *Polygonum runcinatum* var. *sinense* Hemsl.

甘肃分布：天水、武山、文县、宕昌、康县、礼县、舟曲。

四普标本采集地：秦州、麦积、天祝、漳县。

全草：苦、微酸、涩，平。清热解毒，活血舒筋。

西伯利亚蓼 *Polygonum sibiricum* Laxm.

甘肃分布：兰州、皋兰、靖远、会宁、天水、武威、民勤、天祝、张掖、肃南、山丹、泾川、华亭、酒泉、环县、合水、镇原、漳县、岷县、永靖、甘南、临潭、玛曲、夏河。

四普标本采集地：永登、永昌、平川、会宁、靖远、景泰、麦积、凉州、天祝、甘州、山丹、临泽、肃南、静宁、肃州、玉门、瓜州、肃北、阿克塞、庆城、环县、安定、通渭、漳县、临洮、永靖、卓尼、临潭、迭部、夏河、碌曲、玛曲。

根茎：微辛、苦，微寒。疏风清热，利水消肿。

箭叶蓼 *Polygonum sieboldii* Meisn.

甘肃分布：天水。

四普标本采集地：秦州、清水、张家川。

全草：酸、涩，平。祛风除湿，清热解毒。

支柱蓼 *Polygonum suffultum* Maxim.

甘肃分布：榆中、天水、平凉、临洮、漳县、文县、临夏、和政、舟曲、迭部、夏河。

四普标本采集地：靖远、麦积、天祝、崆峒、华亭、庄浪、渭源、西和、临夏、康乐、卓尼。

根茎（荞麦七）：苦、涩，凉。止血止痛，活血调经，除湿清热。

细穗支柱蓼 *Polygonum suffultum* var. *pergracile*（Hemsl.）Sam.

甘肃分布：康县、文县。

四普标本采集地：文县、卓尼。

根茎：苦、涩，凉。收敛止血，止痛生肌。

戟叶蓼 *Polygonum thunbergii* Sieb. et Zucc.

甘肃分布：天水。

四普标本采集地：秦州、清水。

根茎或全草：酸、微辛，平。清热解毒，凉血止血，祛风镇痛，止咳。

珠芽蓼 *Polygonum viviparum* L.

甘肃分布：兰州、永登、榆中、靖远、天水、甘谷、武山、天祝、肃南、民乐、山丹、酒泉、渭源、漳县、岷县、文县、宕昌、康县、礼县、临潭、卓尼、舟曲、迭部、玛曲、碌曲、夏河。

四普标本采集地：西固、榆中、永登、永昌、靖远、景泰、凉州、天祝、甘州、山丹、民乐、高台、肃南、玉门、肃北、安定、陇西、漳县、渭源、岷县、临洮、两当、西和、礼县、宕昌、康乐、永靖、和政、东乡、合作、舟曲、卓尼、临潭、迭部、碌曲。

根茎（蝎子七）：苦、涩，凉。清热解毒，止血活血。

细叶珠芽蓼 *Polygonum viviparum* var. *angustum* A. J. Li

甘肃分布：肃南。

四普标本采集地：渭源、武都、舟曲、卓尼。

根茎（蝎子七）：苦、涩，凉。清热解毒，活血，止血。

翼蓼 *Pteroxygonum giraldii* Dammer et Diels

甘肃分布：兰州、榆中、永登、会宁、天水、肃州、文县、徽县。

四普标本采集地：文县。

块根（红药子）：苦、涩、辛，凉。清热解毒，凉血止血，除湿止痛。

虎杖 *Reynoutria japonica* Houtt.

甘肃分布：天水、成县、文县、康县。

四普标本采集地：秦州、清水、秦安、甘谷、华亭、武都、两当。

根茎和根：微苦，微寒。祛风利湿，散瘀定痛，止咳化痰。

心叶大黄 *Rheum acuminatum* Hook. f. et Thomson

甘肃分布：文县。

四普标本采集地：舟曲。

根：泻下，消炎，健胃，通经，利尿消肿，

祛瘀血。

华北大黄 *Rheum franzenbachii* Munt.(《中国植物志》电子版将其归并为波叶大黄 *Rheum rhabarbarum* L.)

甘肃分布：岷县、临潭。

四普标本采集地：平川、靖远。

根及根茎：苦，寒。泻热解毒，凉血行瘀。

河套大黄 *Rheum hotaoense* C. Y. Cheng et T. C. Kao

甘肃分布：天祝、静宁。

四普标本采集地：临洮。

根及根茎：苦，寒。消食化滞，通腑泄热。

矮大黄 *Rheum nanum* Siev. ex Pall.

甘肃分布：河西马鬃山。

四普标本采集地：高台、敦煌、瓜州。

根状茎：苦，寒。泻热，通便，破积，行瘀。

药用大黄 *Rheum officinale* Baill.

甘肃分布：临潭。

四普标本采集地：皋兰、张家川、华亭、武都、西和、礼县、宕昌。栽培或逸生。

根及根茎（大黄）：苦，寒。泻下攻积，清热泻火，凉血解毒，逐瘀通经，利湿退黄。酒大黄善清上焦血分热毒。熟大黄泻下力缓、泻火解毒。大黄炭凉血化瘀止血。

掌叶大黄 *Rheum palmatum* L.

甘肃分布：天祝、华亭。十大陇药之一。

四普标本采集地：七里河、武山、华亭、庄浪、陇西、漳县、临洮、武都、徽县、礼县、康乐、碌曲。

根及根茎（大黄）：苦，寒。泻下攻积，清热泻火，凉血解毒，逐瘀通经，利湿退黄。酒大黄善清上焦血分热毒。熟大黄泻下力缓、泻火解毒。大黄炭凉血化瘀止血。

小大黄 *Rheum pumilum* Maxim.

甘肃分布：榆中、天祝、肃南、康乐、临潭。

四普标本采集地：榆中、永登、金川、凉州、古浪、甘州、山丹、肃南、临夏、和政、卓尼、迭部、碌曲、玛曲。

根：苦，寒。泻实热，破积滞，下瘀血，消痈肿。

穗序大黄 *Rheum spiciforme* Royle

甘肃分布：肃北。

四普标本采集地：甘州、肃北。

根及根茎（亚大黄）：用于热性病，瘟疫病，外敷治疮疖痈肿。

唐古特大黄（鸡爪大黄） *Rheum tanguticum* Maxim. ex Regel

甘肃分布：平凉、岷县、夏河。十大陇药之一。

四普标本采集地：甘谷、肃南、漳县、渭源、临洮、临夏、和政、积石山、卓尼、迭部、夏河、玛曲。

根及根茎（大黄）：苦，寒。泻下攻积，清热泻火，凉血解毒，逐瘀通经，利湿退黄。外治烧烫伤。酒大黄善清上焦血分热毒。熟大黄泻下力缓、泻火解毒。大黄炭凉血化瘀止血。

六盘山鸡爪大黄 *Rheum tanguticum* var. *liupanshanense* C. Y. Cheng et T. C. Kao

甘肃分布：东部六盘山一带及岷县等地区。华亭已种植多年。

四普标本采集地：张家川。

根及根茎：苦，寒。泻热通肠，凉血解毒，逐瘀通经。外治水火烫伤。酒大黄善清上焦血分热毒。熟大黄泻下力缓，泻火解毒。大黄炭凉血化瘀止血。

波叶大黄 *Rheum rhabarbarum* L.——*Rheum undulatum* L.

甘肃分布：岷县、临潭。

四普标本采集地：灵台、永靖。

根及根茎（山大黄）：苦，寒。泻热解毒，凉血行瘀。

单脉大黄 *Rheum uninerve* Maxim.

甘肃分布：兰州、皋兰、永昌、靖远。

四普标本采集地：永登、金川、白银区、靖远、景泰、甘州、山丹、民乐、玉门、永靖。

根：泻热通便，行瘀破滞。

酸模 *Rumex acetosa* L.

甘肃分布：兰州、泾川、华亭、礼县、临夏、康乐、甘南、合作、临潭、卓尼、舟曲、迭部、玛曲、夏河。

四普标本采集地：麦积、武山、甘谷、天祝、敦煌、陇西、渭源、岷县、临夏、合作、卓尼、夏河、迭部。

根：酸、微苦，寒。凉血止血，泻热通便，利尿，杀虫。

茎叶：酸、微苦，寒。泻热通秘，利尿，凉血止血，解毒。

水生酸模 *Rumex aquaticus* L.

甘肃分布：兰州、永登、榆中、天祝、泾川、宁县、礼县、临夏、临潭、玛曲、夏河。

四普标本采集地：凉州、玛曲。

根：用于消化不良，急性肝炎，湿疹，顽癣。

皱叶酸模 *Rumex crispus* L.

甘肃分布：兰州、天水、武山、合水、徽县、康县、舟曲、岷县、康乐、临潭及河西走廊。

四普标本采集地：金川、麦积、甘州、山丹、肃南、临洮、两当、康县、永靖。

根（牛耳大黄）：苦，寒。清热解毒，凉血止血，通便杀虫。

全草（羊蹄）：苦、酸，寒。有小毒。清热解毒，止血，通便，杀虫。

叶：苦、涩。清热通便，止咳。

齿果酸模 *Rumex dentatus* L.

甘肃分布：文县、舟曲。

四普标本采集地：麦积、秦安、崆峒、泾川、正宁、武都、康县、临夏、康乐、永靖、碌曲。

叶（牛舌草）：苦，寒。清热解毒，杀虫止痒。

毛脉酸模 *Rumex gmelinii* Turcz. ex Ledeb.

甘肃分布：天水。

四普标本采集地：天祝。

根及根茎：苦，寒。清热泻下，解毒消肿。

尼泊尔酸模 *Rumex nepalensis* Spreng.

甘肃分布：天水、岷县、宕昌、文县、康县、礼县、舟曲、夏河、玛曲。

四普标本采集地：麦积、漳县、渭源、岷县、武都、文县、临夏、东乡、积石山、舟曲、卓尼、临潭、夏河、玛曲。

根：苦，寒。清热通便，凉血止血，杀虫止痒。

果实：苦，平。凉血止血，通便。

叶：甘，寒。凉血止血，通便，解毒消肿，杀虫止痒。

巴天酸模 *Rumex patientia* L.

甘肃分布：兰州、永登、靖远、清水、民勤、肃南、山丹、平凉、泾川、静宁、庆阳、合水、岷县、宕昌、合作、临潭、迭部、玛曲、夏河。

四普标本采集地：七里河、榆中、永登、会宁、古浪、庄浪、肃州、瓜州、合水、宁县、庆城、镇原、环县、安定、通渭、宕昌、和政、东乡、碌曲、玛曲。

根：苦、酸，寒。清热解毒，止血消肿，通便，杀虫。

叶：苦，寒。祛风止痒，敛疮，清热解毒。

商陆科 Phytolaccaceae

商陆 *Phytolacca acinosa* Roxb.

甘肃分布：天水、清水、武山、崇信、华亭、武都、文县、宕昌、礼县、徽县、舟曲。

四普标本采集地：麦积、张家川、泾川、灵台、崇信、华亭、正宁、合水、成县、两当、徽县、西和、礼县、康县、宕昌。

叶：清热解毒。

花：化痰开窍。

根：苦，寒。有毒。逐水消肿，通利二便，解毒散结。

垂序商陆 *Phytolacca americana* L.

甘肃分布：文县。

四普标本采集地：秦州。

叶：清热解毒。

花：微苦、甘，平。化痰开窍。

根：苦，寒。有毒。逐水消肿，通利二便，解毒散结。外治痈肿疮毒。

多雄蕊商陆 *Phytolacca polyandra* Batalin

甘肃分布：文县、武都、舟曲。模式标本采自甘肃东南部舟曲(西固)。

四普标本采集地：文县、舟曲。

根：苦，寒。有毒。逐水消肿，通利二便，解毒散结。外治痈肿疮毒。

种子：利尿。

叶：解热。

紫茉莉科 Nyctaginaceae

紫茉莉 *Mirabilis jalapa* L.

甘肃分布：武都、文县。全省各地广为栽培。

四普标本采集地：民勤、敦煌、通渭、临洮、宕昌。

叶：甘、淡，微寒。清热解毒，祛风胜湿，活血。

根：甘、淡，微寒。清热利湿，解毒活血。

果实：甘，微寒。清热化斑，利湿解毒。

中华山紫茉莉 *Oxybaphus himalaicus* var. *chinensis*（Heim.）D. Q. Lu

甘肃分布：兰州、武都、文县、迭部。

四普标本采集地：麦积、武都、宕昌、舟曲、迭部。

根：甘、微辛，微温。温阳利水。

马齿苋科 Portulacaceae

大花马齿苋 *Portulaca grandiflora* Hook.

甘肃分布：全省多地栽培。

四普标本采集地：城关。

全草：淡、微苦，寒。清热解毒，散瘀止血。

马齿苋 *Portulaca oleracea* L.

甘肃分布：兰州、景泰、张掖、泾川、合水、文县。

四普标本采集地：靖远、景泰、清水、民勤、山丹、临泽、肃南、崆峒、泾川、灵台、庄浪、金塔、瓜州、庆城、镇原、环县、陇西、通渭、西和、康县、永靖、迭部。

地上部分：酸，寒。清热解毒，凉血止痢。

种子：甘，寒。清肝，化湿明目。

土人参 *Talinum paniculatum*（Jacq.）Gaertn.

甘肃分布：全省多地有栽培。

四普标本采集地：安宁、天水、崆峒、西峰等地栽培。

根：甘，温。补气血，润肺，下乳。

落葵科 Basellaceae

落葵 *Basella alba* L.

甘肃分布：文县。省内多地有栽培。

四普标本采集地：麦积、崆峒。

茎叶：甘、酸，寒。滑肠通便，清热解毒，凉血活血，利湿。

石竹科 Caryophyllaceae

西南无心菜 *Arenaria forrestii* Diels

甘肃分布：南部。

四普标本采集地：天祝。

全草：清热，利肺。

甘肃雪灵芝 *Arenaria kansuensis* Maxim.

甘肃分布：天祝、肃南、岷县、宕昌、玛曲、碌曲、夏河、舟曲、迭部。

四普标本采集地：凉州、天祝、临夏、迭部、碌曲、玛曲。

全草(雪灵芝)：甘、苦，寒。清热止咳，利湿退黄，蠲痹止痛。

黑蕊无心菜 *Arenaria melanandra*（Maxim.）Mattf. ex Hand. –Mazz.

甘肃分布：天祝、迭部。

四普标本采集地：迭部、玛曲。

全草：淡，寒。清热利湿，解毒。

福禄草 *Arenaria przewalskii* Maxim.

甘肃分布：榆中、武威、天祝、肃南、夏河、迭部、碌曲、玛曲。

四普标本采集地：榆中、天祝、肃南、迭部。

全草(高原蚤缀)：苦、微甘，寒。清热止咳，润肺化痰。

四齿无心菜 *Arenaria quadridentata*（Maxim.）F. N. Williams

甘肃分布：岷县、漳县、临洮、文县、宕

昌、康乐、临夏、舟曲、迭部、临潭、夏河。

四普标本采集地：卓尼、迭部、夏河。

全草：辛，平。清热凉血，消肿。

无心菜 *Arenaria serpyllifolia* L.

甘肃分布：天水、秦安、礼县、文县、康县、武都、徽县、成县、舟曲。

四普标本采集地：西峰、正宁、文县、卓尼、玛曲。

全草：苦，辛，凉。清热，明目，止咳。

卷耳 *Cerastium arvense* L.

甘肃分布：永登、靖远、张掖、平凉、通渭、漳县、岷县、舟曲。

四普标本采集地：平川、天祝、山丹、肃南、华亭、临潭、迭部、玛曲。

全草：淡，温。滋阴补阳。

六齿卷耳 *Cerastium cerastoides*（L.）Britt.

甘肃分布：榆中。

四普标本采集地：玛曲。

全草：清热解毒，消肿止痛。

簇生卷耳 *Cerastium fontanum* subsp. *vulgare*（Hartman）Greuter et Burdet——*Cerastium fontanum* subsp. *triviale*（E. H. L. Krause）Jalas

甘肃分布：兰州、榆中、永登、景泰、天水、武山、清水、天祝、张掖、肃南、山丹、渭源、漳县、岷县、礼县、临夏、夏河、舟曲、碌曲、玛曲、迭部。

四普标本采集地：景泰、礼县、康县、东乡、临潭、夏河。

全草（小白绵参）：苦，微寒。清热，解毒，消肿。

缘毛卷耳 *Cerastium furcatum* Cham. et Schlecht.

甘肃分布：靖远、天水、武山、漳县、岷县、武都、文县、礼县、康县、舟曲。

四普标本采集地：通渭、武都、康乐、舟曲、迭部。

全草：解毒消肿。

狗筋蔓 *Cucubalus baccifer* L.

甘肃分布：兰州、榆中、天水、武山、平凉、合水、岷县、漳县、文县、康县、武都、临夏、临潭、卓尼、舟曲、迭部、夏河。

四普标本采集地：榆中、永登、麦积、灵台、崇信、庄浪、华池、渭源、武都、成县、礼县、康县、康乐、和政、东乡、积石山、临潭。

带根全草：甘、苦，温。活血定痛，接骨生肌。

石竹 *Dianthus chinensis* L.

甘肃分布：榆中、会宁、天水、武威、平凉、泾川、岷县。

四普标本采集地：城关、榆中、平川、靖远、武山、张家川、山丹、肃南、崆峒、灵台、华亭、合水、宁县、安定、通渭、陇西、漳县、渭源、岷县、临洮、徽县、西和、宕昌、康乐、卓尼。

地上部分（瞿麦）：苦，寒。利尿通淋，活血通经。

兴安石竹 *Dianthus chinensis* var. *versicolor*（Fisch. ex Link）Y. C. Ma

甘肃分布：榆中、天水、平凉、庆阳、岷县、漳县、康乐、临潭。

四普标本采集地：麦积、崇信、永靖、临潭。

全草：苦，寒。利小便，清湿热，活血通络。

瞿麦 *Dianthus superbus* L.

甘肃分布：兰州、榆中、靖远、会宁、天水、岷县、漳县、成县、文县、宕昌、徽县、临夏、甘南、合作、临潭、舟曲、迭部、玛曲、碌曲、夏河。

四普标本采集地：七里河、平川、会宁、靖远、秦州、清水、秦安、古浪、天祝、崆峒、华亭、庄浪、安定、通渭、陇西、漳县、渭源、岷县、临洮、武都、成县、西和、礼县、宕昌、和政、东乡、积石山、合作、舟曲、卓尼、临潭、迭部、夏河、碌曲、玛曲。

地上部分（瞿麦）：苦，寒。利尿通淋，活血通经。

草原石头花 *Gypsophila davurica* Turcz. ex Fenzl

甘肃分布：榆中、会宁、平凉、环县、通渭、舟曲。

四普标本采集地：平川、靖远、通渭。

根：苦，微寒。利尿逐水。

狭叶草原石头花 *Gypsophila davurica* var. *angustifolia* Fenzl

甘肃分布：兰州。

四普标本采集地：崆峒、庄浪。

根：清热凉血。

细叶石头花 *Gypsophila licentiana* Hand. – Mazz.

甘肃分布：兰州、榆中、皋兰、永登、靖远、会宁、景泰、秦安、武威、天祝、张掖、肃南、山丹、平凉、环县、正宁、通渭、迭部、卓尼、玛曲。

四普标本采集地：榆中、皋兰、永登、景泰、安定、永靖、迭部。

全草：止咳化痰。

长蕊石头花 *Gypsophila oldhamiana* Miq.

甘肃分布：平凉。

四普标本采集地：天祝、华亭。

根(山银柴胡)：甘，微寒。凉血，清虚热。

紫萼石头花 *Gypsophila patrinii* Ser.

甘肃分布：靖远、天祝、肃南、民乐、山丹。

四普标本采集地：金川、会宁、古浪、山丹、民乐、高台、环县。

全草(藏药：苏巴)：清热止咳，明目，利耳。

薄蒴草 *Lepyrodiclis holosteoides*(C. A. Mey.) Fisch. et Mey.

甘肃分布：兰州、永登、榆中、武山、武威、天祝、肃南、山丹、静宁、通渭、漳县、岷县、武都、临夏、临潭、卓尼、迭部、夏河。

四普标本采集地：西固、永登、永昌、肃南、通渭、合作、卓尼、临潭、夏河、碌曲。

全草(娘娘菜)：甘，寒。清热利肺，散瘀托毒。

剪秋罗 *Lychnis fulgens* Fisch.

甘肃分布：文县、合作。

四普标本采集地：两当、康县（栽培）。

全草及根：甘，寒。清热，止痛，止泻。

剪红纱花 *Lychnis senno* Sieb. et Zucc.

甘肃分布：天水、文县、康县、徽县、成县、夏河。

四普标本采集地：文县。

带根全草：甘、淡，寒。清热利尿，散瘀止痛。

鹅肠菜 *Myosoton aquaticum*（L.）Moench

甘肃分布：榆中、天水、武山、平凉、泾川、华亭、华池、渭源、武都、文县、康县、徽县、成县、和政、卓尼、舟曲。

四普标本采集地：崆峒、泾川、庄浪、西峰、正宁、华池、宁县、渭源、武都、康县、康乐、东乡、卓尼。

全草：甘、酸，平。清热解毒，散瘀消肿。

蔓孩儿参 *Pseudostellaria davidii*（Franch.）Pax

甘肃分布：榆中、天水、肃南、岷县、文县、康县、徽县、成县、临夏、舟曲。

四普标本采集地：靖远、迭部、玛曲。

全草：清热解毒。

异花孩儿参 *Pseudostellaria heterantha*（Maxim.）Pax

甘肃分布：文县、临夏、舟曲、迭部、玛曲。

四普标本采集地：古浪、玛曲。

块根(棒棒草)：甘、苦，微温。补肺，健脾，养阴生津。

孩儿参 *Pseudostellaria heterophylla*（Miq.）Pax

甘肃分布：榆中、迭部。

四普标本采集地：文县。

块根（太子参）：甘、微苦，平。益气健脾、生津润肺。

细叶孩儿参 *Pseudostellaria sylvatica*（Maxim.）Pax

甘肃分布：榆中、礼县、临夏、舟曲、卓

尼、迭部。

四普标本采集地：榆中、渭源。

全草：清热解毒。

漆姑草 *Sagina japonica* (Sw.) Ohwi

甘肃分布：兰州、榆中、天水、武山、武都、文县、康县、成县、舟曲。

四普标本采集地：康县、文县。

全草：苦、辛，凉。凉血解毒，杀虫止痒。

女娄菜 *Silene aprica* Turcx. ex Fisch. et Mey.

甘肃分布：兰州、永登、榆中、会宁、天水、天祝、肃南、山丹、平凉、泾川、庆阳、陇西、漳县、文县、康县、合作、舟曲、玛曲、碌曲、夏河。

四普标本采集地：榆中、皋兰、永登、金川、永昌、秦州、麦积、清水、秦安、武山、凉州、天祝、民乐、肃南、崆峒、华亭、庄浪、静宁、西峰、正宁、华池、合水、宁县、庆城、环县、安定、通渭、漳县、渭源、岷县、徽县、宕昌、临夏、康乐、永靖、和政、卓尼、迭部、夏河、玛曲。

全草：辛、苦，平。活血调经，下乳，健脾，利湿，解毒。

根或果实：苦、甘，平。利尿，通乳。

麦瓶草 *Silene conoidea* L.

甘肃分布：天水、武山、肃南、山丹、庆阳、岷县、武都、文县、临潭、卓尼、舟曲。

四普标本采集地：永昌、麦积、华亭、西峰、合水、宁县、陇西、西和、康县、文县。

全草：甘、微苦，凉。养阴、清热、止血调经。

种子：甘，平。止血，催乳。

坚硬女娄菜 *Silene firma* Sieb. et Zucc.

甘肃分布：天水、张掖、平凉、合水、文县、康县。

四普标本采集地：麦积、崆峒、庄浪、静宁。

全草：甘、淡，凉。清热解毒，利尿，调经。

疏毛女娄菜 *Silene firma* var. *pubescens* (Makino) S. Y. He

甘肃分布：文县、康县。

四普标本采集地：康县。

种子：活血通经，消肿止痛。

全草：甘、淡，凉。清热解毒，除湿利尿，催乳调经。

鹤草 *Silene fortunei* Vis.

甘肃分布：天水、武山、平凉、华亭、灵台、文县、武都、康县、宕昌、徽县、成县、舟曲、迭部。

四普标本采集地：永昌、秦州、麦积、清水、张家川、崆峒、泾川、灵台、崇信、华亭、武都、两当、康县、舟曲、迭部。

带根全草(蝇子草)：辛、涩，凉。清热利湿，活血解毒。

隐瓣蝇子草 *Silene gonosperma* (Rupr.) Bocquet

甘肃分布：合作、夏河。

四普标本采集地：榆中、肃北、迭部、玛曲。

全草、花、果实：健脾，利尿，通乳，调经，补血。

细蝇子草 *Silene gracilicaulis* C. L. Tang

甘肃分布：天祝、肃南、平凉、酒泉、甘南、临潭、玛曲。

四普标本采集地：天祝、凉州、山丹、民乐、高台、玉门、岷县、合作、迭部、夏河。

根或地上部分：苦，平。清热利湿，活血调经，止血。

喜马拉雅蝇子草 *Silene himalayensis* (Rohrb.) Majumdar

甘肃分布：榆中、天祝、肃南、山丹、文县、宕昌、康乐、临潭、卓尼、舟曲。

四普标本采集地：永登、舟曲、卓尼、迭部、玛曲。

全草、花、果实：健脾，利尿，通乳，调经，补血。

湖北蝇子草 *Silene hupehensis* C. L. Tang

甘肃分布：文县、康县。

四普标本采集地：武都。

全草：用于跌打损伤，周身疼痛。

山蚂蚱草 *Silene jenisseensis* Willd.

甘肃分布：靖远。

四普标本采集地：平川、山丹、崆峒、庄浪。

根（山银柴胡）：甘，微寒。凉血，清虚热。

蔓茎蝇子草 *Silene repens* Patr.

甘肃分布：兰州、榆中、靖远、景泰、天水、清水、武山、天祝、张掖、肃南、山丹、华亭、漳县、岷县、徽县、临夏、夏河。

四普标本采集地：永登、平川、靖远、景泰、古浪、天祝、肃南、崆峒、庄浪、玉门、安定、渭源、永靖、和政、积石山、卓尼。

根：甘，微寒。凉血，清虚热。

线叶蔓茎蝇子草 *Silene repens* var. *sinensis* （F. N. Williams）C. L. Tang

甘肃分布：东北部。

四普标本采集地：山丹。

根（山银柴胡）：甘，微寒。凉血，清虚热。

石生蝇子草 *Silene tatarinowii* Regel

甘肃分布：天水、清水、武山、华亭、漳县、岷县、文县、康县、武都、徽县、成县、礼县、临潭、卓尼、舟曲、迭部。

四普标本采集地：靖远、麦积、张家川、华亭、肃北、西和、礼县、舟曲、卓尼、临潭、迭部。

全草：清热，通淋，止痛。

拟漆姑 *Spergularia marina* （L.）Grisebach

甘肃分布：兰州、榆中、皋兰、永昌、白银、靖远、天水、武威、民勤、张掖、民乐、高台、庆阳、环县、岷县。

四普标本采集地：甘州、玉门。

全草：清热解毒，祛风除湿。

叉歧繁缕 *Stellaria dichotoma* L.

甘肃分布：嘉峪关、民勤。

四普标本采集地：白银区、景泰、玉门。

根或全草：甘，微寒。清热凉血，通虚热。

银柴胡 *Stellaria dichotoma* var. *lanceolata* Bge.

甘肃分布：酒泉、临夏、夏河。

四普标本采集地：榆中、靖远、华亭。

根：甘，微寒。清虚热，除疳热。

翻白繁缕 *Stellaria discolor* Turcz.

甘肃分布：天水、平凉、舟曲、迭部。

四普标本采集地：崆峒、崇信、华亭、庄浪、金塔、两当。

全草：提脓拔毒。

禾叶繁缕 *Stellaria graminea* L.

甘肃分布：兰州、永登、天水、武山、漳县、岷县、武都、宕昌、文县、舟曲、迭部、夏河。

四普标本采集地：麦积、古浪、永靖、舟曲、夏河。

全草：甘、酸，凉。清热解毒，化痰，止痛，催乳。

繁缕 *Stellaria media* （L.）Cyr.

甘肃分布：文县、临夏、合作、玛曲、夏河。

四普标本采集地：西固、永昌、麦积、渭源、岷县、临洮、宕昌、徽县、和政。

全草：微苦、甘、酸，凉。清热解毒，凉血消痈，活血止痛，下乳。

鸡肠繁缕 *Stellaria neglecta* Weihe ex Bluff et Fingerh.

甘肃分布：兰州、文县、夏河。

四普标本采集地：安宁。

全草（鸡肚肠草）：微苦，凉。清热解毒，通淋，化瘀。

伞花繁缕 *Stellaria umbellata* Turcz.

甘肃分布：天祝、民乐、山丹、肃南、酒泉、康乐、夏河。

四普标本采集地：夏河。

全草：甘、酸，凉。清热解毒，化瘀止痛。

箐姑草 *Stellaria vestita* Kurz

甘肃分布：天水、武都、成县、文县、康县、徽县、舟曲、迭部。

四普标本采集地：麦积、武都、两当。

全草：辛，凉。有小毒。平肝，舒筋活血，利湿，解毒。

麦蓝菜 *Vaccaria hispanica*（Miller）Rauschert

甘肃分布：兰州、天水、武威、民勤、张掖、泾川、武都、徽县、舟曲、迭部。

四普标本采集地：嘉峪关、平川、景泰、张家川、甘州、山丹、民乐、临泽、肃南、崇信、金塔、肃北、正宁、合水、西和、康县、舟曲。

种子（王不留行）：苦，平。活血通经，下乳消肿，利尿通淋。

藜科 Chenopodiaceae

沙蓬 *Agriophyllum squarrosum*（L.）Moq.

甘肃分布：会宁、景泰、民勤、古浪、张掖、肃南、民乐、高台、酒泉、金塔、敦煌。

四普标本采集地：金川、景泰、民勤、甘州、高台、肃州、金塔、阿克塞。

种子：甘，平。健脾消食，发表解热，利水。

无叶假木贼 *Anabasis aphylla* L.

甘肃分布：民勤、瓜州。

四普标本采集地：民勤。

嫩枝：杀虫。

短叶假木贼 *Anabasis brevifolia* C. A. Mey.

甘肃分布：皋兰、永昌、白银、靖远、民勤、古浪、肃南、玉门。

四普标本采集地：永登、金川、白银区、靖远、景泰、凉州、甘州、高台、瓜州、肃北。

嫩枝：杀虫。

中亚滨藜 *Atriplex centralasiatica* Iljin

甘肃分布：兰州、皋兰、会宁、景泰、武山、民勤、古浪、张掖、肃南、高台、山丹、酒泉、环县、定西、永靖。

四普标本采集地：永登、白银区、景泰、会宁、甘州、玉门、瓜州、肃北。

果实：苦，平。清肝明目，祛风止痒，活血消肿，通乳。

野滨藜 *Atriplex fera*（L.）Bunge

甘肃分布：靖远、会宁、临泽、定西。

四普标本采集地：会宁、安定。

全草：甘、酸，平。利水涩肠。

榆钱菠菜 *Atriplex hortensis* L.

甘肃分布：省内多地栽培。供蔬菜用。

四普标本采集地：永登、卓尼（栽培）。

茎叶（洋菠菜）：用于缺血性贫血。

西伯利亚滨藜 *Atriplex sibirica* L.

甘肃分布：兰州、皋兰、靖远、会宁、民勤、张掖、肃南、肃州、肃北、玉门、定西、永靖。

四普标本采集地：景泰、天祝、高台、阿克塞、宕昌。

果实：苦，平。清肝明目，祛风止痒，活血消肿，通乳。

轴藜 *Axyris amaranthoides* L.

甘肃分布：兰州、永登、榆中、华亭、合水、徽县、卓尼。

四普标本采集地：皋兰、永登、永昌、景泰、秦州、民勤、天祝、华亭、夏河、碌曲。

果实：清肝明目，祛风消肿。

平卧轴藜 *Axyris prostrata* L.

甘肃分布：四普新分布。

四普标本采集地：景泰、玉门、玛曲。

全草：淡，寒。祛风止痒。

雾冰藜 *Bassia dasyphylla*（Fisch. et C. A. Mey.）Kuntze

甘肃分布：兰州、白银、古浪、张掖、肃南、民乐、阿克塞、徽县。

四普标本采集地：金川、白银区、景泰、凉州、甘州、山丹、民乐、临泽、高台、肃南、肃州、敦煌、肃北、阿克塞。

全草（五星蒿）：甘，凉。祛风，清湿热。

甜菜 *Beta vulgaris* L.

甘肃分布：多地栽培。

四普标本采集地：秦安。

根：甘，平。通经脉，下气，开胸膈。

驼绒藜 *Ceratoides latens*（J. F. Gmel.）Reveal et Holmgren——*Krascheninnikovia ceratoides*（L.）Gueldenstaedt

甘肃分布：兰州、永登、皋兰、永昌、白银、靖远、会宁、景泰、武威、天祝、张掖、肃南、山丹、肃北、阿克塞、环县、成县、卓尼、碌曲、夏河。

四普标本采集地：金川、靖远、景泰、凉州、甘州、山丹、肃南、玉门、瓜州、肃北、阿克塞、临潭。

花序（优若藜）：淡，微寒。清肺化痰，止咳。

尖头叶藜 *Chenopodium acuminatum* Willd.

甘肃分布：皋兰、肃南、文县、迭部。

四普标本采集地：合作、迭部。

全草：用于风寒头痛，四肢胀痛。

藜 *Chenopodium album* L.

甘肃分布：兰州、永登、皋兰、榆中、白银、靖远、会宁、景泰、天水、武山、武威、民勤、天祝、肃南、山丹、平凉、泾川、玉门、庆阳、西峰、合水、武都、成县、文县、康县、徽县、临潭、舟曲、玛曲。

四普标本采集地：永登、永昌、麦积、秦安、古浪、山丹、灵台、崆峒、庄浪、静宁、敦煌、瓜州、正宁、华池、宁县、庆城、镇原、环县、岷县、临洮、武都、成县、康县、康乐、东乡、合作、卓尼、迭部、玛曲。

幼嫩全草：甘，平。有小毒。清热祛湿，解毒消肿，杀虫止痒。

果实：苦、微甘，寒。有小毒。清热祛湿，杀虫止痒。

刺藜 *Chenopodium aristatum* L.——*Dysphania aristata*（L.）Mosyakin et Clemants

甘肃分布：兰州、榆中、会宁、平凉、西峰、环县、合水、镇原。

四普标本采集地：永昌、景泰、安定、碌曲。

全草：淡，平。活血，调经，祛风止痒。

菊叶香藜 *Chenopodium foetidum* Schrad.——*Dysphania schraderiana*（Roemer et Schultes）Mosyakin et Clemants

甘肃分布：兰州、永登、皋兰、榆中、会宁、天水、天祝、平凉、华亭、庆阳、西峰、

合水、镇原、定西、成县、文县、宕昌、康乐、合作、迭部、夏河。

四普标本采集地：七里河、永登、永昌、金川、白银区、会宁、景泰、秦安、张家川、古浪、天祝、崆峒、泾川、灵台、静宁、正宁、华池、合水、庆城、环县、安定、漳县、临洮、武都、礼县、宕昌、永靖、东乡、临潭、碌曲。

全草：祛风止痒，清热利湿，杀虫。

灰绿藜 *Chenopodium glaucum* L.

甘肃分布：兰州、永登、皋兰、靖远、景泰、天水、武威、民勤、张掖、平凉、酒泉、玉门、敦煌、庆阳、环县、合水、镇原、岷县、武都、文县、临夏、永靖、甘南、夏河。

四普标本采集地：红古、永登、平川、靖远、景泰、麦积、高台、敦煌、正宁、华池、宁县、庆城、镇原、环县、安定、通渭、陇西、临洮、临夏、和政、卓尼、临潭、碌曲、玛曲。

幼嫩全草：甘，平。有小毒。清热祛湿，解毒消肿，杀虫止痒。

杂配藜 *Chenopodium hybridum* L.

甘肃分布：兰州、榆中、靖远、天水、武山、天祝、肃南、平凉、泾川、合水、文县、徽县、临夏、和政、临潭、卓尼、舟曲、迭部、夏河。

四普标本采集地：永登、靖远、清水、秦安、张家川、天祝、甘州、泾川、正宁、华池、合水、宁县、安定、通渭、岷县、康县、永靖、和政、东乡、临潭、迭部、碌曲。

全草：甘，平。调经止血，解毒消肿。

平卧藜 *Chenopodium prostratum* Bunge

甘肃分布：兰州、天祝、肃南、甘南、合作、夏河。

四普标本采集地：玛曲。

全草（藏药：博尼）：用于风热证，感冒，疮疡痈肿，久溃不愈。

小藜 *Chenopodium serotinum* L.

甘肃分布：兰州、永登、天水、武威、武都、文县、临夏、夏河。

四普标本采集地：永登、白银区、会宁、景泰、山丹、泾川、玉门、阿克塞、夏河。

全草：苦、甘，平。疏风清热，解毒祛湿，杀虫。

种子：甘，平。杀虫。

兴安虫实 *Corispermum chinganicum* Iljin

甘肃分布：河西走廊及榆中、合水等地。

四普标本采集地：凉州、甘州。

全草：降血压。

绳虫实 *Corispermum declinatum* Steph. ex Steven

甘肃分布：皋兰、会宁、景泰、民勤、张掖、环县、镇原、定西。

四普标本采集地：永登、金川、景泰、安定、玛曲。

全草：降血压。

盐生草 *Halogeton glomeratus* (Bieb.) C. A. Mey.

甘肃分布：肃南、古浪、张掖。

四普标本采集地：金川、凉州、甘州、高台、肃州、瓜州。

地上部分：发汗解表，止咳平喘，祛湿。

木地肤 *Kochia prostrata* (L.) Schrad.

甘肃分布：皋兰、永昌、古浪、张掖、肃南、环县。

四普标本采集地：白银区、玉门。

全草：解热。

地肤 *Kochia scoparia* (L.) Schrad.

甘肃分布：兰州、皋兰、榆中、靖远、会宁、景泰、天水、张掖、酒泉、环县、合水、定西、岷县、武都、文县、康县。

四普标本采集地：七里河、永登、白银区、会宁、靖远、景泰、麦积、秦安、甘谷、张家川、古浪、民勤、天祝、山丹、民乐、临泽、肃南、崆峒、泾川、灵台、华亭、庄浪、静宁、肃州、肃北、阿克塞、合水、庆城、镇原、环县、安定、通渭、渭源、岷县、临洮、武都、西和、宕昌、临夏、康乐、永靖、东乡、卓尼、迭部。

成熟果实（地肤子）：辛、苦，寒。清热利

湿，祛风止痒。

嫩茎叶：苦，寒。清热解毒，利尿通淋。

盐角草 *Salicornia europaea* L.

甘肃分布：兰州、皋兰、靖远、民勤、张掖、高台、酒泉、金塔、肃北、玉门、敦煌。

四普标本采集地：安定。

全草：止血，利尿。

蒿叶猪毛菜 *Salsola abrotanoides* Bunge

甘肃分布：肃南、肃北、玉门。

四普标本采集地：永昌、阿克塞。

全草：淡，凉。平肝。

木本猪毛菜 *Salsola arbuscula* Pall.

甘肃分布：兰州、金塔、肃南、阿克塞、敦煌、安西、玉门、肃北。

四普标本采集地：皋兰、金川、瓜州。

枝叶：淡，凉。平肝，镇静。

猪毛菜 *Salsola collina* Pall.

甘肃分布：兰州、永登、皋兰、榆中、靖远、会宁、武威、天祝、肃南、华亭、酒泉、敦煌、庆阳、西峰、合水、宁县、镇原、定西、通渭、岷县、文县、永靖。

四普标本采集地：七里河、永登、金川、永昌、会宁、景泰、麦积、民勤、天祝、甘州、山丹、民乐、临泽、灵台、崇信、玉门、敦煌、瓜州、正宁、华池、宁县、环县、通渭、康乐。

全草：淡，凉。平肝潜阳，润肠通便。

刺沙蓬 *Salsola ruthenica* Iljin

甘肃分布：兰州、皋兰、白银、靖远、会宁、景泰、武威、民勤、古浪、肃南、民乐、高台、酒泉、金塔、玉门、敦煌、庆阳、环县、华池、定西。

四普标本采集地：永登、金川、白银区、景泰、凉州、甘州、山丹、高台、肃北、阿克塞、漳县。

全草：苦，凉。平肝，降压。

菠菜 *Spinacia oleracea* L.

甘肃分布：省内广泛栽培。

四普标本采集地：卓尼。

全草：甘，平。养血，止血，平肝，润燥。

碱蓬 *Suaeda glauca*（Bunge）Bunge

甘肃分布：兰州、皋兰、白银、景泰、武威、民勤、酒泉。

四普标本采集地：永登、金川、白银区、景泰、玉门、瓜州、安定、临洮、永靖。

全草：微咸，凉。清热，消积。

苋科 Amaranthaceae

牛膝 *Achyranthes bidentata* Bl.

甘肃分布：平川、天水、成县、文县、康县、徽县。灵台等地有栽培。

四普标本采集地：秦州、清水、武都、成县、两当、徽县、西和。

根：苦、甘、酸，平。补肝肾，强筋骨，逐瘀通经，利尿通淋，引血下行。

凹头苋 *Amaranthus blitum* L.——*Amaranthus lividus* L.

甘肃分布：天水、武威、泾川、文县、康县、舟曲。

四普标本采集地：麦积、华亭、安定、通渭、临洮、康县、迭部。

全草或根：甘，微寒。清热解毒，利尿。

种子：甘，凉。清肝明目，利尿。

尾穗苋 *Amaranthus caudatus* L.

甘肃分布：文县。省内多地有栽培。

四普标本采集地：岷县、宕昌（栽培）。

根：甘、淡，平。滋补强壮。

老鸦谷 *Amaranthus cruentus* L.——*Amaranthus paniculatus* L.

甘肃分布：武威、民勤、合水、文县、康县。

四普标本采集地：成县。

全草（红黏谷）：甘，凉。清热解毒，利湿。

种子（红黏谷子）：甘、苦，微寒。清热解毒，活血消肿。

反枝苋 *Amaranthus retroflexus* L.

甘肃分布：兰州、皋兰、靖远、景泰、张掖、合水、康乐、迭部。

四普标本采集地：永登、金川、白银区、会宁、景泰、麦积、秦安、民勤、甘州、崆峒、泾川、灵台、崇信、庄浪、静宁、肃州、玉门、敦煌、瓜州、正宁、华池、合水、庆城、镇原、环县、通渭、临洮、武都、徽县、西和、礼县、康县、永靖、东乡、迭部。

全草或根（野苋菜）：甘，微寒。清热解毒，利尿。

种子：甘，凉。清肝明目，利尿。

苋 *Amaranthus tricolor* L.

甘肃分布：武威、文县。多地栽培，有时逸为半野生。

四普标本采集地：岷县、宕昌。

茎叶：甘，微寒。清热解毒，通利二便。

青葙 *Celosia argentea* L.

甘肃分布：文县、徽县。

四普标本采集地：文县。

种子（青葙子）：苦，微寒。清肝泻火，明目退翳。

茎叶和根：苦，寒。燥湿清热，杀虫止痒，凉血止血。

花序：苦，凉。凉血止血，清肝除湿，明目。

鸡冠花 *Celosia cristata* L.

甘肃分布：全省各地均有栽培。

四普标本采集地：民勤、肃州、敦煌、金塔、瓜州。

花序：甘、涩，凉。收敛止血，止带，止痢。

种子：甘，凉。凉血止血，清肝明目。

千日红 *Gomphrena globosa* L.

甘肃分布：全省多地均有栽培。

四普标本采集地：安宁、安定。

花序或全草：甘，微咸，平。止咳平喘，清肝明目，解毒。

仙人掌科 Cactaceae

昙花 *Epiphyllum oxypetalum*（DC.）Haw.

甘肃分布：省内有栽培。

四普标本采集地：安宁。

花：甘，平。清肺止咳，凉血止血，养心安神。

仙人掌 *Opuntia stricta* var. *dillenii*（Ker-Gawl.）Benson——*Opuntia dillenii*（Ker-Gawl.）Haw.

甘肃分布：省内多地有栽培。

四普标本采集地：榆中。

茎：苦，寒。行气活血，凉血止血，消肿解毒。

蟹爪兰 *Schlumbergera truncata*（Haw.）Moran

甘肃分布：省内多地有栽培。

四普标本采集地：安宁。

地上部分：苦，寒。解毒消肿。

木兰科 Magnoliaceae

鹅掌楸 *Liriodendron chinense*（Hemsl.）Sargent.

保护等级:《国家重点保护野生植物名录》二级。

甘肃分布：兰州、文县、康县栽培。

四普标本采集地：安宁。

树皮：辛，温。祛风除湿，散寒止咳。

望春玉兰 *Magnolia biondii* Pamp.

甘肃分布：天水、康县、徽县、成县、武都、文县、舟曲。

四普标本采集地：康县。

花蕾（辛夷）：辛，温。散风寒，通鼻窍。

玉兰 *Magnolia denudata* Desr.

甘肃分布：兰州、文县、武都、徽县等地栽培。

四普标本采集地：秦州、麦积、崆峒、武都、西和。

花蕾（辛夷）：辛，温。散风寒，通鼻窍。

荷花玉兰 *Magnolia grandiflora* L.

甘肃分布：兰州、天水、武都、文县等地有栽培。

四普标本采集地：安宁。

花、树皮：辛，温。祛风散寒，行气止痛。

紫玉兰 *Magnolia liliiflora* Desr.

甘肃分布：陇南地区有栽培。

四普标本采集地：文县。

花蕾（辛夷）：辛，温。散风寒，通鼻窍。

厚朴 *Magnolia officinalis* Rehd. et Wils.

保护等级:《国家重点保护野生植物名录》二级。

甘肃分布：文县、武都、成县、康县、舟曲。天水小陇山林区及灵台有栽培。

四普标本采集地：武都、成县、徽县、文县。

干皮、根皮及枝皮：苦、辛，温。燥湿化痰，下气除满。

花蕾：苦，微温。理气，化湿。

武当玉兰 *Magnolia sprengeri* Pampan.

甘肃分布：天水、康县、武都、徽县、文县。

四普标本采集地：武都。

花蕾（辛夷）：辛，温。散风寒，通鼻窍。

五味子科 Schisandraceae

黑老虎 *Kadsura coccinea*（Lem.）A. C. Smith

甘肃分布：文县、康县。

四普标本采集地：文县。

根及藤茎：辛、微苦，温。行气止痛，散瘀通络。

五味子 *Schisandra chinensis*（Turcz.）Baill.

甘肃分布：天水、正宁、文县、舟曲。

四普标本采集地：秦州、清水、成县、徽县。

果实（五味子）：酸、甘，温。收敛固涩，益气生津，补肾宁心。

铁箍散 *Schisandra propinqua* var. *sinensis* Oliv.

甘肃分布：天水、文县、康县、徽县。

四普标本采集地：武都、成县、康县、文县。

茎藤或根（小血藤）：辛，温。祛风活血，解毒消肿，止血。

叶：甘、辛、微涩，平。解毒消肿，散瘀止血。

红花五味子 *Schisandra rubrifolia*（Franch.）Rehd. et Wils.

甘肃分布：文县。

四普标本采集地：文县、舟曲。

果实（滇五味）：酸、甘，温。收敛固涩，

益气生津，补肾宁心。

华中五味子 *Schisandra sphenanthera* Rehd. et Wils.

甘肃分布：天水、平凉、文县、康县、武都、徽县、成县、礼县、岷县、舟曲、迭部、临潭。

四普标本采集地：麦积、武山、华亭、武都、两当、徽县、康县、舟曲。

果实（南五味子）：酸、甘，温。收敛固涩，益气生津，补肾宁心。

蜡梅科 Calycanthaceae

蜡梅 *Chimonanthus praecox* (L.) Link

甘肃分布：省内有栽培。

四普标本采集地：麦积。

花：辛、甘、微苦，凉。有小毒。解暑清热，理气开郁。

樟科 Lauraceae

红果黄肉楠 *Actinodaphne cupularis* (Hemsl.) Gamble

甘肃分布：四普新分布。

四普标本采集地：文县。

根或叶（红果楠）：辛，平。清热消肿，降逆止呕。

樟 *Cinnamomum camphora* (L.) Presl

甘肃分布：文县。

四普标本采集地：秦州、清水、徽县。

根、干、枝、叶经蒸馏精制而成的颗粒状物（樟脑）：辛，热。有小毒。通关窍，利滞气，辟秽浊，杀虫止痒，消肿止痛。

木材：辛，温。祛风散寒，温中理气，活血通络。

树皮：辛、温，苦。祛风除湿，暖胃和中，杀虫疗疮。

叶或枝叶：辛，温。祛风，除湿，解毒，杀虫。

果实：辛，温。祛风散寒，温胃和中，理气止痛。

乌药 *Lindera aggregata* (Sims) Kosterm.

甘肃分布：武都、文县、康县、徽县、舟曲。

四普标本采集地：徽县、两当。

块根：辛，温。顺气止痛，温肾散寒。

香叶树 *Lindera communis* Hemsl.

甘肃分布：康县、文县、成县、徽县。

四普标本采集地：康县、文县。

枝叶或茎皮：涩、微辛，微寒。解毒消肿，散瘀止痛。

红果山胡椒 *Lindera erythrocarpa* Makino

甘肃分布：泾川、文县、康县、舟曲。

四普标本采集地：舟曲。

枝叶：辛，温。祛风杀虫，敛疮止血。

根皮：辛，温。暖胃温中，行气止痛，祛风除湿。

山胡椒 *Lindera glauca* (Sieb. et Zucc.) Bl.

甘肃分布：武都、文县、康县、徽县。

四普标本采集地：礼县。

果实：辛，温。温中散寒，行气止痛，平喘。

根：辛、温，苦。祛风通络，理气活血，利湿消肿，化痰止咳。

黑壳楠 *Lindera megaphylla* Hemsl.

甘肃分布：成县、文县、康县。

四普标本采集地：武都、两当、文县。

根、树皮或枝：辛、微苦，温。祛风除湿，温中行气，消肿止痛。

三桠乌药 *Lindera obtusiloba* Bl.

甘肃分布：天水、武山、徽县、成县、礼县、两当、康县、文县、武都、宕昌、舟曲、临潭、迭部。

四普标本采集地：清水、两当、文县、迭部。

树皮：辛，温。舒筋活血，散瘀消肿。

川钓樟 *Lindera pulcherrima* var. *hemsleyana* (Diels) H. P. Tsui

甘肃分布：文县、成县、徽县、康县、武都。

四普标本采集地：秦州、清水、武都、康县、文县。

根、叶：辛，温。止血生肌，宽中顺气，消食止痛，排石。

宜昌木姜子 *Litsea ichangensis* Gamble

甘肃分布：文县。

四普标本采集地：武都、文县。

果实：用于胸腹胀满，食积气滞。外用于疮毒肿痛。

四川木姜子 *Litsea moupinensis* var. *szechuanica*（C. K. Allen）Yen C. Yang et P. H. Huang

甘肃分布：天水、文县、康县。

四普标本采集地：康县。

根皮（四川澄茄子）：辛、微苦，温。温中止痛。

木姜子 *Litsea pungens* Hemsl.

甘肃分布：天水、清水、武山、平凉、华亭、武都、文县、宕昌、康县、徽县、舟曲、迭部、夏河。

四普标本采集地：秦州、麦积、崆峒、庄浪、正宁、合水、武都、两当、徽县、文县。

果实：辛、苦，温。温中行气止痛，燥湿健脾消食，解毒消肿。

根：辛，温。温中理气，散寒止痛。

茎：辛，温。散寒止痛，行气消食，透疹。

叶：苦、辛，温。祛风行气，健脾利湿，外用解毒。

宜昌润楠 *Machilus ichangensis* Rehd. et Wils.

甘肃分布：武都、成县、文县、康县。

四普标本采集地：秦州、康县。

根皮：舒筋络，止呕吐。

湘楠 *Phoebe hunanensis* Hand.-Mazz.

甘肃分布：文县。

四普标本采集地：文县。

根、叶：用于小儿疳积，风湿痛。

白楠 *Phoebe neurantha*（Hemsl.）Gamble

甘肃分布：文县、徽县。

四普标本采集地：武都、文县。

根皮、树皮：理气温中，利水消肿。

领春木科 Eupteleaceae

领春木 *Euptelea pleiosperma* Hook. f. et Thomson

甘肃分布：天水、武都、文县、宕昌、康县、徽县、舟曲、迭部。

四普标本采集地：秦州、麦积、清水、武都、礼县、康县、舟曲、迭部。

树皮、花：清热、泻火，消痈，接骨。

连香树科 Cercidiphyllaceae

连香树 *Cercidiphyllum japonicum* Sieb. et Zucc.

保护等级：《国家重点保护野生植物名录》二级。

甘肃分布：天水、文县、舟曲、迭部。

四普标本采集地：文县、迭部。

果实：苦，平。祛风定惊，止痉。

毛茛科 Ranunculaceae

细叶黄乌头 *Aconitum barbatum* Pers.

甘肃分布：合水、临夏、和政。

四普标本采集地：成县、宕昌。

块根、全草：止痛消肿，祛风散寒，通经活络。蒙医用于祛风湿，镇痛。

西伯利亚乌头 *Aconitum barbatum* var. *hispidum*（DC.）Ser.

甘肃分布：平凉、华亭、合水、礼县、临夏、夏河。

四普标本采集地：秦安、张家川、崆峒、庄浪、安定、通渭、西和、东乡、积石山。

根（黑大艽）：辛，热。有大毒。祛风散寒，除湿止痛。

褐紫乌头 *Aconitum brunneum* Hand.-Mazz.

甘肃分布：岷县、玛曲。

四普标本采集地：漳县、卓尼、夏河、玛曲。

块根：用于肉食中毒。

弯喙乌头 *Aconitum campylorrhynchum* Hand.-Mazz.

甘肃分布：文县。

四普标本采集地：迭部。

块根：消炎抗毒，镇痛。

乌头 Aconitum carmichaelii Debx.

甘肃分布：康县。

四普标本采集地：麦积、武山、天祝、华亭、漳县、岷县、临洮、武都、成县、两当、徽县、西和、宕昌(野生或栽培)。

子根(附子)：味辛、甘，大热。有毒。回阳救逆，补火助阳，散寒止痛。

毛叶乌头 Aconitum carmichaelii var. pubescens W. T. Wang et Hsiao

甘肃分布：东南部。

四普标本采集地：宕昌。

母根：辛、苦，热。有大毒。祛风除湿，温经止痛。

伏毛铁棒锤 Aconitum flavum Hand.-Mazz.

甘肃分布：兰州、榆中、靖远、景泰、天祝、山丹、定西、渭源、临夏、康乐、甘南、舟曲、夏河。

四普标本采集地：七里河、榆中、永登、永昌、平川、靖远、景泰、民乐、安定、漳县、岷县、临洮、康乐、东乡、和政、迭部、夏河、碌曲。

块根(铁棒锤)：苦、辛，温。有毒。活血祛瘀，祛风除湿，消肿止痛。

露蕊乌头 Aconitum gymnandrum Maxim.

甘肃分布：兰州、永登、榆中、景泰、天祝、肃南、定西、漳县、岷县、礼县、积石山、临潭、卓尼、舟曲、迭部、玛曲、夏河。

四普标本采集地：七里河、永登、永昌、景泰、秦州、武山、古浪、天祝、民乐、肃南、安定、通渭、陇西、漳县、渭源、两当、西和、宕昌、康乐、永靖、和政、东乡、积石山、合作、卓尼、临潭、迭部、夏河、碌曲。

根、花、叶：辛，温。有大毒。祛风镇痛，关节疼痛。

瓜叶乌头 Aconitum hemsleyanum E. Pritz

甘肃分布：榆中、文县、康乐、舟曲、碌曲。

四普标本采集地：秦州。

块根：辛、苦，热。有毒。祛风除湿，活血止痛。

船盔乌头 Aconitum naviculare (Brühl) Stapf

甘肃分布：卓尼。

四普标本采集地：天祝。

带根全草(藏药：榜嘎)：苦，凉。有小毒。清热解毒，生肌收敛，祛湿。

牛扁 Aconitum ochranthum C. A. Mey.——Aconitum barbatum var. puberulum Ledeb.

甘肃分布：榆中、平凉、合水。

四普标本采集地：成县、宕昌。

根：苦，温。有毒。祛风止痛，止咳平喘，化痰。

铁棒锤 Aconitum pendulum Busch

甘肃分布：永登、榆中、天祝、民乐、山丹、渭源、岷县、临潭、舟曲。

四普标本采集地：永登、凉州、古浪、天祝、甘州、山丹、肃南、华亭、庄浪、肃北、通渭、陇西、渭源、临洮、西和、礼县、临夏、积石山、合作、卓尼、碌曲。

块根：苦、辛，温。有毒。活血祛瘀，祛风除湿，消肿止痛。

花葶乌头 Aconitum scaposum Franch.

甘肃分布：天水、平凉、文县、康县、礼县、舟曲。

四普标本采集地：秦州、清水。

根：辛、苦，温。有小毒。行气止痛，活血调经。

聚叶花葶乌头 Aconitum scaposum var. vaginatum (E. Pritz.) Rapaics

甘肃分布：天水、平凉、文县、徽县、舟曲。

四普标本采集地：麦积、武都、两当、舟曲、迭部。

根：辛、苦，温。有小毒。行气止痛，活血调经。

高乌头 Aconitum sinomontanum Nakai

甘肃分布：兰州、永登、榆中、天水、武山、天祝、肃南、平凉、临夏、临潭、舟曲、迭部、玛曲、夏河。

四普标本采集地：七里河、榆中、永登、张家川、肃南、渭源、武都、徽县、临夏、康乐、永靖、和政、积石山、卓尼、临潭、迭部、碌曲。

根（麻布七）：苦、辛、咸，温。有毒。祛风除湿，理气止痛，活血散瘀。

松潘乌头 *Aconitum sungpanense* Hand. - Mazz.

甘肃分布：兰州、永登、榆中、天水、武山、平凉、文县、宕昌、康县、礼县、徽县、两当、临夏、临潭、迭部、碌曲、夏河。

四普标本采集地：榆中、永登、麦积、秦安、甘谷、武山、天祝、崆峒、崇信、华亭、庄浪、漳县、渭源、岷县、武都、成县、两当、徽县、礼县、文县、宕昌、临夏、康乐、和政、积石山、舟曲、卓尼、迭部、夏河。

块根（火焰子）：辛、苦，热。有大毒。祛风除湿，散寒止痛，散瘀消肿。

甘青乌头 *Aconitum tanguticum* （Maxim.）Stapf

甘肃分布：景泰、天祝、张掖、肃南、民乐、临夏、临潭、舟曲、玛曲、夏河。

四普标本采集地：永登、天祝、山丹、肃南、漳县、渭源、岷县、临洮、康乐、和政、积石山、舟曲、卓尼、迭部、夏河、碌曲、玛曲。

块根：苦、辛，温。温中散寒，祛风止痛，散瘀止血。

全草：用于发热，肺炎。

毛果甘青乌头 *Aconitum tanguticum* var. *trichocarpum* Hand.-Mazz.

甘肃分布：临夏、和政。

四普标本采集地：碌曲。

块根：苦、辛，温。有大毒。温中散寒，祛风止痛，散瘀止血。

类叶升麻 *Actaea asiatica* H. Hara

甘肃分布：永登、榆中、天水、渭源、岷县、武都、文县、康县、临夏、临潭、舟曲、迭部、夏河。

四普标本采集地：榆中、永登、华亭、渭源、徽县、舟曲。

根茎：辛、微苦，凉。清肺止咳，清热解毒。

短柱侧金盏花 *Adonis brevistyla* Franch

甘肃分布：榆中、天水、武都、文县、宕昌、舟曲。

四普标本采集地：秦州、清水、渭源、两当、文县、卓尼。

全草：用于黄疸，咳嗽，哮喘，热毒。

蓝侧金盏花 *Adonis coerulea* Maxim.

甘肃分布：榆中、天祝、山丹、平凉、定西、迭部、玛曲。

四普标本采集地：天祝、和政、碌曲、玛曲。

全草：苦，寒。有毒。清热燥湿，杀虫。

蜀侧金盏花 *Adonis sutchuenensis* Franch.

甘肃分布：文县。

四普标本采集地：武都。

全草：苦，凉。有小毒。清热燥湿，健胃，镇静，强心。

阿尔泰银莲花 *Anemone altaica* Fisch. ex C. A. Mey.

甘肃分布：天水、华亭。

四普标本采集地：榆中、秦州、清水、天祝、崆峒、庄浪、两当。

根状茎（九节菖蒲）：辛，温。化痰开窍，安神，宣湿醒脾，解毒。

毛果银莲花 *Anemone baicalensis* Turcz.

甘肃分布：文县、武都、舟曲。

四普标本采集地：清水、文县。

叶：解毒，杀虫。

鹅掌草 *Anemone flaccida* Fr. Schmidt.

甘肃分布：榆中、天水、成县、文县、康县、夏河、舟曲。

四普标本采集地：麦积、华亭。

根状茎：辛、微苦，温。祛风湿，壮筋骨。

打破碗花花 *Anemone hupehensis* （Lemoine）Lemoine

甘肃分布：文县、康县、徽县、舟曲。

四普标本采集地：武都、文县。

根及全草：苦，凉。有毒。清热利湿，理气，杀虫。

叠裂银莲花 *Anemone imbricata* Maxim.

甘肃分布：天祝、肃南、临潭、迭部、玛曲。

四普标本采集地：永登、古浪、天祝、碌曲、玛曲。

茎、叶、花：消炎。

钝裂银莲花 *Anemone obtusiloba* D. Don

甘肃分布：皋兰、榆中、会宁、景泰、天祝、肃南、山丹、平凉、庄浪、渭源、漳县、岷县、临潭、玛曲。

四普标本采集地：榆中、永昌、天祝、渭源。

全草：用于风湿骨痛，跌打损伤。

疏齿银莲花 *Anemone obtusiloba* subsp. *ovalifolia*（Bruhl）R. P. Chaudhary

甘肃分布：天祝、张掖、碌曲、夏河。

四普标本采集地：永登、安定、卓尼、玛曲。

叶、花、果实：用于病后体温低，淋证，关节积液，黄水疮，咳嗽痰喘。

全草：用于止血。

草玉梅 *Anemone rivularis* Buch.-Ham.

甘肃分布：永登、榆中、天水、天祝、肃南、山丹、华亭、合水、通渭、临洮、漳县、岷县、武都、成县、文县、宕昌、积石山、临潭、卓尼、舟曲、玛曲、夏河。

四普标本采集地：榆中、靖远、麦积、张家川、天祝、民乐、华亭、安定、陇西、渭源、岷县、武都、成县、宕昌、康乐、合作、卓尼、临潭、玛曲。

根：辛、苦，寒。有小毒。清热利湿，消肿止痛。

小花草玉梅 *Anemone rivularis* var. *flore-minore* Maxim.

甘肃分布：榆中、天水、庄浪、合水、合作、玛曲。

四普标本采集地：七里河、永登、平川、景泰、秦安、武山、凉州、古浪、山丹、民乐、

肃南、崆峒、崇信、华亭、庄浪、华池、安定、通渭、临夏、康乐、和政、东乡、舟曲、卓尼、夏河、碌曲。

根或全草（破牛膝）：辛、微苦，平。健胃消食，散瘀消结。

大火草 *Anemone tomentosa*（Maxim.）Pei

甘肃分布：兰州、永登、皋兰、天水、武山、平凉、华亭、合水、镇原、临洮、漳县、岷县、武都、成县、文县、宕昌、康县、徽县、临夏、康乐、临潭、舟曲、夏河。

四普标本采集地：七里河、秦州、麦积、清水、秦安、武山、张家川、天祝、灵台、崇信、静宁、正宁、华池、合水、宁县、庆城、镇原、环县、安定、通渭、陇西、岷县、武都、两当、西和、康县、宕昌、临夏、永靖、和政、东乡、卓尼、临潭、迭部。

根：苦，温。有小毒。化痰，散瘀，消食化积，截疟，解毒，杀虫。

条叶银莲花 *Anemone trullifolia* var. *linearis*（Brühl）Hand.-Mazz.

甘肃分布：永登、榆中、迭部、玛曲、碌曲、夏河。

四普标本采集地：榆中、碌曲、玛曲。

全草（布尔青）：用于背部及脊椎骨痛。

野棉花 *Anemone vitifolia* Buch.-Ham. ex DC.

甘肃分布：天水、合水。

四普标本采集地：永登、甘谷、渭源、徽县、礼县。

根：苦、辛。有毒。清湿热，解毒杀虫，理气散瘀。

无距耧斗菜 *Aquilegia ecalcarata* Maxim.

甘肃分布：兰州、永登、榆中、景泰、天水、天祝、肃南、漳县、武都、文县、临夏、舟曲、玛曲、夏河。

四普标本采集地：榆中、永登、肃南、华亭、渭源、西和、康县、临夏、康乐、和政、积石山、舟曲、卓尼、临潭。

根或全草：甘，平。清热解毒，生肌拔毒。

尖萼耧斗菜 *Aquilegia oxysepala* Trautv. et Mey.

甘肃分布：榆中、天水、迭部。

四普标本采集地：渭源。

全草（耧斗菜）：微苦、辛、甘，平。活血调经，凉血止血，清热解毒。

甘肃耧斗菜 *Aquilegia oxysepala* var. *kansuensis* Brühl

甘肃分布：兰州、永登、榆中、清水、渭源、漳县、岷县、武都、文县、卓尼、舟曲。

四普标本采集地：西固、麦积、崆峒、庄浪、武都、临夏、迭部。

根：活血。

全草：用于感冒。

耧斗菜 *Aquilegia viridiflora* Pall.

甘肃分布：天水、天祝、肃南、山丹、酒泉、渭源、漳县、临夏。

四普标本采集地：永昌、古浪、永靖、宕昌。

带根全草：微苦、辛、甘，平。活血调经，凉血止血，清热解毒。

华北耧斗菜 *Aquilegia yabeana* Kitag.

甘肃分布：武都、文县、舟曲。

四普标本采集地：麦积、张家川、合水、两当、康县、文县。

全草：用于月经不调，产后瘀血过多，痛经、瘰疬，疮疖，泄泻，蛇咬伤。

铁破锣 *Beesia calthifolia* (Maxim. ex Oliv.) Ulbr.

甘肃分布：文县、宕昌、康县、徽县、舟曲、迭部。

四普标本采集地：秦州、清水、武都、两当、文县、迭部。

根状茎：辛、苦，凉。祛风，清热，解毒。

驴蹄草 *Caltha palustris* L.

甘肃分布：兰州、榆中、天水、武山、华亭、漳县、岷县、文县、宕昌、临潭、卓尼、舟曲、迭部。

四普标本采集地：西固、榆中、麦积、武山、张家川、崇信、通渭、渭源、岷县、徽县、

宕昌、康乐、和政、卓尼。

全草：辛、微苦，凉。祛风，解暑，活血消肿。

空茎驴蹄草 *Caltha palustris* var. *barthei* Hance

甘肃分布：文县、舟曲。

四普标本采集地：庄浪。

全草：祛风散寒。

花莛驴蹄草 *Caltha scaposa* Hook. f. et Thoms.

甘肃分布：渭源、岷县、临潭、迭部、玛曲、碌曲、夏河。

四普标本采集地：渭源、和政、卓尼、迭部、碌曲、玛曲。

全草（驴蹄草）：辛、微苦，凉。祛风，解暑，活血消肿。

小升麻 *Cimicifuga acerina* (Sieb. et Zucc.) Tanaka

甘肃分布：天水、康县、舟曲。

四普标本采集地：武都、文县。

根状茎：甘、苦，寒。有小毒。清热解毒，疏风透疹，活血止痛。

紫花小升麻 *Cimicifuga acerina* f. *purpurea* P. G. Xiao

甘肃分布：天水。

四普标本采集地：武都。

根状茎：辛、微苦，温。有小毒。升阳发汗，理气，散瘀活血。

升麻 *Cimicifuga foetida* L.

甘肃分布：兰州、永登、榆中、靖远、天水、肃南、宕昌、康县、临夏、临潭、卓尼、舟曲、迭部、碌曲。

四普标本采集地：七里河、永登、靖远、景泰、麦积、甘谷、武山、张家川、凉州、古浪、天祝、崆峒、华亭、庄浪、安定、陇西、渭源、临洮、武都、成县、徽县、康县、宕昌、临夏、和政、东乡、积石山、卓尼、临潭、迭部、碌曲。

根茎：辛、微甘，微寒。发表透疹，清热解毒，升举阳气。

星叶草 *Circaeaster agrestis* Maxim.

甘肃分布：永登、天水、文县、宕昌、临潭、舟曲、夏河。

四普标本采集地：永登、天祝、渭源、武都、礼县、舟曲、卓尼、临潭、迭部、碌曲、玛曲。

全草：辛、温。止痛，利痰。

芹叶铁线莲 *Clematis aethusifolia* Turcz.

甘肃分布：兰州、永登、榆中、靖远、会宁、天祝、张掖、肃南、山丹、酒泉、庆阳、环县、陇西、漳县、岷县。

四普标本采集地：永登、平川、靖远、景泰、麦积、古浪、山丹、肃南、环县、渭源、宕昌、永靖、迭部。

全草(铁线透骨草)：辛，温。祛风利湿，解毒止痛。

宽芹叶铁线莲 *Clematis aethusifolia* var. *latisecta* Maxim.

甘肃分布：张掖。

四普标本采集地：山丹。

全草：辛，温。祛风利湿，解毒止痛。

甘川铁线莲 *Clematis akebioides* (Maxim.) Hort.

甘肃分布：兰州、永登、榆中、会宁、华亭、夏河。

四普标本采集地：渭源、永靖、卓尼、临潭、迭部。

藤茎：清热，消炎，通经。

全草：用于消化不良。

钝齿铁线莲 *Clematis apiifolia* var. *obtusidentata* Rehd. et Wils.

甘肃分布：文县。

四普标本采集地：华亭。

茎：淡、苦，凉。清热利水，活血通乳。

粗齿铁线莲 *Clematis argenfilucida* (Lévl. et Vant.) W. T. Wang

甘肃分布：榆中、天水、清水、武山、平凉、崇信、华亭、漳县、岷县、武都、文县、

宕昌、康县、徽县、两当、卓尼、舟曲、迭部。

四普标本采集地：七里河、会宁、清水、甘州、崆峒、庄浪、正宁、合水、西和、舟曲、临潭、迭部。

藤茎：微苦，平。利尿，解毒，祛风湿。

小木通 *Clematis armandii* Franch.

甘肃分布：文县。

四普标本采集地：武都、康县、文县。

藤茎(川木通)：苦，寒。利尿通淋，清心除烦，通经下乳。

短尾铁线莲 *Clematis brevicaudata* DC.

甘肃分布：兰州、永登、榆中、景泰、天水、天祝、肃南、平凉、环县、合水、镇原、文县、临夏、康乐、临潭、迭部。

四普标本采集地：永登、靖远、景泰、古浪、肃南、崇信、正宁、庆城、镇原、环县、安定、漳县、渭源、东乡、卓尼、临潭、迭部、夏河。

藤茎或根：苦，凉。清热利水，祛风湿，通经下乳。

威灵仙 *Clematis chinensis* Osbeck

甘肃分布：徽县、成县、文县、舟曲。

四普标本采集地：麦积、成县、徽县、文县。

根和根茎：辛、咸，温。祛风湿，通经络。

山木通 *Clematis finetiana* Lévl. et Vant.

甘肃分布：四普新分布。

四普标本采集地：文县。

根、茎、叶：辛、苦，温。祛风活血，利尿通淋。

灌木铁线莲 *Clematis fruticosa* Turcz.

甘肃分布：合水、武都、宕昌。

四普标本采集地：金川、永昌、敦煌、华池、宁县、庆城、宕昌、迭部。

地上部分：用于胃寒腹胀，风湿疼，疮疖痈毒，久溃不敛。

粉绿铁线莲 *Clematis glauca* Willd.

甘肃分布：兰州、永登、榆中、会宁、天

祝、张掖、肃南、华亭、定西、渭源、康乐、舟曲、迭部。

四普标本采集地：永登、会宁、景泰、山丹、静宁、安定、通渭。

全草：辛、温。有小毒。祛风除湿，解毒散结，疏风止痒。

薄叶铁线莲 *Clematis gracilifolia* Rehd. et Wils.

甘肃分布：兰州、武山、岷县、武都、文县、礼县、康乐、临潭、卓尼、舟曲、夏河。

四普标本采集地：秦州、临潭、卓尼。

全株：用于腹胀，便结，风火牙痛，目翳。外用于蛇虫咬伤。

金佛铁线莲 *Clematis gratopsis* W. T. Wang

甘肃分布：文县、徽县、舟曲。

四普标本采集地：麦积、两当、康县、文县。

根：行气活血，祛风湿，止痛。

单叶铁线莲 *Clematis henryi* Oliv.

甘肃分布：康县。

四普标本采集地：文县。

根、叶：辛、苦，平。行气活血，抗菌消炎。

棉团铁线莲 *Clematis hexapetala* Pall.

甘肃分布：平凉、泾川、庆阳、西峰、合水。

四普标本采集地：泾川、西峰、正宁、合水、宁县、庆城。

根和根茎(威灵仙)：辛、咸，温。祛风湿，通经络。

黄花铁线莲 *Clematis intricata* Bunge

甘肃分布：兰州、永登、皋兰、榆中、永昌、白银、靖远、会宁、景泰、武威、民勤、天祝、张掖、肃南、山丹、平凉、酒泉、庆阳、环县、合水、镇原、陇西、漳县、岷县、舟曲、夏河。

四普标本采集地：七里河、嘉峪关、平川、靖远、民勤、临泽、静宁、玉门、金塔、合水、庆城、镇原、环县、临洮、礼县、康乐、夏河。

全草：辛，温。祛风除湿，解毒，止痛。

毛蕊铁线莲 *Clematis lasiandra* Maxim.

甘肃分布：天水、文县、舟曲、迭部。

四普标本采集地：麦积、天祝、武都、文县、舟曲、迭部。

藤茎和根：甘、淡、辛，寒。舒筋活络，清热利尿。

长瓣铁线莲 *Clematis macropetala* Ledeb.

甘肃分布：兰州、榆中、靖远、天水、天祝、平凉、庄浪、漳县、岷县、合作、临潭、夏河。

四普标本采集地：榆中、靖远、和政。

茎：利尿通淋。

全草：消食健胃，散结。

绣球藤 *Clematis montana* Buch.-Ham. ex DC.

甘肃分布：兰州、榆中、天水、渭源、岷县、武都、文县、康县、临夏、舟曲、夏河。

四普标本采集地：秦州、甘谷、庄浪、渭源、两当、西和、文县、临夏、和政、积石山、舟曲。

藤茎(川木通)：苦，寒。利尿通淋，清心除烦，通经下乳。

小叶铁线莲 *Clematis nannophylla* Maxm.

甘肃分布：兰州、永登、皋兰、榆中、白银、靖远、景泰、渭源、临洮、迭部、夏河。

四普标本采集地：西固、榆中、永登、永昌、平川、靖远、景泰、天祝、永靖、东乡、积石山。

藤茎(藏药：叶芒嘎保)：辛、微甘，温。祛寒生热，温胃，活血通瘀，托脓。

秦岭铁线莲 *Clematis obscura* Maxim.

甘肃分布：天水、岷县、文县、徽县、舟曲、迭部。

四普标本采集地：麦积、清水、武都、两当、文县、迭部。

全株：祛风湿，活血通经。

东方铁线莲 *Clematis orientalis* L.

甘肃分布：民勤、酒泉。

四普标本采集地：肃州、瓜州。

茎：清热利水，通经活络。

钝萼铁线莲 *Clematis peterae* Hand.-Mazz.

甘肃分布：兰州、天水、清水、武都、文县、宕昌、康县、礼县、徽县、舟曲。

四普标本采集地：麦积、清水、天祝、灵台、临洮、迭部。

藤茎和叶：苦，凉。祛风清热，和络止痛。

毛果铁线莲 *Clematis peterae* var. *trichocarpa* W. T. Wang

甘肃分布：榆中、天水、平凉、正宁、武都、成县、文县、康县、礼县、徽县、两当、舟曲。

四普标本采集地：武都。

藤茎：祛风利湿，活血解毒。

须蕊铁线莲 *Clematis pogonandra* Maxim.

甘肃分布：文县、宕昌、康县、舟曲、迭部。

四普标本采集地：武都、舟曲。

藤茎：消炎，清热，通经。

美花铁线莲 *Clematis potaninii* Maxim.

甘肃分布：天水、岷县、康乐、卓尼、舟曲。

四普标本采集地：舟曲、临潭、迭部。

藤茎：祛风湿，清肺热，止痢，消食。

扬子铁线莲 *Clematis puberula* var. *ganpiniana*（H. Léveillé et Vaniot）W. T. Wang

甘肃分布：天水、徽县。

四普标本采集地：榆中、舟曲。

藤茎：用于四肢麻木，风湿关节痛。

准噶尔铁线莲 *Clematis songarica* Bunge

甘肃分布：安西。

四普标本采集地：永昌、高台、瓜州。

藤茎：清热利水，通经活络。

甘青铁线莲 *Clematis tangutica*（Maxim.）Korsh.

甘肃分布：兰州、永登、皋兰、榆中、天祝、张掖、肃南、山丹、平凉、酒泉、肃北、阿克塞、岷县、宕昌、永靖、甘南、合作、临潭、迭部、玛曲、夏河。

四普标本采集地：七里河、榆中、永登、永昌、平川、会宁、靖远、景泰、秦安、古浪、民勤、天祝、山丹、民乐、高台、肃南、崆峒、庄浪、玉门、肃北、阿克塞、安定、陇西、漳县、渭源、岷县、两当、宕昌、临夏、康乐、永靖、积石山、合作、卓尼、临潭、迭部、夏河、碌曲、玛曲。

全株或茎叶：甘、苦，平。健胃消积，解毒化湿。

灰叶铁线莲 *Clematis tomentella*（Maxim.）W. T. Wang et L. Q. Li

甘肃分布：永昌、张掖、肃南、山丹、金塔、玉门。

四普标本采集地：金川、景泰、高台、玉门、瓜州、肃北、阿克塞。

地上部分：用于风湿痛，胃寒疼痛，疮疖痈肿，久溃不愈。

柱果铁线莲 *Clematis uncinata* Champ. ex Benth.

甘肃分布：武都、文县。

四普标本采集地：武都、文县。

根及叶：辛，温。祛风除湿，舒筋活络，镇痛。

皱叶铁线莲 *Clematis uncinata* var. *coriacea* Pamp.

甘肃分布：武都、文县、康县、徽县。

四普标本采集地：武都。

藤茎：消炎，清热，通经。

飞燕草 *Consolida ajacis*（L.）Schur

甘肃分布：华亭。省内有栽培。

四普标本采集地：肃州。

种子：辛、苦，温。有毒。催吐，泻下。外用杀虫，治疥疮，头虱。

根：辛、苦，温。有毒。外用治跌打损伤。

黄连 *Coptis chinensis* Franch.

保护等级：《国家重点保护野生植物名录》二级。

甘肃分布：陇南地区有栽培。

四普标本采集地：武都。

根：苦，寒。清热燥湿，泻火解毒。

白蓝翠雀花 *Delphinium albocoeruleum* Maxim.

甘肃分布：兰州、天祝、张掖、肃南、酒泉。

四普标本采集地：榆中、永登、永昌、景泰、古浪、天祝、山丹、肃南、漳县、临夏、东乡、舟曲、夏河、碌曲、玛曲。

全草：苦，寒。清热燥湿。

还亮草 *Delphinium anthriscifolium* Hance

甘肃分布：文县、武都、康县。

四普标本采集地：文县。

全草：辛、苦，温。有毒。祛风除湿，通络止痛，消食，解毒。

卵瓣还亮草 *Delphinium anthriscifolium* var. *savatieri*（Franchet）Munz

甘肃分布：文县、武都。

四普标本采集地：秦州、两当。

全草：用于便秘，疮痈肿毒，跌打损伤。

蓝翠雀花 *Delphinium caeruleum* Jacq. ex Camb.

甘肃分布：天祝、岷县、卓尼、夏河。

四普标本采集地：榆中、永昌、秦安、张家川、山丹、陇西、漳县、渭源、临洮、礼县、宕昌、康乐、永靖、卓尼。

花(雀冈)：利水，止泻。外用于化脓性疮疡。

根：散寒，通经络。

弯距翠雀花 *Delphinium campylocentrum* Maxim.

甘肃分布：宕昌、舟曲、玛曲。

四普标本采集地：舟曲、卓尼。

全草：用于肠热腹泻，胆病，肝病。

单花翠雀花 *Delphinium candelabrum* var. *monanthum*（Hand. -Mazz.）W. T. Wang

甘肃分布：天祝、张掖、玉门。

四普标本采集地：天祝、甘州、山丹、肃南、肃北、迭部、夏河。

全草：辛，温。温中，止泻。

密花翠雀花 *Delphinium densiflorum* Duthie ex Huth

甘肃分布：天祝。

四普标本采集地：碌曲、玛曲。

全草：甘，温。解毒。

秦岭翠雀 *Delphinium giraldii* Diels

甘肃分布：榆中、天水、清水、武都、文县、徽县、迭部。

四普标本采集地：张家川、两当、文县。

根：辛，温。活血，止痛。

翠雀 *Delphinium grandiflorum* L.

甘肃分布：会宁、天水、泾川、正宁、合水、碌曲、合作。

四普标本采集地：七里河、平川、会宁、甘谷、张家川、天祝、民乐、正宁、华池、合水、宁县、庆城、环县、通渭、渭源、宕昌。

根：苦，寒。有毒。泻火止痛，杀虫。

全草：外用于疥癣。

腺毛翠雀 *Delphinium grandiflorum* var. *glandulosum* W. T. Wang

甘肃分布：永登、榆中、靖远、会宁、天水、平凉、泾川、静宁、环县、镇原、定西、通渭、陇西、渭源、岷县、临夏。

四普标本采集地：麦积、武山、泾川、灵台、静宁、安定。

根：苦，寒。有毒。泻火止痛，杀虫。

全草：外用于疥癣。

展毛翠雀 *Delphinium kamaonense* var. *glabrescens*（W. T. Wang）W. T. Wang

甘肃分布：夏河、合作、玛曲。

四普标本采集地：山丹、康乐、和政、合作、夏河、碌曲、玛曲。

全草：苦，微寒。清热燥湿，止痢。

黑水翠雀花 *Delphinium potaninii* Huth

甘肃分布：武都、文县、舟曲。

四普标本采集地：迭部。

根：辛、苦，温。有毒。祛风除湿，通络止痛，消肿解毒。

大通翠雀花 *Delphinium pylzowii* Maxim.

甘肃分布：天祝、张掖、临夏、卓尼。

四普标本采集地：永登、民乐、和政、合作、夏河。

全草：苦，微寒。清热燥湿，止痢。

三果大通翠雀花 *Delphinium pylzowii* var. *trigynum* W. T. Wang

甘肃分布：夏河、合作。

四普标本采集地：临潭、夏河。

全草、花：散寒止痛，温脾胃。

细须翠雀花 *Delphinium siwanense* var. *leptopogon*（Hand.-Mazz.）W. T. Wang

甘肃分布：榆中、岷县、夏河、卓尼。

四普标本采集地：榆中、山丹、华亭、通渭、临洮、永靖、合作、卓尼、迭部。

全草、花：杀虫。

川甘翠雀花 *Delphinium souliei* Franch.

甘肃分布：迭部、玛曲。

四普标本采集地：古浪、临洮、临潭。

地上部分：清热利湿，止泻止痢。

疏花翠雀花 *Delphinium sparsiflorum* Maxim.

甘肃分布：兰州、榆中、天祝、肃南、山丹、卓尼。

四普标本采集地：永登。

根：活血，止痛。

毛翠雀花 *Delphinium trichophorum* Franch.

甘肃分布：永昌、山丹、玛曲、夏河。

四普标本采集地：景泰、天祝、康乐、夏河、玛曲。

全草：苦，寒。散风热，解毒。

纵肋人字果 *Dichocarpum fargesii*（Franch.）W. T. Wang et Hsiao

甘肃分布：天水、武都、文县、康县。

四普标本采集地：两当、文县。

全草（野黄瓜）：甘、苦，凉。健脾益胃，清热明目。

长叶碱毛茛 *Halerpestes ruthenica*（Jacq.）Ovcz.

甘肃分布：景泰、民勤、酒泉、肃北、玉门、岷县。

四普标本采集地：古浪、山丹、瓜州、合作。

全草、种子：辛，温。解毒，温中止痛。

碱毛茛 *Halerpestes sarmentosa*（Adams）Komarwet Alissova

甘肃分布：兰州、永登、榆中、靖远、景泰、天水、武威、天祝、肃南、泾川、酒泉、肃北、敦煌、陇西、玛曲。

四普标本采集地：皋兰、靖远、华池、临潭、夏河。

全草（水葫芦苗）：甘、淡，寒。利水消肿，祛风除湿。

三裂碱毛茛 *Halerpestes tricuspis*（Maxim.）Hand.-Mazz.

甘肃分布：兰州、永登、榆中、天祝、陇西、岷县、临夏、甘南。

四普标本采集地：永登、玉门、肃北、通渭、渭源、临夏、合作、卓尼、碌曲、玛曲。

全草：淡，寒。清热解毒。

铁筷子 *Helleborus thibetanus* Franch.

甘肃分布：天水、岷县、武都、文县、康县、舟曲。

四普标本采集地：秦州、麦积、清水、崆峒、华亭、庄浪、临洮、武都、两当、徽县、礼县、康县。

根及根状茎：苦，凉。有小毒。清热解毒，活血散瘀，消肿止痛。

扁果草 *Isopyrum anemonoides* Kar. et Kir.

甘肃分布：榆中、张掖、肃南、山丹、宕昌、积石山、迭部。

四普标本采集地：景泰、天祝、肃南、卓尼。

块根：用于跌打损伤。

独叶草 *Kingdonia uniflora* Balf. f. et W. W. Smith

保护等级：《国家重点保护野生植物名录》二级。

甘肃分布：文县、舟曲、宕昌、迭部。

四普标本采集地：迭部。

全草：活络，健胃，祛风。

鸦跖花 *Oxygraphis glacialis*（Fisch.）Bunge

甘肃分布：临潭。

四普标本采集地：山丹、肃南、武都、临夏、迭部。

全草：微苦，寒。祛瘀止痛，清热燥湿，解毒。

川赤芍 *Paeonia anomala* subsp. *veitchii*（Lynch）D. Y. Hong et K. Y. Pan

保护等级：《国家重点保护野生植物名录》二级。

甘肃分布：榆中、渭源、漳县、礼县、康乐、临潭、合作、夏河。

四普标本采集地：西固、榆中、永登、武山、张家川、古浪、天祝、崆峒、庄浪、漳县、渭源、岷县、临洮、武都、徽县、礼县、宕昌、临夏、康乐、和政、积石山、合作、舟曲、卓尼、临潭、迭部、夏河、碌曲。

根（赤芍）：苦，微寒。清热凉血，散瘀止痛，活血祛瘀。

芍药 *Paeonia lactiflora* Pall.

保护等级：《国家重点保护野生植物名录》二级。

甘肃分布：会宁、武山、民勤、漳县、文县。

四普标本采集地：永昌、秦安、甘谷、民勤、崆峒、灵台、崇信、华亭、静宁、西峰、正宁、宁县、临洮、西和、康县、临夏、永靖。

根（白芍）：苦、酸，微寒。养血调经，敛阴止汗，柔肝止痛，平抑肝阳。

美丽芍药 *Paeonia mairei* Lévl.

保护等级：《国家重点保护野生植物名录》二级。

甘肃分布：天水、武都、文县。

四普标本采集地：秦州。

根：行瘀活血，止痛。

草芍药 *Paeonia obovata* Maxim.

甘肃分布：天水、文县、康县、迭部、舟曲。

四普标本采集地：华亭、庄浪、武都、成县、两当、西和。

根：酸、苦，凉。活血散瘀，清肝，止痛。

牡丹 *Paeonia suffruticosa* Andr.

甘肃分布：天水、陇南有野生。兰州、武山、静宁、徽县等地栽培。

四普标本采集地：白银区、甘谷、崆峒、镇原。

根皮（牡丹皮）：苦、辛，微寒。清热凉血，活血化瘀。

紫斑牡丹 *Paeonia suffruticosa* var. *papaveracea*（Andrews）Kerner

保护等级：《国家重点保护野生植物名录》一级。

甘肃分布：兰州、榆中、天水、武都、康县、文县、徽县、舟曲。甘肃为紫斑牡丹著名栽培地之一。

四普标本采集地：安宁、麦积、通渭、临洮、徽县、西和、文县、临夏、永靖。

根皮：清热解毒，止痛。

四川牡丹 *Paeonia szechuanica* Fang

保护等级：《国家重点保护野生植物名录》二级。

甘肃分布：文县。

四普标本采集地：迭部。

根皮：清热解毒，止痛。

毛赤芍 *Paeonia veitchii* var. *woodwardii*（Stapf ex Cox）Stern

保护等级：《国家重点保护野生植物名录》二级。

甘肃分布：兰州、永登、榆中、天水、天祝、庄浪、漳县、岷县、武都、文县、徽县、临夏、积石山、卓尼、舟曲、夏河。

四普标本采集地：卓尼、临潭。

根：酸、苦，凉。活血散瘀，清肝，止痛。

乳突拟耧斗菜 *Paraquilegia anemonoides*（Willd.）Engl. ex Ulbr.

甘肃分布：祁连山、临夏、康乐、临潭、舟曲。

四普标本采集地：山丹、肃北。

全草：祛风湿，止痛。

拟耧斗菜 *Paraquilegia microphylla*（Royle）J. R. Drumm. et Hutch.

甘肃分布：天祝、张掖、肃南、玉门、临夏、康乐、临潭、舟曲、玛曲。

四普标本采集地：永登、肃南、玉门、肃北、和政、卓尼、迭部、碌曲。

地上部分：苦、涩，寒。活血散瘀，止痛，止血。

根、种子：用于乳痈，恶疮痈疽。

蒙古白头翁 *Pulsatilla ambigua* Turcz. ex Pritz.

甘肃分布：肃南。

四普标本采集地：永昌、山丹、肃南、肃北、永靖。

根：苦，寒。鲜品有毒。清热凉血，解毒。

白头翁 *Pulsatilla chinensis*（Bunge）Regel

甘肃分布：天水、平凉、西峰、合水、徽县。

四普标本采集地：平川、靖远、麦积、灵台、崇信、华亭、西峰、正宁、华池、合水、宁县、庆城、临洮、两当。

根：苦，寒。清热解毒，凉血止痢。

鸟足毛茛 *Ranunculus brotherusii* Freyn

甘肃分布：榆中、天祝、肃南、漳县、文县、临潭、卓尼、舟曲、夏河。

四普标本采集地：舟曲。

全草、花：温中祛寒，通经活络。

茴茴蒜 *Ranunculus chinensis* Bunge

甘肃分布：兰州、永登、榆中、靖远、天水、武威、肃南、泾川、崇信、合水、武都、文县、康县、两当、临夏。

四普标本采集地：永登、秦州、麦积、清水、山丹、灵台、华亭、正宁、合水、宁县、渭源、武都、和政、迭部。

全草：辛、苦，温。有毒。解毒退黄，截疟，定喘，镇痛。

果实：苦，微温。明目，截疟。

砾地毛茛 *Ranunculus glareosus* Hand.-Mazz.

甘肃分布：天祝。

四普标本采集地：山丹、玛曲。

全草：外用于风湿痛。

毛茛 *Ranunculus japonicus* Thunb.

甘肃分布：兰州、永登、榆中、天水、清水、武山、泾川、庆阳、合水、定西、通渭、陇西、漳县、岷县、武都、成县、文县、康县、礼县、徽县、临夏、康乐、临潭、舟曲、迭部、夏河。

四普标本采集地：永登、秦州、麦积、秦安、天祝、崆峒、泾川、灵台、崇信、华亭、庄浪、静宁、正宁、华池、合水、宁县、安定、通渭、临洮、武都、成县、两当、西和、康县、文县、东乡、积石山、舟曲、临潭、迭部、夏河、碌曲。

带根全草：辛，温。有毒。退黄，定喘，截疟，镇痛，消翳。

云生毛茛 *Ranunculus longicaulis* var. *nephelogenes*（Edgew.）L. Liu

甘肃分布：榆中、天祝、肃南、迭部、玛曲、碌曲、夏河。

四普标本采集地：天祝、肃北、渭源、卓尼、迭部、夏河。

全草：辛，温。温中祛寒，解毒，利尿。

石龙芮 *Ranunculus sceleratus* L.

甘肃分布：天水。

四普标本采集地：麦积、天祝、武都。

全草：苦、辛，寒。有毒。清热解毒，消肿散结，止痛，截疟。

扬子毛茛 *Ranunculus sieboldii* Miq.

甘肃分布：天水、武都、文县。

四普标本采集地：麦积、武都、两当、文县。

全草：辛、苦，热。有毒。除痰，截疟，解毒消肿。

高原毛茛 *Ranunculus tanguticus*（Maxim.）Ovcz.

甘肃分布：兰州、永登、榆中、天水、天祝、肃南、山丹、通渭、漳县、岷县、文县、康乐、和政、甘南、临潭、舟曲、迭部、玛曲、碌曲、夏河。

四普标本采集地：西固、榆中、永昌、平川、古浪、天祝、山丹、肃南、肃北、通渭、岷县、武都、临夏、舟曲、卓尼、临潭、迭部、夏河、玛曲。

全草：淡，温。解毒消肿，平喘，截疟。外用于牛皮癣。

天葵 *Semiaquilegia adoxoides*（DC.）Makino

甘肃分布：四普新分布。

四普标本采集地：文县。

块根（天葵子）：甘、苦，寒。清热解毒，消肿散结。

黄三七 *Souliea vaginata*（Maxim.）Franch.

甘肃分布：文县、宕昌、临潭、舟曲、迭部。

四普标本采集地：麦积、临潭、迭部、碌曲。

根状茎：苦，凉。清热除烦，解毒消肿。

直梗高山唐松草 *Thalictrum alpinum* var. *elatum* O. E. Ulbr.

甘肃分布：榆中、天祝、山丹、岷县、文县、甘南、舟曲、迭部。

四普标本采集地：玛曲。

根：苦，寒。清热燥湿，凉血解毒。

全草：苦，寒。清热解毒，清肝消积。

唐松草 *Thalictrum aquilegiifolium* var. *sibiricum* L.

甘肃分布：天水。

四普标本采集地：甘谷、天祝、华亭、陇西、岷县、成县、徽县、宕昌。

根及根茎：苦，寒。清热泻火，燥湿解毒。

贝加尔唐松草 *Thalictrum baicalense* Turcz.

甘肃分布：兰州、永登、榆中、天水、武山、天祝、平凉、岷县、武都、康县、临夏、临潭、卓尼、舟曲、迭部、夏河。

四普标本采集地：七里河、永登、麦积、张家川、天祝、正宁、华池、合水、宁县、庆城、安定、渭源、岷县、礼县、临夏、合作、

卓尼、临潭、迭部、夏河。

根及根茎（马尾黄连）：苦，寒。清热燥湿，泻火解毒。

长柱贝加尔唐松草 *Thalictrum baicalense* var. *megalostigma* Boivin

甘肃分布：舟曲。

四普标本采集地：迭部。

根及根茎（马尾连）：苦，寒。清热燥湿，泻火解毒。

高原唐松草 *Thalictrum cultratum* Wall.

甘肃分布：舟曲、迭部。

四普标本采集地：天祝、合作、卓尼。

根及根茎（马尾连）：苦，寒。清热燥湿，泻火解毒。

西南唐松草 *Thalictrum fargesii* Franch. ex Finet et Gagnep.

甘肃分布：武都、文县、康县、玛曲。

四普标本采集地：秦州、清水、文县。

全草：苦，寒。清热解毒，泻火燥湿。

腺毛唐松草 *Thalictrum foetidum* L.

甘肃分布：兰州、永登、皋兰、嘉峪关、肃南、山丹、平凉、酒泉、肃北、卓尼、迭部。

四普标本采集地：永登、景泰、静宁、肃北、康县、迭部。

根：用于目赤，病毒性肝炎，痈肿疮疖。

大花唐松草 *Thalictrum grandiflorum* Maxim.

甘肃分布：文县。模式标本采自甘肃文县。

四普标本采集地：武都。

根及根茎（马尾连）：清热燥湿，泻火解毒。

盾叶唐松草 *Thalictrum ichangense* Lecoy. ex Oliv.

甘肃分布：武都、文县、康县。

四普标本采集地：秦州、清水、宕昌。

全草或根：苦，寒。清热解毒，燥湿。

爪哇唐松草 *Thalictrum javanicum* Bl.

甘肃分布：武都、文县、舟曲。

四普标本采集地：张家川。

根及根茎（羊不食）：苦，寒。清热解毒，

燥湿。

长喙唐松草 *Thalictrum macrorhynchum* Franch.

甘肃分布：兰州、天水、清水、平凉、武都、文县、舟曲、夏河。

四普标本采集地：华亭、武都、卓尼。

带根全草：用于伤风感冒。

亚欧唐松草 *Thalictrum minus* L.

甘肃分布：兰州、永登、皋兰、天水、天祝、张掖、肃南、山丹、合水、岷县、武都、文县、临潭、夏河。

四普标本采集地：永登、秦安、古浪、民乐、肃南、安定、通渭、碌曲。

根：清热凉血，理气消肿。

东亚唐松草 *Thalictrum minus* var. *hypoleucum* (Sieb. et Zucc.) Miq.

甘肃分布：兰州、榆中、靖远、景泰、天水、天祝、张掖、平凉、华亭、合水、定西、武都、文县、康县、徽县、临夏、临潭、舟曲、碌曲、夏河。

四普标本采集地：平川、会宁、麦积、漳县、武都、两当、临夏。

根及根茎：苦，寒。有小毒。清热，解毒，燥湿。

稀蕊唐松草 *Thalictrum oligandrum* Maxim.

甘肃分布：榆中、文县、舟曲、夏河。

四普标本采集地：舟曲、迭部。

根及根茎：清热燥湿，泻火解毒。

川鄂唐松草 *Thalictrum osmundifolium* Finet et Gagnep.

甘肃分布：四普新分布。

四普标本采集地：舟曲。

全草（岩防风）：用于伤寒病。

瓣蕊唐松草 *Thalictrum petaloideum* L.

甘肃分布：永登、榆中、靖远、会宁、天水、天祝、山丹、平凉、崇信、环县、定西、通渭、临洮、漳县、岷县、卓尼、舟曲、迭部、玛曲、夏河。

四普标本采集地：永昌、平川、会宁、靖

远、古浪、山丹、崆峒、崇信、华亭、庄浪、静宁、正宁、环县、安定、通渭、渭源、岷县、临夏、永靖、夏河、碌曲。

根：苦，寒。清热，燥湿，解毒。

长柄唐松草 *Thalictrum przewalskii* Maxim.

甘肃分布：兰州、永登、榆中、景泰、天水、天祝、肃南、泾川、渭源、岷县、文县、徽县、临夏、卓尼、舟曲、夏河。

四普标本采集地：城关、平川、景泰、民乐、华亭、通渭、碌曲。

根和根茎：苦，寒。清热燥湿，消炎解毒。

粗壮唐松草 *Thalictrum robustum* Maxim.

甘肃分布：天水、文县、康县。

四普标本采集地：武都。

根：用于痢疾，泄泻。

芸香叶唐松草 *Thalictrum rutifolium* Hook. f. et Thoms.

甘肃分布：永登、天祝、张掖、夏河。

四普标本采集地：永登、碌曲。

全草（藏药：莪真）：微苦，凉。清热解毒，燥湿泻火。

箭头唐松草 *Thalictrum simplex* L.

甘肃分布：榆中、平凉、徽县、积石山。

四普标本采集地：泾川。

全草：苦，寒。清热，利尿。

短梗箭头唐松草 *Thalictrum simplex* var. *brevipes* Hara

甘肃分布：永登、平凉。

四普标本采集地：永登、麦积、灵台、和政、夏河。

根或全草：苦，寒。清热解毒，利湿退黄，止痢。

展枝唐松草 *Thalictrum squarrosum* Steph. ex Willd.

甘肃分布：靖远、会宁、天祝、肃南、山丹、环县、镇原、定西、文县、宕昌。

四普标本采集地：靖远、灵台、华池、庆城、镇原、环县、永靖、临潭。

根及茎或全草：苦，寒。有毒。清热解毒，

制酸。

钩柱唐松草 *Thalictrum uncatum* Maxim.

甘肃分布：天祝、武都、文县、康乐、迭部。

四普标本采集地：榆中、天祝、山丹、民乐、高台、和政、舟曲、迭部、夏河、玛曲。

根及根茎：清热燥湿，泻火解毒。

弯柱唐松草 *Thalictrum uncinulatum* Franch. ex Lecoy.

甘肃分布：文县、舟曲、迭部。

四普标本采集地：武都、康县、舟曲。

全草：用于麻疹初起。

川陕金莲花 *Trollius buddae* Schipcz.

甘肃分布：天水、岷县、文县、舟曲、迭部。

四普标本采集地：张家川、武都、两当、宕昌、东乡、舟曲。

根：活血，破血。

金莲花 *Trollius chinensis* Bunge

甘肃分布：卓尼。

四普标本采集地：甘谷、岷县、礼县、宕昌。

花：苦，微寒。清热解毒，消肿，明目。

矮金莲花 *Trollius farreri* Stapf

甘肃分布：兰州、榆中、天祝、张掖、临泽、渭源、岷县、文县、宕昌、临夏、临潭、舟曲、迭部、夏河。

四普标本采集地：榆中、清水、古浪、天祝、山丹、肃南、宕昌、临夏、和政、卓尼、临潭、迭部、夏河、碌曲、玛曲。

花（金莲花）：苦，微寒。清热解毒，消肿，明目。

小金莲花 *Trollius pumilus* D. Don

甘肃分布：岷县、卓尼、玛曲、碌曲、舟曲。

四普标本采集地：卓尼。

全草、花：清热解毒，利肺，祛风湿。

青藏金莲花 *Trollius pumilus* var. *tanguticus* Bruhl

甘肃分布：永登、岷县、宕昌、临潭、卓尼、迭部、玛曲、碌曲。

四普标本采集地：山丹、卓尼、临潭。

花：苦，凉。清热解毒。

毛茛状金莲花 *Trollius ranunculoides* Hemsl.

甘肃分布：永登、天祝、渭源、漳县、岷县、临潭、卓尼、夏河。

四普标本采集地：永登、天祝、漳县、渭源、和政、舟曲、卓尼。

全草：甘、辛，温。祛风湿，散寒。

小檗科 Berberidaceae

堆花小檗 *Berberis aggregata* C. K. Schneid.

甘肃分布：天水、武山、文县、康县、礼县、临夏、舟曲、夏河。

四普标本采集地：麦积、武都、礼县、文县、迭部。

根及茎枝：苦，寒。清热燥湿，泻火解毒。

黄芦木 *Berberis amurensis* Rupr.

甘肃分布：榆中、天水、清水、华亭、武都、康县、文县、舟曲、迭部、临潭、夏河。

四普标本采集地：秦州、清水、两当、舟曲、迭部。

根和茎、枝：苦，寒。清热燥湿，解毒。

短柄小檗 *Berberis brachypoda* Maxim.

甘肃分布：兰州、皋兰、榆中、天水、平凉、泾川、崇信、华池、合水、临洮、漳县、礼县、临潭、舟曲、夏河。

四普标本采集地：七里河、榆中、平川、麦积、张家川、崆峒、庄浪、正宁、华池、安定、渭源、临洮、临夏、永靖、和政、积石山、卓尼、临潭、迭部。

根、茎皮：苦，寒。清热燥湿，泻火解毒。

鄂尔多斯小檗 *Berberis caroli* Schneid.

甘肃分布：嘉峪关、安西。

四普标本采集地：景泰。

根、茎皮：清热，解毒，燥湿，泻火，明目，健胃。

秦岭小檗 *Berberis circumserrata* (Schneid.) Schneid.

甘肃分布：榆中、文县。

四普标本采集地：七里河、会宁、景泰、张家川、庄浪、宕昌、临夏、积石山、卓尼、临潭。

根、茎内皮：解毒，清热泻火。

直穗小檗 *Berberis dasystachya* Maxim.

甘肃分布：兰州、永登、榆中、天水、天祝、漳县、岷县、文县、临潭、舟曲、迭部、夏河。

四普标本采集地：永登、武山、古浪、华亭、渭源、宕昌、康乐、积石山、卓尼。

根和枝内皮：苦，寒。清湿热，解热毒。

鲜黄小檗 *Berberis diaphana* Maxim.

甘肃分布：榆中、天水、天祝、肃南、山丹、漳县、临夏、临潭、迭部。

四普标本采集地：榆中、永登、张家川、天祝、甘州、山丹、高台、肃南、临洮、西和、卓尼、临潭、夏河、碌曲、玛曲。

根和枝内皮：苦，寒。清湿热，解热毒。

松潘小檗 *Berberis dictyoneura* Schneid.

甘肃分布：会宁、张掖、肃南、漳县、文县。

四普标本采集地：靖远、麦积、天祝、临夏。

根皮：清热解毒。

首阳小檗 *Berberis dielsiana* Fedde

甘肃分布：天水、平凉、合水、武都、徽县、临夏。

四普标本采集地：清水、华亭、庄浪、正宁、华池、宁县、康县。

根皮：苦，寒。清热降火，解毒。

置疑小檗 *Berberis dubia* Schneid.

甘肃分布：张掖、肃南、酒泉、文县、临夏、舟曲、迭部。

四普标本采集地：榆中、永昌、清水、凉州、天祝、甘州、高台、肃南、玉门、渭源、岷县、夏河、碌曲。

根皮、茎皮：苦，寒。清热解毒。

陇西小檗 *Berberis farreri* Ahrendt

甘肃分布：兰州、榆中、张掖、岷县、康县。本种模式系栽培品，种子采自甘肃西部，

栽种于英国牛津大学。

四普标本采集地：瓜州。

根皮或茎皮：苦，寒。清热燥湿，泻火解毒。

异长穗小檗 *Berberis feddeana* Schneid.

甘肃分布：榆中、天祝。

四普标本采集地：武都。

根及茎皮：清热燥湿，泻火解毒。

大黄檗 *Berberis francisci-ferdinandi* Schneid.

甘肃分布：天水、武都。

四普标本采集地：康县。

根：清热解毒。

湖北小檗 *Berberis gagnepainii* Schneid.

甘肃分布：武都、文县。

四普标本采集地：康县。

根：清热燥湿，泻火解毒。

豪猪刺 *Berberis julianae* Schneid.

甘肃分布：武都、文县。

四普标本采集地：甘谷。

根、茎皮（土黄连）：苦，寒。清热解毒，杀虫，止泻。

甘肃小檗 *Berberis kansuensis* Schneid.

甘肃分布：兰州、永登、榆中、平凉、迭部。

四普标本采集地：永登、凉州、天祝、山丹、肃南、渭源、临洮、临夏、和政、临潭、迭部、夏河。

根和枝内皮：苦，寒。清湿热，解热毒。

细叶小檗 *Berberis poiretii* Schneid.

甘肃分布：迭部。

四普标本采集地：肃南、华亭、陇西、临洮、西和、永靖。

根（三颗针）：苦，寒。有毒。清热燥湿，泻火解毒。

刺黄花 *Berberis polyantha* Hemsl.

甘肃分布：华亭、文县、迭部。

四普标本采集地：迭部。

根：清热燥湿，解毒。

陕西小檗 *Berberis shensiana* Ahrendt

甘肃分布：天水、徽县、临潭。

四普标本采集地：天祝、通渭、两当、临洮、临夏。

根、茎皮：清热解毒。

华西小檗 *Berberis silva-taroucana* Schneid.

甘肃分布：天水、康县、舟曲。

四普标本采集地：礼县、文县。

根：苦，寒。清热燥湿，止痢止泻。

假豪猪刺 *Berberis soulieana* Schneid.

甘肃分布：天水、武都、文县、康县。

四普标本采集地：陇西、武都、成县、两当、康县、文县。

根（三颗针）：苦，寒。有毒。清热燥湿，泻火解毒。

匙叶小檗 *Berberis vernae* Schneid.

甘肃分布：天祝、肃南、山丹、康乐、临潭、卓尼、迭部、夏河。

四普标本采集地：榆中、永登、凉州、天祝、渭源、岷县、临洮、两当、西和、宕昌、临夏、康乐、东乡、积石山、合作、卓尼、迭部、夏河。

根（三颗针）：苦，寒。有毒。清热燥湿，泻火解毒。

疣枝小檗 *Berberis verruculosa* Hemsl. et Wils.

甘肃分布：武都、文县、舟曲。

四普标本采集地：文县。

根：清热祛火。

金花小檗 *Berberis wilsonae* Hemsl. et Wils.

甘肃分布：文县、舟曲、迭部。

四普标本采集地：麦积、漳县、武都、徽县、礼县、康县、宕昌、临潭。

根（三颗针）：苦，寒。有毒。清热燥湿，泻火解毒。

红毛七 *Caulophyllum robustum* Maxim.

甘肃分布：天水、岷县、文县、康县、舟曲、迭部、夏河。

四普标本采集地：秦州、麦积、武都、积石山、舟曲、卓尼。

根和根茎：辛、苦，温。活血散瘀，祛风除湿，行气止痛。

南方山荷叶 *Diphylleia sinensis* H. L. Li

甘肃分布：天水、康乐、临潭、舟曲、迭部。

四普标本采集地：张家川、华亭、庄浪、漳县、渭源、岷县、临洮、礼县、宕昌、康乐、和政、卓尼。

根状茎（山荷叶）：苦、辛，温。有毒。活血化瘀，解毒消肿。

淫羊藿 *Epimedium brevicornu* Maxim.

甘肃分布：兰州、榆中、天水、武山、平凉、岷县、武都、文县、康乐、舟曲、夏河。

四普标本采集地：榆中、麦积、清水、秦安、甘谷、武山、崆峒、崇信、华亭、庄浪、正宁、安定、陇西、漳县、渭源、岷县、临洮、武都、成县、两当、徽县、康县、宕昌、临夏、永靖、和政、东乡、积石山、卓尼、临潭。

叶：辛、甘，温。补肾阳，强筋骨，祛风湿。

柔毛淫羊藿 *Epimedium pubescens* Maxim.

甘肃分布：文县、徽县、康县、武都。

四普标本采集地：康县、文县。

叶（淫羊藿）：辛、甘，温。补肾阳，强筋骨，祛风湿。

三枝九叶草 *Epimedium sagittatum* （Sieb. et Zucc.）Maxim.

甘肃分布：文县、武都、徽县。

四普标本采集地：秦州、成县、西和。

叶（淫羊藿）：辛、甘，温。补肾阳，强筋骨，祛风湿。

阔叶十大功劳 *Mahonia bealei* （Fort.）Carr.

甘肃分布：文县、武都、徽县。

四普标本采集地：武都、徽县、康县、文县。

茎（功劳木）：苦，寒。清热燥湿，泻火解毒。

南天竹 *Nandina domestica* Thunb.

甘肃分布：文县。

四普标本采集地：秦州（栽培）。

果实：酸、甘，平。有毒。敛肺止咳，平喘。

桃儿七 *Sinopodophyllum hexandrum*（Royle）Ying

保护等级：《国家重点保护野生植物名录》二级。

甘肃分布：永登、榆中、临夏、临潭、卓尼、舟曲、迭部、夏河。

四普标本采集地：榆中、永登、华亭、漳县、渭源、岷县、礼县、宕昌、临夏、康乐、和政、积石山、合作、卓尼、临潭、迭部、夏河、碌曲。

果实（小叶莲）：甘，平。有小毒。调经活血。

木通科 Lardizabalaceae

木通 *Akebia quinata*（Houtt.）Decne.

甘肃分布：文县。

四普标本采集地：徽县、西和、文县、舟曲。

藤茎：苦，寒。利尿通淋，清心除烦，通经下乳。

果实：苦，寒。疏肝理气，活血止痛，散结，利尿。

三叶木通 *Akebia trifoliata*（Thunb.）Koidz.

甘肃分布：天水、文县、武都、康县、徽县。

四普标本采集地：麦积、华亭、武都、成县、徽县、西和、文县。

藤茎（木通）：苦，寒。利尿通淋，清心除烦，通经下乳。

果实（预知子）：苦，寒。疏肝理气，活血止痛，散结，利尿。

白木通 *Akebia trifoliata* subsp. *australis*（Diels）T. Shimizu

甘肃分布：文县。

四普标本采集地：麦积、文县。

藤茎（木通）：苦，寒。利尿通淋，清心除烦，通经下乳。

果实（预知子）：苦，寒。疏肝理气，活血止痛，散结，利尿。

猫儿屎 *Decaisnea insignis*（Griff.）Hook. f. et Thoms.

甘肃分布：天水、文县、康县、徽县、舟曲。

四普标本采集地：清水、武都、文县、宕昌。

根或茎：甘、辛，平。祛风除湿，清肺止咳。

五月瓜藤 *Holboellia angustifolia* Wall.

甘肃分布：文县、康县、成县。

四普标本采集地：康县。

果实、茎藤：利湿，通乳，解毒，止痛。

鹰爪枫 *Holboellia coriacea* Diels

甘肃分布：文县、康县、成县。

四普标本采集地：文县。

根：微苦，寒。祛风除湿，活血通络。

牛姆瓜 *Holboellia grandiflora* Réaub.

甘肃分布：武都、文县、康县、舟曲。

四普标本采集地：两当、康县、文县。

茎藤：苦，寒。清热利尿，通经活络，镇痛，排脓，通乳。

大血藤 *Sargentodoxa cuneata*（Oliv.）Rehd. et Wils.

甘肃分布：文县。

四普标本采集地：文县。

藤茎：苦，平。清热解毒，活血，祛风止痛。

串果藤 *Sinofranchetia chinensis*（Franch.）Hemsl.

甘肃分布：天水、文县。

四普标本采集地：康县、文县。

茎藤：祛风除湿，舒筋活血。

防己科 Menispermaceae

木防己 *Cocculus orbiculatus*（L.）DC.

甘肃分布：武都、文县、康县。

四普标本采集地：徽县、文县、武都。

根：苦、辛，寒。祛风除湿，通经活络，解毒消肿。

茎（小青藤）：苦，平。祛风除湿，调气止痛，利水消肿。

毛木防己 *Cocculus orbiculatus* var. *mollis* (Wall. ex Hook. f. et Thoms.) Hara

甘肃分布：武都、文县、康县。

四普标本采集地：文县。

根：苦、辛、寒。祛风除湿，通经活络，解毒消肿。

茎(小青藤)：苦，平。祛风除湿，调气止痛，利水消肿。

轮环藤 *Cyclea racemosa* Oliv.

甘肃分布：文县。

四普标本采集地：康县。

根(良藤)：苦，寒。清热，理气，止痛。

蝙蝠葛 *Menispermum dauricum* DC.

甘肃分布：天水、华亭、合水。

四普标本采集地：麦积、崆峒、泾川、灵台、华亭、庄浪、正宁、华池、合水、宁县、武都、西和、东乡。

根茎(北豆根)：苦，寒。有小毒。清热解毒，祛风止痛，利湿。

风龙 *Sinomenium acutum* （Thunb.）Rehd. et Wils.

甘肃分布：文县。

四普标本采集地：文县。

藤茎(青风藤)：苦、辛，平。祛风湿，通经络，利小便。

金线吊乌龟 *Stephania cephalantha* Hayata

甘肃分布：文县。

四普标本采集地：文县。

块根(白药子)：苦、辛，凉，有小毒。清热解毒，祛风止痛，凉血止血。

青牛胆 *Tinospora sagittata* （Oliv.）Gagnep.

甘肃分布：文县、徽县、成县。

四普标本采集地：徽县、成县、文县。

块根(金果榄)：苦，寒。清热解毒，利咽，止痛。

睡莲科 Nymphaeaceae

莲 *Nelumbo nucifera* Gaertn.

保护等级：《国家重点保护野生植物名录》二级。

甘肃分布：全省多地栽培或野生。

四普标本采集地：永靖。

种子(莲子)：甘、涩，平。补脾止泻，止带，益肾涩精，养心安神。

成熟种子中的干燥幼叶及胚根(莲子心)：苦，寒。清心安神，交通心肾，涩精止血。

花托(莲房)：苦、涩，温。化瘀止血。

雄蕊(莲须)：甘、涩，平。固肾涩精。

睡莲 *Nymphaea tetragona* Georgi

甘肃分布：全省多地栽培。

四普标本采集地：城关。

花：甘、苦，平。消暑，解酒，定惊。

金鱼藻科 Ceratophyllaceae

金鱼藻 *Ceratophyllum demersum* L.

甘肃分布：武都。

四普标本采集地：西峰。

全草：淡，凉。止血。

三白草科 Saururaceae

蕺菜 *Houttuynia cordata* Thunb

甘肃分布：天水、武都、成县、文县、康县、徽县。

四普标本采集地：麦积、秦州、武都、成县、两当、文县。

地上部分(鱼腥草)：辛，微寒。清热解毒，消痈排脓，利尿通淋。

三白草 *Saururus chinensis* （Lour.）Baill.

甘肃分布：文县。

四普标本采集地：康县、文县。

地上部分：甘、辛，寒。清热利水，解毒消肿。

根茎：甘、辛，寒。利水除湿，清热解毒。

胡椒科 Piperaceae

豆瓣绿 *Peperomia tetraphylla* （Forst. f.）Hook. et Arn.

甘肃分布：文县。

四普标本采集地：武都、文县。

全草：辛、苦，微温。舒筋活血，祛风除湿，化痰止咳。

石南藤 *Piper wallichii* （Miq.）Hand. -Mazz.

甘肃分布：文县。

四普标本采集地：武都、文县。

茎、叶或全株：辛，温。祛风湿，强腰膝，止痛，止咳。

金栗兰科 Chloranthaceae

宽叶金粟兰 *Chloranthus henryi* Hemsl.

甘肃分布：天水、武都、文县、康县。

四普标本采集地：宕昌。

根或全草（四大天王）：辛，温，有毒。祛风除湿，活血散瘀，解毒。

湖北金粟兰 *Chloranthus henryi* var. *hupehensis* (Pamp.) K. F. Wu

甘肃分布：文县。

四普标本采集地：康县、文县。

根或全草：辛、苦，温。祛湿，散寒，理气，活血。

银线草 *Chloranthus japonicus* Sieb.

甘肃分布：天水、武都、文县、宕昌、徽县、舟曲。

四普标本采集地：麦积、崆峒、华亭、庄浪、漳县、两当。

全草：辛、苦，温。有毒。活血行瘀，祛风除湿，解毒，治蛇伤。

多穗金粟兰 *Chloranthus multistachys* Pei

甘肃分布：文县、成县、康县、徽县。

四普标本采集地：秦州、武都、康县、文县。

根及全草：苦、辛，微温。有小毒。活血散瘀，解毒消肿。

马兜铃科 Aristolochiaceae

北马兜铃 *Aristolochia contorta* Bunge

甘肃分布：天水、合水。

四普标本采集地：麦积、崇信、正宁、华池、宁县。

果实（马兜铃）：苦，微寒。清肺降气，止咳平喘，清肠消痔。

马兜铃 *Aristolochia debilis* Sieb. et Zucc.

甘肃分布：天水、陇南、甘南、文县。

四普标本采集地：灵台、合水、西和。

果实：苦，微寒。清肺降气，止咳平喘，清肠消痔。

异叶马兜铃 *Aristolochia kaemoferi* f. *heterophylla* (Hemsl.) S. M. Hwang

甘肃分布：武都、文县、康县。

四普标本采集地：清水、文县。

根（汉中防己）：苦、辛，寒。祛风止痛，清热利水。

单叶细辛 *Asarum himalaicum* Hook. f. et Thomas. ex Klotzsch.

甘肃分布：天水、文县、宕昌、迭部。

四普标本采集地：麦积、张家川、华亭、漳县、渭源、岷县、临洮、武都、两当、西和、康县、宕昌、临夏、舟曲、迭部。

全草：辛，温。发散风寒，温肺化饮，理气止痛。

马蹄香 *Saruma henryi* Oliv.

保护等级：《国家重点保护野生植物名录》二级。

甘肃分布：康县。

四普标本采集地：清水、两当。

根及根状茎（冷水丹）：辛、苦，温。有小毒。祛风散寒，理气止痛，消肿排脓。

猕猴桃科 Actinidiaceae

软枣猕猴桃 *Actinidia arguta* (Sieb. et Zucc.) Planch. ex Miq.

保护等级：《国家重点保护野生植物名录》二级。

甘肃分布：成县、文县、徽县。

四普标本采集地：武都、康县。

果实（软枣子）：甘、微酸，微寒。滋阴清热，除烦止渴，通淋。

京梨猕猴桃 *Actinidia callosa* var. *henryi* Maxim.

甘肃分布：文县。

四普标本采集地：华亭、武都、文县。

根皮：凉，涩。清热，消肿，利湿，止痛。

中华猕猴桃 *Actinidia chinensis* Planch.

保护等级：《国家重点保护野生植物名录》二级。

甘肃分布：天水、文县、康县、徽县。

四普标本采集地：秦州、华亭、康县、文县。

果实（猕猴桃）：甘、酸，寒。解热，止渴，通淋。

根（藤梨根）：酸、微甘，凉。有小毒。清热解毒，活血消肿。

硬毛猕猴桃 *Actinidia chinensis* var. *hispida* C. F. Liang

甘肃分布：天水。

四普标本采集地：麦积、武都、文县。

果实（猕猴桃）：解热、止渴、开胃、通淋。

狗枣猕猴桃 *Actinidia kolomikta*（Maxim. et Rupr.）Maxim.

甘肃分布：武都、文县、康县、舟曲、迭部。

四普标本采集地：两当、康县、宕昌。

果实：酸、甘，平。滋养强壮。

葛枣猕猴桃 *Actinidia polygama*（Sieb. et Zucc.）Maxim.

甘肃分布：天水、文县、康县、徽县。

四普标本采集地：清水、徽县、礼县、文县、宕昌。

枝叶：苦、辛，温。祛除风湿，温经止痛，消散癥瘕。

四萼猕猴桃 *Actinidia tetramera* Maxim.

甘肃分布：天水、清水、平凉、漳县、武都、文县、宕昌、康县、徽县、康乐、舟曲、迭部。

四普标本采集地：两当、舟曲、迭部。

根：甘、淡，平。清热利湿。

猕猴桃藤山柳 *Clematoclethra scandens* subsp. *actinidioides*（Maxim.）Y. C. Tang et Q. Y. Xiang

甘肃分布：兰州、榆中、天水、清水、武山、渭源、漳县、岷县、武都、成县、文县、宕昌、康县、礼县、徽县、和政、临潭、舟曲、迭部、夏河。模式标本采自甘肃。

四普标本采集地：榆中、秦州、清水、康乐、临潭、迭部。

根：酸，凉。清热解毒，活血化瘀，消肿止痛。

山茶科 Theaceae

油茶 *Camellia oleifera* Abel.

甘肃分布：文县、康县。

四普标本采集地：文县。

种子：苦、甘，平。有毒。行气，润肠，杀虫。

根或根皮：苦，平。有小毒。清热解毒，理气止痛，活血消肿。

茶 *Camellia sinensis*（L.）O. Kuntze

保护等级：《国家重点保护野生植物名录》二级。

甘肃分布：文县、康县。

四普标本采集地：武都。

嫩叶或嫩芽（茶叶）：苦、甘，凉。清头目，除烦渴，消食，化痰，利尿，解毒。

短柱柃 *Eurya brevistyla* Kobuski

甘肃分布：文县。

四普标本采集地：武都、文县。

叶：用于烧烫伤。

藤黄科 Guttiferae

黄海棠 *Hypericum ascyron* L.

甘肃分布：榆中、天水、合水、武都、文县、康县、徽县、临潭、舟曲。

四普标本采集地：秦州、麦积、清水、武山、张家川、崆峒、灵台、崇信、华亭、庄浪、正宁、合水、陇西、漳县、渭源、临洮、武都、两当、徽县、康县、宕昌、临夏、康乐、积石山、合作、舟曲、卓尼、临潭、迭部。

全草（红旱莲）：苦，寒。凉血止血，活血调经，清热解毒。

赶山鞭 *Hypericum attenuatum* Choisy

甘肃分布：华亭、文县、武都、康乐、和政。

四普标本采集地：灵台、漳县、临洮、康县、临潭。

全草：苦，平。凉血止血，活血止痛，解毒消肿。

扬子小连翘 *Hypericum faberi* R. Keller

甘肃分布：文县、康县。

四普标本采集地：武都。

全草：苦，凉。凉血止血，消肿止痛。

金丝桃 *Hypericum monogynum* L.

甘肃分布：天水、康县。

四普标本采集地：岷县、西和、宕昌、积石山。

果实：甘，凉。润肺止咳。

全株：苦，凉。清热解毒，散瘀止痛，祛风湿。

金丝梅 *Hypericum patulum* Thunb. ex Murray

甘肃分布：文县、康县。

四普标本采集地：武都、两当、康县。

全株：苦，寒。清热利湿，解毒，疏肝通络，祛瘀止痛。

贯叶连翘 *Hypericum perforatum* L.

甘肃分布：榆中、天水、清水、文县、宕昌、康县、西和、武都、徽县。

四普标本采集地：麦积、甘谷、武山、张家川、灵台、合水、安定、通渭、陇西、岷县、武都、成县、两当、徽县、西和、礼县、康县、文县、宕昌、康乐、舟曲、迭部。

全草：苦、涩，平。收敛止血，调经通乳，清热解毒，利湿。

突脉金丝桃 *Hypericum przewalskii* Maxim

甘肃分布：兰州、榆中、武山、天祝、平凉、崇信、华亭、岷县、宕昌、礼县、临夏、康乐、卓尼、舟曲、迭部、夏河。

四普标本采集地：西固、榆中、永登、秦州、麦积、清水、秦安、武山、通渭、临洮、礼县、临夏、和政、东乡、舟曲、卓尼、临潭、迭部、夏河、碌曲。

全草（大对经草）：苦、微辛，平。活血调经，祛风湿，利小便。

元宝草 *Hypericum sampsonii* Hance

甘肃分布：文县。

四普标本采集地：华亭、武都、康县。

全草：苦、辛，寒。凉血止血，清热解毒，活血调经，祛风通络。

罂粟科 Papaveraceae

白屈菜 *Chelidonium majus* L.

甘肃分布：兰州、永登、榆中、天水、武山、合水、迭部、夏河。

四普标本采集地：榆中、永登、麦积、甘谷、天祝、崇信、庄浪、合水、临洮、武都、宕昌、临夏、卓尼、临潭。

全草：苦、凉。有毒。镇痛，止咳，利尿，解毒。

川东紫堇 *Corydalis acuminata* Franch.

甘肃分布：徽县、武都。

四普标本采集地：麦积、康县、文县。

全草：清热解毒，活血消肿。

灰绿黄堇 *Corydalis adunca* Maxim.

甘肃分布：兰州、皋兰、永昌、白银、靖远、景泰、民勤、肃南、民乐、酒泉、环县、岷县、渭源、临洮、武都、宕昌、永靖、卓尼、迭部、舟曲。

四普标本采集地：安宁、永登、永昌、平川、靖远、景泰、秦安、武山、凉州、古浪、甘州、山丹、临泽、安定、渭源、宕昌、永靖、卓尼、迭部。

全草：苦，凉。清肺止咳，清肝利胆，止痛。

地丁草 *Corydalis bungeana* Turcz.

甘肃分布：兰州、榆中、西峰、定西。

四普标本采集地：永昌、华亭、庄浪、西峰、武都、礼县、康县、文县。

全草（苦地丁）：苦，寒。清热解毒，消痈肿。

曲花紫堇 *Corydalis curviflora* Maxim.

甘肃分布：榆中、岷县、临夏、康乐、舟曲、迭部、夏河。

四普标本采集地：榆中、平川、武山、华亭、安定、通渭、渭源、宕昌、临夏、康乐、和政、积石山、舟曲、卓尼、迭部、玛曲。

全草：苦，寒。清热毒，利肝胆，凉血止血。

迭裂黄堇 *Corydalis dasyptera* Maxim.

甘肃分布：天祝、张掖、肃南、酒泉、夏河、迭部。

四普标本采集地：永昌、凉州、天祝、山丹、迭部、夏河、玛曲。

全草：苦、涩，寒。有毒。清热解毒，止血敛疮。

紫堇 *Corydalis edulis* Maxim.

甘肃分布：天水、武都、文县、康县。

四普标本采集地：宕昌。

根或全草：苦、涩，凉。有毒。消炎解毒，清热解暑。外用于疮疡肿毒，毒蛇咬伤，化脓性中耳炎，刀伤。

赛北紫堇 *Corydalis impatiens*（Pall.）Fisch.

甘肃分布：兰州、永登、榆中、肃南、岷县、和政、夏河。

四普标本采集地：天祝、卓尼。

全草：苦，寒。活血散瘀，行气止痛，清热解毒。

条裂黄堇 *Corydalis linarioides* Maxim.

甘肃分布：榆中、天祝、岷县、临夏、舟曲、碌曲、卓尼、迭部、夏河。

四普标本采集地：古浪、天祝、山丹、武都、临夏、积石山、迭部、玛曲。

块根（铜棒锤）：辛、微苦，平。有毒。祛风除湿，活血止痛。

红花紫堇 *Corydalis livida* Maxim.

甘肃分布：嘉峪关、天祝、张掖、肃南、山丹、酒泉。

四普标本采集地：景泰、凉州、天祝、山丹、玉门、卓尼、迭部。

全草（藏药：赛吾勾斋察歇）：调经活血，散瘀止血。外用于疮疡久溃不愈。

暗绿紫堇 *Corydalis melanochlora* Maxim.

甘肃分布：天祝、肃南、岷县、迭部。

四普标本采集地：凉州、甘州、迭部、玛曲。

全草：苦，寒。镇静，利胆，清热。外用于创伤感染。

蛇果黄堇 *Corydalis ophiocarpa* Hook. f. et Thoms.

甘肃分布：永登、榆中、天水、文县、舟曲、玛曲。

四普标本采集地：永登、崆峒、庄浪、临洮、两当、康县、康乐、和政、卓尼、迭部。

全草：苦、辛，温。有毒。活血止痛，祛风止痒。

黄堇 *Corydalis pallida*（Thunb）Pers.

甘肃分布：四普新分布。

四普标本采集地：庄浪、临夏。

根：微苦，凉。有毒。清热利湿，解毒。

小花黄堇 *Corydalis racemosa*（Thunb.）Pers.

甘肃分布：天水、平凉、武都、文县、康县、舟曲。

四普标本采集地：平川、庄浪、岷县。

根或全草：苦、寒。有毒。清热利湿，解毒杀虫。

小黄紫堇 *Corydalis raddeana* Regel

甘肃分布：兰州、景泰、文县、夏河。

四普标本采集地：永登、民乐、文县、舟曲、卓尼、迭部、夏河。

全草：苦，凉。清热解毒，止痢，止血。

扇苞黄堇 *Corydalis rheinbabeniana* Fedde

甘肃分布：岷县、康乐、迭部、夏河。

四普标本采集地：迭部。

根状茎：苦，凉。活血镇痛，行气消肿。

粗糙黄堇 *Corydalis scaberula* Maxim.

甘肃分布：四普新分布。

四普标本采集地：玛曲。

全草：苦，寒。清热解毒。

草黄堇 *Corydalis straminea* Maxim.

甘肃分布：夏河、卓尼及洮河流域。

四普标本采集地：肃南、康乐、夏河。

全草（藏药名：玉周丝哇）：苦，寒。清热解毒，消肿止痛，利水。

直茎黄堇 *Corydalis stricta* Steph. ex Fisch.

甘肃分布：肃南、民乐。

四普标本采集地：肃北。

全草(藏药名：巴夏嘎)：苦，寒。清热解毒，活血散瘀，除湿止痛。

糙果紫堇 *Corydalis trachycarpa* Maxim.

甘肃分布：天祝、庆阳、舟曲、迭部、夏河。

四普标本采集地：景泰、舟曲、迭部。

全草(藏药名：当日丝哇)：苦，寒。用于时行感冒发热，伤寒，胃痛。外用于疮疖肿毒。

齿瓣延胡索 *Corydalis turtschaninovii* Bess.

甘肃分布：华亭。

四普标本采集地：渭源、卓尼。

块茎：辛、苦，温。活血散瘀，行气止痛。

延胡索 *Corydalis yanhusuo* W. T. Wang ex Z. Y. Su et C. Y. Wu

甘肃分布：省内有引种栽培。

四普标本采集地：张家川、华亭。

块茎：辛、苦，温。活血，利气，止痛。

荷包牡丹 *Dicentra spectabilis* (L.) Lem.

甘肃分布：兰州、武山、夏河。多地栽培。

四普标本采集地：临洮。

根茎：辛、苦，温。祛风，活血，止痛。

秃疮花 *Dicranostigma leptopodum* (Maxim.) Fedde

甘肃分布：榆中、靖远、天水、庆阳、合水、武都、文县。模式标本采自甘肃。

四普标本采集地：西固、永登、麦积、甘谷、崆峒、泾川、灵台、崇信、庄浪、西峰、正宁、华池、合水、宁县、环县、武都、康县、文县、舟曲、卓尼、迭部。

全草：苦，寒。清热解毒，清热消肿，杀虫。

血水草 *Eomecon chionantha* Hance

甘肃分布：文县。

四普标本采集地：两当、文县。

根及根茎：苦、辛，凉。有小毒。清热解毒，散瘀止痛。

全草：苦，寒。有小毒。清热解毒，活血止痛，止血。

荷青花 *Hylomecon japonica* (Thunb.) Prantl et Kundig

甘肃分布：天水、文县、徽县。

四普标本采集地：崆峒、庄浪。

根和根茎(拐枣七)：苦，平。祛风通络，散瘀消肿。

多裂荷青花 *Hylomecon japonica* var. *dissecta* (Franch. ex Savat.) Fedde

甘肃分布：天水、文县、武都。

四普标本采集地：华亭。

根状茎：用于毒蛇咬伤，小儿湿疹，高烧，咳嗽。

角茴香 *Hypecoum erectum* L.

甘肃分布：皋兰、会宁、环县、玛曲。

四普标本采集地：七里河、民乐、肃南、环县、漳县。

全草：苦，寒。清热，消炎，止痛，镇咳。

细果角茴香 *Hypecoum leptocarpum* Hook. f. et Thoms.

甘肃分布：兰州、永登、榆中、靖远、景泰、天水、武威、天祝、肃南、山丹、华亭、镇原、定西、岷县、临夏、卓尼、舟曲、迭部、玛曲、夏河。

四普标本采集地：榆中、永登、永昌、平川、靖远、景泰、麦积、秦安、凉州、古浪、天祝、山丹、民乐、肃南、灵台、崇信、庄浪、静宁、正宁、镇原、环县、安定、通渭、漳县、渭源、岷县、武都、西和、宕昌、永靖、和政、东乡、卓尼、夏河、碌曲、玛曲。

全草：苦，寒。有小毒。清热解毒，凉血。

博落回 *Macleaya cordata* (Willd.) R. Br.

甘肃分布：文县。

四普标本采集地：徽县、礼县、宕昌。

根或全草：辛、苦，寒。有大毒。散瘀，祛风，解毒，止痛，杀虫。

小果博落回 *Macleaya microcarpa* (Maxim.) Fedde

甘肃分布：天水、武都、文县、宕昌、舟曲、迭部。

四普标本采集地：麦积、武都、西和、康县、舟曲。

根或全草：辛、苦，寒。有大毒。散瘀，

祛风，解毒，止痛，杀虫。

椭果绿绒蒿 *Meconopsis chelidoniifolia* Bur. et Franch.

甘肃分布：文县。

四普标本采集地：文县。

根：辛，温。有毒。祛风除湿，消肿止痛。

川西绿绒蒿 *Meconopsis henrici* Bur. et Franch.

甘肃分布：西南部。

四普标本采集地：迭部。

全草：苦，微温。活血止痛。

多刺绿绒蒿 *Meconopsis horridula* Hook. f. et Thoms.

甘肃分布：天祝、岷县、合作、卓尼、玛曲。

四普标本采集地：凉州、天祝、山丹、临夏、夏河、碌曲、玛曲。

全草：苦，寒。有小毒。活血化瘀，清热解毒。

全缘叶绿绒蒿 *Meconopsis integrifolia*（Maxim.）Franch.

甘肃分布：永登、榆中、天祝、渭源、漳县、舟曲、夏河。

四普标本采集地：榆中、永登、山丹、渭源、临夏、和政、积石山、卓尼、夏河、碌曲、玛曲。

全草：甘，涩，寒。有小毒。清肺热，除湿利尿。

柱果绿绒蒿 *Meconopsis oliverana* Franch. et Prain ex Prain

甘肃分布：舟曲。

四普标本采集地：两当。

全草：清热解毒，镇静，定喘。

红花绿绒蒿 *Meconopsis punicea* Maxim.

保护等级：《国家重点保护野生植物名录》二级。

甘肃分布：榆中、漳县、康乐、临潭、迭部、夏河。

四普标本采集地：榆中、漳县、渭源、礼

县、临夏、和政、积石山、合作、卓尼、临潭、迭部、碌曲、玛曲。

全草：苦，寒。清热解毒，利湿，止痛。

五脉绿绒蒿 *Meconopsis quintuplinervia* Regel

甘肃分布：榆中、天祝、岷县、舟曲、临潭、迭部、夏河。

四普标本采集地：榆中、永登、凉州、古浪、天祝、山丹、肃南、武都、礼县、临夏、和政、积石山、夏河、碌曲、玛曲。

全草：苦，微甘，寒。清热利湿，止咳定喘，止痛。

总状绿绒蒿 *Meconopsis racemosa* Maxim.

甘肃分布：榆中、天祝、文县。

四普标本采集地：卓尼、迭部、玛曲。

全草：微苦，涩，寒。清热解毒，止痛。

野罂粟 *Papaver nudicaule* L.

甘肃分布：天祝、平凉、华亭、夏河。

四普标本采集地：凉州、肃州、夏河。

果壳：酸、微苦，微寒。有毒。敛肺，固涩，镇痛。

光果野罂粟 *Papaver nudicaule* var. *aquilegioides* Fedde

甘肃分布：甘肃有分布。

四普标本采集地：凉州、肃州、夏河。

汁膏（傣药：呀芬）：用于痢疾，哮喘，头痛，咳嗽。

虞美人 *Papaver rhoeas* L.

甘肃分布：兰州、榆中、景泰、康乐。多地有栽培。

四普标本采集地：清水、庄浪、肃州、岷县、康县、临夏、卓尼、迭部。

全草或花、果实（丽春花）：苦、涩，微寒。有毒。镇咳，镇痛，止泻。

罂粟 *Papaver somniferum* L.

甘肃分布：永登、景泰、武威。有关药物研究单位有栽培。

四普标本采集地：张家川、漳县、渭源、西和、卓尼。

果壳(罂粟壳)：酸、涩，平。有毒。敛肺，涩肠，止痛。

山柑科 Capparaceae

爪瓣山柑 *Capparis himalayensis* Jafri

甘肃分布：河西走廊。

四普标本采集地：敦煌、瓜州。

果皮、花芽、果、叶(老鼠瓜)：辛、苦，温。有毒。祛风散寒，除湿。

根皮、果、叶：外用治急、慢性风湿性关节炎，布氏杆菌病。

叶：治痛风病。

十字花科 Brassicaceae

贺兰山南芥 *Arabis alaschanica* Maxim.

甘肃分布：夏河。

四普标本采集地：靖远。

全草：解毒退烧。

圆锥南芥 *Arabis paniculata* Franch.

甘肃分布：康县。

四普标本采集地：张家川、玛曲。

种子：解热。

垂果南芥 *Arabis pendula* L.

甘肃分布：兰州、榆中、天水、天祝、张掖、肃南、平凉、华亭、合水、岷县、文县、徽县、和政、卓尼、舟曲、夏河。

四普标本采集地：永昌、平川、秦州、清水、天祝、肃南、崆峒、庄浪、镇原、武都、礼县、康乐、和政、临潭、迭部、玛曲。

果实：辛，平。清热解毒，消肿。

芸薹 *Brassica campestris* L.

甘肃分布：全省多地栽培。

四普标本采集地：平川、麦积、张家川、通渭、岷县、宕昌、和政、玛曲。

种子(芸薹子)：甘、辛，温。行气祛瘀，消肿散结。

青菜 *Brassica chinensis* L.

甘肃分布：全省多地栽培。

四普标本采集地：金塔。

叶：甘，凉。解热除烦，生津止渴，清肺消痰，通利肠胃。

种子：甘，平。清肺化痰，消食醒酒。

芥 *Brassica juncea* (L.) Czern. et Coss.

甘肃分布：全省多地栽培。

四普标本采集地：陇西、临洮、宕昌。

种子(芥子)：辛，温。温肺豁痰利气，散结通络止痛。

白菜 *Brassica pekinensis* (Lour.) Rupr.

甘肃分布：全省各地栽培。

四普标本采集地：临夏。

叶球(黄芽白菜)：甘，平。通利肠胃，养胃和中，利小便。

荠菜 *Capsella bursa - pastoris* (L.) Medic.

甘肃分布：兰州、榆中、景泰、天水、武威、天祝、肃南、山丹、庆阳、定西、岷县、武都、文县、临潭、卓尼、舟曲、迭部、玛曲、碌曲、夏河。

四普标本采集地：七里河、榆中、永登、景泰、麦积、秦安、武山、张家川、古浪、天祝、山丹、民乐、崆峒、泾川、灵台、华亭、庄浪、静宁、敦煌、西峰、合水、宁县、庆城、环县、安定、通渭、渭源、临洮、武都、康县、文县、永靖、东乡、合作、卓尼、夏河、碌曲、玛曲。

全草：甘、淡，凉。凉肝止血，平肝明目，清热利湿。

花序：甘，凉。凉血止血，清热利湿。

种子：甘，平。祛风明目。

光头山碎米荠 *Cardamine engleriana* O. E. Schulz

甘肃分布：天水、康县、徽县、武都。

四普标本采集地：麦积、武都、康县。

全草：止咳平喘，利水。

弯曲碎米荠 *Cardamine flexuosa* With.

甘肃分布：武都、文县。

四普标本采集地：武都、康县、文县。

全草：甘、淡，凉。清热利湿，安神，止血。

碎米荠 *Cardamine hirsuta* L.

甘肃分布：武都、文县。

四普标本采集地：麦积、庄浪、陇西、徽

县。

全草：甘、淡，凉。清热利湿，安神，止血。

弹裂碎米荠 *Cardamine impatiens* L.

甘肃分布：兰州、榆中、天水、漳县、武都、文县、宕昌、康县、徽县、临夏、康乐、卓尼、舟曲、夏河。

四普标本采集地：麦积、华亭、武都、文县、康乐。

全草：淡，平。活血调经，清热解毒，利尿通淋。

白花碎米荠 *Cardamine leucantha* (Tausch) O. E. Schulz.

甘肃分布：天水、山丹、武都、康县、舟曲。

四普标本采集地：麦积、崆峒、华亭、庄浪、两当。

根状茎(菜子七)：辛、甘，平。化痰止咳，活血止痛。

大叶碎米荠 *Cardamine macrophylla* Willd.

甘肃分布：兰州、永登、榆中、天水、天祝、肃南、山丹、岷县、武都、文县、康县、舟曲、夏河。

四普标本采集地：麦积、甘州、两当、康县、临夏、迭部。

全草：甘、淡，平。健脾，利水消肿，凉血止血。

紫花碎米荠 *Cardamine tangutorum* O. E. Schulz

甘肃分布：榆中、天水、天祝、肃南、漳县、岷县、宕昌、康乐、卓尼、舟曲、玛曲、夏河。

四普标本采集地：榆中、秦州、清水、武山、张家川、古浪、天祝、山丹、肃南、崆峒、庄浪、渭源、武都、两当、西和、康县、文县、临夏、康乐、和政、卓尼、迭部、碌曲、玛曲。

全草：苦，平。散瘀通络，祛湿，止血。

群心菜 *Cardaria draba* (L.) Desv.

甘肃分布：民勤。

四普标本采集地：民勤、高台、敦煌。

全草：用于感冒和炎症。

红紫桂竹香 *Cheiranthus roseus* Maxim.

甘肃分布：天祝、肃南、临潭。

四普标本采集地：山丹、迭部。

全草：清热解毒。

播娘蒿 *Descurainia sophia* (L.) Webb ex Prantl

甘肃分布：兰州、榆中、永昌、天水、武山、天祝、肃南、庆阳、西峰、岷县、武都、文县、夏河。

四普标本采集地：西固、永登、永昌、景泰、麦积、古浪、天祝、甘州、民乐、肃南、崆峒、灵台、崇信、庄浪、肃北、西峰、正宁、合水、宁县、漳县、渭源、两当、康县、宕昌、临夏、康乐、和政、卓尼、迭部、夏河、碌曲、玛曲。

种子(南葶苈子)：辛、苦，大寒。泻肺平喘，行水消肿。

毛葶苈 *Draba eriopoda* Turcz.

甘肃分布：兰州、榆中、天祝、岷县、临潭、卓尼、舟曲、夏河。

四普标本采集地：榆中、天祝、山丹、文县、临潭、夏河、玛曲。

种子：清热利尿，祛痰定喘。

苞序葶苈 *Draba ladyginii* Pohle

甘肃分布：永登、榆中、山丹、武都、康乐、和政、临潭、碌曲、夏河。

四普标本采集地：永昌、天祝。

全草：清热，祛痰平喘，解食物毒。

葶苈 *Draba nemorosa* L.

甘肃分布：兰州、榆中、靖远、天水、天祝、漳县、岷县、武都、文县、康县、和政、临潭。

四普标本采集地：永登、平川、麦积、山丹、民乐、肃南、华亭、西峰、渭源、临夏、卓尼、玛曲。

种子：辛、苦，寒。泻肺平喘，行水消肿。

光果葶苈 *Draba nemorosa* var. *leiocarpa* Lindbl.

甘肃分布：兰州、靖远、临洮。

四普标本采集地：卓尼、临潭。

种子：泻肺平喘，利水消肿。

喜山葶苈 *Draba oreades* Schrenk

甘肃分布：岷县。

四普标本采集地：玛曲。

全草：辛，平。消积，解肉食中毒。

芝麻菜 *Eruca sativa* Miller——*Eruca vesicaria* subsp. *sativa*（Miller）Thellung

甘肃分布：兰州、永登、皋兰、榆中、靖远、会宁、景泰、天水、清水、民勤、天祝、泾川、静宁、庆阳、环县、合水、定西、通渭、陇西、岷县、武都、文县、卓尼、迭部、夏河。

四普标本采集地：西固、榆中、永登、平川、会宁、景泰、肃南、肃州、环县、岷县、两当、西和、康乐、永靖、东乡、迭部、碌曲。

种子：辛、苦，寒。下气行水，祛痰定喘。

绵果芝麻菜 *Eruca sativa* var. *eriocarpa* Boiss.

甘肃分布：甘肃有分布。

四普标本采集地：武都、玛曲。

种子：泻肺平喘，利水消肿。

小花糖芥 *Erysimum cheiranthoides* L.

甘肃分布：兰州、天水、庆阳、岷县、武都、文县、康县、舟曲。

四普标本采集地：平川、会宁、崆峒、泾川、灵台、崇信、庄浪、合水、宁县、庆城、环县、康县、文县。

全草：辛、苦，寒。有小毒。强心利尿，和胃消食。

山萮菜 *Eutrema yunnanense* Franch.

甘肃分布：天水、武都、文县、康县。

四普标本采集地：康县。

种子：祛风定喘，泻肺利水。

菘蓝 *Isatis indigotica* Fort.——*Isatis tinctoria* L.（欧洲菘蓝）

甘肃分布：天水、泾川、康县。十大陇药之一。

四普标本采集地：永登、金川、平川、靖远、麦积、武山、凉州、甘州、山丹、民乐、灵台、庄浪、静宁、通渭、陇西、渭源、岷县、临洮、成县、徽县、西和、宕昌。

根（板蓝根）：苦，寒。清热解毒，凉血利咽。

叶（大青叶）：苦，寒。清热解毒，凉血消斑。

阿拉善独行菜 *Lepidium alashanicum* S. L. Yang

甘肃分布：金昌、白银、武威。

四普标本采集地：永昌、靖远、高台。

种子：泻肺平喘，行水消肿，止咳祛痰。

独行菜 *Lepidium apetalum* Willd.

甘肃分布：兰州、永登、皋兰、榆中、嘉峪关、永昌、白银、靖远、会宁、景泰、天水、甘谷、武威、民勤、天祝、肃南、山丹、酒泉、肃北、阿克塞、庆阳、西峰、环县、定西、通渭、漳县、岷县、武都、文县、康县、永靖、舟曲、迭部、夏河。

四普标本采集地：安宁、榆中、永登、金川、平川、会宁、景泰、麦积、张家川、古浪、天祝、甘州、山丹、民乐、临泽、肃南、崆峒、泾川、灵台、华亭、庄浪、静宁、肃州、玉门、敦煌、瓜州、肃北、阿克塞、西峰、正宁、华池、合水、宁县、庆城、环县、安定、通渭、陇西、漳县、渭源、岷县、临洮、武都、成县、西和、康县、临夏、康乐、永靖、和政、合作、卓尼、迭部、夏河、碌曲、玛曲。

种子（北葶苈子）：辛、苦，大寒。泻肺平喘，行水消肿。

头花独行菜 *Lepidium capitatum* Hook. f. et Thomson

甘肃分布：阿克塞、碌曲。

四普标本采集地：玛曲。

种子：辛、苦，大寒。泻肺平喘，行水消肿，止咳祛痰。

全草：祛痰，止痛，消肿。

花：杀虫。

楔叶独行菜 *Lepidium cuneiforme* C. Y. Wu

甘肃分布：天水、岷县、武都、文县、宕昌、康县、礼县、康乐、舟曲、夏河。

四普标本采集地：永登、文县。

种子：辛、苦，大寒。泻肺平喘，行水消肿，止咳祛痰。

果实：祛痰定喘，泻肺利水。

花：杀虫。

宽叶独行菜 *Lepidium latifolium* L.

甘肃分布：兰州、永登、皋兰、榆中、靖远、会宁、景泰、武山、武威、民勤、肃南、山丹、泾川、酒泉。

四普标本采集地：永登、靖远、古浪、天祝、民乐、肃州、玉门、瓜州、阿克塞、漳县。

全草：微苦、涩，凉。清热燥湿。

光果宽叶独行菜 *Lepidium latifolium* var. *affine* (Ledeb.) C. A. Meyer

甘肃分布：兰州、永登、皋兰、靖远、景泰、会宁、武山、武威、民勤、张掖、山丹、肃南、泾川、玉门、六盘山。

四普标本采集地：肃北。

种子：泻肺平喘、行水消肿、止咳祛痰。

抱茎独行菜 *Lepidium perfoliatum* L.

甘肃分布：河西。

四普标本采集地：玉门。

全草：利尿，抗坏血病。

柱毛独行菜 *Lepidium ruderale* L.

甘肃分布：天水、民勤、天祝。

四普标本采集地：碌曲。

种子：止咳平喘，行气利水。

北美独行菜 *Lepidium virginicum* L.

甘肃分布：嘉峪关、甘谷、民勤、文县。

四普标本采集地：迭部。

全草：甘，平。驱虫，消积。

种子：用于水肿，痰喘咳嗽，小便淋痛。

涩荠 *Malcolmia africana* (L.) R. Brown

甘肃分布：永登、榆中、会宁、景泰、天水、民勤、天祝、肃南、山丹、泾川、静宁、庆阳、环县、定西、陇西、岷县、武都、文县、甘南、卓尼、夏河。

四普标本采集地：永登、平川、会宁、景泰、古浪、甘州、阿克塞、安定、通渭、岷县、武都、临潭、夏河、玛曲。

种子：苦、辛，大寒。祛痰定喘，泻肺行水。

诸葛菜 *Orychophragmus violaceus* (L.) O. E. Schulz

甘肃分布：文县。

四普标本采集地：麦积、秦安、崇信、两当、康县。

全草：用于降低胆固醇，清理软化血管，避免血栓形成。

单花荠 *Pegaeophyton scapiflorum* (Hook. f. et Thomson) C. Marquand et Airy Shaw

甘肃分布：甘南。

四普标本采集地：天祝、肃南、肃北、夏河、玛曲。

全草(高山辣根菜)：苦、辛，寒。清热解毒，消肿止痛。

藏芥 *Phaeonychium parryoides* (Kurz ex Hook. f. et T. Anderson) O. E. Schulz

甘肃分布：玛曲。

四普标本采集地：阿克塞。

根(藏药：索罗木保)：用于肺病咯血，刀伤。

斧翅沙芥 *Pugionium dolabratum* Maxim.

甘肃分布：张掖、高台。

四普标本采集地：金川、肃州。

根：辛，凉。清热止咳。

萝卜 *Raphanus sativus* L.

甘肃分布：全省各地普遍栽培。

四普标本采集地：敦煌、瓜州、西和、和政、卓尼。

种子(莱菔子)：辛、甘，平。消食除胀，降气化痰。

根(地骷髅)：消食积，利尿消肿。

无瓣蔊菜 *Rorippa dubia* (Pers.) Hara

甘肃分布：天水、华亭。

四普标本采集地：武都。

全草(蔊菜)：辛、苦，微温。祛痰止咳，解表散寒，活血解毒，利湿退黄。

高薄菜 *Rorippa elata*（Hook. f. et Thomson）Hand. –Mazz.

　　甘肃分布：玛曲。

　　四普标本采集地：玛曲。

　　种子及地上部分：解烦热，解毒。

薄菜 *Rorippa indica*（L.）Hiern

　　甘肃分布：天水、武山、通渭、武都、文县、康县。

　　四普标本采集地：麦积、瓜州、镇原、临洮、成县、康县、文县、永靖、夏河。

　　全草：辛、苦，微温。祛痰止咳，解表散寒，活血解毒，利湿退黄。

沼生薄菜 *Rorippa palustris*（L.）Besser——*Rorippa islandica*（Oeder）Borbas

　　甘肃分布：兰州、永登、榆中、天水、清水、武威、崇信、合水、漳县、岷县、临夏、和政、玛曲。

　　四普标本采集地：永登、麦积、秦安、玉门、永靖、玛曲。

　　全草：辛、苦，凉。清热解毒，利水消肿。

白芥 *Sinapis alba* L.

　　甘肃分布：省内有栽培。

　　四普标本采集地：靖远。

　　种子(芥子)：辛，温。温肺豁痰利气，散结通络止痛。

垂果大蒜芥 *Sisymbrium heteromallum* C. A. Meyer

　　甘肃分布：兰州、榆中、靖远、天水、天祝、肃南、山丹、平凉、静宁、庆阳、甘南、玛曲、碌曲、夏河。

　　四普标本采集地：金川、靖远、山丹、庄浪、西峰、正宁、宁县、环县、碌曲、玛曲。

　　全草和种子：甘，凉。止咳化痰，清热，解毒。

水蒜芥 *Sisymbrium irio* L.

　　甘肃分布：平凉。

　　四普标本采集地：迭部。

　　种子：用于疖肿感染。

宽果丛菔 *Solms–laubachia eurycarpa*（Maxim.）Botsch.

　　甘肃分布：玛曲、碌曲、夏河、迭部、卓尼。

　　四普标本采集地：卓尼、夏河、碌曲、玛曲。

　　根或全草(丛菔)：苦，凉。清肺热，退烧。

菥蓂 *Thlaspi arvense* L.

　　甘肃分布：兰州、永登、榆中、天水、清水、武山、天祝、山丹、平凉、华亭、岷县、武都、文县、宕昌、康乐、临潭、卓尼、舟曲、迭部、玛曲、碌曲、夏河。

　　四普标本采集地：西固、榆中、永登、靖远、秦州、麦积、清水、秦安、甘谷、武山、张家川、古浪、天祝、民乐、肃南、崆峒、华亭、庄浪、静宁、肃北、西峰、正宁、通渭、陇西、漳县、渭源、岷县、临洮、武都、成县、两当、西和、礼县、康县、文县、宕昌、临夏、康乐、和政、积石山、合作、卓尼、临潭、迭部、夏河、碌曲、玛曲。

　　地上部分：辛，微寒。清肝明目，和中利湿，解毒消肿。

蚓果芥 *Torularia humilis*（C. A. Meyer）O. E. Schulz

　　甘肃分布：兰州、皋兰、榆中、靖远、会宁、天水、秦安、武威、古浪、天祝、张掖、肃南、山丹、平凉、酒泉、肃北、敦煌、庆阳、西峰、环县、镇原、定西、通渭、陇西、岷县、武都、文县、宕昌、礼县、康乐、东乡、卓尼、舟曲、玛曲、夏河。

　　四普标本采集地：安宁、榆中、永登、金川、永昌、平川、会宁、靖远、景泰、麦积、古浪、天祝、山丹、高台、泾川、崇信、庄浪、静宁、肃北、西峰、华池、庆城、环县、安定、通渭、渭源、武都、文县、永靖、东乡、合作、卓尼、玛曲。

　　全草：辛、苦，温。解毒、健脾。

金缕梅科 Hamamelidaceae

枫香树 *Liquidambar formosana* Hance

　　甘肃分布：文县、康县。

四普标本采集地：康县、文县。

树皮：辛，平。有小毒。除湿止泻，祛风止痒。

叶：辛、苦，平。行气止痛，解毒，止血。

树脂（枫香脂）：辛、微苦，平。活血止痛，解毒，生肌，凉血。

成熟果序（路路通）：苦，平。祛风活络，利水通经。

景天科 Crassulaceae

狭穗八宝 *Hylotelephium angustum*（Maxim.）H. Ohba

甘肃分布：兰州、榆中、天水、岷县、宕昌、康县、徽县、和政、舟曲、迭部。

四普标本采集地：榆中、永登、靖远、麦积、武山、岷县、康县、宕昌、临夏、康乐、迭部。

全草：涩，寒。清热，利肺，顺气。

紫八宝 *Hylotelephium purpureum*（L.）Holub

甘肃分布：省内有栽培。

四普标本采集地：民勤（栽培）。

全草：甘、涩、微苦，平。清热解毒，敛疮，祛风镇痛，补益心肾。

轮叶八宝 *Hylotelephium verticillatum*（L.）H. Ohba

甘肃分布：榆中、天水、清水、平凉、文县。

四普标本采集地：秦州、麦积、卓尼、迭部。

全草：苦，凉。活血化瘀，解毒消肿。

塔花瓦松 *Orostachys chanetii*（Lévl.）Berger

甘肃分布：武都、文县、徽县。

四普标本采集地：宕昌。

全草：止血，活血，敛疮。

瓦松 *Orostachys fimbriata*（Turcz.）A. Berger

甘肃分布：兰州、永登、靖远、会宁、天水、天祝、肃南、环县、文县、宕昌、夏河。

四普标本采集地：皋兰、永登、金川、永昌、平川、靖远、景泰、甘谷、古浪、山丹、民乐、肃南、灵台、崇信、肃州、合水、岷县、

武都、徽县、西和、康县、文县、永靖、积石山、舟曲、迭部、夏河。

地上部分：酸、苦，凉。凉血止血，解毒，敛疮。

小苞瓦松 *Orostachys thyrsiflora* Fisch.

甘肃分布：肃北。

四普标本采集地：凉州、甘州、肃北。

全草：止血止痢，敛疮。

圆丛红景天 *Rhodiola coccinea*（Royle）Borissova

甘肃分布：肃北。

四普标本采集地：天祝、玉门、阿克塞、迭部、夏河。

根及根茎：用于瘟病，肺热，中毒及四肢肿胀。

小丛红景天 *Rhodiola dumulosa*（Franch.）S. H. Fu

甘肃分布：兰州、永登、榆中、永昌、靖远、天祝、肃南、临洮、临夏。

四普标本采集地：平川、靖远、山丹、肃南、渭源、临夏、和政、积石山、合作、卓尼、碌曲、玛曲。

全草：甘、涩、微苦，温。补肾，明目，养心安神，调经活血。

菱叶红景天 *Rhodiola henryi*（Diels）S. H. Hu

甘肃分布：天水、武都、文县、宕昌、康县、舟曲、迭部。

四普标本采集地：武都、两当、碌曲。

带根全草：苦、涩，平。理气，活血，接骨止痛，解毒消肿，止泻。

狭叶红景天 *Rhodiola kirilowii*（Regel）Maxim.

甘肃分布：天祝、临洮、岷县、宕昌、临潭、舟曲、迭部、夏河。

四普标本采集地：榆中、永登、天祝、肃南、渭源、武都、康乐、积石山、舟曲、卓尼、迭部、夏河、碌曲、玛曲。

根及根状茎：涩，温。止血，止痛，破坚，消积，止泻。

四裂红景天 *Rhodiola quadrifida* (Pall.)Fisch. et Mey.

保护等级:《国家重点保护野生植物名录》二级。

甘肃分布:天祝、肃南、民乐、酒泉、肃北、阿克塞、漳县、康乐、临潭、舟曲、迭部。

四普标本采集地:景泰、凉州、甘州、山丹、肃北、阿克塞、临潭、迭部、玛曲。

根、花:涩,寒。清热退烧,利肺。

红景天 *Rhodiola rosea* L.

甘肃分布:舟曲。

四普标本采集地:舟曲。

根:甘、涩,寒。补气清肺,益智养心,收敛止血,散瘀消肿。

唐古红景天 *Rhodiola tangutica* (Maxim.) S. H. Fu

保护等级:《国家重点保护野生植物名录》二级。

甘肃分布:天祝、玛曲。

四普标本采集地:永登、天祝、山丹、肃南、和政、迭部、玛曲。

全草:甘、涩,寒。补气清肺,益智养心,收涩止血,散瘀消肿。

云南红景天 *Rhodiola yunnanensis* (Franch.) S. H. Fu

保护等级:《国家重点保护野生植物名录》二级。

甘肃分布:天水、武都、文县、宕昌、康县、舟曲、迭部。

四普标本采集地:舟曲。

带根全草:苦、涩,凉。清热解毒,散瘀止血,消肿。

费菜 *Sedum aizoon* L.

甘肃分布:兰州、永登、榆中、永昌、靖远、会宁、天水、清水、天祝、肃南、平凉、泾川、崇信、庆阳、环县、合水、定西、漳县、岷县、武都、成县、文县、宕昌、康县、徽县、和政、甘南、临潭、卓尼、舟曲、夏河。

四普标本采集地:七里河、永登、平川、会宁、靖远、景泰、甘谷、武山、张家川、凉州、古浪、民勤、天祝、甘州、崆峒、泾川、灵台、崇信、华亭、庄浪、敦煌、正宁、华池、合水、环县、通渭、漳县、渭源、岷县、临洮、徽县、西和、礼县、康县、文县、宕昌、临夏、康乐、永靖、积石山、舟曲、卓尼、夏河。

根或全草(景天三七):甘、微酸,平。散瘀,止血,宁心安神,解毒。

乳毛费菜 *Sedum aizoon* var. *scabrum* Maxim.

甘肃分布:榆中、肃南、武都、康县、和政、临夏、卓尼。

四普标本采集地:永登、麦积、安定、渭源、武都、临夏、迭部。

带根全草:酸,平。活血止血,宁心,利湿,消肿解毒。

隐匿景天 *Sedum celatum* Frod.

甘肃分布:临夏、夏河、卓尼。

四普标本采集地:天祝、卓尼、迭部、碌曲。

全草:杀虫,蚀疣。

细叶景天 *Sedum elatinoides* Franch.

甘肃分布:天水、文县、武都。

四普标本采集地:武都、康县、文县、合作。

全草(崖松):酸、涩,寒。清热解毒,止痢。

凹叶景天 *Sedum emarginatum* Migo

甘肃分布:文县。

四普标本采集地:武都、康县、文县。

全草(马牙半枝莲):微酸,凉。清热解毒,止血,止痛,利湿。

佛甲草 *Sedum lineare* Thunb.

甘肃分布:武都、文县、康县。

四普标本采集地:成县、康县。

茎叶:甘、淡,寒。清热解毒,利湿,止血。

山飘风 *Sedum majus* (Hemsl.) Migo

甘肃分布:四普新分布。

四普标本采集地:文县。

全草:酸、涩,寒。清热解毒。

多茎景天 *Sedum multicaule* Wall.

甘肃分布：华亭。

四普标本采集地：武都、康县、康乐、舟曲、卓尼、迭部。

全草(滇瓦花)：甘、辛，凉。祛风清热。

大苞景天 *Sedum oligospermum* Maire

甘肃分布：天水、文县、康县。

四普标本采集地：秦州、麦积、两当。

全草(灯台菜)：甘、淡，寒。清热解毒，活血行瘀。

高原景天 *Sedum przewalskii* Maxim.

甘肃分布：兰州、甘南。

四普标本采集地：榆中、永登、永昌、卓尼。

带根全草：清热利肺，活血止血。

阔叶景天 *Sedum roborowskii* Maxim.

甘肃分布：天祝、张掖、临夏、卓尼、夏河。

四普标本采集地：永登、夏河、碌曲。

全草：活血，止血，敛疮。

垂盆草 *Sedum sarmentosum* Bunge

甘肃分布：天水、武都、文县、徽县。

四普标本采集地：秦州、麦积、清水、通渭、西和、文县、舟曲。

全草：甘、淡、酸，凉。清热利湿，解毒消肿。

石莲 *Sinocrassula indica* (Decne.) Berger

甘肃分布：甘肃有分布，且普遍栽培。

四普标本采集地：成县。

全草：酸，平。有毒。清热，活血散瘀，祛伤止痛。

绿花石莲 *Sinocrassula indica* var. *viridiflora* K. T. Fu

甘肃分布：四普新分布。

四普标本采集地：康县。

全草：苦、酸，凉。清热解毒。

虎耳草科 Saxifragaceae

落新妇 *Astilbe chinensis* (Maxim.) Franch. et Savat.

甘肃分布：兰州、榆中、天水、平凉、武都、文县、康县、徽县、和政、舟曲、迭部。

四普标本采集地：永登、清水、甘谷、武山、张家川、崆峒、华亭、庄浪、正宁、合水、岷县、两当、西和、礼县、康县、文县、宕昌、临夏、康乐、积石山、舟曲、临潭、夏河。

根茎(红升麻)：辛、苦，温。活血止痛，祛风除湿，强筋健骨，解毒。

多花落新妇 *Astilbe rivularis* var. *myriantha* (Diels) J. T. Pan

甘肃分布：康县、武都、文县、舟曲。

四普标本采集地：武都、康县、迭部。

根状茎(金毛七)：辛、微涩，平。祛风，发表，止痛。

长梗金腰 *Chrysosplenium axillare* Maxim.

甘肃分布：兰州、天祝、岷县、宕昌、临夏、舟曲。

四普标本采集地：迭部、碌曲、玛曲。

全草：清热解表，祛痰止咳。

肾叶金腰 *Chrysosplenium griffithii* Hook. f. et Thoms.

甘肃分布：天水、文县、宕昌、临夏、舟曲、夏河。

四普标本采集地：天祝、卓尼。

全草：苦，寒。清热，泻下，利胆。

绵毛金腰 *Chrysosplenium lanuginosum* Hook. f. et Thoms.

甘肃分布：文县。

四普标本采集地：山丹、文县、玛曲。

全草：用于劳伤，跌打损伤，黄疸。

大叶金腰 *Chrysosplenium macrophyllum* Oliv.

甘肃分布：文县。

四普标本采集地：秦州。

全草：苦、涩，寒。清热解毒，平肝，收敛生肌。

裸茎金腰 *Chrysosplenium nudicaule* Bunge

甘肃分布：天祝、张掖、宕昌、舟曲。

四普标本采集地：天祝、山丹、玛曲。

全草：苦，寒。泻湿热，退黄疸。

中华金腰 *Chrysosplenium sinicum* Maxim.

甘肃分布：文县、卓尼。

四普标本采集地：天祝、庄浪。

全草：苦，寒。清热解毒，退黄，排石。

单花金腰 *Chrysosplenium uniflorum* Maxim.

甘肃分布：甘肃有分布。

四普标本采集地：夏河、碌曲。

全草：苦，平。行气化痰，止咳定喘。

赤壁木 *Decumaria sinensis* Oliv.

甘肃分布：文县。

四普标本采集地：文县。

叶：消肿止血。

全草：祛风湿，强筋骨。

异色溲疏 *Deutzia discolor* Hemsl.

甘肃分布：天水、宁县、武都、文县、康县、徽县、舟曲、迭部。

四普标本采集地：康县、文县、舟曲、迭部。

根、叶：退热解毒，活血止血，催吐，利尿。

粉背溲疏 *Deutzia hypoglauca* Rehd.

甘肃分布：天水、文县。

四普标本采集地：清水、武都、两当。

枝、叶：清热利尿，除烦。

小花溲疏 *Deutzia parviflora* Bunge

甘肃分布：天水。

四普标本采集地：文县。

茎皮：用于感冒咳嗽。

溲疏 *Deutzia scabra* Thunb.

甘肃分布：省内有栽培。

四普标本采集地：礼县（栽培）。

果实：苦、辛，寒。有小毒。清热，利尿。

常山 *Dichroa febrifuga* Lour.

甘肃分布：武都、文县。

四普标本采集地：文县。

根：苦、辛，寒。有毒。涌吐痰涎，截疟。

冠盖绣球 *Hydrangea anomala* D. Don

甘肃分布：天水、文县、舟曲。

四普标本采集地：麦积。

叶：清热，抗疟。外用于皮肤疥癣。

根：酸、辛，凉。有小毒。祛痰，截疟，解毒，活血散瘀。

马桑绣球 *Hydrangea aspera* D. Don

甘肃分布：文县、康县。

四普标本采集地：文县、迭部。

根：消食积，清热解毒。外用于癣疥。

莼兰绣球 *Hydrangea longipes* Franch.

甘肃分布：天水、渭源、漳县、武都、文县、宕昌、康县、徽县、舟曲。

四普标本采集地：武都、文县、宕昌、迭部。

根、叶：清热解毒，除湿退黄。

蜡莲绣球 *Hydrangea strigosa* Rehd.

甘肃分布：文县、康县。

四普标本采集地：清水、两当、康县。

根：辛、酸，凉。截疟，消食，清热解毒，祛痰散结。

幼叶：甘，凉。截疟，利尿降压。

挂苦绣球 *Hydrangea xanthoneura* Diels

甘肃分布：靖远、会宁、天水、平凉、渭源、武都、文县、康县、两当、舟曲。

四普标本采集地：麦积。

根：辛，温。活血祛瘀，续筋接骨。

树皮：苦，凉。清热解毒。

短柱梅花草 *Parnassia brevistyla* （Brieg.）Hand.-Mazz.

甘肃分布：夏河。

四普标本采集地：永昌、康乐、卓尼、临潭、夏河、碌曲。

全草：苦，凉。清热解毒，凉血止血。

突隔梅花草 *Parnassia delavayi* Franch.

甘肃分布：武都、康县、徽县、舟曲、迭部。

四普标本采集地：两当、迭部。

全草：甘，寒。清热，润肺，消肿，止痛。

黄花梅花草 *Parnassia lutea* Batal.

甘肃分布：天祝、山丹、民乐。

四普标本采集地：天祝、山丹、肃北、玛曲。

全草：清热解毒，止咳化痰。

细叉梅花草 *Parnassia oreophila* Hance

甘肃分布：兰州、榆中、靖远、景泰、天水、天祝、肃南、武都、宕昌。

四普标本采集地：永登、永昌、平川、靖远、景泰、山丹、民乐、高台、通渭、合作、舟曲、临潭、夏河、碌曲、玛曲。

全草：清热利湿，止咳。

梅花草 *Parnassia palustris* L.

甘肃分布：榆中、渭源。

四普标本采集地：永昌、武山、张家川、凉州、漳县、宕昌、永靖、积石山。

全草：苦，凉。清热凉血，解毒消肿，止咳化痰。

白花梅花草 *Parnassia scaposa* Mattf.

甘肃分布：四普新分布。

四普标本采集地：迭部。

全草：补虚益气，利水除湿。

三脉梅花草 *Parnassia trinervis* Drude

甘肃分布：天祝、玉门、和政、玛曲、碌曲。

四普标本采集地：永登、景泰、天祝、山丹、民乐、肃南、通渭、和政、卓尼、临潭、迭部、夏河、玛曲。

全草：苦，凉。清热解毒，化痰止咳。

鸡肫梅花草 *Parnassia wightiana* Wall. ex Wight et Arn.

甘肃分布：渭源、武都、文县、宕昌、舟曲。

四普标本采集地：宕昌。

全草：淡，凉。清热止咳，利湿，止血。

扯根菜 *Penthorum chinense* Pursh

甘肃分布：兰州、徽县。

四普标本采集地：秦州、清水、灵台、成县。

全草（水泽兰）：苦、微辛，寒。利水除湿，活血散瘀，止血，解毒。

山梅花 *Philadelphus incanus* Koehne

甘肃分布：兰州、永登、榆中、天水、清水、渭源、武都、文县、临潭、卓尼、舟曲、迭部、夏河。

四普标本采集地：永登、麦积、渭源、徽县、礼县、康县、和政、临潭。

根皮：用于挫伤，腰胁痛，胃痛，头痛。

太平花 *Philadelphus pekinensis* Rupr.

甘肃分布：兰州、榆中、天水、平凉、崆峒、庆阳、西峰、合水、文县、康乐、舟曲。

四普标本采集地：华亭、正宁、合水、舟曲。

根：解热镇痛，截疟。

绢毛山梅花 *Philadelphus sericanthus* Koehne

甘肃分布：兰州、天水、天祝、岷县、文县、和政、舟曲、迭部。

四普标本采集地：永登。

根皮：苦，平。活血镇痛，截疟。

冠盖藤 *Pileostegia viburnoides* Hook. f. et Thoms.

甘肃分布：文县。

四普标本采集地：文县。

根、藤、叶：辛，微苦，温。祛风除湿，散瘀止痛，接骨。

长刺茶藨子 *Ribes alpestre* Wall. ex Decne.

甘肃分布：兰州、榆中、泾川、岷县、甘南、临潭、卓尼。

四普标本采集地：碌曲。

果实：酸，平。健胃。

大刺茶藨子 *Ribes alpestre* var. *giganteum* Jancz.

甘肃分布：兰州、榆中、岷县。

四普标本采集地：岷县。

果实：酸，平。健胃。

华蔓茶藨子 *Ribes fasciculatum* var. *chinense* Maxim.

甘肃分布：天水。

四普标本采集地：两当。

根、果实：甘、苦，平。凉血清热，调经。

冰川茶藨子 *Ribes glaciale* Wall.

甘肃分布：永登、榆中、天祝、天水、武都、徽县、康县、文县、临潭、舟曲、卓尼。

四普标本采集地：永登、秦州、麦积、和

政、卓尼。

叶：用于烧烫伤，漆疮，胃痛。

茎皮、果实：清热燥湿，健胃。

糖茶藨子 *Ribes himalense* Royle ex Decne.

甘肃分布：永登、榆中、天祝、文县、卓尼、舟曲、玛曲、夏河。

四普标本采集地：山丹、华亭、渭源、卓尼。

茎枝、果实（糖茶藨）：甘、涩，平。解毒，清热。

瘤糖茶藨子 *Ribes himalense* var. *verruculosm* (Rehd.) L. T. Lu

甘肃分布：兰州、榆中、肃南、山丹、酒泉、岷县、临夏、和政、临潭、卓尼、舟曲、夏河。

四普标本采集地：徽县。

茎枝、果实（糖茶藨）：甘、涩，平。解毒，清热。

长序茶藨子 *Ribes longiracemosum* Franch.

甘肃分布：文县、武都。

四普标本采集地：舟曲、临潭。

根：清热除烦，调经止痛。

东北茶藨子 *Ribes mandshuricum* (Maxim.) Kom.

甘肃分布：兰州、天水、平凉、陇西、文县、临潭。

四普标本采集地：文县。

果实：辛，温。疏风解表。

尖叶茶藨子 *Ribes maximowiczianum* Komarov

甘肃分布：榆中、渭源、临潭、舟曲。

四普标本采集地：正宁、宁县。

根：祛风除湿。

天山茶藨子 *Ribes meyeri* Maxim.

甘肃分布：兰州、榆中、肃南、酒泉、岷县、卓尼、舟曲、夏河。

四普标本采集地：舟曲、临潭。

茎皮、果实：利湿，退黄。

宝兴茶藨子 *Ribes moupinense* Franch.

甘肃分布：兰州、榆中、天水、平凉、岷县、武都、文县、康县、两当、临潭、卓尼、

迭部、夏河。

四普标本采集地：武都。

茎皮、果实：清热燥湿。

根：祛风除湿，活血调经。

美丽茶藨子 *Ribes pulchellum* Turcz.

甘肃分布：兰州、景泰、古浪、肃南、合水、迭部。

四普标本采集地：永登、靖远、天祝、漳县、文县、舟曲。

果实：微苦，凉。清热解表。

长果茶藨子 *Ribes stenocarpum* Maxim.

甘肃分布：兰州、榆中、永昌、天祝、山丹、漳县、岷县、临洮、卓尼、夏河、祁连山。

四普标本采集地：靖远、卓尼、临潭。

茎或根：清热解毒。

细枝茶藨子 *Ribes tenue* Jancz.

甘肃分布：榆中、天水、岷县、武都、文县、临夏、迭部、舟曲、夏河。

四普标本采集地：康县、文县。

根：用于月经不调，痛经，四肢无力，烧烫伤。

七叶鬼灯檠 *Rodgersia aesculifolia* Batal.

甘肃分布：天水、平凉、武都、文县、康县、礼县、徽县、舟曲、迭部。

四普标本采集地：张家川、华亭、庄浪、岷县、武都、西和、礼县、康县、宕昌、舟曲。

根状茎：苦、涩，平。有小毒。凉血止血，消肿解毒。

黑虎耳草 *Saxifraga atrata* Engl.

甘肃分布：榆中、肃南。

四普标本采集地：凉州、古浪、天祝、山丹、肃南、临夏、和政、迭部、夏河。

花：微苦，寒。清肺止咳。

零余虎耳草 *Saxifraga cernua* L.

甘肃分布：张掖、迭部。

四普标本采集地：玛曲。

全草：清热解毒，排脓。

聚叶虎耳草 *Saxifraga confertifolia* Engl. et Irmsch.

甘肃分布：西部。

四普标本采集地：天祝、迭部、玛曲。

全草：苦，寒。清热解毒，利湿退黄。

优越虎耳草 *Saxifraga egregia* Engl.

甘肃分布：肃南、临夏、舟曲。

四普标本采集地：卓尼、迭部、夏河、碌曲、玛曲。

花：微苦，寒。清热降火，凉血解毒，祛风止咳。

小芽虎耳草 *Saxifraga gemmuligera* Engl.

甘肃分布：西南部。

四普标本采集地：卓尼、迭部、夏河、碌曲。

全草：清热解毒。

山羊臭虎耳草 *Saxifraga hirculus* L.

甘肃分布：榆中、肃南、岷县。

四普标本采集地：卓尼、迭部、夏河。

全草（藏药：色地）：用于传染病发烧，药物中毒，"培根"与"赤巴"并发症，肝病，胆病。

道孚虎耳草 *Saxifraga lumpuensis* Engl.

甘肃分布：临潭、舟曲。

四普标本采集地：舟曲、卓尼、迭部。

全草：清热解毒，消肿。

黑蕊虎耳草 *Saxifraga melanocentra* Franch.

甘肃分布：榆中、天祝、张掖、夏河。

四普标本采集地：榆中、古浪、山丹、卓尼、玛曲。

全草：补血，散瘀，清热，利胆，退烧。

青藏虎耳草 *Saxifraga przewalskii* Engl.

甘肃分布：天祝、张掖、肃南、玉门、卓尼。

四普标本采集地：凉州、古浪、天祝、肃北。

全草：苦、辛，寒。清肝胆热，健胃。

狭瓣虎耳草 *Saxifraga pseudohirculus* Engl.

甘肃分布：临夏、甘南、夏河。

四普标本采集地：舟曲、卓尼、迭部、夏河。

全草：清热解毒。

山地虎耳草 *Saxifraga sinomontana* J. T. Pan et Gornall

甘肃分布：兰州、榆中、天祝、张掖、肃

南、玉门、甘南、舟曲、卓尼、迭部、夏河。

四普标本采集地：榆中、永登、永昌、凉州、天祝、甘州、山丹、积石山、舟曲、卓尼、迭部、夏河、玛曲。

全草：清热解毒，镇痛。

繁缕虎耳草 *Saxifraga stellariifolia* Franch.

甘肃分布：四普新分布。

四普标本采集地：文县、舟曲、迭部。

全草：清热解毒，祛风止咳。

虎耳草 *Saxifraga stolonifera* Curt.

甘肃分布：武都、文县、康县、徽县、舟曲、迭部。

四普标本采集地：秦州、清水、两当、徽县、西和、康县、文县、康乐。

全草：苦、辛，寒。有小毒。疏风，清热，凉血解毒。

唐古特虎耳草 *Saxifraga tangutica* Engl.

甘肃分布：兰州、永登、榆中、天祝、肃南、玉门、岷县、舟曲、卓尼、夏河。

四普标本采集地：榆中、天祝、山丹、肃南、临夏、和政、夏河、碌曲、玛曲。

全草：苦，寒。清热解毒，解表发汗，补脾。

爪瓣虎耳草 *Saxifraga unguiculata* Engl.

甘肃分布：天祝、张掖、肃南、舟曲、迭部。

四普标本采集地：凉州、甘州、山丹、阿克塞、迭部。

全草：清热解毒。

鄂西虎耳草 *Saxifraga unguipetala* Engl. et Irmsch.

甘肃分布：岷山。

四普标本采集地：卓尼、迭部。

全草（爪虎耳草）：清热解毒，清肝利胆。

黄水枝 *Tiarella polyphylla* D. Don

甘肃分布：天水、漳县、武都、文县、康县、临潭、舟曲、迭部、夏河。

四普标本采集地：麦积、两当、文县、康乐、卓尼。

全草：苦，寒。清热解毒，活血祛瘀，消

肿止痛。

海桐花科 Pittosporaceae

柄果海桐 *Pittosporum podocarpum* Gagnep.

甘肃分布：文县。

四普标本采集地：康县、文县、康乐。

根：甘、苦、辛，凉。补肾益肺，祛风湿，活血通络。

叶：解毒，止血。

种子：甘、涩，平。清热，生津止渴。

线叶柄果海桐 *Pittosporum podocarpum* var. *angustatum* Gowda

甘肃分布：康县。

四普标本采集地：两当。

根皮、叶、果实：镇静，退热，补虚，定喘。

崖花子 *Pittosporum truncatum* Pritz.

甘肃分布：文县、康县、徽县、舟曲。

四普标本采集地：武都、文县、康乐。

全株：散瘀止痛，祛风活络。

蔷薇科 Rosaceae

羽叶花 *Acomastylis elata* （Wall. ex G. Don）F. Bolle

甘肃分布：四普新分布。

四普标本采集地：夏河、舟曲、玛曲、碌曲。

根及地上部分（藏药：热衮巴）：用于治各种"血"病，热证和"察龙"病，热血。

龙芽草 *Agrimonia pilosa* Ledb.

甘肃分布：兰州、永登、榆中、天水、天祝、平凉、庆阳、合水、武都、文县、宕昌、康县、和政、卓尼、舟曲。

四普标本采集地：西固、榆中、永登、秦州、麦积、清水、秦安、甘谷、武山、张家川、崆峒、泾川、灵台、崇信、华亭、庄浪、静宁、正宁、华池、合水、宁县、庆城、镇原、安定、通渭、陇西、漳县、渭源、岷县、临洮、武都、成县、两当、徽县、西和、礼县、康县、宕昌、临夏、康乐、和政、东乡、积石山、合作、卓尼、临潭、迭部、碌曲。

地上部分（仙鹤草）：苦、涩，平。收敛止血，截疟，止痢，解毒，补虚。

唐棣 *Amelanchier sinica*（C. K. Schneid.）Chun

甘肃分布：天水、成县、文县、康县、徽县、舟曲。

四普标本采集地：清水、武都、两当、康县、文县。

树皮：苦，平。祛风，活血止痛，止带。

扁桃 *Amygdalus communis* L.

甘肃分布：省内有栽培。

四普标本采集地：安宁。

种子（巴旦杏仁）：甘，平。润肺，止咳，化痰，下气。

山桃 *Amygdalus davidiana*（Carrière）de Vos ex Henry

甘肃分布：天水、平凉、华亭、合水、文县。

四普标本采集地：会宁、秦州、清水、秦安、武山、张家川、崆峒、崇信、华亭、庄浪、静宁、正宁、华池、合水、宁县、庆城、镇原、环县、安定、通渭、岷县、两当、徽县、西和、东乡。

种子（桃仁）：苦、甘，平。活血祛瘀，润肠通便，止咳平喘。

陕甘山桃 *Amygdalus davidiana* var. *potaninii*（Batalin）T. T. Yu et L. T. Lu

甘肃分布：文县。

四普标本采集地：崇信、文县、永靖。

种仁（桃仁）：活血祛瘀，润肠通便。

甘肃桃 *Amygdalus kansuensis*（Rehder）Skeels

保护等级：《国家重点保护野生植物名录》二级。

甘肃分布：榆中、会宁、天水、武山、武都、文县、宕昌、徽县、舟曲。

四普标本采集地：麦积、武都、康县、文县。

种仁：有小毒。破血行瘀，润燥滑肠。

蒙古扁桃 *Amygdalus mongolica*（Maxim.）Ricker

保护等级：《国家重点保护野生植物名录》

二级。

甘肃分布：永昌、张掖、肃南。

四普标本采集地：金川、永昌、平川、民勤、甘州、山丹、高台、肃南、玉门。

种子：苦，平。润肠通便，止咳化痰。

桃 *Amygdalus persica* L.

甘肃分布：全省各地广泛栽培。

四普标本采集地：清水、民勤、庄浪、敦煌、瓜州、西峰、正宁、庆城、环县、通渭、临夏。

种子（桃仁）：苦、甘，平。活血祛瘀，润肠通便，止咳平喘。

西康扁桃 *Amygdalus tangutica*（Batalin）Korsh.

甘肃分布：岷县、舟曲、迭部。

四普标本采集地：迭部。

种子（桃仁）：破血行瘀，润燥滑肠。

榆叶梅 *Amygdalus triloba*（Lindl.）Ricker

甘肃分布：省内多地栽培。

四普标本采集地：古浪。

种子：润燥，滑肠，下气，利水。

山杏 *Armeniaca sibirica*（L.）Lam.

甘肃分布：榆中、合水、武都、文县。

四普标本采集地：永登、景泰、甘谷、武山、张家川、民勤、崇信、庄浪、静宁、宁县、临洮、两当、文县、宕昌、临夏、迭部。

种子（苦杏仁）：苦，微温。有小毒。降气止咳平喘，润肠通便。

杏 *Armeniaca vulgaris* Lam.

甘肃分布：全省各地普遍栽培。

四普标本采集地：安宁、永登、平川、会宁、武山、崆峒、肃州、敦煌、瓜州、西峰、庆城、环县、通渭、岷县、临洮、宕昌。

种子（苦杏仁）：苦，微温。有小毒。降气止咳，平喘，润肠通便。

野杏 *Armeniaca vulgaris* var. *ansu*（Maxim.）Yü et Lu

甘肃分布：兰州、清水、陇西、武都、文县。

四普标本采集地：平川、古浪、天祝、华亭、安定、康乐、卓尼。

种子（苦杏仁）：苦，微温。有小毒。降气止咳，平喘，润肠通便。

假升麻 *Aruncus sylvester* Kostel.

甘肃分布：天水、平凉、文县、宕昌、康县、舟曲。

四普标本采集地：秦州、清水、庄浪、两当、西和、文县、迭部。

根：用于跌打损伤，劳伤，筋骨痛。

微毛樱桃 *Cerasus clarofolia*（Schneid.）Yü et Li

甘肃分布：天水、岷县、武都、文县、康县、迭部。

四普标本采集地：秦州、正宁、两当。

叶、树皮：杀虫，解毒。

欧李 *Cerasus humilis*（Bge.）Sok.

甘肃分布：省内有栽培。

四普标本采集地：甘谷、张家川（栽培）。

种子（郁李仁）：辛、苦、甘，平。润肠通便，下气利水。

郁李 *Cerasus japonica*（Thunb.）Lois.

甘肃分布：省内有栽培。

四普标本采集地：宕昌。

种子（郁李仁）：辛、苦、甘，平。润肠通便，下气利水。

樱桃 *Cerasus pseudocerasus*（Lindl.）G. Don.

甘肃分布：天水、文县。多地栽培。

四普标本采集地：临洮、康县。

果核（樱桃核）：辛，温。发表透疹，消瘤去瘢，行气止痛。

果实：甘，温。补血益肾。

果汁：甘，平。透疹，敛疮。

枝叶：甘、苦，温。温中健脾，止咳，行气，解毒杀虫。

花：养颜祛斑。

四川樱桃 *Cerasus szechuanica*（Batal.）Yü et Li

甘肃分布：天水、武都、康县。

四普标本采集地：麦积。

根、果实、种子：清热，益肾，调经活血。

毛樱桃 *Cerasus tomentosa*（Thunb.）Wall.

甘肃分布：兰州、永登、榆中、天水、武山、平凉、华亭、合水、陇西、漳县、岷县、武都、文县、康县、临夏、广河、卓尼、舟曲、夏河。

四普标本采集地：永登、麦积、华亭、正宁、华池、宁县、和政、迭部。

果实：辛、甘，平。健脾，益气，固精。

毛叶木瓜 *Chaenomeles cathayensis*（Hemsl.）Schneid.

甘肃分布：天水、泾川、武都、文县。

四普标本采集地：武都、康县。

果实：酸、甘，温。健胃，助消化。

皱皮木瓜 *Chaenomeles speciosa*（Sweet）Nakai

甘肃分布：省内多地栽培。

四普标本采集地：崆峒、庄浪、通渭、岷县、西和、宕昌。

果实：酸，温。舒筋活络，和胃化湿。

无尾果 *Coluria longifolia* Maxim.

甘肃分布：榆中、肃南、夏河。

四普标本采集地：肃南、碌曲、玛曲。

全草：苦，凉。清热平肝，活血止血。

尖叶栒子 *Cotoneaster acuminatus* Lindl.

甘肃分布：永登、天祝、张掖。

四普标本采集地：临潭、夏河。

果实（藏药：察珠木）：用于风湿性关节炎，黄水病，肝病，肉食积滞，高血压，月经不调，腹泻。

果膏：治鼻衄，牙龈出血，月经出血过多及各种出血。

枝叶膏：治鼻衄，月经出血过多及各种出血，风湿性关节炎，黄水病，止血，敛黄水。

灰栒子 *Cotoneaster acutifolius* Turcz.

甘肃分布：兰州、永登、皋兰、榆中、天水、武山、民勤、天祝、漳县、岷县、武都、文县、宕昌、康县、礼县、徽县、康乐、甘南、临潭、卓尼、舟曲、迭部、夏河。

四普标本采集地：永登、秦州、麦积、清水、山丹、肃南、正宁、华池、宁县、通渭、徽县、礼县、康县、临夏、和政。

枝叶、果实：苦、涩，平。凉血止血。

匍匐栒子 *Cotoneaster adpressus* Bois

甘肃分布：天水、武山、渭源、漳县、文县、宕昌、康县、礼县、临夏、康乐、临潭、卓尼、碌曲、夏河。

四普标本采集地：秦州、清水、渭源、岷县、临洮、武都、成县、徽县、宕昌、康乐、卓尼、临潭。

果实：用于关节炎，关节积黄水，肝病，腹泻，肉食积滞，高血压，月经不调，风湿性关节炎，黄水病。

川康栒子 *Cotoneaster ambiguus* Rehd. et Wils.

甘肃分布：康县、舟曲、夏河。

四普标本采集地：七里河、永登、康县、舟曲。

叶、果实：清热解毒，消肿止痛。

细尖栒子 *Cotoneaster apiculatus* Rehd. et Wils.

甘肃分布：武都、文县。

四普标本采集地：合作、舟曲。

全株：散寒止咳，除湿，止血。

泡叶栒子 *Cotoneaster bullatus* Boiss.

甘肃分布：武都、文县、康县、舟曲。

四普标本采集地：文县。

根、叶：清热解毒，止痛。

木帚栒子 *Cotoneaster dielsianus* Pritz.

甘肃分布：皋兰、文县、徽县。

四普标本采集地：武都。

根：用于湿热黄疸，吐血，功能性子宫出血。

全株：用于干咳失音，湿热发黄，肠风下血，小便短少。

散生栒子 *Cotoneaster divaricatus* Rehder et E. H. Wilson

甘肃分布：天水、武山、华亭、庆阳、武都、文县、宕昌、康县、礼县、徽县、临潭、卓尼、舟曲、迭部。

四普标本采集地：麦积、崇信、武都、礼县。

果实：用于关节炎，黄水病。

细弱栒子 *Cotoneaster gracilis* Rehd. et Wils.

甘肃分布：榆中、天水、清水、武山、肃南、平凉、崇信、合水、武都、文县、宕昌、康县、徽县、舟曲、夏河。

四普标本采集地：麦积、环县、康县、舟曲、迭部。

叶、果实：止血，接骨。

钝叶栒子 *Cotoneaster hebephyllus* Diels

甘肃分布：永登、肃南、山丹、庆阳、环县、文县、夏河、迭部。

四普标本采集地：瓜州。

果实：敛四肢"黄水"。

果膏：止血。

平枝栒子 *Cotoneaster horizontalis* Dcne.

甘肃分布：天水、清水、武山、武都、文县、康县、徽县、舟曲、迭部。

四普标本采集地：秦州、麦积、清水、华亭、武都、康县、文县、临夏、舟曲、夏河。

枝叶或根：酸、涩，凉。清热利湿，化痰止咳，止血止痛。

宝兴栒子 *Cotoneaster moupinensis* Franch.

甘肃分布：文县、康县、武都、舟曲。

四普标本采集地：舟曲。

全株：用于风湿关节痛。

水栒子 *Cotoneaster multiflorus* Bunge

甘肃分布：兰州、永登、皋兰、榆中、靖远、会宁、天水、清水、武山、古浪、天祝、山丹、平凉、崇信、庄浪、庆阳、环县、合水、正宁、宁县、通渭、渭源、漳县、岷县、武都、成县、文县、宕昌、康县、西和、礼县、康乐、甘南、临潭、卓尼、舟曲、夏河。

四普标本采集地：七里河、榆中、永登、永昌、靖远、秦州、麦积、清水、凉州、甘州、高台、华亭、正宁、华池、合水、宁县、环县、安定、渭源、礼县、临夏、康乐、永靖、合作、卓尼、临潭。

枝叶：用于烧烫伤。

水栒子大果变种 *Cotoneaster multiflorus* var. *calocarpus* Rehd. & Wils.

甘肃分布：天水。

四普标本采集地：天水。

枝叶：用于烧烫伤。

柳叶栒子 *Cotoneaster salicifolius* Franch.

甘肃分布：文县。

四普标本采集地：文县。

全株：苦，凉。清热祛风，止血利尿。

毛叶水栒子 *Cotoneaster submultiflorus* Popov

甘肃分布：兰州、永登、榆中、靖远、会宁、天水、清水、武山、古浪、张掖、肃南、山丹、平凉、合水、环县、渭源、文县、武都、康乐、舟曲、卓尼、迭部、碌曲。

四普标本采集地：安宁、麦积、秦安、崇信、通渭、东乡、舟曲、临潭、迭部、夏河。

枝条：解火毒，治烫伤。

细枝栒子 *Cotoneaster tenuipes* Rehd. et Wils.

甘肃分布：永登、榆中、张掖、肃南、山丹、临潭。

四普标本采集地：庆城、成县、文县。

果实（藏药：察珠木）：用于风湿性关节炎，黄水病，肝病，肉食积滞，高血压，月经不调，腹泻，鼻衄，牙龈出血，月经过多。

果膏：治鼻衄，牙龈出血，月经过多及各种出血。

枝叶膏：用于止血，敛黄水，鼻衄，月经过多及各种出血，风湿性关节炎，黄水病。

西北栒子 *Cotoneaster zabelii* Schneid.

甘肃分布：兰州、永登、榆中、靖远、会宁、景泰、天水、武山、古浪、张掖、肃南、山丹、平凉、庆阳、合水、岷县、武都、成县、文县、康县、礼县、徽县、舟曲、迭部、夏河。

四普标本采集地：金川、平川、会宁、靖远、麦积、清水、凉州、华亭、瓜州、正宁、合水、康县、宕昌、临夏、舟曲。

枝叶、果实：凉血，止血。

阿尔泰山楂 *Crataegus altaica* (Loud.) Lange

甘肃分布：省内有栽培。

四普标本采集地：瓜州（栽培）。

果实：健胃消食，止泻止痢，降血压。

湖北山楂 *Crataegus hupehensis* Sarg.

甘肃分布：榆中、天水。

四普标本采集地：秦州、正宁。

果实：酸、甘，微温。破气散瘀，消积，化痰。

甘肃山楂 *Crataegus kansuensis* Wils.

甘肃分布：兰州、永登、皋兰、榆中、靖远、会宁、天水、清水、武山、平凉、华亭、合水、正宁、渭源、漳县、岷县、武都、成县、宕昌、康县、徽县、临夏、甘南、临潭、舟曲、迭部、夏河。

四普标本采集地：七里河、榆中、永登、平川、靖远、麦积、秦安、武山、崆峒、灵台、崇信、华亭、庄浪、正宁、华池、宁县、通渭、岷县、临洮、两当、徽县、礼县、宕昌、临夏、和政、东乡、迭部。

果实：消食化滞，散瘀止血。

毛山楂 *Crataegus maximowiczii* Schneid.

甘肃分布：平凉、崇信、华亭、西峰。

四普标本采集地：安宁（栽培）。

果实：消积，降压，开胃。

山楂 *Crataegus pinnatifida* Bunge.

甘肃分布：兰州、皋兰、榆中、武山、合水、文县。省内多地亦有栽培。

四普标本采集地：七里河、白银区、秦州、清水、甘谷、泾川、合水、宁县、漳县、渭源、徽县、西和、文县。

果实：酸、甘，微温。消食健胃，行气散瘀，化浊降脂。

叶：酸，平。活血化瘀，理气通脉，化浊降脂。

山里红 *Crataegus pinnatifida* var. *major* N. E. Br.

甘肃分布：文县、康县。

四普标本采集地：崆峒。

果实（山楂）：酸、甘，微温。消食健胃，行气散瘀，化浊降脂。

叶（山楂叶）：酸，平。活血化瘀，理气通脉，化浊降脂。

山楂无毛变种 *Crataegus pinnatifida* var. *psilosa* C. K. Schneid.

甘肃分布：正宁、西峰、合水、华池、宁县。

四普标本采集地：镇原。

果实：酸、甘，微温。消食健胃，行气散瘀。

叶：酸，平。活血化瘀，理气通脉。

华中山楂 *Crataegus wilsonii* Sarg.

甘肃分布：天水、武山、平凉、华亭、武都、成县、文县、康县、礼县、徽县、临潭、舟曲。

四普标本采集地：清水、张家川、庄浪、武都。

果实：酸、甘，微温。破气散瘀，消积，化痰。

蛇莓 *Duchesnea indica* (Andr.) Focke

甘肃分布：榆中、靖远、天水、武都、文县、宕昌、康县、徽县、舟曲。

四普标本采集地：麦积、秦安、正宁、合水、岷县、临洮、武都、徽县、康县、文县、宕昌、东乡、合作。

全草：甘、苦，寒。清热解毒，散瘀消肿，凉血止血。

根：苦、甘，寒。清热泻火，解毒消肿。

枇杷 *Eriobotrya japonica* (Thunb.) Lindl.

甘肃分布：天水、文县、徽县、康县。

四普标本采集地：两当、徽县、康县。

叶：苦，微寒。清肺止咳，降逆止呕。

叶的蒸馏液（枇杷叶露）：淡，平。清肺止咳，和胃下气。

果实：甘、酸，凉。润肺下气，止渴。

花：淡，平。疏风止咳，通鼻窍。

草莓 *Fragaria* × *ananassa* Duch.

甘肃分布：省内多地有栽培。

四普标本采集地：永靖。

果实：甘、微酸，凉。清凉止渴。

纤细草莓 *Fragaria gracilis* Losinsk.

甘肃分布：兰州、榆中、天祝、通渭、漳县、岷县、武都、文县、宕昌、康县、临潭、夏河。

四普标本采集地：武山、武都。

全草：用于肺结核，肺痈，胸腔脓血，胸闷，四肢不利。

西南草莓 *Fragaria moupinensis* (Franch.) Gard.

甘肃分布：武山、通渭、漳县、文县、西和、康乐、舟曲。

四普标本采集地：文县。

全草：祛风止咳，清热解毒。

东方草莓 *Fragaria orientalis* Lozinsk.

甘肃分布：榆中、景泰、天水、武山、天祝、山丹、平凉、合水、岷县、武都、文县、康县、临夏、甘南、临潭、卓尼、夏河。

四普标本采集地：永登、平川、靖远、麦积、凉州、甘州、山丹、民乐、肃南、崇信、静宁、正宁、合水、宁县、安定、渭源、西和、和政、卓尼、临潭、玛曲。

果实：生津止渴，祛痰。

野草莓 *Fragaria vesca* L.

甘肃分布：永登、榆中、天水、武山、平凉、合水、定西、漳县、康县、礼县、康乐、舟曲、临潭。

四普标本采集地：七里河、古浪、民乐、岷县、临洮、宕昌、碌曲。

果实：清热解毒，补肺利咽。

路边青 *Geum aleppicum* Jacq.

甘肃分布：兰州、永登、榆中、天水、清水、天祝、平凉、华亭、合水、岷县、武都、文县、康县、和政、甘南、临潭、舟曲、夏河。

四普标本采集地：西固、榆中、永登、秦州、麦积、清水、秦安、张家川、天祝、民乐、崆峒、灵台、华亭、庄浪、静宁、正宁、华池、安定、通渭、岷县、武都、两当、西和、康县、

文县、宕昌、临夏、永靖、和政、东乡、积石山、卓尼、临潭、夏河、碌曲、玛曲。

全草(蓝布正)：甘、微苦，凉。益气健脾，补血养阴，润肺化痰。

棣棠花 *Kerria japonica* (L.) DC.

甘肃分布：天水、清水、武都、文县、宕昌、康县、徽县、舟曲、迭部。

四普标本采集地：秦州、麦积、崆峒、庄浪、武都、两当、徽县、西和、礼县、康县、文县。

枝叶、花：苦、涩，平。化痰止咳，利尿消肿，解毒。

重瓣棣棠花 *Kerria japonica* f. *pleniflora* (Witte) Rehd.

甘肃分布：省内有栽培。

四普标本采集地：西和。

枝叶、花：苦、涩，平。化痰止咳，利尿消肿，解毒。

花红 *Malus asiatica* Nakai

甘肃分布：兰州、天水、武山、武威、灵台、庆阳、漳县、武都。

四普标本采集地：华池、镇原。

叶：辛，微温。泻火明目，杀虫解毒。

山荆子 *Malus baccata* (L.) Borkh.

甘肃分布：兰州、嘉峪关、天水、清水、武山、民勤、平凉、庄浪、合水、漳县、武都、宕昌、康县、徽县、和政、卓尼、舟曲。

四普标本采集地：秦州、麦积、清水、崆峒、华亭、庄浪、静宁、玉门、西峰、正宁、合水、宁县、渭源、徽县、礼县、康县、卓尼。

果实：止泻，止痢。

河南海棠 *Malus honanensis* Rehd.

甘肃分布：武山、武都、成县、文县、宕昌、康县、徽县、舟曲。

四普标本采集地：正宁、华池、宁县。

果实：用于泻痢。

湖北海棠 *Malus hupehensis* (Pamp.) Rehd.

甘肃分布：兰州、天水、武山、平凉、崇

信、华亭、岷县、武都、成县、文县、宕昌、康县、徽县、临夏、康乐、卓尼、舟曲。

四普标本采集地：华亭、两当、文县。

叶、果实：酸，平。消积化滞，和胃健脾。

陇东海棠 *Malus kansuensis*（Batal.）Schneid.

甘肃分布：兰州、天水、武山、平凉、庄浪、漳县、岷县、武都、成县、文县、宕昌、礼县、徽县、和政、临潭、卓尼、舟曲、迭部、夏河。

四普标本采集地：舟曲、迭部。

果实（大石枣）：酸，平。健胃消积。

毛山荆子 *Malus mandshurica*（Maxim.）Kom.

甘肃分布：宁县、正宁、合水、夏河。

四普标本采集地：麦积、康县。

果实：用于吐泻，细菌感染。

西府海棠 *Malus × micromalus* Makino

甘肃分布：省内多地有栽培。

四普标本采集地：安宁。

果实：酸、甘，平。涩肠止痢。

苹果 *Malus pumila* Mill.

甘肃分布：省内多地有栽培。

四普标本采集地：静宁。

果实：甘、酸，凉。益胃，生津，除烦，醒酒。

叶：凉血解毒。

三叶海棠 *Malus sieboldii*（Regel）Rehd.

甘肃分布：天水、武山、文县、徽县。

四普标本采集地：临潭。

果实：酸，微温。消食健胃。

海棠花 *Malus spectabilis*（Ait.）Borkh.

甘肃分布：天水、榆中有栽培。

四普标本采集地：徽县。

果实：理气健脾，消食导滞。

变叶海棠 *Malus toringoides*（Rehder）Hughes

甘肃分布：武山、环县、合水。

四普标本采集地：庆城、迭部。

叶：健胃消食，降血脂。

花叶海棠 *Malus transitoria*（Batal.）Schneid.

甘肃分布：兰州、永登、皋兰、榆中、武

山、武威、合水、康乐、临潭、卓尼、迭部。

四普标本采集地：永登、靖远、静宁、华池、宁县、环县、和政、卓尼、迭部。

果实（藏药：格秀）：用于肠鸣泄泻。

中华绣线梅 *Neillia sinensis* Oliv.

甘肃分布：天水、清水、武山、平凉、环县、漳县、岷县、武都、文县、宕昌、康县、礼县、徽县、舟曲。

四普标本采集地：麦积、武都、礼县、康县、文县。

全株：辛，平。祛风解表，和中止泻。

根：苦、酸、甘，凉。利水消肿，清热止血。

绣线梅 *Neillia thyrsiflora* D. Don

甘肃分布：天水、华亭。

四普标本采集地：两当。

花：用于肺结核。

华西小石积 *Osteomeles schwerinae* Schneid.

甘肃分布：武都、文县、迭部。

四普标本采集地：文县、迭部。

叶、根：微涩，平。清热解毒，收敛止泻，祛风止痛。

华西小石积小叶变种 *Osteomeles schwerinae* var. *microphylla* Rehder et E. H. Wilson

甘肃分布：文县。

四普标本采集地：武都、康县。

地上部分：苦，温。益肾，和中，祛风。

短梗稠李 *Padus brachypoda*（Batalin）Schneid.

甘肃分布：兰州、天水、武都、文县、康县、舟曲、迭部。

四普标本采集地：麦积、文县、迭部。

根、叶、果实：用于筋骨扭伤。

橉木 *Padus buergeriana*（Miq.）T. T. Yu et T. C. Ku

甘肃分布：武都、康县。

四普标本采集地：康县、文县。

种子：缓泻，利尿。

稠李 *Padus racemosa*（Lam.）Gilib.

甘肃分布：兰州、榆中、天水、清水、平

凉、渭源、岷县、武都、文县、徽县、两当、临潭。

四普标本采集地：崆峒、华亭、庄浪、渭源、礼县、文县、和政、东乡。

叶：镇咳祛痰。

北亚稠李 *Padus racemosa* var. *asiatica* (Kom.) Yu et Ku

甘肃分布：天水、平凉、渭源、岷县、礼县、临潭。

四普标本采集地：麦积。

果实：酸，平。补脾胃，止泄泻。

毛叶稠李 *Padus racemosa* var. *pubescens* (Regel et Tiling) Schneid.

甘肃分布：文县。

四普标本采集地：临夏。

果实（樱额）：补脾，止泻。

椤木石楠 *Photinia davidsoniae* Rehd. et Wils.

甘肃分布：文县。

四普标本采集地：康县。

根及叶：清热解毒。

石楠 *Photinia serrulata* Lindl.

甘肃分布：文县。

四普标本采集地：文县。

根、叶：辛、苦，平。有小毒。祛风止痛。

毛叶石楠 *Photinia villosa* (Thunb.) DC.

甘肃分布：文县。

四普标本采集地：康县。

根：苦，平。除湿，止痢。

星毛委陵菜 *Potentilla acaulis* L.

甘肃分布：兰州、皋兰、靖远、会宁、天祝、肃南、山丹、环县、华池、定西、通渭、岷县、临潭。

四普标本采集地：永登、平川、靖远、景泰、古浪、山丹、肃南、西峰、庆城、环县、安定、通渭、康乐。

全草：清热解毒，止血止痢。

皱叶委陵菜 *Potentilla ancistrifolia* Bunge

甘肃分布：兰州、榆中、天水、平凉、武都、成县、康县。

四普标本采集地：麦积、武都、康县、舟曲。

全草：清热解毒，凉血止痛。

蕨麻 *Potentilla anserina* L.

甘肃分布：兰州、永登、榆中、永昌、靖远、景泰、天水、清水、武山、武威、民勤、天祝、山丹、平凉、泾川、崇信、华亭、酒泉、金塔、肃北、合水、定西、通渭、陇西、漳县、岷县、武都、康县、康乐、甘南、临潭、卓尼、舟曲、玛曲、碌曲、夏河。

四普标本采集地：榆中、永登、永昌、靖远、景泰、麦积、甘谷、凉州、天祝、甘州、山丹、临泽、高台、肃南、华亭、玉门、金塔、阿克塞、华池、合水、安定、通渭、渭源、岷县、礼县、宕昌、临夏、康乐、永靖、和政、东乡、积石山、合作、卓尼、临潭、夏河、碌曲、玛曲。

块根（蕨麻、人参果）：甘、苦，寒。补气血，健脾胃，生津止渴。

全草：甘、苦，凉。凉血止血，解毒利湿。

二裂委陵菜 *Potentilla bifurca* L.

甘肃分布：兰州、永登、皋兰、榆中、永昌、靖远、会宁、景泰、天水、清水、民勤、古浪、天祝、肃南、山丹、平凉、泾川、华亭、静宁、肃北、敦煌、庆阳、西峰、环县、合水、定西、陇西、岷县、武都、康县、和政、甘南、临潭、卓尼、玛曲、夏河。

四普标本采集地：安宁、榆中、永登、白银区、会宁、靖远、张家川、凉州、古浪、甘州、山丹、民乐、肃南、泾川、崇信、华亭、静宁、瓜州、肃北、阿克塞、庆城、镇原、安定、通渭、渭源、岷县、礼县、宕昌、康乐、永靖、积石山、合作、临潭、碌曲。

带根全草：甘、微辛，凉。止血，止痢。

矮生二裂委陵菜 *Potentilla bifurca* var. *humilior* Ost. –Sack. et Rupr.

甘肃分布：兰州、皋兰、榆中、会宁、古浪、天祝、肃南、山丹、阿克塞、定西、渭源、岷县、舟曲。

四普标本采集地：甘州、永靖、玛曲。

幼芽：用于止血。

全草：杀虫，消炎。

长叶二裂委陵菜 *Potentilla bifurca* var. *major* Ledeb.

甘肃分布：合水。

四普标本采集地：平川。

全草：止血，止痢。

蛇莓委陵菜 *Potentilla centigrana* Maxim.

甘肃分布：榆中、天水、平凉、武都、临夏、卓尼。

四普标本采集地：华亭、武都、成县、康县。

全草：清热解毒，祛风。

委陵菜 *Potentilla chinensis* Ser.

甘肃分布：兰州、皋兰、榆中、靖远、会宁、天水、清水、武山、平凉、泾川、华亭、肃北、环县、合水、镇原、渭源、武都、成县、文县、宕昌、康县、徽县、甘南、舟曲。

四普标本采集地：安宁、永昌、景泰、秦州、麦积、清水、秦安、甘谷、武山、张家川、崆峒、泾川、华亭、庄浪、静宁、正宁、华池、宁县、庆城、镇原、环县、安定、陇西、漳县、岷县、临洮、武都、成县、两当、徽县、西和、康县、文县、东乡、积石山、舟曲。

全草：苦，寒。清热解毒，凉血止痢。

大萼委陵菜 *Potentilla conferta* Bunge

甘肃分布：永登、榆中、天水、天祝、张掖、漳县。

四普标本采集地：天祝、山丹、肃北、合水、临洮。

根：苦、酸，凉。清热，凉血，止血。

狼牙委陵菜 *Potentilla cryptotaeniae* Maxim.

甘肃分布：康县。

四普标本采集地：康县。

根：抗菌消炎，止血，驱虫。

全草：解毒。

翻白草 *Potentilla discolor* Bge.

甘肃分布：武都、文县。

四普标本采集地：成县、两当、宕昌。

带根全草：甘、苦，平。清热解毒，凉血止血。

莓叶委陵菜 *Potentilla fragarioides* L.

甘肃分布：永登、渭源、文县、康县、临夏、迭部。

四普标本采集地：临洮、合作。

根：甘，温。活血化瘀，养阴清热。

三叶委陵菜 *Potentilla freyniana* Bornm.

甘肃分布：康县、夏河。

四普标本采集地：华亭。

根：苦，微寒。清热解毒，敛疮止血。

金露梅 *Potentilla fruticosa* L.

甘肃分布：兰州、榆中、天水、天祝、肃南、山丹、肃北、漳县、文县、康县、礼县、卓尼、舟曲、玛曲、夏河。

四普标本采集地：永登、嘉峪关、平川、靖远、甘谷、凉州、古浪、山丹、高台、肃南、阿克塞、渭源、岷县、漳县、礼县、宕昌、和政、东乡、积石山、合作、舟曲、卓尼、迭部、夏河、碌曲、玛曲。

叶：微甘，平。清泄暑热，健胃消食，调经。

花：苦，凉，化湿健脾。

枝条：微甘，涩，平。涩肠止泻。

根：微甘，平。止血，解毒利咽。

银露梅 *Potentilla glabra* Lodd.

甘肃分布：兰州、榆中、靖远、天水、天祝、张掖、肃南、山丹、肃北、渭源、漳县、岷县、武都、文县、宕昌、康县、康乐、临潭、卓尼、舟曲、迭部、夏河。

四普标本采集地：永登、靖远、景泰、凉州、天祝、山丹、高台、肃南、安定、渭源、临夏、康乐、永靖、积石山、舟曲、卓尼、碌曲。

茎叶、花（银老梅）：甘，温。行气止痛，利水消肿。

白毛银露梅 *Potentilla glabra* var. *mandshurica* (Maxim.) Hand. –Mazz.

甘肃分布：兰州、永登、皋兰、榆中、靖

远、景泰、清水、天祝、张掖、肃南、山丹、平凉、漳县、岷县、临夏、和政、临潭、卓尼、夏河。

四普标本采集地：永昌、永靖、临潭。

叶（观音茶）：微甘，平。清暑，和胃，调经，止带。

柔毛委陵菜 *Potentilla griffithii* Hook. f.

甘肃分布：天祝、肃南、山丹、渭源、岷县、武都、徽县、临潭。

四普标本采集地：卓尼。

根：收敛止泻。

蛇含委陵菜 *Potentilla kleiniana* Wight et Arn.

甘肃分布：武都、文县、康县。

四普标本采集地：渭源、武都、文县、康乐。

带根全草：苦，寒。清热定惊，截疟，止咳化痰，解毒活血。

银叶委陵菜 *Potentilla leuconota* D. Don

甘肃分布：文县、宕昌、舟曲。

四普标本采集地：武都、迭部。

根及全草：涩、甘，微寒。清热解毒，利湿。

腺毛委陵菜 *Potentilla longifolia* Willd. ex Schlecht.

甘肃分布：康县。

四普标本采集地：永登、永昌、泾川、卓尼。

根、全草：收敛止血，解毒。

多茎委陵菜 *Potentilla multicaulis* Bge.

甘肃分布：兰州、榆中、会宁、天水、武山、天祝、肃南、山丹、泾川、庆阳、环县、合水、定西、通渭、岷县、武都、文县、康县、礼县、舟曲、夏河。

四普标本采集地：永登、永昌、平川、靖远、景泰、麦积、古浪、天祝、山丹、民乐、肃南、泾川、灵台、华亭、瓜州、肃北、西峰、正宁、华池、合水、宁县、庆城、环县、安定、渭源、武都、合作、卓尼、碌曲。

全草：用于阿米巴痢疾。

多裂委陵菜 *Potentilla multifida* L.

甘肃分布：兰州、永登、榆中、景泰、张掖、肃南、山丹、通渭、漳县、合作、卓尼、夏河。

四普标本采集地：榆中、永登、金川、景泰、凉州、天祝、民乐、肃南、肃州、肃北、阿克塞、西和、康县、宕昌、临夏、永靖、合作、卓尼。

全草（白马肉）：甘、微苦，寒。清热利湿，止血，杀虫。

雪白委陵菜 *Potentilla nivea* L.

甘肃分布：张掖、山丹。

四普标本采集地：夏河。

根：清热利湿，止痛，补虚。

小叶金露梅 *Potentilla parvifolia* Fisch.

甘肃分布：兰州、永登、榆中、景泰、天祝、张掖、肃南、民乐、山丹、酒泉、肃北、玉门、通渭、渭源、漳县、宕昌、礼县、临夏、康乐、和政、临潭、卓尼、舟曲、夏河。

四普标本采集地：榆中、皋兰、永登、景泰、武山、凉州、古浪、天祝、山丹、高台、肃南、玉门、肃北、阿克塞、武都、西和、永靖、和政、东乡、卓尼、临潭、夏河。

花、叶（扁麻）：甘，寒。利尿消肿。

匍匐委陵菜 *Potentilla reptans* L.

甘肃分布：庆阳、文县、临潭。

四普标本采集地：武山、灵台、静宁、西峰、康乐。

块根：甘，平。生津止渴，补阴，除虚热。

绢毛匍匐委陵菜 *Potentilla reptans* var. *sericophylla* Franch.

甘肃分布：兰州、榆中、天水、平凉、庆阳、合水、定西、岷县、武都、文县、康县、礼县、临夏、临潭。

四普标本采集地：会宁、麦积、泾川、华亭、正宁、华池、宁县、庆城、环县、安定、通渭、武都、康县、卓尼。

块根：甘，平。滋阴除热，生津止渴。

钉柱委陵菜 *Potentilla saunderiana* Royle

甘肃分布：榆中、天祝、山丹、文县、康县、临潭、玛曲、夏河。

四普标本采集地：永登、凉州、天祝、山丹、高台、临潭。

全草：清热解毒，凉血止痢。

丛生钉柱委陵菜 *Potentilla saudersiana* var. *caespitosa*（Lehm.）Wolf

甘肃分布：榆中、天祝。

四普标本采集地：肃南。

根、全草：祛风湿，解毒。

羽叶钉柱委陵菜 *Potentilla saundersiana* var. *subpinnata* Hand.–Mazz.

甘肃分布：甘南、祁连山。

四普标本采集地：肃北、玛曲。

根、全草：祛风湿，解毒。藏医：用于痢疾，风湿疼痛，疮疖，肠炎，痢疾等。

绢毛委陵菜 *Potentilla sericea* L.

甘肃分布：榆中、肃南、山丹、肃北、合水。

四普标本采集地：景泰、肃北、临夏。

全草：止血，止痢，解毒。

朝天委陵菜 *Potentilla supina* L.

甘肃分布：兰州、天水、清水、武山、武威、民勤、泾川、庆阳、合水、武都。

四普标本采集地：西固、永登、平川、会宁、山丹、高台、静宁、金塔、西峰、正宁、合水、环县、通渭、渭源、岷县、宕昌、永靖、卓尼。

全草：止血，固精，收敛，滋补。

菊叶委陵菜 *Potentilla tanacetifolia* Willd. ex Schlecht.

甘肃分布：兰州、永登、榆中、靖远、会宁、天祝、肃南、平凉、华亭、合水、定西、通渭、岷县。

四普标本采集地：永登、崆峒、庄浪、静宁、华池、镇原、环县、安定、岷县、礼县、迭部、碌曲。

全草：清热解毒，消炎止血。

蕤核 *Prinsepia uniflora* Batal.

甘肃分布：天水、武山、平凉、灵台、崇信、庄浪、庆阳、环县、合水、通渭、陇西、渭源、岷县、临夏、积石山。

四普标本采集地：麦积、武山、崆峒、泾川、灵台、崇信、庄浪、静宁、正宁、华池、合水、宁县、庆城、镇原、环县、通渭、陇西、临洮、康乐、积石山、临潭。

果核（蕤仁）：甘，微寒。疏风散热，养肝明目。

齿叶扁核木 *Prinsepia uniflora* var. *serrata* Rehd.

甘肃分布：天水、清水、武山、肃南、庄浪、庆阳、合水、通渭、临洮、漳县、礼县、康乐、积石山、临潭、舟曲、迭部。

四普标本采集地：甘谷、张家川、迭部。

果核（蕤仁）：甘，微寒。疏风散热，养肝明目。

樱桃李 *Prunus cerasifera* Ehrh.

保护等级：《国家重点保护野生植物名录》二级。

甘肃分布：省内有栽培。

四普标本采集地：瓜州（栽培）。

种子：镇咳，活血，止痢，润肠。

李 *Prunus salicina* Lindl.

甘肃分布：全省多地栽培。

四普标本采集地：榆中、平川、秦州、清水、武山、华亭、庄浪、西峰、庆城、通渭、临洮、两当、西和、康县、文县、迭部。

果实（李子）：甘、酸，平。清热，生津，消积。

种子（李核仁）：苦，平。祛瘀，利水，润肠。

叶：苦、酸，平。清热解毒。

火棘 *Pyracantha fortuneana*（Maxim.）Li

甘肃分布：永昌、天水、武都、文县、康县、徽县、成县、宕昌、舟曲。

四普标本采集地：秦州、清水、成县、两当、徽县、康县、文县。

果：消积止痢，活血止血。

根：清热凉血。

叶：清热解毒。外敷治疮疡肿毒。

杜梨 *Pyrus betulaefolia* Bge.

甘肃分布：兰州、靖远、天水、武山、泾川、庆阳、西峰、合水。

四普标本采集地：景泰、正宁、华池、合水、宁县、庆城、镇原、环县。

果实（棠梨）：酸、甘、涩，寒。敛肺，涩肠，消食。

枝叶：酸、甘、涩，寒。疏肝和胃，缓急止泻。

树皮：苦，平。敛疮。

白梨 *Pyrus bretschneideri* Rehd.

甘肃分布：大部分地区有栽培。

四普标本采集地：七里河、平川、秦安。

果实熬成的膏（雪梨膏）：甘，平。止咳平喘，养阴清肺。

褐梨 *Pyrus phaeocarpa* Rehd.

甘肃分布：兰州、漳县、徽县、武山、正宁、康县。

四普标本采集地：临洮、康县。

果实：甘，平。止咳平喘。

秋子梨 *Pyrus ussuriensis* Maxim.

甘肃分布：兰州、天水、民勤、平凉、庆阳、合水、武都。

四普标本采集地：平川。

果实：祛痰止咳。

叶：利水。

鸡麻 *Rhodotypos scandens*（Thunb.）Makino

甘肃分布：天水。

四普标本采集地：成县。

果实及根：甘，平。补血，益肾。

单瓣白木香 *Rosa banksiae* var. *normalis* Regel

甘肃分布：武都、文县、康县、徽县、舟曲。

四普标本采集地：武都、康县、舟曲。

根皮（香花刺）：涩，温。活血调经，消肿散瘀。

拟木香 *Rosa banksiopsis* Baker

甘肃分布：天水、平凉、文县。

四普标本采集地：武都。

根、叶：收敛，止血。外用于外伤出血，疮疖。

弯刺蔷薇 *Rosa beggeriana* Schrenk

甘肃分布：张掖、肃南。

四普标本采集地：玉门、瓜州。

果实：强壮，止泻，利尿。

美蔷薇 *Rosa bella* Rehd. et Wils.

甘肃分布：榆中。

四普标本采集地：七里河、平川、清水、凉州、两当、礼县、碌曲。

花蕾：理气，活血。

月季花 *Rosa chinensis* Jacq.

甘肃分布：全省各地普遍栽培。

四普标本采集地：崆峒、灵台、庄浪、瓜州、西峰、环县、通渭、岷县、徽县、宕昌。

花：甘，温。活血调经，疏肝解郁。

伞房蔷薇 *Rosa corymbulosa* Rolfe

甘肃分布：天水、康县。

四普标本采集地：康县。

根：活血调经，止痛。

果实：收敛固涩。

西北蔷薇 *Rosa davidii* Crép.

甘肃分布：兰州、永登、榆中、靖远、天水、清水、武山、华亭、漳县、武都、文县、康县、礼县、徽县、临夏、舟曲、夏河。

四普标本采集地：景泰、秦州、清水、山丹、瓜州、漳县、宕昌、康乐。

果实：补肾固精，安神。

山刺玫 *Rosa davurica* Pall.

甘肃分布：正宁。

四普标本采集地：清水、张家川、敦煌、两当。

花：酸、甘，平。理气和胃，止咳。

果实：酸、苦，温。健脾消食，活血调经，敛肺止咳。

根：苦、涩，平。止咳化痰，止痢止血。

卵果蔷薇 *Rosa helenae* Rehd. et Wils.

甘肃分布：天水、民勤、武都、文县、宕昌、康县、礼县、舟曲。

四普标本采集地：麦积、文县。

果实：涩，凉。润肺止咳。

黄蔷薇 *Rosa hugonis* Hemsl.

甘肃分布：兰州、永登、皋兰、榆中、靖远、会宁、天水、清水、武山、平凉、泾川、崇信、华亭、西峰、合水、定西、岷县、武都、文县、宕昌、礼县、临夏、卓尼、舟曲、迭部。

四普标本采集地：永登、嘉峪关、平川、会宁、靖远、麦积、华亭、文县、永靖、合作、迭部。

根、叶：止痛，收敛。

华西蔷薇 *Rosa moyesii* Hemsl. et E. H. Wilson

甘肃分布：皋兰、武都、文县、舟曲。

四普标本采集地：天祝、华亭、漳县。

果实：固精补肾，收敛，利尿。

茎皮：收涩，消肿。

野蔷薇 *Rosa multiflora* Thunb.

甘肃分布：榆中、文县。

四普标本采集地：秦州、清水、成县、两当、礼县。

根、果实：酸，凉。清热解毒，祛风活血，利水消肿。

花：苦、涩，凉。清暑，和胃，活血止血，解毒。

花的蒸馏液（蔷薇露）：甘，微温。温中行气。

粉团蔷薇 *Rosa multiflora* var. *cathayensis* Rehd. et Wils.

甘肃分布：武都、成县、康县。

四普标本采集地：麦积、武都、康县。

根、果实：苦、涩，凉。活血，通络，收敛。

峨眉蔷薇 *Rosa omeiensis* Rolfe

甘肃分布：兰州、永登、榆中、靖远、会宁、景泰、天水、天祝、华亭、渭源、漳县、岷县、武都、文县、礼县、康乐、临潭、卓尼、舟曲、迭部、碌曲、夏河。

四普标本采集地：七里河、永登、靖远、景泰、华亭、庄浪、临洮、徽县、临夏、和政、卓尼、临潭、迭部、夏河。

根、果实：苦、涩，平。止血，止痢。

缫丝花 *Rosa roxburghii* Tratt.

甘肃分布：榆中、文县、康县。

四普标本采集地：靖远、两当。

果实（刺梨）：酸、涩，平。解暑、消食。

根：酸、涩，平。消食健胃，收敛止泻。

单瓣缫丝花 *Rosa roxburghii* f. *normalis* Rehd. et Wils.

甘肃分布：文县。

四普标本采集地：文县。

果实（刺梨）：甘、酸、涩，平。开胃消食，止泻。

悬钩子蔷薇 *Rosa rubus* Lévl. et Vant.

甘肃分布：天水、武都、文县、康县、徽县、舟曲。

四普标本采集地：武都、舟曲。

根：祛风除湿，清热利湿，收敛，活血散瘀。

花：理气，解郁，活血，散瘀，止带，止痢。

玫瑰 *Rosa rugosa* Thunb.

保护等级：《国家重点保护野生植物名录》二级。

甘肃分布：全省多地均有栽培。永登苦水玫瑰为甘肃特色品种。

四普标本采集地：永登、皋兰、景泰、民勤、环县、通渭、临洮、徽县、康乐。

花蕾（玫瑰花）：甘、微苦，温。行气解郁，和血，止痛。

钝叶蔷薇 *Rosa sertata* Rolfe

甘肃分布：永登、皋兰、榆中、天水、清水、武山、肃南、平凉、武都、文县、宕昌、康县、和政、卓尼、舟曲。

四普标本采集地：临潭。

根：用于月经不调，痛风，无名肿毒。

扁刺蔷薇 *Rosa sweginzowii* Koehne

甘肃分布：兰州、永登、榆中、靖远、会宁、天水、武山、天祝、肃南、山丹、平凉、泾川、陇西、漳县、岷县、武都、文县、宕昌、康县、礼县、康乐、临潭、卓尼、舟曲、夏河。

四普标本采集地：榆中、景泰、甘谷、安定、岷县、临洮、两当、宕昌。

果实：用于祛风湿，活气血。

小叶蔷薇 *Rosa willmottiae* Hemsl.

甘肃分布：张掖、肃南、山丹、临洮、岷县、武都、成县、文县、徽县、迭部、夏河。

四普标本采集地：渭源、临夏、卓尼、临潭、迭部。

根：凉血止痢。

果实：消食健胃。

黄刺玫 *Rosa xanthina* Lindl.

甘肃分布：大部分地区有栽培。

四普标本采集地：秦州、崆峒、灵台、崇信、庄浪、安定、通渭、岷县、两当、西和、永靖。

果实：活血舒筋，祛湿利尿。

单瓣黄刺玫 *Rosa xanthina* f. *normalis* Rehd. et Wils.

甘肃分布：大部分地区有栽培。

四普标本采集地：西固、平川、西峰、正宁、华池、合水、宁县、环县。

花：理气解瘀，和血散瘀。

秀丽莓 *Rubus amabilis* Focke

甘肃分布：永登、榆中、天水、武都、文县、礼县、临潭、迭部。

四普标本采集地：永登、麦积、武都、和政、临潭。

根：清热解毒，活血止痛。

蛇泡筋 *Rubus cochinchinensis* Tratt.

甘肃分布：四普新分布。

四普标本采集地：文县。

根（五叶泡）：苦、辛，温。祛风除湿，行气止痛。

山莓 *Rubus corchorifolius* L. f.

甘肃分布：天水、文县。

四普标本采集地：文县。

果实：酸、微甘，平。醒酒止渴，化痰解毒，收涩。

根：苦、涩，平。凉血止血，活血调经，清热利湿，解毒敛疮。

叶：苦、涩，平。清热利咽，解毒敛疮。

插田泡 *Rubus coreanus* Miq.

甘肃分布：武都、文县、康县、徽县、舟曲。

四普标本采集地：秦州、清水、武都、文县。

根：苦、涩，平。活血止血，祛风除湿。

果实：甘、酸，温。补肾固精，平肝明目。

叶：苦、涩，凉。祛风明目，除湿解毒。

毛叶插田泡 *Rubus coreanus* var. *tomentosus* Cardot

甘肃分布：天水、武都、文县。

四普标本采集地：西和、文县。

根：酸、咸，平。行气活血，补肾固精，助阳明目。

大红泡 *Rubus eustephanos* Focke ex Diels

甘肃分布：四普新分布。

四普标本采集地：天水、康县、文县。

根、叶：消肿，止痛，收敛。

宜昌悬钩子 *Rubus ichangensis* Hemsl. et O. Kuntze

甘肃分布：文县。

四普标本采集地：文县。

根、叶（牛尾泡）：酸、涩，平。收敛止血，通经利尿，解毒敛疮。

拟覆盆子 *Rubus idaeopsis* Focke

甘肃分布：文县、康县。

四普标本采集地：康县。

果实：补肾固精。

白叶莓 *Rubus innominatus* S. Moore

甘肃分布：康县、徽县。

四普标本采集地：华亭、文县。

根：用于小儿风寒咳喘。

紫色悬钩子 *Rubus irritans* Focke

甘肃分布：永登、榆中、景泰、天祝、肃南、山丹、甘南、夏河。

四普标本采集地：景泰、天祝、山丹、肃南、西和、宕昌、迭部、夏河、碌曲、玛曲。

去皮的茎或枝（藏药：甘扎嘎日）：用于感冒，发烧，肺热咳嗽，流感。

高粱泡 *Rubus lambertianus* Ser.

甘肃分布：文县、康县、徽县。

四普标本采集地：秦州、清水。

根、叶：甘、苦，平。活血调经，消肿解毒。

光滑高粱泡 *Rubus lambertianus* var. *glaber* Hemsl.

甘肃分布：成县、文县、康县。

四普标本采集地：武都、康县。

根：用于高血压症，吐血，咳嗽。

腺毛高粱泡 *Rubus lambertianus* var. *glandulosus* Card.

甘肃分布：武都。

四普标本采集地：武都、康县。

根：用于高血压症，吐血，咳嗽。

绵果悬钩子 *Rubus lasiostylus* Focke

甘肃分布：天水、文县。

四普标本采集地：文县。

果实（毛柱莓）：补肝肾，明目，缩小便。

喜阴悬钩子 *Rubus mesogaeus* Focke

甘肃分布：天水、武都、文县、康县、礼县、徽县、舟曲。

四普标本采集地：秦州、麦积、清水、武都、文县、宕昌、舟曲、迭部。

根：祛风除湿。

红泡刺藤 *Rubus niveus* Thunb.

甘肃分布：武都、文县。

四普标本采集地：文县。

根、叶：涩、微苦，平。收敛，止血，止咳，消炎。

乌泡子 *Rubus parkeri* Hance

甘肃分布：文县。

四普标本采集地：文县。

根：涩、咸，凉。调经，止血，祛痰止咳。

叶：咸，凉。清热解毒，止痛，杀虫。

茅莓 *Rubus parvifolius* L.

甘肃分布：皋兰、天水、武山、平凉、泾川、庆阳、西峰、合水、岷县、武都、文县、徽县、甘南、舟曲、迭部、卓尼。

四普标本采集地：崆峒、泾川、庄浪、静宁、正宁、宁县、镇原、通渭、临夏、和政。

根：甘、苦，凉。清热解毒，祛风利湿，活血凉血。

全株（红莓梢）：甘、酸，平。散瘀止痛，解毒，杀虫。

腺花茅莓 *Rubus parvifolius* var. *adenochlamys* (Focke) Migo

甘肃分布：皋兰、武山、平凉、合水、镇原。

四普标本采集地：崇信、正宁、华池、宁县、庆城、环县、东乡。

全株（红莓梢）：苦、涩，凉。清热解毒，散瘀止血，杀虫疗疮。

黄泡 *Rubus pectinellus* Maxim.

甘肃分布：文县。

四普标本采集地：文县。

根、叶：苦、微涩，凉。清热利湿，解毒。

多腺悬钩子 *Rubus phoenicolasius* Maxim.

甘肃分布：天水、平凉。

四普标本采集地：麦积、武都。

根、叶：辛，温。解毒，补肾，活血止痛，祛风除湿。

菰帽悬钩子 *Rubus pileatus* Focke

甘肃分布：兰州、永登、武山、漳县、岷县、康乐、临潭、迭部。

四普标本采集地：崆峒、华亭、庄浪、安定、临夏、舟曲。

果实：解热，生津，止渴。

陕西悬钩子 *Rubus piluliferus* Focke

甘肃分布：天水、武都、舟曲。

四普标本采集地：麦积、安定、卓尼、迭部。

果实：醒酒，止咳，祛痰，解毒。

红毛悬钩子 *Rubus pinfaensis* Lévl. et Vant.

甘肃分布：文县。

四普标本采集地：文县。

根：酸、咸，凉。凉血止血，祛风除湿，解毒疗疮。

叶：酸、涩，凉。清热利湿，解毒疗疮。

果实：甘、酸，平。补肾益精。

针刺悬钩子 *Rubus pungens* Camb.

甘肃分布：兰州、靖远、武山、武都、文县、康县。

四普标本采集地：秦州、清水、临夏。

根：辛、苦，凉。解毒疗疮，活血止痛，止汗，止带。

香莓 *Rubus pungens* var. *oldhamii* (Miq.) Maxim.

甘肃分布：天水、武山、武都、文县、康县、舟曲。

四普标本采集地：舟曲、临潭。

根：甘、辛，寒。清热定惊。

空心泡 *Rubus rosifolius* Sm.（《中国植物志》电子版将其归并至刺莓 *Rubus taiwanianus* Matsum.）

甘肃分布：文县。

四普标本采集地：文县。

根（倒触伞）：涩、微辛、苦，平。清热，止咳，收敛止血，解毒，接骨。

单茎悬钩子 *Rubus simplex* Focke

甘肃分布：天水、文县。

四普标本采集地：武都。

根：散血止痛，通经。

叶：止血。

直立悬钩子 *Rubus stans* Focke

甘肃分布：永登、天祝、迭部、卓尼。

四普标本采集地：迭部。

去外皮的茎（藏药：嘎扎嘎日）：用于热性龙病，培根病，赤巴病，肺病，肺热咳嗽，流感，恶寒发烧，头痛，传染性疾病，瘟病时疫。

红腺悬钩子 *Rubus sumatranus* Miq.

甘肃分布：四普新分布。

四普标本采集地：文县。

根：用于产后寒热，腹痛，食欲不振。

黄果悬钩子 *Rubus xanthocarpus* Bureau et Franch.

甘肃分布：天水、武山、华亭、武都、文县、康县、礼县、两当、临潭、卓尼、舟曲、迭部。

四普标本采集地：麦积、清水、华亭、岷县、临洮、武都、西和、康县、卓尼、临潭。

果实：酸，微寒。清热解毒。

高山地榆 *Sanguisorba alpina* Bunge

甘肃分布：靖远、岷县、临潭。

四普标本采集地：卓尼。

根：止血止泻，收敛消炎。

矮地榆 *Sanguisorba filiformis* (Hook. f.) Hand.-Mazz.

甘肃分布：玛曲。

四普标本采集地：玛曲。

根（虫莲）：辛，温。补血调经。

地榆 *Sanguisorba officinalis* L.

甘肃分布：兰州、皋兰、榆中、靖远、会宁、天水、武山、天祝、华亭、西峰、合水、渭源、临洮、岷县、成县、文县、宕昌、徽县、广河、和政、甘南、临潭、卓尼、舟曲、碌曲、夏河。

四普标本采集地：七里河、平川、靖远、秦州、麦积、清水、秦安、甘谷、武山、张家川、天祝、崆峒、泾川、灵台、崇信、华亭、庄浪、正宁、华池、合水、安定、通渭、陇西、漳县、渭源、岷县、武都、成县、两当、徽县、西和、礼县、康县、文县、宕昌、临夏、康乐、和政、东乡、积石山、合作、卓尼、临潭、迭部、夏河、碌曲。

根：苦、酸、涩，微寒。凉血止血，解毒敛

疮。

腺地榆 *Sanguisorba officinalis* var. *glandulosa* (Kom.) Worosch.

甘肃分布：舟曲。

四普标本采集地：岷县。

根：凉血止血，解毒敛疮。

长叶地榆 *Sanguisorba officinalis* var. *longifolia* (Bertol.) Yü et Li

甘肃分布：兰州、皋兰、榆中、靖远、会宁、天水、武山、天祝、华亭、西峰、合水、渭源、临洮、岷县、成县、文县、宕昌、徽县、广河、和政、甘南、临潭、卓尼、舟曲、碌曲、夏河。

四普标本采集地：陇西、漳县、康乐。

根（地榆）：苦、酸、涩，微寒。凉血止血，解毒敛疮。

伏毛山莓草 *Sibbaldia adpressa* Bunge

甘肃分布：会宁、天祝、肃南、环县、临潭。

四普标本采集地：永登、平川、靖远、景泰、安定。

全草：用于肺结核，肺脓肿。

山莓草 *Sibbaldia procumbens* L.

甘肃分布：岷县、舟曲、临潭、迭部。

四普标本采集地：玛曲。

全草：辛，微温。止咳，痛经，祛瘀消肿。

隐瓣山莓草 *Sibbaldia procumbens* var. *aphanopetala* (Hand.-Mazz.) Yü et Li

甘肃分布：渭源、岷县、文县、宕昌、临潭、舟曲。

四普标本采集地：永登、临潭、迭部、碌曲、玛曲。

全草：辛，微温。止咳，调经，祛瘀消肿。

窄叶鲜卑花 *Sibiraea angustata* (Rehd.) Hand.-Mazz.

甘肃分布：永登、民勤、天祝、肃南、山丹、渭源、漳县、岷县、临夏、康乐、临潭、卓尼、夏河。

四普标本采集地：永登、永昌、古浪、民勤、山丹、康乐、合作、卓尼、临潭、碌曲、玛曲。

枝条（柳茶）：辛、苦，微温。消食理气，散积消痞。

果序：辛、苦，微温。祛风寒。

鲜卑花 *Sibiraea laevigata* (L.) Maxim.

甘肃分布：兰州、天祝、山丹、岷县、宕昌、临潭、舟曲、碌曲。

四普标本采集地：榆中、永登、天祝、漳县、渭源、岷县、夏河、迭部。

枝条（柳茶）：辛、苦，微温。消食理气，散积消痞。

果序：辛、苦，微温。祛风寒。

高丛珍珠梅 *Sorbaria arborea* Schneid.

甘肃分布：兰州、皋兰、榆中、天水、平凉、定西、渭源、岷县、武都、文县、宕昌、康县、礼县、东乡、临潭、舟曲、夏河。

四普标本采集地：麦积、康乐。

茎皮：苦，寒。有毒。活血祛瘀，消肿止痛。

高丛珍珠梅光叶变种 *Sorbaria arborea* var. *glabrata* Rehd.

甘肃分布：兰州、天水、武山、通渭、礼县、临潭、舟曲。

四普标本采集地：清水、武都、两当。

茎皮：活血祛瘀，消肿止痛。

华北珍珠梅 *Sorbaria kirilowii* (Regel) Maxim.

甘肃分布：兰州、永登、榆中、天水、清水、武山、平凉、崇信、定西、通渭、临洮、岷县、武都、文县、宕昌、康县、甘南、临潭、卓尼、舟曲、夏河。

四普标本采集地：永登、秦州、清水、环县、临洮、礼县、和政、东乡、卓尼、临潭、迭部。

根、叶、果实：清热凉血，祛痰，消肿止痛。

珍珠梅 *Sorbaria sorbifolia* (L.) A. Br.

甘肃分布：兰州。

四普标本采集地：甘谷、武山、张家川、崇信、渭源、岷县、西和、宕昌、临夏、永靖、积石山。

茎皮：苦，寒。有毒。活血祛瘀，消肿止痛。

水榆花楸 *Sorbus alnifolia* (Sieb. et Zucc.) K. Koch

甘肃分布：天水、平凉、成县、文县、徽县、舟曲。

四普标本采集地：秦州、麦积、清水、康县。

果实：甘，平。养血补虚。

北京花楸 *Sorbus discolor* (Maxim.) Maxim.

甘肃分布：兰州、永登、榆中、靖远、天水、天祝、肃南、山丹、文县、临潭、迭部、夏河。

四普标本采集地：迭部。

树皮、果实：祛痰镇咳，健脾利水。

石灰花楸 *Sorbus folgneri* (Schneid.) Rehd.

甘肃分布：天水、文县、成县、徽县。

四普标本采集地：迭部。

果实：用于体虚劳倦。

湖北花楸 *Sorbus hupehensis* Schneid.

甘肃分布：兰州、永登、榆中、靖远、天水、天祝、张掖、肃南、岷县、文县、宕昌、临潭、舟曲、迭部、夏河。

四普标本采集地：七里河、麦积、秦安、临潭、迭部、夏河。

树皮：用于咳嗽痰喘。

陕甘花楸 *Sorbus koehneana* Schneid.

甘肃分布：兰州、永登、榆中、天水、天祝、渭源、漳县、岷县、武都、文县、宕昌、康县、礼县、两当、临夏、康乐、和政、甘南、临潭、卓尼、舟曲、迭部、碌曲、夏河。

四普标本采集地：七里河、榆中、永登、麦积、清水、古浪、漳县、渭源、岷县、武都、西和、宕昌、临夏、康乐、和政、卓尼、临潭、迭部、夏河。

根皮：祛风散寒，利水，止痛。

果实：补虚。

花楸 *Sorbus pohuashanensis* (Hance) Hedl.

甘肃分布：兰州、榆中。

四普标本采集地：宕昌。

果实：甘、苦，平。健胃补虚。

茎、茎皮：苦，寒。清肺止咳。

天山花楸 *Sorbus tianschanica* Rupr.

甘肃分布：永登、榆中、天祝、张掖、肃南、山丹、夏河。

四普标本采集地：永登、凉州、天祝、肃南。

嫩枝、果实：甘、苦，凉。清肺止咳，补脾生津。

高山绣线菊 *Spiraea alpina* Pall.

甘肃分布：兰州、永登、榆中、靖远、景泰、古浪、天祝、肃南、山丹、临洮、漳县、岷县、甘南、合作、临潭、卓尼、舟曲、迭部、玛曲、夏河。

四普标本采集地：榆中、永登、古浪、天祝、肃南、渭源、康乐、合作、卓尼、碌曲、玛曲。

叶、花：甘、苦，凉。愈伤，清骨热，敛黄水。

绣球绣线菊 *Spiraea blumei* G. Don

甘肃分布：天水、武威、平凉、庄浪、庆阳、环县、岷县、武都、文县、舟曲。

四普标本采集地：崆峒、庄浪、文县。

根或根皮：辛，微温。活血止痛，解毒祛湿。

果实：辛，微温。理气和中。

绣球绣线菊小叶变种 *Spiraea blumei* var. *microphylla* Rehder

甘肃分布：天水、平凉。

四普标本采集地：迭部。

根、根皮：理气止痛。

麻叶绣线菊 *Spiraea cantoniensis* Lour.

甘肃分布：省内有栽培。

四普标本采集地：七里河(栽培)。

根、叶、果实：清热，凉血，祛瘀，消肿止痛。

中华绣线菊 *Spiraea chinensis* Maxim.

甘肃分布：靖远、天水、武山、平凉、泾川、华池、合水、漳县、岷县、康县、成县。

四普标本采集地：秦州、清水、成县、徽县、西和、礼县。

根：用于咽喉痛。

疏毛绣线菊 *Spiraea hirsuta* (Hemsl.) Schneid.

甘肃分布：平凉、康县。

四普标本采集地：崇信。

花、叶：活血散瘀，止痛。

粉花绣球菊 *Spiraea japonica* L. f.

甘肃分布：文县、康县、临潭、舟曲。

四普标本采集地：清水、环县、康县、文县。

根：止咳，明目，镇痛。

叶：清热止咳。

果实：用于痢疾。

粉花绣线菊渐尖叶变种 *Spiraea japonica* var. *acuminata* Franch.

甘肃分布：天水、武都、成县、文县、宕昌、康县、礼县、徽县、舟曲。

四普标本采集地：秦州、麦积、华亭、武都、成县、两当、文县、康乐、碌曲。

全株：微苦，平。清热解毒，活血调经，通利二便。

蒙古绣线菊 *Spiraea mongolica* Maxim.

甘肃分布：兰州、永登、榆中、靖远、天祝、张掖、肃南、山丹、漳县、岷县、宕昌、临夏、和政、甘南、临潭、舟曲、卓尼、迭部、碌曲、夏河。

四普标本采集地：西固、榆中、永登、平川、景泰、山丹、高台、通渭、康县、和政、临潭、夏河、碌曲、玛曲。

花：生津止渴，利水。

细枝绣线菊 *Spiraea myrtilloides* Rehd.

甘肃分布：通渭、漳县、文县、徽县、卓尼、舟曲、迭部、夏河。

四普标本采集地：秦州、清水、山丹、渭源、两当、永靖、舟曲、卓尼、迭部。

根：消肿解毒，祛腐生新。

土庄绣线菊 *Spiraea pubescens* Turcz.

甘肃分布：靖远、武山、平凉、泾川、华池、合水、漳县、康县、文县、徽县。

四普标本采集地：麦积、华亭、正宁、华池、合水、宁县、庆城、镇原、武都。

茎髓：用于水肿。

南川绣线菊 *Spiraea rosthornii* E. Pritz.

甘肃分布：兰州、永登、榆中、靖远、天水、天祝、泾川、华亭、渭源、漳县、岷县、武都、文县、康县、礼县、临夏、康乐、临潭、卓尼、舟曲、迭部、夏河。

四普标本采集地：秦州、麦积、清水、通渭、武都、两当、卓尼、迭部。

果：用于腹痛。

绣线菊 *Spiraea salicifolia* L.

甘肃分布：武都。

四普标本采集地：礼县、宕昌（栽培）。

根或全株（空心柳）：苦，平。活血调经，利水通便，化痰止咳。

绢毛绣线菊 *Spiraea sericea* Turcz.

甘肃分布：天水、西峰、武都、成县、文县、康县、舟曲。

四普标本采集地：麦积、华亭、礼县、文县、迭部。

茎、叶：用于湿疹。

三裂绣线菊 *Spiraea trilobata* L.

甘肃分布：天水、武威、平凉、庄浪、庆阳、环县、岷县、武都、文县、舟曲。

四普标本采集地：环县、文县。

叶、果实：活血祛瘀，消肿止痛。

红果树 *Stranvaesia davidiana* Decne.

甘肃分布：文县、康县。

四普标本采集地：武都、康县、文县。

果实：清热除湿，化瘀止痛。

豆科 Leguminosae

合欢 *Albizia julibrissin* Durazz.

甘肃分布：兰州、天水、泾川。多地有栽培。

四普标本采集地：平川、秦州、清水、张

家川、崆峒、华亭、庄浪、环县、两当、徽县、西和、康县。

树皮(合欢皮)：甘，平。解郁安神，活血消肿。

花序或花蕾(合欢花)：甘，平。解郁安神。

山槐 *Albizia kalkora* (Roxb.) Prain

甘肃分布：成县、文县、康县、徽县。

四普标本采集地：武都、两当。

根、树皮、花(山合欢)：涩，凉。舒筋活血，止痛。

骆驼刺 *Alhagi sparsifolia* Shap.

甘肃分布：兰州、张掖、肃南、高台、酒泉、金塔、阿克塞、敦煌。

四普标本采集地：高台、肃南、肃州、玉门、敦煌、瓜州、肃北、阿克塞。

叶中分泌液凝结而成的糖粒(刺蜜)：甘、酸，平。收敛涩肠，止痛。

沙冬青 *Ammopiptanthus mongolicus* (Maxim. ex Kom.) Cheng f.

保护等级：《国家重点保护野生植物名录》二级。

甘肃分布：景泰、民勤。

四普标本采集地：安宁、平川、景泰、民勤、敦煌。

茎、叶：辛、苦，温。有毒。祛风除湿，舒筋散瘀。

紫穗槐 *Amorpha fruticosa* L.

甘肃分布：全省大部分地区有栽培。

四普标本采集地：永登、会宁、景泰、麦积、泾川、灵台、合水、宁县、庆城、镇原、环县、安定、两当、永靖。

花：清热，凉血，止血。

两型豆 *Amphicarpaea edgeworthii* Benth.

甘肃分布：天水、平凉、文县、徽县、舟曲。

四普标本采集地：秦州、清水、武都、文县。

块根：止痛。

肉色土圞儿 *Apios carnea* (Wall.) Benth. ex Baker

甘肃分布：文县。

四普标本采集地：武都、康县、文县。

块根：清热，活血，明目。

落花生 *Arachis hypogaea* L.

甘肃分布：省内有栽培。

四普标本采集地：镇原(栽培)。

种子：甘，平。健脾养胃，润肺化痰。

斜茎黄耆 *Astragalus adsurgens* Pall.

甘肃分布：兰州、永登、榆中、景泰、武威、民勤、天祝、肃南、山丹、平凉、泾川、酒泉、肃北、环县、合水、宁县、定西、武都、临夏、和政、甘南、合作、卓尼、夏河。

四普标本采集地：西固、永登、嘉峪关、金川、永昌、景泰、民勤、肃南、崇信、玉门、正宁、华池、庆城、镇原、环县、安定、康乐、东乡、迭部。

种子：补肝肾，固精，明目。

地八角 *Astragalus bhotanensis* Baker

甘肃分布：兰州、永登、榆中、天水、庆阳、合水、通渭、文县、礼县、康乐、临潭、舟曲、迭部。

四普标本采集地：永登、平川、麦积、武山、灵台、崇信、庄浪、华池、合水、安定、渭源、岷县、两当、西和、礼县、宕昌、康乐、永靖、东乡、卓尼、临潭、迭部。

全草：苦、涩，凉。清热解毒，利尿止泻。

金翼黄耆 *Astragalus chrysopterus* Bunge

甘肃分布：兰州、永登、榆中、靖远、天祝、张掖、肃南、山丹、文县、和政、卓尼、舟曲、迭部、夏河。

四普标本采集地：天祝、和政、迭部、夏河。

根：补气固表，托毒生肌，利尿。

背扁黄耆 *Astragalus complanatus* Bunge (《中国植物志》电子版已将其改为 *Phyllolobium chinense* Fisch. ex DC., 置于蔓黄芪属)

甘肃分布：皋兰、榆中、白银、会宁、天水、平凉、庆阳、环县、合水、宁县、镇原、定西、文县。

四普标本采集地：平川、庆城、镇原、通

渭、武都、舟曲。

种子（沙苑子、潼蒺藜）：甘，温。补肾助阳，固精缩尿，养肝明目。

达乌里黄耆 *Astragalus dahuricus*（Pall.）DC.

甘肃分布：天水、天祝、华亭、合水、徽县。

四普标本采集地：泾川、崇信、华亭、镇原、临潭、迭部。

种子：补肾益肝，固精明目。

梭果黄耆 *Astragalus ernestii* H. F. Comber

甘肃分布：夏河。

四普标本采集地：迭部。

根：补气固表，托毒生肌，利尿。

多花黄耆 *Astragalus floridus* Benth. ex Bunge

甘肃分布：夏河。

四普标本采集地：永登、迭部、玛曲。

根：补气升阳，益气固表，托毒生肌，利水退肿。

乳白黄耆 *Astragalus galactites* Pall.

甘肃分布：兰州、皋兰、嘉峪关、会宁、肃南、定西、积石山。

四普标本采集地：安宁、永登、平川、会宁、靖远、景泰、山丹、安定。

全草：甘、微苦，温。利水，泻水肿、浮肿，清脾、肺热。

根：甘，温。强壮补气，排脓生肌，利水止汗。

乌拉特黄耆 *Astragalus hoantchy* Franch.

甘肃分布：兰州、靖远、肃南、肃北。

四普标本采集地：永靖。

根（黄芪）：甘，温。益气升阳，固表止泻，利水消肿，托毒生肌。

马衔山黄耆 *Astragalus mahoschanicus* Hand. -Mazz.

甘肃分布：永登、榆中、清水、天祝、张掖、肃南、山丹、酒泉、玉门、夏河。

四普标本采集地：七里河、阿克塞、永靖、夏河。

根：补气补血，强心利尿，安胎降压。

草木犀状黄耆 *Astragalus melilotoides* Pall.

甘肃分布：兰州、永登、皋兰、榆中、会宁、天水、山丹、平凉、泾川、静宁、环县、合水、镇原、通渭、徽县、卓尼、夏河。

四普标本采集地：安宁、永登、会宁、景泰、麦积、民乐、高台、泾川、正宁、华池、合水、宁县、庆城、镇原、环县、安定、通渭、岷县、礼县、和政、临潭。

全草：苦，凉。祛风湿。

膜荚黄耆 *Astragalus membranaceus*（Fisch.）Bunge

甘肃分布：省内多地有栽培。十大陇药之一。

四普标本采集地：七里河、永登、金川、靖远、景泰、麦积、古浪、山丹、崆峒、华亭、庄浪、瓜州、阿克塞、漳县、岷县、临洮、武都、成县、徽县、西和、礼县、康乐、碌曲。

根：甘，微温。补气升阳，固表止汗，利水消肿，生津养血，行滞通痹，托毒排脓，敛疮生肌。

蒙古黄耆 *Astragalus membranaceus* var. *mongholicus*（Bunge）P. K. Hsiao

甘肃分布：兰州。十大陇药之一。

四普标本采集地：永登、永昌、白银区、甘谷、凉州、甘州、山丹、静宁、肃州、西峰、环县、陇西、渭源、岷县、临洮、康乐、永靖、和政、卓尼、碌曲。

根：甘，微温。补气升阳，固表止汗，利水消肿，生津养血，行滞通痹，托毒排脓，敛疮生肌。

细弱黄耆 *Astragalus miniatus* Bunge

甘肃分布：甘肃有分布。

四普标本采集地：庆城、环县。

根：甘，温。补气固表，利尿托毒，排脓，敛疮收肌。

单蕊黄耆 *Astragalus monadelphus* Bunge ex Maxim.

甘肃分布：兰州、榆中、天祝、岷县、和

政、康乐、夏河、临潭、卓尼、合作。

四普标本采集地：舟曲、夏河、玛曲。

根：甘，温。补气固表，托毒生肌，利尿。

多枝黄耆 *Astragalus polycladus* Bur. et Franch.

甘肃分布：兰州、永登、榆中、靖远、会宁、天祝、肃南、山丹、肃北、阿克塞、定西、通渭、陇西、岷县、康乐、卓尼、玛曲、碌曲、夏河。

四普标本采集地：会宁、高台、安定、通渭、迭部、夏河、玛曲。

全草：用于肝硬化，腹水。

小苞黄耆 *Astragalus prattii* G. Simpson

甘肃分布：玛曲。

四普标本采集地：夏河、玛曲。

全草：利尿，止痢。鲜草外用于疮疖肿毒，创伤。

黑紫花黄耆 *Astragalus przewalskii* Bunge

甘肃分布：永登、榆中、天祝、肃南、山丹、岷县、玛曲。

四普标本采集地：榆中、永登、景泰、山丹、玛曲。

根：托脓生肌。

糙叶黄耆 *Astragalus scaberrimus* Bunge

甘肃分布：兰州、榆中、白银、靖远、会宁、天水、秦安、甘谷、古浪、肃南、山丹、酒泉、庆阳、西峰、环县、合水、定西、通渭、渭源、岷县、积石山。

四普标本采集地：永登、永昌、白银区、靖远、景泰、凉州、古浪、静宁、西峰、正宁、华池、合水、宁县、庆城、环县、安定、武都、永靖、迭部。

种子：补肾益肝，固精明目。

紫云英 *Astragalus sinicus* L.

甘肃分布：省内有栽培。

四普标本采集地：文县（逸生）。

全草：辛、微甘，平。祛风明目，健脾益气，解毒止痛。

种子：辛，凉。祛风明目。

肾形子黄耆 *Astragalus skythropos* Bunge

甘肃分布：天祝、张掖、岷县、舟曲。

四普标本采集地：临夏、迭部、夏河、碌曲、玛曲。

全草：利尿，愈疮。煎膏用于创伤。

甘青黄耆 *Astragalus tanguticus* Batal.

甘肃分布：肃南、岷县、夏河、玛曲。

四普标本采集地：迭部。

根：补气升阳，益气固表，托毒生肌，利水退肿。

东俄洛黄耆 *Astragalus tongolensis* Ulbr.

甘肃分布：卓尼、夏河。

四普标本采集地：天祝、碌曲、玛曲。

根（黄芪）：甘，温。益气升阳，固表止泻，利水消肿，托毒生肌。

云南黄耆 *Astragalus yunnanensis* Franch.

甘肃分布：迭部、卓尼、碌曲。

四普标本采集地：玛曲。

根：甘，温。补气固表，升阳举陷，托疮生肌。

鞍叶羊蹄甲 *Bauhinia brachycarpa* Wall. ex Benth.

甘肃分布：武都、文县、舟曲。

四普标本采集地：武都、文县、舟曲。

枝叶或根：苦、涩，平。祛湿通络，收敛解毒。

云实 *Caesalpinia decapetala*（Roth）Alston

甘肃分布：两当、文县、徽县。

四普标本采集地：武都、成县、康县、文县。

种子：辛、苦，温。解毒除湿，止咳化痰，杀虫。

根：苦、辛，平。祛风除湿，解毒消肿。

杭子梢 *Campylotropis macrocarpa*（Bge.）Rehd.

甘肃分布：天水、文县。

四普标本采集地：清水、秦安、正宁、武都、两当、康县、东乡。

根或枝叶（壮筋草）：苦、微辛，平。疏风解表，活血通络。

小雀花 *Campylotropis polyantha* (Franch.) Schindl.

甘肃分布：文县。

四普标本采集地：武都。

根：苦、涩，温。活血调经，止血敛疮。

刀豆 *Canavalia gladiata* (Jacq.) DC.

甘肃分布：省内多地栽培。

四普标本采集地：秦安、东乡。

种子、果壳及根：甘，温。温中，下气，止呃。

树锦鸡儿 *Caragana arborescens* Lam.

甘肃分布：天水、徽县、岷县、永靖、舟曲。

四普标本采集地：民勤、通渭。

根皮：甘、微辛，平。通乳，利湿。

短叶锦鸡儿 *Caragana brevifolia* Kom.

甘肃分布：榆中、天祝、山丹、临潭、卓尼、碌曲、夏河。

四普标本采集地：永登、凉州、古浪、天祝、山丹、肃南、永靖、夏河、玛曲。

根：辛、苦，寒。清热散肿，生肌止痛。

川西锦鸡儿 *Caragana erinacea* Kom.

甘肃分布：肃南、岷县、临夏、和政。

四普标本采集地：临潭、碌曲、玛曲。

根、茎、叶、皮（藏药：佐摸兴玛保）：治热致抽筋，呕吐。

根：解肌肉经络热毒，散者能聚，积者能吐。

黄刺条 *Caragana frutex* (L.) C. Koch

甘肃分布：天水、民勤。

四普标本采集地：平川。

根：祛风，平肝，止咳。

中间锦鸡儿 *Caragana intermedia* Kuang et H. C. Fu

甘肃分布：兰州。多地亦有栽培。

四普标本采集地：麦积、镇原。

全株（柠条）：甘，温。滋阴补血，活血。

花：甘，温。养阴，平肝。

根：微辛，温。益气养阴。

种子：苦，平。燥湿解毒，杀虫止痒。

鬼箭锦鸡儿 *Caragana jubata* (Pall.) Poir.

甘肃分布：榆中、武山、天祝、肃南、山丹、临潭、卓尼、玛曲、夏河。

四普标本采集地：榆中、永登、景泰、凉州、古浪、天祝、山丹、高台、临夏、夏河、碌曲、玛曲。

根及枝叶：辛、苦、涩，微寒。清热解毒，降压。

柠条锦鸡儿 *Caragana korshinskii* Kom.

甘肃分布：景泰、天水。

四普标本采集地：安宁、永登、金川、平川、会宁、景泰、古浪、天祝、甘州、肃南、静宁、环县、安定、通渭、渭源、永靖、和政、卓尼。

根：祛风，平肝，止咳。

白皮锦鸡儿 *Caragana leucophloea* Pojark.

甘肃分布：兰州、高台、安西、玉门、卓尼。

四普标本采集地：瓜州。

根或根皮：甘、微辛，微温。活血，健脾利水，通络。

花：甘，微温。止咳，化滞，祛风止痛。

小叶锦鸡儿 *Caragana microphylla* Lam.

甘肃分布：兰州、舟曲、迭部。

四普标本采集地：榆中、永登、金川、靖远、古浪、甘州、静宁、宕昌。

果实：苦，寒。清热解毒。

甘蒙锦鸡儿 *Caragana opulens* Kom.

甘肃分布：兰州、永登、皋兰、靖远、会宁、武威、张掖、肃南、环县、定西、陇西、文县、广河、舟曲。

四普标本采集地：安宁、永登、永昌、景泰、古浪、天祝、山丹、肃南、静宁、环县、安定、通渭、礼县、宕昌、合作、迭部。

全株或花、种子（蒙药：锦鸡儿）：治乳汁不通，月经不调，眩晕，高血压，咽喉肿痛。

茎枝内皮（藏药：扎玛）：治肌肉发热，静脉发热。

昆仑锦鸡儿 *Caragana polourensis* Franch.

甘肃分布：山丹。

四普标本采集地：永昌。

根：活血，利尿，止痛，强壮。

花：祛风平肝，止咳。

荒漠锦鸡儿 *Caragana roborovskyi* Kom.

甘肃分布：兰州、会宁、武威、古浪、张掖、肃南、民乐、山丹、环县、宁县。

四普标本采集地：安宁、永登、金川、平川、靖远、景泰、古浪、民勤、甘州、山丹、高台、玉门、瓜州、肃北、环县、永靖。

根：活血祛风，利尿消肿。

红花锦鸡儿 *Caragana rosea* Turcz. ex Maxim.

甘肃分布：皋兰、榆中、天水、武山、华亭、合水、陇西、徽县。

四普标本采集地：七里河、清水、崇信、正宁、华池、合水、宁县、环县、康乐、卓尼。

根：甘、微辛，平。健脾，益肾，通经，利尿。

锦鸡儿 *Caragana sinica*（Buc'hoz）Rehd.

甘肃分布：兰州、庄浪、合水、华池、武都。

四普标本采集地：陇西、渭源、岷县、西和。

根：甘、微辛，平。滋补强壮，活血调经，祛风利湿。

花：甘，温。祛风活血，止咳化痰。

狭叶锦鸡儿 *Caragana stenophylla* Pojark.

甘肃分布：兰州、皋兰、榆中、白银、景泰、民勤、金塔、宁县。

四普标本采集地：西固、金川、平川、景泰、凉州、甘州、山丹、玉门、临潭。

花：祛风，平肝，止咳。

青甘锦鸡儿 *Caragana tangutica* Maxim. ex Kom.

甘肃分布：兰州、永登、武山、张掖、肃南、平凉、肃北、漳县、迭部。

四普标本采集地：永登、永昌、甘州、迭部。

茎：辛，温。温胃散寒，理气止痛。

毛刺锦鸡儿 *Caragana tibetica* Kom.

甘肃分布：兰州、靖远、会宁、临夏。模式标本采自甘肃黄河上游。

四普标本采集地：永登、永昌、景泰、天祝、永靖。

根：用于关节痛。

花：用于头晕。

决明 *Cassia tora* L.

甘肃分布：兰州、天水、陇南等地有栽培。

四普标本采集地：敦煌。

种子（决明子）：甘、苦、咸，微寒。清热明目，润肠通便。

紫荆 *Cercis chinensis* Bunge

甘肃分布：省内多地栽培。

四普标本采集地：麦积、庄浪、武都、文县。

树皮（紫荆皮）：苦，平。活血，通淋，解毒。

木部：苦，平。活血，通淋。

花：苦，平。清热凉血，通淋解毒。

果实：甘、微苦，平。止咳平喘，行气止痛。

湖北紫荆 *Cercis glabra* Pamp.

甘肃分布：天水、武都、两当、康县、文县、徽县。

四普标本采集地：武都、两当、康县、文县。

心材及树皮：破血，解毒。

绣球小冠花 *Coronilla varia* L.

甘肃分布：省内有栽培。

四普标本采集地：麦积、秦安。

种子：含强心苷类，国外民间有作强心药和利尿药，曾经作为抗肿瘤药。

大金刚藤 *Dalbergia dyeriana* Prain ex Harms

甘肃分布：文县、康县。

四普标本采集地：武都、文县。

根：理气散寒，活络止痛。

藤黄檀 *Dalbergia hancei* Benth.

甘肃分布：省内有栽培。

四普标本采集地：两当(栽培)。

藤茎(藤檀)：辛，温。理气止痛。

树脂：辛，温。行气止痛，止血。

根：辛，温。舒筋活络，强壮筋骨。

黄檀 *Dalbergia hupeana* Hance

甘肃分布：文县、成县、康县。

四普标本采集地：康县、文县。

树根或根皮(檀根)：辛，苦，平。有小毒。清热解毒，止血消肿。

叶：辛、苦，平。有小毒。清热解毒，活血消肿。

象鼻藤 *Dalbergia mimosoides* Franch.

甘肃分布：武都、文县。

四普标本采集地：武都、文县。

根和茎皮：清热解毒，收敛止血，截疟。

叶：清热解毒。

圆锥山蚂蟥 *Desmodium elegans* DC.

甘肃分布：省内有分布。

四普标本采集地：武都、文县。

全株：活血消肿，止血敛疮。

小叶三点金 *Desmodium microphyllum* (Thunb.) DC.

甘肃分布：四普新分布。

四普标本采集地：文县。

根及全草：甘，平。健脾利湿，止咳平喘，解毒消肿。

柔毛山黑豆 *Dumasia villosa* DC.

甘肃分布：文县。

四普标本采集地：文县。

全草或种子：甘，平。清热解毒，消肿止带。

皂荚 *Gleditsia sinensis* Lam.

甘肃分布：天水、秦安、崇信、武都、成县、文县。

四普标本采集地：灵台、徽县、康县。

棘刺(皂角刺)：辛，温。消肿托毒，排脓，杀虫。

种子：辛，温。有毒。润肠通便，祛风散热，化痰散结。

果实：辛、咸，温。有毒。祛痰止咳，开窍通闭，杀虫散结。

叶：辛，微温。祛风解毒，生发。

大豆 *Glycine max* (L.) Merr.

甘肃分布：全省各地广泛栽培。

四普标本采集地：秦安、民勤。

黑色种皮种子(黑大豆)：甘，平。活血利水，祛风解毒，健脾益肾。

黄色种皮种子(黄大豆)：甘，平。宽中导滞，健脾利水，解毒消肿。

种皮：微甘，凉。养血平肝，祛风解毒。

叶：甘，平。利尿通淋，凉血解毒。

种子发酵加工品(淡豆豉)：苦、辛，凉。解表，除烦，宣发郁热。

野大豆 *Glycine soja* Sieb. et Zucc.

保护等级：《国家重点保护野生植物名录》二级。

甘肃分布：天水、合水、文县、徽县。

四普标本采集地：靖远、秦州、麦积、清水、崆峒、泾川、崇信、庄浪、镇原、岷县、成县、徽县、康县、文县、宕昌。

种子：甘，温。益肾，止汗。

茎、叶、根：甘，凉。清热敛汗，舒筋止痛。

光果甘草 *Glycyrrhiza glabra* L.

甘肃分布：兰州、榆中。

四普标本采集地：嘉峪关、民勤、康乐。

根(甘草)：甘，平。补脾益气，清热解毒，祛痰止咳，缓急止痛，调和诸药。

胀果甘草 *Glycyrrhiza inflata* Bat.

保护等级：《国家重点保护野生植物名录》二级。

甘肃分布：金塔、敦煌。

四普标本采集地：永昌、民勤、敦煌、金塔、瓜州。

根(甘草)：甘，平。补脾益气，清热解毒，祛痰止咳，缓急止痛，调和诸药。

刺果甘草 *Glycyrrhiza pallidiflora* Maxim.

甘肃分布：榆中、民勤。

四普标本采集地：民勤、灵台、肃州。

果序：甘、辛，温。催乳。

根：甘、辛，温。杀虫。外用治阴道滴虫病。

甘草 *Glycyrrhiza uralensis* Fisch.

保护等级：《国家重点保护野生植物名录》二级。

甘肃分布：兰州、皋兰、榆中、会宁、景泰、甘谷、民勤、古浪、张掖、肃南、民乐、泾川、玉门、庆阳、环县、合水、镇原、定西、通渭、临洮、武都。十大陇药之一。

四普标本采集地：七里河、榆中、永登、金川、永昌、平川、会宁、靖远、景泰、麦积、秦安、甘谷、武山、张家川、凉州、古浪、民勤、甘州、山丹、民乐、临泽、高台、肃南、崆峒、泾川、灵台、崇信、庄浪、静宁、肃州、玉门、敦煌、瓜州、肃北、阿克塞、正宁、华池、合水、宁县、镇原、环县、安定、通渭、陇西、漳县、渭源、岷县、临洮、宕昌、永靖、碌曲。

根：甘，平。补脾益气，清热解毒，祛痰止咳，缓急止痛，调和诸药。

甘肃米口袋 *Gueldenstaedtia gansuensis* Tsui

甘肃分布：兰州、会宁、天水、秦安、武山、平凉、泾川、华亭、庆阳、西峰、合水、岷县、武都、文县、康县、徽县、康乐。模式标本采自甘肃庆阳。

四普标本采集地：天祝。

全草（蒙药：莎勒吉日）：清热解毒，凉血消肿。

米口袋 *Gueldenstaedtia multiflora* Bunge.

甘肃分布：甘肃东部。

四普标本采集地：七里河、凉州、民乐、华亭、崇信、肃北、庆城、环县、渭源、文县、临夏、迭部。

带根全草（甜地丁）：甘、苦，寒。清热解毒，凉血消肿。

狭叶米口袋 *Gueldenstaedtia stenophylla* Bunge

甘肃分布：会宁、天水、秦安、平凉、泾川、华亭、合水、武都、文县。

四普标本采集地：永登、白银区、靖远、景泰、灵台、华池、合水、庆城、环县、安定、临洮。

带根全草（甜地丁）：甘、苦，寒。清热解毒，凉血消肿。

少花米口袋 *Gueldenstaedtia verna*（Georgi.）Boriss.

甘肃分布：兰州、会宁、天水、秦安、武山、平凉、泾川、华亭、庆阳、西峰、合水、岷县、武都、文县、康县、徽县、康乐。

四普标本采集地：华亭、静宁、西峰、合水、宁县、通渭、两当。

带根全草（甜地丁）：甘、苦，寒。清热解毒，凉血消肿。

白花米口袋 *Gueldenstaedtia verna* subsp. *multiflora*（Bunge）Tusi

甘肃分布：甘肃东部。

四普标本采集地：宕昌。

全草（甜地丁）：清热解毒，凉血消肿。

块茎岩黄耆 *Hedysarum algidum* L. Z. Shue

甘肃分布：永登、天祝、临洮、临潭、夏河。

四普标本采集地：永登、卓尼、迭部、玛曲。

全草：甘，温。活血止痛，利尿。

短翼岩黄耆 *Hedysarum brachypterum* Bunge

甘肃分布：嘉峪关、天祝。

四普标本采集地：灵台、庆城、环县、岷县。

全草：用于腹痛。

黄花岩黄耆 *Hedysarum citrinum* Baker

甘肃分布：迭部。

四普标本采集地：迭部。

根及根状茎：甘，温。补气固表，利尿托毒，排脓，敛疮收肌。

红花岩黄耆 *Hedysarum multijugum* Maxim.

甘肃分布：兰州、永登、皋兰、嘉峪关、永昌、靖远、会宁、天水、甘谷、武山、武威、民勤、天祝、肃南、山丹、平凉、静宁、酒泉、肃州、肃北、阿克塞、玉门、镇原、定西、陇西、临洮、岷县、武都、文县、临夏、康乐、永靖、甘南、迭部、夏河。

四普标本采集地：安宁、永登、金川、永昌、平川、靖远、景泰、秦州、麦积、凉州、古浪、民勤、天祝、甘州、山丹、高台、肃南、肃州、玉门、瓜州、肃北、阿克塞、安定、通渭、渭源、岷县、临洮、武都、宕昌、临夏、永靖、和政、积石山、卓尼、临潭、迭部、夏河。

根：甘，温。补气固表，利尿，托毒排脓，生肌敛疮。

多序岩黄耆 *Hedysarum polybotrys* Hand.-Mazz.

甘肃分布：兰州、榆中、永昌、靖远、天水、武山、岷县、文县、康县、临潭、迭部、夏河。模式标本采自甘肃临洮。

四普标本采集地：榆中、景泰、甘谷、武山、民乐、庄浪、陇西、漳县、渭源、岷县、临洮、武都、徽县、西和、礼县、宕昌、康乐、舟曲、卓尼、迭部、夏河。

根（红芪）：甘，微温。补气升阳，固表止汗，利水消肿，生津养血，行滞通痹，托毒排脓，敛疮生肌。

细枝岩黄耆 *Hedysarum scoparium* Fisch. et Mey.

甘肃分布：武威、民勤、酒泉、肃州、金塔、玉门。

四普标本采集地：景泰、凉州、古浪、甘州。

根及根状茎（花棒）：强心，利尿，消肿。

锡金岩黄耆 *Hedysarum sikkimense* Benth. ex Baker

甘肃分布：玛曲。

四普标本采集地：玛曲。

根：甘、微苦，平。补气固表，利尿消肿，托毒生肌。

太白岩黄耆 *Hedysarum taipeicum* （Hand.-Mazz）K. T. Fu

甘肃分布：武山。

四普标本采集地：靖远。

根（岩黄芪）：固表止汗，益气补虚，排脓生肌。

唐古特岩黄耆 *Hedysarum tanguticum* B. Fedtsch.

甘肃分布：舟曲、玛曲、夏河。

四普标本采集地：迭部。

根：补气固表，利尿，托毒，排脓，敛疮。

多花木蓝 *Indigofera amblyantha* Craib

甘肃分布：天水、平凉、武都、文县、康县、徽县。

四普标本采集地：秦州、麦积、正宁、华池、宁县、武都、文县。

根：苦，寒。清热利咽，解毒，通便。

河北木蓝 *Indigofera bungeana* Walp.

甘肃分布：天水、武山、平凉、泾川、庆阳、合水、岷县、武都、文县、迭部。

四普标本采集地：正宁、华池、宁县、镇原、康县、文县、舟曲、迭部。

根及全草：苦、涩，凉。止血敛疮，清热利湿。

花木蓝 *Indigofera kirilowii* Maxim. ex Palibin

甘肃分布：天水。

四普标本采集地：清水。

根：苦，寒。清热利烟，解毒，通便。

马棘 *Indigofera pseudotinctoria* Matsum.

甘肃分布：天水、文县、宕昌。

四普标本采集地：麦积、武都、康县。

根或地上部分：苦、涩，平。清热解表，散瘀消积。

长萼鸡眼草 *Kummerowia stipulacea* （Maxim.）Makino

甘肃分布：天水、合水、成县、文县、康县、徽县。

四普标本采集地：庆城、镇原、环县、康县、康乐。

全草：甘、辛、微苦，平。清热解毒，健脾利湿，活血止血。

鸡眼草 *Kummerowia striata* （Thunb.）Schindl.

甘肃分布：天水、合水、文县、康县。

四普标本采集地：崇信、康县、文县。

全草：甘、辛、微苦，平。清热解毒，健脾利湿，活血止血。

扁豆 *Lablab purpureus*（L.）Sweet

甘肃分布：全省各地广泛栽培。

四普标本采集地：岷县。

种子（白扁豆）：甘，微温。健脾化湿，和中消暑。

大山黧豆 *Lathyrus davidii* Hance

甘肃分布：天水。

四普标本采集地：崇信、康县。

种子：辛，温。疏肝理气，调经止痛。

牧地山黧豆 *Lathyrus pratensis* L.

甘肃分布：兰州、榆中、天水、清水、华亭、渭源、漳县、武都、文县、徽县、和政、卓尼、舟曲、迭部、夏河。

四普标本采集地：西固、麦积、秦安、武山、张家川、华亭、安定、通渭、武都、康县、和政、东乡、合作、舟曲、卓尼、临潭、迭部。

全草：辛、甘，微温。祛痰止咳。

山黧豆 *Lathyrus quinquenervius*（Miq.）Litv.

甘肃分布：兰州、榆中、天祝、泾川、夏河。

四普标本采集地：永登、正宁、合水、宁县、通渭、东乡、玛曲。

全草：苦、涩，温。祛风除湿，止痛。

家山黧豆 *Lathyrus sativus* L.

甘肃分布：省内有栽培。

四普标本采集地：环县（栽培）。

全草：有毒。用于治疣。

胡枝子 *Lespedeza bicolor* Turcz.

甘肃分布：天水、平凉、华亭、庆阳、合水、武都、文县、康县、舟曲。

四普标本采集地：甘谷、武山、张家川、崇信、华亭、静宁、岷县、徽县、礼县、文县、宕昌。

枝叶：甘，平。清热润肺，利尿通淋，止血。

根：甘，平。祛风除湿，活血止痛，止血止带，清热解毒。

花：甘，平。清热止血，润肺止咳。

绿叶胡枝子 *Lespedeza buergeri* Miq.

甘肃分布：天水、文县。

四普标本采集地：秦州、麦积、清水、武都。

根：辛、微苦，平。清热解表，化痰利湿，活血止痛。

叶：清热解毒。

截叶铁扫帚 *Lespedeza cuneata*（Dum.-Cours.）G. Don

甘肃分布：天水、华亭、庆阳、武都、成县、文县、康县、徽县、迭部。

四普标本采集地：麦积、崇信、华亭、正宁、华池、合水、宁县、庆城、镇原、环县、通渭、武都、两当、徽县、西和、康县、文县、宕昌、舟曲。

根及全株：甘、微苦，平。清热利湿，消食除积，祛痰止咳。

短梗胡枝子 *Lespedeza cyrtobotrya* Miq.

甘肃分布：平凉、文县、成县。

四普标本采集地：麦积、通渭。

叶：用于水肿。

兴安胡枝子 *Lespedeza davurica*（Laxm.）Schindl.

甘肃分布：榆中、天水、庆阳、武都、文县。

四普标本采集地：西固、永登、平川、会宁、靖远、景泰、麦积、秦安、天祝、泾川、崇信、正宁、华池、庆城、镇原、环县、通渭、临洮、康县、文县、永靖、和政、舟曲、临潭、迭部。

全草或根（枝儿条）：辛，温。解表散寒。

多花胡枝子 *Lespedeza floribunda* Bunge

甘肃分布：兰州、会宁、天水、平凉、华亭、庆阳、合水、镇原、武都、成县、文县、康县、康乐、舟曲、迭部。

四普标本采集地：麦积、清水、华亭、正宁、华池、庆城、镇原、环县、两当、西和、康县、文县、东乡、舟曲、迭部。

全草或根：涩，凉。消积，截疟。

美丽胡枝子 *Lespedeza formosa*（Vog.）Koehne

甘肃分布：榆中、天水、平凉、文县、宕

昌、康县、徽县、舟曲。

四普标本采集地：秦州、清水、正宁、宁县、成县、迭部。

茎叶：苦，平。清热利尿，通淋。

花：甘，平。清热凉血。

根：苦、微辛，平。清热解毒，祛风除湿，活血止痛。

阴山胡枝子 *Lespedeza inschanica*（Maxim.）Schindl.

甘肃分布：庆阳、合水、文县。

四普标本采集地：武都、康乐。

全草：活血，利水，止痛。

尖叶铁扫帚 *Lespedeza juncea*（L. f.）Pers.

甘肃分布：平凉、泾川、合水。

四普标本采集地：正宁、庆城、文县。

全草或根：苦、涩，凉。补肾涩精，健脾利湿，祛痰止咳，清热解毒。

铁马鞭 *Lespedeza pilosa*（Thunb.）Sieb. et Zucc.

甘肃分布：天水、武都。

四普标本采集地：武都、文县。

带根全草：苦、辛，平。益气安神，活血止痛，利尿消肿，解毒散瘀。

牛枝子 *Lespedeza potaninii* Vass.

甘肃分布：兰州、皋兰、榆中、白银、会宁、天水、张掖、平凉、庆阳、环县、定西、武都、文县、永靖。

四普标本采集地：平川、景泰、麦积、崇信、静宁、正宁、华池、宁县、庆城、镇原、环县、安定。

全株：甘、微苦，平。清热利尿，截疟，理气，止血。

细梗胡枝子 *Lespedeza virgata*（Thunb.）DC.

甘肃分布：天水、文县、康县、徽县。

四普标本采集地：麦积、武都。

全草：甘、微苦，平。清热利尿。

百脉根 *Lotus corniculatus* L.

甘肃分布：天水、民勤、武都、文县、康县、徽县、舟曲、迭部。

四普标本采集地：秦州、麦积、清水、崇信、武都、成县、两当、徽县、西和、康县、舟曲。

根：甘、苦，微寒。补虚，清热，止渴。

地上部分：甘、微苦，凉。清热解毒，止咳平喘，利湿消痞。

花：微苦、辛，平。清肝明目。

细叶百脉根 *Lotus tenuis* Kit. et Waldst. ex Willd.

甘肃分布：天水、民勤、舟曲。

四普标本采集地：甘州。

全草：甘、微涩，平。清热止血。

青海苜蓿 *Medicago archiducis-nicolai* G. Sirj.

甘肃分布：永登、皋兰、会宁、天祝、肃南、环县、玛曲、夏河。

四普标本采集地：平川、会宁、靖远、景泰、古浪、安定、临潭、夏河。

全草：微苦，凉。清热解毒，强心，利尿。

野苜蓿 *Medicago falcata* L.

甘肃分布：合水。

四普标本采集地：民勤、合水。

全草：甘、微苦，平。健脾补虚，利尿退黄，舒筋活络。

天蓝苜蓿 *Medicago lupulina* L.

甘肃分布：兰州、永登、榆中、天水、武山、武威、民勤、天祝、张掖、山丹、泾川、庆阳、合水、漳县、岷县、武都、文县、康县、临夏、和政、临潭、舟曲。

四普标本采集地：永登、秦州、麦积、清水、秦安、天祝、泾川、静宁、玉门、正宁、华池、合水、宁县、庆城、镇原、安定、通渭、岷县、临洮、武都、康县、文县、康乐、和政、合作、临潭、碌曲。

全草：甘、苦、微涩，凉。有小毒。清热利湿，舒筋活络，止咳平喘，凉血解毒。

小苜蓿 *Medicago minima*（L.）Grufberg

甘肃分布：武都、康县、文县。

四普标本采集地：麦积、华亭、肃州、渭

源、卓尼。

根：清热，利湿，止咳。

花苜蓿 *Medicago ruthenica* (L.) Trautv.

甘肃分布：兰州、皋兰、榆中、永昌、会宁、天水、甘谷、武山、天祝、张掖、肃南、平凉、西峰、合水、漳县、武都、宕昌、舟曲、迭部、夏河。

四普标本采集地：西固、榆中、麦积、秦安、武山、民乐、崆峒、泾川、崇信、华亭、庄浪、静宁、瓜州、正宁、宁县、庆城、镇原、环县、安定、渭源、武都、徽县、永靖、和政、东乡、舟曲、卓尼、迭部、碌曲、玛曲。

全草：苦，寒。清热解毒，止咳，止血。

紫苜蓿 *Medicago sativa* L.

甘肃分布：兰州、永登、榆中、白银、靖远、会宁、天水、武威、民勤、张掖、山丹、平凉、酒泉、庆阳、通渭、陇西、漳县、武都、文县、积石山、舟曲。

四普标本采集地：皋兰、平川、会宁、靖远、景泰、麦积、秦安、张家川、山丹、临泽、高台、崆峒、泾川、华亭、肃州、玉门、敦煌、瓜州、正宁、华池、合水、宁县、庆城、镇原、环县、安定、临洮、武都、两当、礼县、康县、临夏、康乐、永靖、和政、东乡、卓尼、临潭、碌曲。

全草：苦，平。清脾胃，清湿热，利尿，消肿。

根：苦，寒。清热利湿，通淋排石。

白花草木犀 *Melilotus alba* Medic. ex Desr.

甘肃分布：榆中、天水、酒泉、庆阳、舟曲。

四普标本采集地：靖远、景泰、麦积、秦安、山丹、临泽、华亭、敦煌、正宁、华池、环县、临洮、西和、康县、临夏、永靖、东乡、卓尼、临潭、迭部。

全草：苦、辛，凉。清热解毒，和胃化湿。

草木犀 *Melilotus officinalis* (L.) Pall.

甘肃分布：兰州、永登、榆中、会宁、景泰、天水、民勤、天祝、张掖、山丹、平凉、

泾川、合水、渭源、武都、文县、临夏、积石山、舟曲、夏河。

四普标本采集地：七里河、嘉峪关、金川、平川、会宁、靖远、秦安、古浪、甘州、崇信、静宁、瓜州、正宁、华池、宁县、庆城、镇原、环县、安定、通渭、渭源、岷县、临洮、康县、宕昌、临夏市、永靖、和政、合作、卓尼。

全草：辛、甘、微苦，凉。有小毒。清暑化湿，健胃和中。

常春油麻藤 *Mucuna sempervirens* Hemsl.

甘肃分布：文县。

四普标本采集地：武都、文县、康乐。

藤茎：甘、微苦，温。活血调经，补血舒筋。

红豆树 *Ormosia hosiei* Hemsl. et Wils.

甘肃分布：文县。

四普标本采集地：武都。

种子（红豆）：苦，平。有小毒。理气活血，清热解毒。

猫头刺 *Oxytropis aciphylla* Ledeb.

甘肃分布：兰州、民勤、古浪、肃北、玉门。

四普标本采集地：皋兰、金川、平川、景泰、古浪、甘州、高台、肃北。

全草：用于脓疮。

地角儿苗 *Oxytropis bicolor* Bunge

甘肃分布：兰州、皋兰、榆中、金昌、会宁、天水、甘谷、天祝、平凉、泾川、庆阳、合水、定西、通渭、陇西、积石山、舟曲。

四普标本采集地：安宁、永登、会宁、景泰、麦积、武山、崇信、静宁、玉门、西峰、正宁、华池、宁县、庆城、环县、安定、通渭、武都、永靖、玛曲。

种子：解毒，镇痛。

蓝花棘豆 *Oxytropis coerulea* (Pall.) DC.

甘肃分布：兰州、皋兰、天祝、华亭。

四普标本采集地：夏河。

根：苦，凉。利尿，逐水。

镰荚棘豆 *Oxytropis falcata* Bge.

甘肃分布：天祝、肃南、酒泉、肃北、阿

克塞、玉门、夏河、卓尼、玛曲、碌曲。

四普标本采集地：凉州、山丹、肃南、肃北、阿克塞、碌曲、玛曲。

全草：苦，凉。清热解毒，生肌疗疮。外用治刀伤。

硬毛棘豆 *Oxytropis fetissovii* Bunge

甘肃分布：合水、正宁。

四普标本采集地：榆中、灵台、正宁、华池。

全草：辛，寒。清热解毒，消肿，祛风湿，止血。

小花棘豆 *Oxytropis glabra* (Lam.) DC.

甘肃分布：兰州、永昌、武威、民勤、张掖、肃南、高台、山丹、酒泉、肃北、敦煌、和政。

四普标本采集地：安宁、永登、金川、永昌、景泰、民勤、天祝、山丹、肃南、肃州、玉门、漳县、临洮、宕昌。

全草：苦，凉。有毒。止痛镇静。

甘肃棘豆 *Oxytropis kansuensis* Bunge

甘肃分布：永登、榆中、天祝、张掖、肃南、酒泉、迭部、玛曲、碌曲、夏河。

四普标本采集地：七里河、榆中、永登、永昌、景泰、甘谷、古浪、天祝、甘州、山丹、肃南、陇西、临夏、合作、卓尼、迭部、夏河、碌曲、玛曲。

全草：微辛，温。止血，利尿，解毒疗疮。

宽苞棘豆 *Oxytropis latibracteata* Jurtz.

甘肃分布：永登、天祝、肃南、山丹、庆阳、玛曲、夏河。

四普标本采集地：永登、景泰、和政、合作、玛曲。

全草：辛，寒。清热解毒，消肿，祛风湿，止血。

黑萼棘豆 *Oxytropis melanocalyx* Bunge

甘肃分布：榆中、肃南、山丹、甘南。

四普标本采集地：永登、永昌、清水、天祝、阿克塞、迭部、夏河、玛曲。

全草：甘、淡，温。排毒疗疮，利尿消肿，退烧镇痛。

多叶棘豆 *Oxytropis myriophylla* (Pall.) DC.

甘肃分布：天水、平凉、通渭、漳县、岷县。

四普标本采集地：会宁、景泰、静宁、安定、通渭、渭源。

全草：甘，寒。清热解毒，消肿止血。

黄毛棘豆 *Oxytropis ochrantha* Turcz.

甘肃分布：兰州、榆中、天水、武山、天祝、肃南、山丹、平凉、庆阳、合水、定西、岷县、积石山、卓尼。

四普标本采集地：麦积、灵台、庆城、镇原、环县、安定。

花：用于各种水肿。

全草：对肿瘤有抑制作用。

黄花棘豆 *Oxytropis ochrocephala* Bunge

甘肃分布：兰州、永登、皋兰、会宁、天祝、张掖、肃南、民乐、山丹、玉门、康乐、舟曲、卓尼、夏河。

四普标本采集地：榆中、平川、靖远、景泰、秦安、古浪、天祝、甘州、山丹、高台、肃南、玉门、肃北、安定、宕昌、临夏、永靖、积石山、合作、临潭、迭部、夏河、碌曲。

花：利水。

砂珍棘豆 *Oxytropis racemosa* Turcz.

甘肃分布：庄浪。

四普标本采集地：平川、会宁、天祝、环县。

全草：淡，平。消食健脾。

胶黄耆状棘豆 *Oxytropis tragacanthoides* Fisch.

甘肃分布：兰州、肃南、肃北、阿克塞、敦煌。

四普标本采集地：肃北、阿克塞。

全草：用于高烧，喉炎，痢疾，气管炎，出血，血病，便秘，"黄水"病，中毒病，瘟疫，炎症，炭疽肿痛。外用于炭疽，痈疖肿毒，刀伤，剑伤，骨伤疼痛，风湿疼痛，跌打损伤，扭伤，瘀血疼痛。

黄花木 *Piptanthus concolor* Harrow ex Craib

甘肃分布：天水、文县、迭部。

四普标本采集地：麦积、华池、两当、舟曲、迭部。

种子：甘、淡，微寒。清肝明目，润肠通便。

豌豆 *Pisum sativum* L.

甘肃分布：全省各地广泛栽培。

四普标本采集地：平川、华亭、通渭、宕昌、卓尼。

种子：甘，平。和中下气，通乳利水，解毒。

荚果：甘，平。解毒敛疮。

花：甘，平。清热，凉血。

嫩茎叶：甘，平。清热解暑，凉血平肝。

羽叶长柄山蚂蝗 *Podocarpium oldhami* (Oliv.) Yang et P. H. Huang

甘肃分布：四普新分布。

四普标本采集地：文县。

全株（羽叶山蚂蝗）：微苦、辛，凉。疏风清热，解毒。

长柄山蚂蝗 *Podocarpium podocarpum* (DC.) Yang et Huang

甘肃分布：天水、成县、文县、康县。

四普标本采集地：武都、成县、两当、康县、文县。

根、叶：苦，温。散寒解表，止咳，止血。

宽卵叶长柄山蚂蝗 *Podocarpium podocarpum* var. *fallax* (Schindl.) Yang et Huang

甘肃分布：天水。

四普标本采集地：文县。

全株：微苦，平。清热解表，利湿退黄。

四川长柄山蚂蝗 *Podocarpium podocarpum* var. *szechuenense* (Craib) Yang et P. H. Huang

甘肃分布：文县、康县。

四普标本采集地：文县。

全株：苦，平。清热截疟。

根皮：微苦，凉。清热，解毒，利咽。

补骨脂 *Psoralea corylifolia* L.

甘肃分布：省内多地有栽培。

四普标本采集地：永登（栽培）。

果实：辛、苦，温。补肾助阳，纳气平喘，温脾止泻。

野葛 *Pueraria montana* (Loureiro) Merrill

甘肃分布：文县。

四普标本采集地：秦州、麦积、清水、武都、成县、两当、西和、康县、宕昌。

根（葛根）：甘、辛，凉。解肌退热，生津止渴，透疹，升阳止泻，通经活络，解酒毒。

花（葛花）：甘，凉。解酒，醒脾，止血。

叶：甘、微涩，凉。止血。

藤茎：甘，寒。清热解毒，消肿。

种子：甘，平。健脾止泻，解酒。

菱叶鹿藿 *Rhynchosia dielsii* Harms

甘肃分布：文县、成县、康县。

四普标本采集地：华亭、康县、文县、武都。

茎叶或根（山黄豆藤）：苦、涩，凉。祛风清热，定惊解毒。

刺槐 *Robinia pseudoacacia* L.

甘肃分布：省内多地栽培。

四普标本采集地：安宁、永昌、白银区、景泰、麦积、秦安、武山、张家川、民勤、泾川、崇信、华亭、敦煌、西峰、正宁、华池、合水、宁县、庆城、环县、通渭、渭源、武都、康县、宕昌、东乡、卓尼。

花：甘，平。止血。

根：苦，微寒。凉血止血，舒筋活络。

苦豆子 *Sophora alopecuroides* L.

甘肃分布：兰州、嘉峪关、靖远、景泰、武威、民勤、张掖、酒泉、金塔、玉门、敦煌、庆阳、定西。

四普标本采集地：金川、永昌、景泰、凉州、古浪、民勤、天祝、甘州、山丹、民乐、临泽、高台、肃南、肃州、玉门、敦煌、瓜州、西峰、庆城、和政。

种子：苦，寒。有毒。清热燥湿，止痛，杀虫。

根：苦，寒。清热燥湿，止痛。

全株（苦豆草）：苦，寒。有毒。清肠燥湿。

白刺花 *Sophora davidii* (Franch.) Skeels

甘肃分布：兰州、天水、平凉、泾川、华亭、庆阳、合水、武都、成县、文县、徽县。

四普标本采集地：秦州、麦积、清水、崆峒、泾川、灵台、崇信、庄浪、静宁、西峰、正宁、华池、合水、宁县、庆城、环县、安定、武都、成县、徽县、礼县、康县。

花：苦，凉。清热解暑。

叶：苦，凉。凉血，解毒，杀虫。

根：苦，凉。清热利咽，凉血消肿。

果实：苦，凉。清热化湿，消积止痛。

苦参 *Sophora flavescens* Aiton

甘肃分布：天水、武威、泾川、华亭、庆阳、合水、武都、文县、康县、徽县。

四普标本采集地：麦积、甘谷、崆峒、泾川、灵台、崇信、华亭、庄浪、正宁、合水、宁县、成县、两当、徽县、西和、礼县、康县、宕昌。

根：苦，寒。清热燥湿，杀虫，利尿。

种子：苦，寒。清热解毒，通便，杀虫。

槐 *Sophora japonica* L.

甘肃分布：榆中、会宁、武威、民勤、平凉、庆阳、镇原、陇西、武都、文县、康县、徽县。省内大部分地区亦有栽培。

四普标本采集地：平川、景泰、清水、甘谷、崆峒、庄浪、静宁、玉门、敦煌、瓜州、正宁、宁县、庆城、镇原、两当、西和、永靖。

花及花蕾(槐花、槐米)：苦，微寒。凉血止血，清肝泻火。

果实(槐角)：苦，寒。清热泻火，凉血止血。

叶：苦，平。清肝泻火，凉血解毒，燥湿杀虫。

西南槐树 *Sophora prazeri* var. *mairei* (Pamp.) Tsoong

甘肃分布：文县。

四普标本采集地：武都、文县。

根、茎：苦、涩，凉。利湿止泻，散瘀止痛。

苦马豆 *Sphaerophysa salsula* (Pall.) DC.

甘肃分布：兰州、皋兰、靖远、景泰、武山、武威、民勤、肃南、酒泉、肃北、庆阳、环县、文县。

四普标本采集地：永登、金川、平川、景泰、麦积、秦安、武山、凉州、古浪、民勤、甘州、山丹、临泽、高台、肃南、静宁、肃州、玉门、敦煌、金塔、瓜州、阿克塞、庆城、环县、永靖、东乡。

全草、根、果实：微苦，平。有小毒。利尿，消肿。

高山野决明 *Thermopsis alpina* (Pall.) Ledeb.

甘肃分布：兰州、榆中、天祝、肃南、夏河。

四普标本采集地：永登、民乐、肃南、灵台、肃北、通渭、临夏、临潭、碌曲、玛曲。

花、果：苦，寒。有小毒。熄风定惊。

根：苦，寒。有小毒。截疟，降压。

轮生叶野决明 *Thermopsis inflata* Camb.

甘肃分布：夏河。

四普标本采集地：临潭。

带果枝叶：用于脑病。

披针叶野决明 *Thermopsis lanceolata* R. Brown

甘肃分布：兰州、皋兰、榆中、会宁、天水、武威、民勤、天祝、肃南、山丹、平凉、泾川、肃州、肃北、庆阳、合水、定西、通渭、陇西、渭源、临洮、漳县、积石山、临潭、卓尼、夏河。

四普标本采集地：西固、榆中、永登、金川、永昌、平川、会宁、靖远、景泰、麦积、秦安、凉州、古浪、民勤、天祝、甘州、山丹、民乐、临泽、高台、肃南、崆峒、泾川、崇信、庄浪、静宁、肃州、玉门、金塔、阿克塞、西峰、正宁、华池、合水、宁县、庆城、环县、安定、通渭、渭源、岷县、临洮、西和、宕昌、临夏、康乐、永靖、和政、东乡、积石山、合作、卓尼、临潭、迭部。

全草：甘，微温。有毒。祛痰止咳，润肠通

便。

根：辛、微苦，凉。清热解毒，利咽。

高山豆 *Tibetia himalaica*（Baker）H. P. Tsui

甘肃分布：兰州、榆中、天祝、漳县、岷县、和政、临潭、卓尼、夏河。

四普标本采集地：永登、安定、通渭、合作、临潭、迭部、碌曲、玛曲。

全草：苦、涩，寒。解毒消肿，利尿。

红车轴草 *Trifolium pratense* L.

甘肃分布：省内多地栽培。

四普标本采集地：麦积、岷县、武都、康县、东乡。

花序及带花的枝叶：甘、苦，微寒。清热止咳，散结消肿。

白车轴草 *Trifolium repens* L.

甘肃分布：省内多地栽培。

四普标本采集地：麦积、泾川、崇信、镇原、环县、武都、康县、文县、东乡、卓尼。

全草：微甘，平。清热，凉血，宁心。

胡卢巴 *Trigonella foenum-graecum* L.

甘肃分布：兰州、民勤、华亭。省内大部分地区有栽培，作为面食中的增香料食用。

四普标本采集地：肃州。

种子：苦，温。温肾，祛寒，止痛。

山野豌豆 *Vicia amoena* Fisch. ex DC.

甘肃分布：兰州、皋兰、榆中、天水、肃南、平凉、崇信、环县、合水、宕昌、徽县、和政。

四普标本采集地：七里河、麦积、秦安、甘谷、崆峒、华亭、庄浪、正宁、华池、宁县、环县、安定、通渭、康县、临潭、迭部。

茎叶：甘，平。祛风除湿，活血止痛。

狭叶山野豌豆 *Vicia amoena* var. *oblongifolia* Regel

甘肃分布：会宁、环县、合水。

四普标本采集地：永登。

全草：甘，平。舒筋活血，除湿止痛。

窄叶野豌豆 *Vicia angustifolia* L. ex Reichard

甘肃分布：兰州、皋兰、会宁、天水、武威、民勤、张掖、肃南、文县。

四普标本采集地：靖远、文县、碌曲。

全草：用于乳蛾，咽喉痛。

大花野豌豆 *Vicia bungei* Ohwi

甘肃分布：兰州、皋兰、榆中、会宁、天水、武山、平凉、泾川、庆阳、合水、武都、文县、临潭。

四普标本采集地：永登、麦积、清水、秦安、崇信、静宁、西峰、正宁、宁县、庆城、环县、安定、武都、两当、文县、永靖。

全草：用于乳蛾，咽喉痛。

广布野豌豆 *Vicia cracca* L.

甘肃分布：兰州、榆中、天水、清水、民勤、平凉、华亭、渭源、武都、文县、宕昌、康县、徽县、临夏、康乐、和政、舟曲、迭部、夏河。

四普标本采集地：七里河、永登、会宁、秦州、清水、武山、张家川、泾川、灵台、华亭、庄浪、静宁、肃州、安定、通渭、陇西、渭源、岷县、武都、成县、两当、康县、文县、和政、东乡、卓尼。

全草：辛、苦，温。祛风除湿，活血消肿，解毒止痛。

蚕豆 *Vicia faba* L.

甘肃分布：全省各地有栽培。

四普标本采集地：秦安、通渭、岷县、宕昌。

种子：甘、微辛，平。健脾利水，解毒消肿。

花：甘、涩，平。凉血止血，止带，降压。

叶或嫩苗：苦、微甘，温。止血，解毒。

果壳：苦、涩，平。止血，敛疮。

大野豌豆 *Vicia gigantea* Bunge

甘肃分布：天水、清水、文县、宕昌、康县、舟曲。

四普标本采集地：麦积。

全草：散风祛湿，活血止痛。

小巢菜 *Vicia hirsuta*（L.）S. F. Gray

甘肃分布：文县。

四普标本采集地：武都、文县。

全草：辛、甘，平。清热利湿，调经止血。

东方野豌豆 *Vicia japonica* A. Gray

甘肃分布：兰州、天祝、文县。

四普标本采集地：临潭。

全草：辛，凉。解表清热，养血润燥。

确山野豌豆 *Vicia kioshanica* Bailey

甘肃分布：甘肃有分布。

四普标本采集地：武都。

全草：利肝明目，活血平胃。

多茎野豌豆 *Vicia multicaulis* Ledeb.

甘肃分布：榆中、天水、文县、临潭。

四普标本采集地：平川、靖远、康县、碌曲。

全草：辛，平。祛风除湿，活血止痛。

大叶野豌豆 *Vicia pseudo-orobus* Fisch. et C. A. Mey.

甘肃分布：天水、武都、文县。

四普标本采集地：康县、文县。

全草：淡、微辛，平。祛风除湿，健脾消积。

救荒野豌豆 *Vicia sativa* L.

甘肃分布：榆中、天水、民勤、张掖、肃南、肃北、敦煌、镇原、武都、文县、康县。

四普标本采集地：永登、景泰、玉门、武都、康县、文县、康乐。

全草：甘、辛，寒。益肾，利水，止血，止咳。

野豌豆 *Vicia sepium* L.

甘肃分布：榆中、天水、漳县、武都、文县、康县、礼县、徽县、临夏、康乐、和政、临潭、舟曲、夏河。

四普标本采集地：永登、麦积、岷县、武都、徽县、康县。

全草：甘、辛，温。祛风除湿，活血消肿。

四籽野豌豆 *Vicia tetrasperma*（L.）Schreb.

甘肃分布：天水、文县、康县、舟曲。

四普标本采集地：玉门、徽县、康县、康乐。

全草：甘，平。解毒疗疮，活血调经，明目定眩。

歪头菜 *Vicia unijuga* A. Br.

甘肃分布：兰州、永登、皋兰、榆中、天水、清水、武山、天祝、平凉、华亭、合水、渭源、漳县、武都、文县、宕昌、徽县、和政、临潭、卓尼、舟曲、迭部、夏河。

四普标本采集地：西固、永登、平川、秦州、麦积、清水、秦安、甘谷、武山、张家川、崆峒、崇信、华亭、庄浪、正宁、合水、宁县、安定、通渭、岷县、武都、成县、两当、徽县、西和、礼县、康县、宕昌、临夏、康乐、永靖、和政、东乡、合作、卓尼、临潭、碌曲、玛曲。

全草：甘，平。补虚调肝，理气止痛，清热利尿。

长柔毛野豌豆 *Vicia villosa* Roth

甘肃分布：文县。

四普标本采集地：华亭、安定。

种子：调经通乳，消肿止痛。

赤豆 *Vigna angularis*（Willd.）Ohwi et Ohashi

甘肃分布：省内多地有栽培。

四普标本采集地：秦州（栽培）。

种子：甘、酸，平。利水消肿，解毒排脓。

贼小豆 *Vigna minima*（Roxb.）Ohwi et Ohashi

甘肃分布：康县。

四普标本采集地：康县。

种子：清湿热，利尿，消肿。

绿豆 *Vigna radiata*（L.）Wilczek

甘肃分布：省内多地有栽培。

四普标本采集地：榆中（栽培）。

种子：甘，寒。清热解暑，利水解毒。

赤小豆 *Vigna umbellata*（Thunb.）Ohwi et Ohashi

甘肃分布：武都、文县有栽培。

四普标本采集地：镇原（栽培）。

种子：甘、酸，平。利水消肿，解毒排脓。

豇豆 *Vigna unguiculata*（L.）Walp.

甘肃分布：全省各地常见栽培。

四普标本采集地：秦安。

种子：甘、淡，平。健脾利湿，补肾涩精。

荚果壳：甘，平。补肾健脾，利水消肿，镇痛，解毒。

叶：甘、淡，平。利尿，解毒。

野豇豆 *Vigna vexillata*（L.）A. Rich.

甘肃分布：文县。

四普标本采集地：康县、文县。

根：苦，寒。清热解毒，消肿止痛，利咽喉。

紫藤 *Wisteria sinensis*（Sims）Sweet

甘肃分布：省内多地栽培。

四普标本采集地：安宁。

茎或茎皮：甘、苦，微温。有小毒。利水，除痹，杀虫。

根：甘，温。祛风除湿，舒筋活络。

酢浆草科 Oxalidaceae

白花酢浆草 *Oxalis acetosella* L.

甘肃分布：文县、康县、舟曲。

四普标本采集地：庄浪、合水、文县、迭部。

全草：酸、微辛，平。活血化瘀，清热解毒，利尿通淋。

酢浆草 *Oxalis corniculata* L.

甘肃分布：天水、合水、武都、文县、康县、徽县、舟曲。

四普标本采集地：麦积、甘谷、泾川、武都、西和、康县、文县、宕昌、迭部。

全草：酸，寒。清热利湿，凉血散瘀，解毒消肿。

山酢浆草 *Oxalis griffithii* Edgeworth et J. D. Hooker

甘肃分布：天水、平凉、武都、文县。

四普标本采集地：武都。

全草：淡、微辛，平。清热，利尿，解毒。

牻牛儿苗科 Geraniaceae

熏倒牛 *Biebersteinia heterostemon* Maxim.

甘肃分布：兰州、永登、皋兰、榆中、靖远、会宁、静宁、定西、甘南、卓尼、夏河。

四普标本采集地：榆中、永登、平川、会宁、靖远、景泰、天祝、安定、通渭、临洮、

永靖。

全草或果实：辛，凉。清热镇静，行气止痛。

牻牛儿苗 *Erodium stephanianum* Willd.

甘肃分布：兰州、永登、皋兰、榆中、白银、靖远、会宁、天水、甘谷、武威、民勤、古浪、肃南、山丹、泾川、华亭、酒泉、庆阳、环县、合水、镇原、通渭、陇西、漳县、岷县、武都、文县、康县、两当、甘南、舟曲、合作、迭部、夏河。

四普标本采集地：安宁、永登、永昌、平川、会宁、靖远、景泰、麦积、张家川、古浪、天祝、甘州、肃南、崆峒、泾川、崇信、华亭、庄浪、静宁、西峰、正宁、华池、合水、庆城、环县、安定、通渭、陇西、临洮、武都、两当、康县、永靖、东乡、卓尼、迭部、夏河。

地上部分（老鹳草）：辛、苦，平。祛风湿，通经络，止泻痢。

西藏牻牛儿苗 *Erodium tibetanum* Edgew.

甘肃分布：张掖。

四普标本采集地：金川。

地上部分：辛、苦，平。祛风湿，通经络，止泻痢。

粗根老鹳草 *Geranium dahuricum* DC.

甘肃分布：天水、天祝、文县、徽县、临夏、舟曲、迭部。

四普标本采集地：七里河、秦安、武山、张家川、民乐、临泽、庄浪、武都、卓尼、迭部、夏河、碌曲。

全草：消炎，止血，止痢，祛风活络。

尼泊尔老鹳草 *Geranium nepalense* Sweet

甘肃分布：永登、皋兰、榆中、天祝、肃南、山丹、华池、武都、文县、康县、临夏、和政。

四普标本采集地：榆中、永昌、平川、景泰、麦积、民乐、高台、武都、康县、卓尼。

全草：苦、涩，平。清热利湿，祛风止咳，止血，生肌，收敛。

毛蕊老鹳草 *Geranium platyanthum* Duthie

甘肃分布：兰州、永登、皋兰、榆中、天

水、清水、武山、天祝、平凉、渭源、漳县、岷县、武都、文县、临潭、卓尼、舟曲。

四普标本采集地：七里河、榆中、古浪、崆峒、庄浪、渭源、武都、康县、和政、卓尼。

全草：疏风通络，强筋健骨。

草地老鹳草 *Geranium pratense* L.

甘肃分布：兰州、榆中、靖远、景泰、古浪、天祝、肃南、民乐、山丹、平凉、泾川、卓尼、夏河。

四普标本采集地：平川、凉州、甘州、临泽、静宁、安定。

全草：祛风湿，强筋骨，活血通经，清热止泻。

甘青老鹳草 *Geranium pylzowianum* Maxim.

甘肃分布：兰州、榆中、天祝、肃南、文县、舟曲、迭部、碌曲、夏河。

四普标本采集地：榆中、永登、古浪、天祝、甘州、渭源、武都、合作、舟曲、卓尼、玛曲。

全草：清热解毒，祛风活血。

鼠掌老鹳草 *Geranium sibiricum* L.

甘肃分布：兰州、永登、皋兰、榆中、靖远、天水、清水、武威、天祝、肃南、山丹、平凉、静宁、华池、合水、武都、文县、康县、徽县、永靖、甘南、合作、舟曲、玛曲、夏河。

四普标本采集地：西固、永登、嘉峪关、平川、景泰、麦积、秦安、凉州、甘州、山丹、民乐、高台、崆峒、泾川、崇信、华亭、庄浪、静宁、西峰、正宁、合水、宁县、庆城、安定、通渭、武都、成县、康县、文县、宕昌、临夏、永靖、和政、迭部、夏河、碌曲。

全草：祛风止泻，收敛。

老鹳草 *Geranium wilfordii* Maxim.

甘肃分布：天水、合水、文县、康县。

四普标本采集地：秦州、麦积、甘谷、肃南、静宁、陇西、岷县、武都、徽县、西和、礼县、文县、宕昌、玛曲。

地上部分：辛、苦，平。祛风湿，通经络，止泻痢。

香叶天竺葵 *Pelargonium graveolens* L'Hér.

甘肃分布：省内有栽培。

四普标本采集地：安宁。

茎叶：辛，温。除风除湿，行气止痛，杀虫。

天竺葵 *Pelargonium hortorum* Bailey

甘肃分布：省内有栽培。

四普标本采集地：安宁。

叶及花：微辛，凉。清热解毒。

旱金莲科 Tropaeolaceae

旱金莲 *Tropaeolum majus* L.

甘肃分布：全省多地栽培。

四普标本采集地：永登、通渭、西和、和政、东乡。

全草：辛，凉。清热解毒。

蒺藜科 Zygophyllaceae

大白刺 *Nitraria roborowskii* Kom.

甘肃分布：兰州、皋兰、永昌、靖远、景泰、民勤、古浪、张掖、肃南、高台。

四普标本采集地：金川、景泰、甘州、肃州、玉门、金塔。

果实：甘、酸，微咸，温。健脾胃，益气血，调经。

小果白刺 *Nitraria sibirica* Pall.

甘肃分布：兰州、皋兰、白银、靖远、会宁、景泰、武威、民勤、古浪、张掖、肃南、酒泉、金塔、肃北、环县、定西、武都、迭部。

四普标本采集地：七里河、永登、嘉峪关、金川、平川、会宁、景泰、凉州、古浪、甘州、山丹、高台、肃南、金塔、瓜州、肃北、安定、永靖。

果实：甘、酸、微咸，温。健脾胃，益气血，调经。

白刺 *Nitraria tangutorum* Bobr.

甘肃分布：民勤、酒泉、金塔、玉门、舟曲。

四普标本采集地：西固、永登、金川、永昌、靖远、景泰、凉州、民勤、甘州、高台、肃南、玉门、敦煌、金塔、阿克塞、东乡、迭部。

果实：甘、酸、微咸，温。健脾胃，益气血，调经。

骆驼蓬 *Peganum harmala* L.

甘肃分布：兰州、皋兰、靖远、会宁、天水、民勤、高台、平凉、酒泉、玉门、敦煌、庆阳、合水、宁县、通渭、岷县、武都、文县、永靖、舟曲、迭部。

四普标本采集地：甘州、临泽。

全草：辛、苦，平。有毒。止咳平喘，祛风湿，消肿毒。

种子：苦，温。止咳平喘，祛风湿，解郁。

多裂骆驼蓬 *Peganum multisectum* (Maxim.) Bobr.

甘肃分布：兰州、永登、皋兰、白银、靖远、会宁、景泰、天水、武威、肃南、平凉、泾川、酒泉、庆阳、环县、定西、陇西、漳县、岷县、武都、文县、临夏。

四普标本采集地：安宁、榆中、永登、嘉峪关、金川、白银区、会宁、靖远、秦安、古浪、民勤、天祝、山丹、民乐、高台、庄浪、静宁、敦煌、金塔、正宁、华池、合水、庆城、镇原、环县、安定、陇西、漳县、临洮、西和、永靖、东乡。

全草：辛、苦，平。有毒。止咳平喘，祛风湿，消肿毒。

种子：苦，温。止咳平喘，祛风湿，解郁。

骆驼蒿 *Peganum nigellastrum* Bunge

甘肃分布：民勤、张掖、肃南、民乐、高台、山丹、平凉、酒泉、肃州、庆阳、西峰、环县、临夏、永靖。

四普标本采集地：金川、永昌、靖远、景泰、山丹、金塔、阿克塞。

全草：苦、辛，凉。有毒。祛湿解毒，活血止痛，宣肺止咳。

蒺藜 *Tribulus terrestris* L.

甘肃分布：兰州、皋兰、榆中、白银、靖远、会宁、景泰、天水、武威、民勤、张掖、泾川、环县、合水、镇原、定西、武都、文县、临夏。

四普标本采集地：皋兰、永登、金川、永昌、白银区、会宁、靖远、景泰、秦安、甘谷、武山、凉州、民勤、甘州、民乐、临泽、高台、肃南、崆峒、泾川、灵台、庄浪、肃州、敦煌、正宁、华池、合水、庆城、镇原、环县、通渭、永靖、迭部。

果实（刺蒺藜）：辛、苦，微温。有小毒。平肝解郁，活血祛风，明目，止痒。

花：用于白癜风。

茎叶：辛，平。祛风，除湿，止痒，消痈。

驼蹄瓣 *Zygophyllum fabago* L.

甘肃分布：民勤、张掖、酒泉、金塔、肃北、玉门、敦煌。

四普标本采集地：嘉峪关、民勤、甘州、肃南、玉门。

根（骆驼蹄瓣）：辛，凉。宣肺化痰，清热止痛。

霸王 *Zygophyllum xanthoxylum* (Bunge) Maxim.

甘肃分布：兰州、靖远、肃南、酒泉、玉门。

四普标本采集地：皋兰、永登、金川、永昌、平川、靖远、景泰、凉州、民勤、甘州、山丹、临泽、高台、肃南、肃州、玉门、敦煌、瓜州、肃北、阿克塞。

根：辛，温。行气宽中。

亚麻科 Linaceae

黑水亚麻 *Linum amurense* Alef.

甘肃分布：兰州、皋兰、靖远、天水、天祝、山丹、平凉、合水、定西、通渭、迭部。

四普标本采集地：永登、康乐。

全草：清热解毒。

垂果亚麻 *Linum nutans* Maxim.

甘肃分布：兰州、定西、庆阳、岷县。模式标本采自甘肃兰州。

四普标本采集地：永登、永昌、秦安、天祝、安定、通渭、渭源、东乡、卓尼。

花、果：活血通经。

宿根亚麻 *Linum perenne* L.

甘肃分布：兰州、皋兰、靖远、会宁、天

水、天祝、肃南、山丹、庆阳、环县、合水、通渭、渭源、岷县、康乐、甘南、合作、卓尼、夏河。

四普标本采集地：永登、永昌、平川、靖远、景泰、麦积、凉州、天祝、甘州、山丹、民乐、正宁、华池、庆城、环县、永靖、和政、碌曲。

花、果：淡，平。通络活血。

野亚麻 *Linum stelleroides* Planch.

甘肃分布：天水、山丹、合水、成县、文县、康县、卓尼、舟曲。

四普标本采集地：甘谷、民乐、肃南、泾川、静宁、瓜州、正宁、华池、合水、宁县、庆城、镇原、临洮、武都、两当、礼县、康县、合作、舟曲。

地上部分或种子：甘，平。养血润燥，祛风解毒。

亚麻 *Linum usitatissimum* L.

甘肃分布：全省各地均有栽培。

四普标本采集地：榆中、皋兰、永登、嘉峪关、白银区、景泰、清水、秦安、武山、张家川、民勤、民乐、崆峒、灵台、崇信、华亭、庄浪、静宁、西峰、华池、庆城、环县、通渭、漳县、渭源、西和、礼县、宕昌、康乐、和政、东乡。

种子：甘，平。润燥通便，养血祛风。

大戟科 Euphorbiaceae

铁苋菜 *Acalypha australis* L.

甘肃分布：天水、西峰、合水、武都、文县、康县。

四普标本采集地：永登、靖远、麦积、秦安、崇信、合水、庆城、镇原、武都、成县、文县。

全草：苦、涩，凉。清热解毒，消积，止痢，止血。

裂苞铁苋菜 *Acalypha brachystachya* Horn.

甘肃分布：成县、文县。

四普标本采集地：麦积、武都。

全草：苦、涩，平。清热解毒，止血止泻。

山麻杆 *Alchornea davidii* Franch.

甘肃分布：文县。

四普标本采集地：成县、徽县、康县。

茎皮及叶：淡，平。驱虫，解毒，定痛。

假奓包叶 *Discocleidion rufescens*（Franch.）Pax et Hoffm.

甘肃分布：天水、武都、文县、宕昌、康县、徽县、舟曲。

四普标本采集地：秦州、麦积、武都、徽县、康县、文县。

根皮：清热解毒，泻水消积。

青藏大戟 *Euphorbia altotibetica* O. Pauls.

甘肃分布：高台、酒泉、肃北、玛曲。

四普标本采集地：永登、碌曲。

根（藏药：塔庆）：治时疫，皮肤炭疽病，黄水疮，皮肤顽癣。

乳浆大戟 *Euphorbia esula* L.

甘肃分布：皋兰、榆中、靖远、会宁、天水、甘谷、平凉、泾川、庆阳、西峰、环县、合水、定西、通渭、岷县、武都、文县、康县、夏河。

四普标本采集地：平川、会宁、靖远、秦州、崇信、华亭、静宁、西峰、正宁、合水、庆城、环县、安定、通渭、礼县、康乐。

全草：微苦，平。有毒。利尿消肿，散结，杀虫。

狼毒大戟 *Euphorbia fischeriana* Steud.

甘肃分布：兰州、榆中、武山、平凉、庄浪、临夏、临潭、夏河。

四普标本采集地：张家川、环县、通渭。

根（狼毒）：辛，平。有毒。散结，杀虫。

泽漆 *Euphorbia helioscopia* L.

甘肃分布：兰州、永登、榆中、天水、武山、山丹、肃北、定西、漳县、岷县、武都、文县、宕昌、徽县、临夏、康乐、和政、临潭、卓尼、舟曲、迭部、夏河。

四普标本采集地：西固、榆中、永登、麦积、秦安、甘谷、武山、凉州、古浪、天祝、山丹、安定、通渭、陇西、漳县、渭源、岷县、临洮、武都、两当、徽县、西和、康县、宕昌、临夏、和政、积石山、合作、卓尼、临潭、迭部、夏河、碌曲。

全草：辛、苦，微寒。有毒。行水消肿，化痰止咳，解毒杀虫。

地锦草 *Euphorbia humifusa* Willd.

甘肃分布：兰州、永登、皋兰、榆中、会宁、天水、民勤、张掖、肃南、平凉、泾川、西峰、合水、镇原、武都、文县、徽县、康乐、永靖。

四普标本采集地：皋兰、永登、金川、平川、会宁、靖远、景泰、麦积、秦安、甘谷、武山、张家川、凉州、甘州、山丹、崆峒、泾川、灵台、崇信、庄浪、肃州、金塔、瓜州、正宁、华池、合水、庆城、环县、安定、通渭、陇西、漳县、武都、成县、西和、康县、永靖、东乡、迭部。

全草：辛，平。清热解毒，凉血止血，利湿退黄。

湖北大戟 *Euphorbia hylonoma* Hand.-Mazz.

甘肃分布：天水、武都、康县、文县、舟曲。

四普标本采集地：秦州、清水、华亭、武都、文县。

根（九牛造）：甘、苦，凉。有毒。消积除胀，泻下逐水，破瘀定痛。

茎叶（九牛造茎叶）：甘、微苦，凉。有毒。止血，定痛，生肌。

甘肃大戟 *Euphorbia kansuensis* Prokh.

甘肃分布：兰州、榆中、武山、平凉、庄浪、临夏、临潭、夏河。

四普标本采集地：西固、榆中、武山、张家川、崇信、漳县、渭源、岷县、临洮、宕昌、积石山、卓尼、夏河。

根：辛，寒。有小毒。破积，杀虫，拔毒祛腐，除湿止痒。

甘遂 *Euphorbia kansui* Liou ex S. B. Ho.

甘肃分布：皋兰、会宁、平凉、通渭。

四普标本采集地：崆峒、灵台、庄浪、合水。

块根：苦，寒。有毒。泻水逐饮，消肿散结。

沙生大戟 *Euphorbia kozlovii* Prokh.

甘肃分布：会宁。

四普标本采集地：平川。

根：微甘，寒。用于癣、疮。

斑地锦 *Euphorbia maculata* L.

甘肃分布：张掖。

四普标本采集地：陇西、临洮。

全草：辛，平。清热解毒，凉血止血，利湿退黄。

甘青大戟 *Euphorbia micractina* Boiss.

甘肃分布：永登、靖远、会宁、天祝、平凉、庄浪、岷县、文县、宕昌、临夏、康乐、卓尼、舟曲、迭部、碌曲、夏河。

四普标本采集地：永登、天祝、两当、和政、卓尼、玛曲。

块根：苦，温。消炎，利尿，泻下，驱肠虫。

铁海棠 *Euphorbia milii* Ch. Des Moulins

甘肃分布：省内有栽培。

四普标本采集地：秦州。

茎叶、根及乳汁：苦、涩，凉。有小毒。解毒，排脓，活血，逐水。

大戟 *Euphorbia pekinensis* Rupr.

甘肃分布：皋兰、天水、天祝、平凉、华亭、合水、岷县、成县。

四普标本采集地：麦积、华亭、庄浪、正宁、合水、陇西、漳县、临洮、武都、成县、两当、徽县、西和、礼县、康县、文县、宕昌。

根（京大戟）：苦，寒。有毒。泻水逐饮，消肿散结。

钩腺大戟 *Euphorbia sieboldiana* Morr. ex Decne.

甘肃分布：兰州、榆中、成县、文县、夏河。

四普标本采集地：文县、永靖。

根、根皮：辛，平。有毒。散结杀虫，利

尿泻下。

准噶尔大戟 *Euphorbia soongarica* Boiss.

甘肃分布：西部。

四普标本采集地：金塔。

根：苦，寒。有毒。泻水逐饮。

高山大戟 *Euphorbia stracheyi* Boiss.

甘肃分布：岷县、碌曲、夏河。

四普标本采集地：合作、玛曲。

根：微甘，寒。止血，止痛，生肌。

狭叶土沉香 *Excoecaria acerifolia* var. *cuspidata* (Müll. Arg.) Müll. Arg.

甘肃分布：文县。

四普标本采集地：武都、文县。

全株：苦、辛，微温。祛风散寒，健脾利湿，解毒。

一叶萩 *Flueggea suffruticosa* (Pall.) Baill.

甘肃分布：平凉、华亭、文县。

四普标本采集地：崆峒、庄浪。

枝叶、根：辛、苦，微温。有小毒。祛风活血，益肾强筋。

算盘子 *Glochidion puberum* (L.) Hutch.

甘肃分布：文县。

四普标本采集地：文县。

果实：苦，凉。有小毒。清热除湿，解毒利咽，行气活血。

根：苦，凉。有小毒。清热，利湿，行气，活血，解毒消肿。

叶：苦、涩，凉。有小毒。清热利湿，解毒消肿。

雀儿舌头 *Leptopus chinensis* (Bunge) Pojark.

甘肃分布：武都、文县、宕昌、康县、徽县、舟曲。

四普标本采集地：秦州、清水、武都、徽县、文县。

嫩苗、叶：用于腹痛，虫积。

野桐 *Mallotus japonicus* var. *floccosus* (Müll. Arg.) Hwang

甘肃分布：文县。

四普标本采集地：秦州、康县。

根、皮：辛，平。生新解毒。

粗糠柴 *Mallotus philippensis* (Lam.) Müll. Arg.

甘肃分布：文县。

四普标本采集地：康县。

果实的腺毛、毛绒：淡，平。有小毒。驱虫缓泻。

根：微苦、微涩，凉。有毒。清热祛湿，解毒消肿。

叶：微苦、微涩，凉。有小毒。清热祛湿，止血生肌。

石岩枫 *Mallotus repandus* (Willd.) Müll. Arg.

甘肃分布：武都、文县、康县。

四普标本采集地：秦州、两当、文县。

根、茎或叶（山龙眼）：祛风除湿，活血通络，解毒消肿，驱虫止痒。

杠香藤 *Mallotus repandus* var. *chrysocarpus* (Pamp.) S. M. Hwang

甘肃分布：武都、文县、康县。

四普标本采集地：文县。

根、茎、叶：苦、辛，温。祛风除湿，活血通络，解毒消肿，驱虫止痒。

蓖麻 *Ricinus communis* L.

甘肃分布：合水、文县、徽县。省内多地有栽培。

四普标本采集地：永登、民勤、高台、金塔、华池。

种子（蓖麻子）：甘、辛，平。有毒。泻下通滞，消肿拔毒。

山乌桕 *Sapium discolor* (Champ. ex Benth.) Muell. Arg.

甘肃分布：文县。

四普标本采集地：武都。

根皮、树皮、叶：苦，寒。有小毒。泻下逐水，散瘀消肿。

乌桕 *Sapium sebiferum* (L.) Roxb.

甘肃分布：文县、康县。

四普标本采集地：两当、文县。

叶：苦，微温。有毒。泻下逐水，消肿散

瘀，解毒杀虫。

种子：甘，凉。有毒。拔毒消肿，杀虫止痒。

树皮：苦，微温。有毒。泻下逐水，消肿散结，解蛇虫毒。

广东地构叶 *Speranskia cantonensis* (Hance) Pax et Hoffm.

甘肃分布：文县。

四普标本采集地：文县。

全草：苦，平。祛风湿，通经络，破瘀止痛。

地构叶 *Speranskia tuberculata* (Bge.) Baill.

甘肃分布：靖远、会宁、天水、泾川、静宁、庆阳、合水、定西、通渭、陇西、武都、文县。

四普标本采集地：会宁、泾川、灵台、崇信、静宁、正宁、华池、合水、宁县、庆城、镇原、环县、通渭、文县、东乡。

全草(透骨草)：辛，温。祛风除湿，舒筋活血，散瘀消肿，解毒止痛。

油桐 *Vernicia fordii* (Hemsl.) Airy Shaw

甘肃分布：文县、武都、康县。

四普标本采集地：康县、文县。

种子(油桐子)：甘、微辛，寒。有大毒。吐风痰，消肿毒，利二便。

未成熟果实(气桐子)：苦，平。行气消食，清热解毒。

花：苦、微辛，寒。有毒。清热解毒，生肌。

叶：苦、微辛，寒。有毒。清热消肿，解毒杀虫。

芸香科 Rutaceae

酸橙 *Citrus aurantium* L.

甘肃分布：陇南有栽培。

四普标本采集地：武都。

未成熟果实(枳壳)：苦、辛、酸，微寒。理气宽中，行滞消胀。

幼果(枳实)：苦、辛、酸，微寒。破气消积，化痰散痞。

柑橘 *Citrus reticulata* Blanco

甘肃分布：武都、文县有栽培。

四普标本采集地：武都。

果皮：辛、苦，平。理气健脾，燥湿化痰。

甜橙 *Citrus sinensis* (L.) Osbeck

甘肃分布：陇南有栽培。

四普标本采集地：武都。

果皮：辛、苦，温。行气健脾，降逆化痰。

白鲜 *Dictamnus dasycarpus* Turcz.

甘肃分布：天水、武山、平凉、岷县、临夏、康乐、临潭、夏河。

四普标本采集地：麦积、甘谷、武山、崆峒、庄浪、漳县、渭源、临洮、和政、卓尼。

根皮(白鲜皮)：苦，寒。清热燥湿，祛风解毒。

臭檀吴萸 *Evodia daniellii* (Benn.) Hemsl.

甘肃分布：平凉、宕昌、临潭、舟曲、迭部。

四普标本采集地：两当、舟曲、迭部。

果实：行气止痛。

蜜楝吴萸 *Evodia lenticellata* Huang

甘肃分布：文县。

四普标本采集地：文县。

果实：温中散寒，理气止痛。

吴茱萸 *Evodia rutaecarpa* (Juss.) Benth.

甘肃分布：陇南有栽培。

四普标本采集地：武都、徽县、文县。

果实：辛、苦，热。有小毒。散寒止痛，降逆止呕，助阳止泻。

川黄檗 *Phellodendron chinense* Schneid.

保护等级:《国家重点保护野生植物名录》二级。

甘肃分布：南部。

四普标本采集地：宕昌。

树皮(黄柏)：苦，寒。清热燥湿，泻火除蒸，解毒疗疮。

枳 *Poncirus trifoliata* (L.) Raf.

甘肃分布：徽县。

四普标本采集地：康县。

幼果或未成熟果实(枸橘)：辛、苦，温。

疏肝和胃，理气止痛，消积化滞。

种子：辛，平。止血。

叶：辛，温。理气止呕，消肿散结。

根皮：苦，平。止血，止痛。

飞龙掌血 *Toddalia asiatica* (L.) Lam.

甘肃分布：文县。

四普标本采集地：两当、文县。

根或根皮：辛、微苦，温。有小毒。祛风止痛，散瘀止血，解毒消肿。

叶：辛、微苦，温。散瘀止血，消肿解毒。

竹叶花椒 *Zanthoxylum armatum* DC.

甘肃分布：武都、成县、文县、康县、舟曲。

四普标本采集地：麦积、武都、成县、徽县、康县、文县。

果实(竹叶椒)：辛、微苦，温。有小毒。温中燥湿，散寒止痛，驱虫止痒。

叶：苦、辛，微温。平喘利水，散瘀止痛。

根或根皮：辛、苦，温。有小毒。祛风散寒，温中理气，活血止痛。

花椒 *Zanthoxylum bungeanum* Maxim.

甘肃分布：兰州、天水、武山、通渭、武都、文县、宕昌、康县、徽县、临夏、舟曲、迭部。全省大部分地区栽培，尤以陇南的"大红袍"质量上乘而著名。

四普标本采集地：七里河、麦积、秦安、甘谷、武山、张家川、天祝、崆峒、灵台、崇信、庄浪、正宁、庆城、镇原、环县、安定、通渭、临洮、武都、徽县、西和、文县、宕昌、临夏、永靖、和政、东乡、舟曲。

果实：辛，温。温中止痛，杀虫止痒。

种子(椒目)：苦、辛，温。有小毒。利水消肿，祛痰平喘。

茎：辛，热。祛风散寒。

叶：辛，热。温中散寒，燥湿，杀虫解毒。

根：辛，温。有小毒。散寒，除湿止痛，杀虫。

毛叶花椒 *Zanthoxylum bungeanum* var. *pubescens* Huang

甘肃分布：迭部。

四普标本采集地：武都。

果实：辛，温。温中止痛，杀虫止痒。

种子：行水消肿。

异叶花椒 *Zanthoxylum dimorphophyllum* Hemsl.

甘肃分布：成县、文县。

四普标本采集地：两当、文县。

枝叶：辛，温。有小毒。散寒燥湿。

刺异叶花椒 *Zanthoxylum dimorphophyllum* var. *spinifolium* Rehder et E. H. Wilson

甘肃分布：文县、武都、成县、康县。

四普标本采集地：文县。

根或根皮：辛、微苦，温。祛风散寒，散瘀定通，止血生肌。

树皮：辛，温。理气止痛。

叶：辛、微苦，温。活血，消肿止痛。

果实：辛、微苦，温。行气消积，活血止痛。

砚壳花椒 *Zanthoxylum dissitum* Hemsl.

甘肃分布：文县。

四普标本采集地：武都、文县。

果实(大叶花椒)：辛，温。有小毒。散寒止痛，调经。

茎枝或叶：苦、辛，温。祛风散寒，活血止痛。

小花花椒 *Zanthoxylum micranthum* Hemsl.

甘肃分布：四普新分布。

四普标本采集地：徽县。

根：止痛，止血。

川陕花椒 *Zanthoxylum piasezkii* Maxim.

甘肃分布：岷县、徽县、成县、武都、文县、康县、舟曲。

四普标本采集地：秦州、两当、文县。

果皮及种子：用于水肿胀满，外用用于牙痛、脂溢性皮炎。

枝：温中散寒，行气止痛，燥湿杀虫。

微柔毛花椒 *Zanthoxylum pilosulum* Rehd. et Wils.

甘肃分布：舟曲。

四普标本采集地：武都、迭部。

果实、茎皮（藏药：叶尔玛）：用于"隆"性心脏病，胃腹冷痛，寒湿痢疾，皮肤瘙痒，口内疮。

茎皮：功效除同果实外，亦治风寒湿痹，跌打损伤。

野花椒 *Zanthoxylum simulans* Hance

甘肃分布：天水、庆阳、宕昌。

四普标本采集地：甘谷、华亭、岷县、宕昌。

果实：辛、温。有小毒。温中止痛，杀虫止痒。

叶：辛、温。祛风除湿，活血通络。

根皮或茎皮：辛，温。祛风除湿，散寒止痛，解毒。

狭叶花椒 *Zanthoxylum stenophyllum* Hemsl.

甘肃分布：徽县、成县、文县、康县、舟曲。

四普标本采集地：秦州、清水、武都、两当、文县。

果实：温胃，杀虫。

苦木科 Simaroubaceae

臭椿 *Ailanthus altissima*（Mill.）Swingle

甘肃分布：天水、甘谷、武山、武威、崇信、庆阳、镇原、文县、东乡、舟曲、迭部。全省大部分地区亦有栽培。

四普标本采集地：会宁、景泰、秦州、麦积、清水、秦安、甘谷、武山、泾川、庄浪、静宁、敦煌、西峰、正宁、华池、合水、宁县、庆城、环县、陇西、武都、两当、西和、礼县、康县、宕昌。

根皮或树干皮（樗白皮）：苦、涩，寒。清热燥湿，收涩止带，止泻，止血。

叶：苦，凉。清热燥湿，杀虫。

果实（凤眼草）：苦、涩，凉。清热燥湿，止痢，止血。

苦树 *Picrasma quassioides*（D. Don）Benn.

甘肃分布：天水、平凉、武都、文县、宕昌、舟曲。

四普标本采集地：灵台、华亭、文县。

木材、根、根皮、叶、茎皮：苦，寒。有小毒。清热解毒，燥湿杀虫。

楝科 Meliaceae

楝 *Melia azedarach* L.

甘肃分布：文县。

四普标本采集地：武都、康县。

树皮或根皮（苦楝皮）：苦，寒。有毒。杀虫，疗癣。

果实（苦楝子）：苦，寒。有小毒。行气止痛，杀虫。

叶：苦，寒。有毒。清热燥湿，杀虫止痒，行气止痛。

花：苦，寒。清热祛湿，杀虫，止痒。

川楝 *Melia toosendan* Side. et Zucc.（《中国植物志》电子版已将其归并为楝 *Melia azedarach* L.）

甘肃分布：文县。

四普标本采集地：武都。

树皮或根皮（苦楝皮）：苦，寒。有毒。杀虫，疗癣。

果实（苦楝子）：苦，寒。有小毒。行气止痛，杀虫。

叶：苦，寒。有毒。清热燥湿，杀虫止痒，行气止痛。

花：苦，寒。清热祛湿，杀虫，止痒。

红椿 *Toona ciliata* Roem.

保护等级：《国家重点保护野生植物名录》二级。

甘肃分布：文县。

四普标本采集地：文县。

根皮：苦、涩，微寒。清热燥湿，收涩，杀虫。

香椿 *Toona sinensis*.（A. Juss）Roem.

甘肃分布：武都、康县。现省内多地栽培。

四普标本采集地：会宁、秦州、甘谷、静宁、庆城、镇原、文县。

树皮或根皮（椿白皮）：苦、涩，微寒。清热燥湿，涩肠，止血，止带，杀虫。

果实：辛、苦，温。祛风，散寒，止痛。

花：辛、苦，温。祛风除湿，行气止痛。

叶：辛、苦，平。祛暑化湿，解毒，杀虫。

远志科 Polygalaceae

瓜子金 *Polygala japonica* Houtt.

甘肃分布：天水、武都、文县、宕昌、康县。

四普标本采集地：麦积、清水、武山、武都、成县、两当、康县、文县、永靖。

根及全草：苦、微辛，平。祛痰止咳，散瘀止血，宁心安神，解毒消肿。

西伯利亚远志 *Polygala sibirica* L.

甘肃分布：兰州、永登、榆中、天水、武山、天祝、张掖、肃南、山丹、平凉、华亭、陇西、岷县、武都、文县、徽县、临夏、舟曲、夏河。

四普标本采集地：西固、永昌、靖远、麦积、甘谷、山丹、崆峒、灵台、崇信、华亭、庄浪、静宁、安定、通渭、陇西、漳县、岷县、成县、礼县、康县、文县、宕昌、永靖、舟曲、卓尼、临潭、迭部。

根（远志）：苦、辛，温。安神益智，交通心肾，祛痰，消肿。

小扁豆 *Polygala tatarinowii* Regel

甘肃分布：文县、康县。

四普标本采集地：武都、康县。

根：辛，温。祛风，活血止痛。

远志 *Polygala tenuifolia* Willd.

甘肃分布：兰州、永登、皋兰、榆中、靖远、会宁、天水、武威、肃南、高台、山丹、平凉、泾川、华亭、静宁、庆阳、环县、合水、镇原、定西、武都、文县、宕昌、徽县、临夏、舟曲、迭部。

四普标本采集地：皋兰、永登、永昌、白银区、会宁、靖远、景泰、秦州、麦积、清水、秦安、甘谷、武山、张家川、古浪、天祝、崆峒、泾川、灵台、崇信、华亭、庄浪、静宁、正宁、华池、合水、宁县、庆城、镇原、环县、安定、通渭、漳县、渭源、岷县、临洮、武都、

两当、徽县、西和、礼县、康县、宕昌、康乐、永靖、和政、东乡、积石山、迭部。

根（远志）：苦、辛，温。安神益智，交通心肾，祛痰，消肿。

漆树科 Anacardiaceae

毛黄栌 *Cotinus coggygria* var. *pubescens* Engl.

甘肃分布：天水、武都、文县、宕昌、康县、礼县、舟曲。

四普标本采集地：麦积、秦州、西峰、成县、两当、徽县、西和、礼县、康县、文县、宕昌。

根：苦、辛，寒。清热利湿，散瘀解毒。

枝叶：苦、辛，寒。清热解毒，活血止痛。

黄连木 *Pistacia chinensis* Bunge

甘肃分布：成县、文县、徽县、舟曲。

四普标本采集地：秦州、徽县、康县、文县、迭部。

叶芽、叶或根、树皮（黄楝树）：苦、涩，寒。清暑，生津，解毒，利湿。

盐肤木 *Rhus chinensis* Mill.

甘肃分布：天水、文县、徽县、康县。

四普标本采集地：秦州、麦积、甘谷、武都、成县、两当、徽县、康县、文县。

虫瘿（五倍子）：酸、涩，寒。敛肺降火，涩肠止泻，敛汗，止血，收湿敛疮。

果实：酸、咸，凉。生津润肺，降火化痰，敛汗止痢。

叶：酸、微苦，凉。止咳，止血，收敛，解毒。

树皮：酸，微寒。清热解毒，活血止痢。

青麸杨 *Rhus potaninii* Maxim.

甘肃分布：天水、武山、崇信、华亭、岷县、武都、文县、康县、舟曲。

四普标本采集地：秦州、麦积、清水、武山、张家川、正宁、合水、宁县、武都、成县、两当、西和、礼县、康县、文县、宕昌、康乐、舟曲、迭部。

虫瘿（五倍子）：酸、涩，寒。敛肺降火，涩肠止泻，敛汗，止血，收湿敛疮。

红麸杨 *Rhus punjabensis* var. *sinica*（Diels）Rehd. et Wils.

甘肃分布：武都、文县、康县、舟曲。

四普标本采集地：麦积、两当、文县。

虫瘿（五倍子）：酸、涩，寒。敛肺降火，涩肠止泻，敛汗，止血，收湿敛疮。

火炬树 *Rhus typhina* L.

甘肃分布：全省多地栽培。

四普标本采集地：永登、泾川、西和。

树皮、根皮：止血。

漆树 *Toxicodendron vernicifluum*（Stokes）F. A. Barkley

甘肃分布：天水、武山、平凉、华亭、合水、武都、文县、康县、舟曲。

四普标本采集地：麦积、清水、甘谷、崆峒、灵台、正宁、武都、成县、两当、徽县、西和、礼县、康县、宕昌、迭部。

种子：辛，温。有毒。活血止血，温经止痛。

叶：辛，温。有小毒。活血解毒，杀虫敛疮。

树皮：辛、温。有小毒。接骨。

心材：辛，温。有小毒。行气活血，止痛。

槭树科 Aceraceae

三角槭 *Acer buergerianum* Miq.

甘肃分布：武都、文县。

四普标本采集地：岷县、文县。

根：用于风湿关节痛。

根皮、茎皮：清热解毒，消暑。

青榨槭 *Acer davidii* Franch.

甘肃分布：兰州、永登、天水、武山、平凉、成县、文县、宕昌、康县、徽县、临潭、舟曲。

四普标本采集地：永登、秦州、麦积、清水、崆峒、庄浪、武都、两当、礼县、康县、文县、迭部。

根、树皮：甘、苦，平。祛风除湿，散瘀止痛，消食健脾。

毛花槭 *Acer erianthum* Schwer.

甘肃分布：文县。

四普标本采集地：武都、两当、文县。

根：辛、苦，凉。清热解毒，治疗无名肿毒，湿疹，风湿痹痛，跌打损伤等。

茶条槭 *Acer ginnala* Maxim.

甘肃分布：天水、清水、武山、平凉、崇信、合水、武都、康乐。

四普标本采集地：麦积、武山、崆峒、华亭、庄浪、正宁、华池、合水、宁县、漳县、康县。

嫩叶：微苦、微甘，寒。清肝明目。

建始槭 *Acer henryi* Pax

甘肃分布：天水、成县、文县、康县。

四普标本采集地：秦州、清水、两当、康县。

根：辛、微苦，平。活络止痛。

色木槭 *Acer mono* Maxim.

甘肃分布：天水、清水、武山、武威、平凉、渭源、武都、舟曲、迭部。

四普标本采集地：灵台、西和、迭部。

枝、叶：辛、苦，温。祛风除湿，活血止痛。

大翅色木槭 *Acer mono* var. *macropterum* Fang

甘肃分布：平凉、迭部。

四普标本采集地：麦积。

枝、叶：祛风除湿，活血化瘀。

飞蛾槭 *Acer oblongum* Wall. ex DC.

甘肃分布：武都、成县、文县、康县。

四普标本采集地：秦州、武都、两当、文县。

根皮：祛风除湿。

四蕊槭 *Acer tetramerum* Pax

甘肃分布：永登、天水、清水、平凉、文县、宕昌、康县、康乐、临潭、舟曲。

四普标本采集地：麦积、两当。

枝：散风热，清头目。

元宝槭 *Acer truncatum* Bunge

甘肃分布：武都、文县、康县。

四普标本采集地：崆峒、庄浪、两当。

根皮：辛、微苦，微温。祛风除湿，舒筋活络。

无患子科 Sapindaceae

栾树 *Koelreuteria paniculata* Laxm.

甘肃分布：兰州、天水、平凉、华亭、合水、武都、文县、宕昌、舟曲、迭部。

四普标本采集地：景泰、秦州、清水、崇信、正宁、华池、合水、宁县、环县、武都、宕昌、迭部。

花(栾华)：苦，寒。清肝明目。

无患子 *Sapindus mukorossi* Gaertn.

甘肃分布：陇南。

四普标本采集地：武都。

种子：苦、辛，寒。有小毒。清热，祛痰，消积，杀虫。

树皮：苦、辛，平。解毒，利咽，祛风，杀虫。

文冠果 *Xanthoceras sorbifolia* Bunge

甘肃分布：定西、陇南及甘南地区，河西走廊东段有栽培。

四普标本采集地：平川、景泰、民勤、崆峒、泾川、灵台、崇信、西峰、华池、合水、宁县、环县、通渭、岷县、临洮、宕昌、迭部。

茎或枝叶：甘、微苦，平。祛风除湿，消肿止痛。

七叶树科 Hippocastanaceae

七叶树 *Aesculus chinensis* Bunge

甘肃分布：武都、康县。省内多地亦有栽培。

四普标本采集地：秦州、崆峒、灵台、徽县、康县。

果实或种子(娑罗子)：甘，温。疏肝，理气，宽中，止痛。

天师栗 *Aesculus wilsonii* Rehd.

甘肃分布：武都、康县。

四普标本采集地：崆峒。

果实或种子(娑罗子)：甘，温。疏肝，理气，宽中，止痛。

清风藤科 Sabiaceae

泡花树 *Meliosma cuneifolia* Franch.

甘肃分布：天水、平凉、武都、文县、宕昌、康县、徽县、舟曲、迭部。

四普标本采集地：崆峒、庄浪、徽县、迭部。

根皮：甘、微辛，平。利水解毒。

光叶泡花树 *Meliosma cuneifolia* var. *glabriuscula* Cufod.

甘肃分布：天水、平凉、文县、舟曲。

四普标本采集地：文县。

根皮：甘、微辛，平。清热解毒，利水，止痛。

鄂西清风藤 *Sabia campanulata* subsp. *ritchieae* (Rehd. et Wils.) Y. F. Wu

甘肃分布：天水、武都、文县、康县、舟曲。

四普标本采集地：清水、康县、文县、舟曲。

藤茎：苦，平。祛风湿，利小便。

四川清风藤 *Sabia schumanniana* Diels

甘肃分布：徽县、康县、文县。

四普标本采集地：康县。

根、茎：辛，温。止咳化痰，祛风活血。

凤仙花科 Balsaminaceae

凤仙花 *Impatiens balsamina* L.

甘肃分布：景泰。全省各地广泛栽培。

四普标本采集地：嘉峪关、甘州、山丹、敦煌、金塔、临洮、徽县、礼县、宕昌。

种子(急性子)：微苦、辛，温。有小毒。破血，软坚，消积。

水金凤 *Impatiens noli-tangere* L.

甘肃分布：永登、榆中、靖远、天水、平凉、合水、文县、康县。

四普标本采集地：七里河、永登、华亭、漳县、岷县、武都、文县、宕昌、康乐、和政、积石山、卓尼、临潭。

根或全草：甘，温。活血调经，祛风除湿。

黄金凤 *Impatiens siculifer* Hook. f.

甘肃分布：文县。

四普标本采集地：礼县。

全草：祛风除湿，活血消肿，清热解毒。

窄萼凤仙花 *Impatiens stenosepala* Pritz. ex Diels

甘肃分布：天水、康县。

四普标本采集地：秦州、麦积、清水、武都、康县、文县。

块根：辛、苦，凉。祛瘀消肿，解毒。

全草：苦，寒。清凉解毒，祛腐。

冬青科 Aquifoliaceae

珊瑚冬青 *Ilex corallina* Franch.

甘肃分布：文县。

四普标本采集地：文县。

叶或根（红果冬青）：凉、甘。活血镇痛，清热解毒。

具柄冬青 *Ilex pedunculosa* Miq.

甘肃分布：四普新分布。

四普标本采集地：武都。

根（老鼠刺）：苦、涩，凉。祛风除湿，散瘀止血。

猫儿刺 *Ilex pernyi* Franch.

甘肃分布：武都、康县、徽县、文县、武山、成县、舟曲。

四普标本采集地：麦积、武都、西和、文县、康乐、舟曲。

根（老鼠刺）：苦，寒。清肺止咳，利咽，明目。

尾叶冬青 *Ilex wilsonii* Loes.

甘肃分布：文县。

四普标本采集地：文县。

根、叶：清热解毒，消肿止痛。

卫矛科 Celastraceae

苦皮藤 *Celastrus angulatus* Maxim.

甘肃分布：天水、岷县、武都、成县、文县、康县、徽县、舟曲。模式标本采自甘肃。

四普标本采集地：麦积、清水、武都、康县、文县、宕昌、舟曲。

根或根皮：辛、苦，凉。有小毒。祛风除湿，活血通经，解毒杀虫。

大芽南蛇藤 *Celastrus gemmatus* Loes.

甘肃分布：天水、平凉、华亭、岷县、文县、康县、徽县、舟曲、迭部。

四普标本采集地：麦积、武都、文县。

根、茎、叶：苦、辛，平。祛风除湿，活血止痛，解毒消肿。

茎藤：苦、辛，微温。祛风除湿，通经止痛，活血解毒。

灰叶南蛇藤 *Celastrus glaucophyllus* Rehd. et Wils.

甘肃分布：天水、合水、文县、康县、舟曲。

四普标本采集地：武都。

根：辛，平。散瘀，止血。

粉背南蛇藤 *Celastrus hypoleucus* (Oliv.) Warb. ex Loes.

甘肃分布：天水、清水、武山、文县、宕昌、舟曲、迭部。

四普标本采集地：武都。

叶：辛，平。止血生肌。

根：辛，平。化瘀消肿。

南蛇藤 *Celastrus orbiculatus* Thunb.

甘肃分布：天水、平凉、崇信、华池、合水、武都、康县、文县、舟曲。

四普标本采集地：秦州、麦积、清水、张家川、崆峒、灵台、崇信、庄浪、正宁、华池、合水、宁县、镇原、武都、成县、两当、徽县、礼县、文县。

根：辛、苦，平。祛风除湿，活血通经，消肿解毒。

果：甘、微苦，平。养心安神，和血止痛。

叶：苦、辛，平。祛风除湿，解毒消肿，活血止痛。

短梗南蛇藤 *Celastrus rosthornianus* Loes.

甘肃分布：文县。

四普标本采集地：武山、礼县、康县、文县、舟曲。

根：辛，平。祛风除湿，活血止痛，解毒消肿。

果：宁心安神。

茎叶：辛、苦，平。有小毒。祛风除湿，活血止血，解毒消肿。

皱叶南蛇藤 *Celastrus rugosus* Rehd. et Wils.

甘肃分布：文县、徽县。

四普标本采集地：文县。

根：辛、苦，凉。有小毒。解表透疹，祛风通络。

刺果卫矛 *Euonymus acanthocarpus* Franch.

甘肃分布：文县、康县。

四普标本采集地：康县、文县。

藤、茎皮（藤杜仲）：辛，温。祛风除湿，止痛，止血。

卫矛 *Euonymus alatus* (Thunb.) Sieb.

甘肃分布：兰州、天水、清水、平凉、崇信、华亭、合水、武都、文县、宕昌、康县、礼县、徽县、临夏、临潭、舟曲。

四普标本采集地：西固、麦积、甘谷、武山、张家川、崆峒、华亭、庄浪、正宁、华池、合水、宁县、漳县、岷县、临洮、武都、两当、康县、文县、宕昌。

带翅状枝条或翅状附属物（鬼箭羽）：苦、辛，寒。破血通经，解毒消肿，杀虫。

角翅卫矛 *Euonymus cornutus* Hemsl.

甘肃分布：天水、文县、宕昌、徽县。

四普标本采集地：秦州、清水、两当、文县。

枝条：苦，凉。祛风解毒。用于皮肤痒疮，漆疮。

根：苦，平。舒筋活血。

果实：苦，平。祛风除湿，化痰止咳。

棘刺卫矛 *Euonymus echinatus* Wall.

甘肃分布：文县。

四普标本采集地：文县。

全株：微苦，平。祛风湿，强筋骨。

纤齿卫矛 *Euonymus giraldii* Loes.

甘肃分布：兰州、永登、榆中、靖远、天水、武山、平凉、宁县、岷县、武都、文县、宕昌、临潭、卓尼、舟曲。

四普标本采集地：清水、崇信、华亭、两当、文县。

根：辛、凉。祛瘀止痛，解毒消肿。

大花卫矛 *Euonymus grandiflorus* Wall.

甘肃分布：武都、文县。

四普标本采集地：麦积、武都、文县。

根、树皮或根皮：苦、辛，平。祛风除湿，活血通经，化瘀散结。

果实：苦，微寒。清肠解毒。

冬青卫矛 *Euonymus japonicus* Thunb.

甘肃分布：省内多地栽培。

四普标本采集地：城关。

枝叶：苦、辛，微温。祛风湿，强筋骨，活血止血。

白杜 *Euonymus maackii* Rupr

甘肃分布：兰州、榆中、会宁、天水、平凉、泾川、西峰、环县、华池、合水、镇原、陇西、康县、礼县。省内多地栽培。

四普标本采集地：民勤、崆峒、泾川、灵台、崇信、庄浪、正宁、华池、宁县、庆城、镇原。

根、茎皮（丝绵木）：苦、涩，寒。有小毒。祛风湿，活血，止血。

枝叶：解毒。外用治漆疮。

果实：用于失眠、肾虚。

矮卫矛 *Euonymus nanus* Bieb.

甘肃分布：兰州、会宁、天水、古浪、庄浪、康乐、舟曲。

四普标本采集地：张家川、漳县。

根、皮：辛、苦，微温。祛风散寒，除湿通络。

栓翅卫矛 *Euonymus phellomanus* Loes.

甘肃分布：兰州、天水、平凉、漳县、岷

县、文县、宕昌、康县、徽县、康乐、和政、卓尼、舟曲、迭部。

四普标本采集地：秦州、麦积、清水、秦安、武山、张家川、崆峒、庄浪、渭源、岷县、徽县、西和、礼县、文县、宕昌、临夏、永靖、和政、东乡、合作、卓尼、临潭、迭部。

枝皮：苦，寒。活血调经，散瘀止痛。

紫花卫矛 *Euonymus porphyreus* Loes.

甘肃分布：兰州、永登、榆中、天水、天祝、岷县、武都、文县、宕昌、临夏、临潭、卓尼、舟曲、迭部。

四普标本采集地：榆中、靖远、麦积、武山、两当、徽县、礼县、文县、卓尼、临潭、迭部。

根及枝：苦，凉。散瘀止痛，清热解毒。

八宝茶 *Euonymus przewalskii* Maxim.

甘肃分布：兰州、榆中、天水、天祝、岷县、临潭、卓尼、舟曲。

四普标本采集地：渭源、成县、永靖、舟曲、卓尼、临潭、碌曲。

带翅枝：苦、辛，微寒。祛瘀调经，通络止痛。

石枣子 *Euonymus sanguineus* Loes.

甘肃分布：兰州、永登、榆中、天水、清水、武山、平凉、武都、文县、宕昌、康县、礼县、徽县、康乐、临潭、舟曲、迭部。

四普标本采集地：七里河、永登、武都、康县、夏河。

树皮（藏药：舟像）：用于治龙病。

陕西卫矛 *Euonymus schensianus* Maxim.

甘肃分布：武都、文县、康县。

四普标本采集地：麦积、文县。

树皮：用于风湿痛。

中亚卫矛 *Euonymus semenovii* Regel et Herd.

甘肃分布：兰州、永登、皋兰、榆中、天祝、文县、礼县、临夏、康乐、和政、临潭、卓尼、舟曲、迭部。

四普标本采集地：和政。

嫩枝及根：苦，寒。活血通经，化瘀止痛，解毒消肿。

省沽油科 Staphyleaceae

野鸦椿 *Euscaphis japonica* (Thunb.) Dippel

甘肃分布：文县、康县。

四普标本采集地：秦州、两当、康县。

根或根皮：苦、微辛，平。祛风解表，消热利湿。

花：甘，平。祛风止痛。

茎皮：辛，温。行气，利湿，祛风，退翳。

叶：微辛、苦，微温。祛风止痒。

果实或种子：辛、苦，温。祛风散寒，行气止痛，消肿散结。

带花或果的枝叶：理气止痛，消肿散结，祛风止痒。

省沽油 *Staphylea bumalda* DC.

甘肃分布：天水。

四普标本采集地：两当。

果实：苦，甘。润肺止咳。

根：辛，平。活血化瘀。

膀胱果 *Staphylea holocarpa* Hemsl.

甘肃分布：天水、清水、武山、平凉、渭源、武都、宕昌、徽县、舟曲。

四普标本采集地：秦州、两当、迭部。

果实、根：润肺止咳，祛风除湿。

瘿椒树 *Tapiscia sinensis* Oliv.

甘肃分布：文县。

四普标本采集地：文县。

根、果实（银鹊树）：解表，清热，利湿。

黄杨科 Buxaceae

雀舌黄杨 *Buxus bodinieri* Lévl.

甘肃分布：宕昌、舟曲。

四普标本采集地：舟曲。

根、叶或花：苦、甘，凉。止咳，止血，清热解毒。

黄杨 *Buxus sinica* (Rehd. et Wils.) Cheng

甘肃分布：武都、文县、宕昌、康县、徽

县、两当、舟曲。

四普标本采集地：秦州、两当。

根：苦、辛，平。祛风止咳，清热除湿。

叶：苦，平。清热解毒，消肿散结。

茎及枝：苦，平。祛风除湿，理气止痛。

果实：清暑热，解疮毒。

顶花板凳果 *Pachysandra terminalis* Sieb. et Zucc.

甘肃分布：天水、舟曲、迭部。

四普标本采集地：麦积、康县、宕昌、舟曲。

带根全草：苦、微辛，凉。除风湿，清热解毒，镇静止血，调经活血，止带。

双蕊野扇花 *Sarcococca hookeriana* var. *digyna* Franch.

甘肃分布：文县。

四普标本采集地：武都、文县。

根：辛、苦，平。祛风通络，活血止痛。

野扇花 *Sarcococca ruscifolia* Stapf

甘肃分布：武都、文县、康县。

四普标本采集地：武都、文县。

根：辛、苦，平。行气活血，祛风止痛。

果实：甘、微酸，平。养肝安神。

虎皮楠科 Daphniphyllaceae

交让木 *Daphniphyllum macropodum* Miq.

甘肃分布：文县。

四普标本采集地：文县。

叶及种子：苦，凉。清热解毒。

马桑科 Coriariaceae

马桑 *Coriaria nepalensis* Wall.

甘肃分布：天水、武都、文县、康县、徽县、舟曲。

四普标本采集地：西和、礼县、康县、文县、宕昌。

根：苦、酸，凉。有毒。祛风除湿，消热解毒。

叶：辛、苦，寒。有毒。清热解毒，消肿止痛，杀虫。

鼠李科 Rhamnaceae

黄背勾儿茶 *Berchemia flavescens*（Wall.）Brongn.

甘肃分布：天水、武都、文县、康县、徽县、舟曲。

四普标本采集地：迭部。

根、茎：苦、辛，凉。清热，止痛，活血调经。

多花勾儿茶 *Berchemia floribunda*（Wall.）Brongn.

甘肃分布：天水、武都、文县、康县、徽县、甘南。

四普标本采集地：两当、西和、文县、舟曲、迭部。

茎、叶：甘，寒。清热解毒，利尿。

根：甘、苦，平。健脾利湿，通经活络。

多叶勾儿茶 *Berchemia polyphylla* Wall. ex M. A. Lawsen

甘肃分布：文县。

四普标本采集地：武都、文县。

叶、果实：甘、淡，平。清热利湿。

勾儿茶 *Berchemia sinica* Schneid.

甘肃分布：天水、岷县、武都、文县、宕昌、徽县、舟曲、迭部。

四普标本采集地：麦积、华亭、武都、成县、礼县、康县、宕昌、舟曲。

根：用于哮喘。

云南勾儿茶 *Berchemia yunnanensis* Franch.

甘肃分布：天水、岷县、武都、文县、宕昌、徽县、舟曲、迭部。

四普标本采集地：武都。

根（女儿红）：微苦，凉。清热利湿，活血解毒。

枳椇 *Hovenia acerba* Lindl.

甘肃分布：武都、文县、徽县。

四普标本采集地：武都。

果序：民间制"拐枣酒"，用于风湿痹痛。

种子：甘，平。解酒毒，止渴除烦，止呕，

利二便。

北枳椇 *Hovenia dulcis* Thunb.

甘肃分布：天水、康县。

四普标本采集地：康县。

果实（枳椇果）：健胃，补血。

叶：健胃，补血，止呕，解毒。

根（枳椇根）：甘，温。行气活血。

铜钱树 *Paliurus hemsleyanus* Rehd.

甘肃分布：徽县、成县。

四普标本采集地：成县、徽县、文县。

根：甘，平。补气。

鼠李 *Rhamnus davurica* Pall.

甘肃分布：兰州、天水、清水、武山、平凉、华亭、合水、宁县、武都、成县、文县、康县、礼县、两当、舟曲。

四普标本采集地：七里河、华亭、漳县。

根：有毒。用于龋齿，口疮，发背肿毒。

树皮：苦，凉。有毒。清热通便。

果实：苦、凉，平。有小毒。清热利湿，止咳祛痰，解毒杀虫。

刺鼠李 *Rhamnus dumetorum* Schneid.

甘肃分布：天水、正宁、武都、文县、康县、成县。

四普标本采集地：文县。

果实：泻下。

柳叶鼠李 *Rhamnus erychroxylum* Pall.

甘肃分布：合水、正宁。

四普标本采集地：靖远、华池、宁县、庆城、环县。

叶：甘，寒。清热除烦，消食化积。

圆叶鼠李 *Rhamnus globosa* Bunge

甘肃分布：兰州、榆中、肃南、庄浪、合水、迭部。

四普标本采集地：麦积、清水。

茎、叶、根皮：苦、涩，寒。杀虫消食，下气祛痰。

异叶鼠李 *Rhamnus heterophylla* Oliv.

甘肃分布：文县、武都、成县、康县。

四普标本采集地：礼县、文县。

根、枝、叶：涩、微苦，凉。清热解毒，凉血止血。

薄叶鼠李 *Rhamnus leptophylla* Schneid.

甘肃分布：兰州、天水、文县、舟曲、卓尼。

四普标本采集地：清水、漳县。

根：苦、涩，平。清热止咳，行气化滞，行水，散瘀。

叶：涩、微苦，平。消食通便，清热解毒。

果实：苦、涩，平。消食化滞，行水通便。

小叶鼠李 *Rhamnus parvifolia* Bunge

甘肃分布：会宁、天水、肃南、平凉、合水、宕昌、康县、临潭。

四普标本采集地：永登、景泰、秦州、麦积、华池、宁县、两当。

果实：苦、凉。有小毒。清热泻下，解毒消瘰。

小冻绿树 *Rhamnus rosthornii* E. Pritz.

甘肃分布：永登、文县、徽县。

四普标本采集地：漳县、临洮、武都、文县。

果实：消食，利水，通气，通便。

皱叶鼠李 *Rhamnus rugulosa* Hemsl.

甘肃分布：天水、武都、文县。

四普标本采集地：华亭、华池、武都、舟曲。

果实：苦，凉。清热解毒。

甘青鼠李 *Rhamnus tangutica* J. Vass.

甘肃分布：兰州、永登、皋兰、榆中、会宁、天水、清水、武山、天祝、平凉、合水、宁县、岷县、武都、文县、宕昌、康县、康乐、临潭、卓尼、舟曲、夏河。

四普标本采集地：永登、秦安、正宁、华池、合水、宁县、武都、西和、和政、东乡、临潭。

全株：清热解毒，活血。

冻绿 *Rhamnus utilis* Decne.

甘肃分布：兰州、天水、清水、武山、民勤、平凉、华亭、合水、宁县、武都、成县、文县、康县、礼县、两当、舟曲。

四普标本采集地：秦州、麦积、清水、灵台、崇信、正宁、华池、宁县、通渭、武都、成县、徽县、礼县、康县、文县。

叶：苦，凉。止痛，消食。

果实：苦、甘，凉。清热利湿，消积通便。

树皮或根皮：苦，寒。清热解毒，凉血，杀虫。

毛冻绿 *Rhamnus utilis* var. *hypochrysa* (Schneid.) Rehder

甘肃分布：天水、清水、崇信、合水、文县、康县、礼县。

四普标本采集地：麦积、镇原。

果实：解热，止泻。

梗花雀梅藤 *Sageretia henryi* J. R. Drumm. et Sprague

甘肃分布：文县。

四普标本采集地：文县。

果实：苦，寒。清热，降火。

少脉雀梅藤 *Sageretia paucicostata* Maxim.

甘肃分布：天水、清水、甘谷、平凉、泾川、华亭、岷县、武都、文县、宕昌、礼县、徽县、舟曲、迭部。

四普标本采集地：崇信、舟曲、迭部。

果皮、果仁：祛风除湿。

对节刺 *Sageretia pycnophylla* Schneid.

甘肃分布：文县。

四普标本采集地：麦积、礼县、文县。

根、果实：清热解毒，理气止痛，止咳。

枣 *Ziziphus jujuba* Mill.

甘肃分布：兰州、皋兰、榆中、景泰、武山、武威、民勤、武都、成县、文县。全省各地均有栽培。

四普标本采集地：永昌、会宁、景泰、民勤、临泽、崆峒、灵台、敦煌、瓜州、西峰、正宁、华池、庆城、环县。

果实（大枣）：甘，温。补中益气，养血安神。

无刺枣 *Ziziphus jujuba* var. *inermis* (Bunge) Rehder

甘肃分布：兰州、皋兰、榆中、景泰、武山、武威、民勤、武都、文县。

四普标本采集地：瓜州。

果实：补中益气，养血安神。

酸枣 *Ziziphus jujuba* var. *spinosa* (Bunge) Hu ex H. F. Chow.

甘肃分布：兰州、天水、甘谷、泾川、庆阳、合水、武都、文县、康县、徽县、临潭、舟曲。

四普标本采集地：平川、靖远、景泰、秦州、麦积、清水、甘谷、武山、崆峒、泾川、灵台、崇信、西峰、正宁、华池、合水、宁县、庆城、环县、武都、成县、两当、徽县、康县、宕昌、永靖、舟曲、迭部。

种子（酸枣仁）：甘、酸，平。养心补肝，宁心安神，敛汗，生津。

葡萄科 Vitaceae

乌头叶蛇葡萄 *Ampelopsis aconitifolia* Bge.

甘肃分布：天水、庆阳、合水、文县、康县。

四普标本采集地：灵台、正宁、华池、合水、宁县、庆城。

根皮：涩、微辛，平。散瘀消肿，祛腐生肌。

掌裂草葡萄 *Ampelopsis aconitifolia* var. *palmiloba* (Carrière) Rehder

甘肃分布：文县。

四普标本采集地：麦积、崇信、西峰、正宁、华池、庆城、环县。

块根：苦，寒。有小毒。清热化痰，解毒散结。

蓝果蛇葡萄 *Ampelopsis bodinieri* (Lévl. et Vant.) Rehd.

甘肃分布：天水、文县、徽县、舟曲。

四普标本采集地：清水、武都、康县、文县、舟曲。

根皮：酸、辛、涩，平。消肿解毒，止血，止痛，排脓生肌，祛风湿。

三裂蛇葡萄 *Ampelopsis delavayana* Planch.

甘肃分布：天水、华池、合水、文县、武都、徽县。

四普标本采集地：清水。

根皮：辛，平。消肿止痛，舒筋活血，止血。

掌裂蛇葡萄 *Ampelopsis delavayana* var. *glabra* (Diels et Gilg) C. L. Li

甘肃分布：平凉、灵台、庆阳、华池、合水、镇原、文县。

四普标本采集地：两当、文县、永靖、迭部。

块根：甘、苦，寒。清热解毒，豁痰。

毛三裂蛇葡萄 *Ampelopsis delavayana* var. *setulosa* (Diels et Gilg) C. L. Li

甘肃分布：文县、徽县。

四普标本采集地：崇信、宕昌。

根皮：消肿止痛，舒筋活血，止血。

蛇葡萄 *Ampelopsis glandulosa* (Wallich) Momiyama

甘肃分布：清水。

四普标本采集地：徽县。

根或根皮：辛、苦，凉。清热解毒，祛风除湿，活血散结。

茎叶：苦，凉。清热利湿，散瘀止血，解毒。

大叶蛇葡萄 *Ampelopsis megalophylla* Diels et Gilg

甘肃分布：天水、文县、康县。

四普标本采集地：康县。

枝叶：苦、微涩，凉。清热利湿，平肝降压，活血通络。

乌蔹莓 *Cayratia japonica* (Thunb.) Gagnep.

甘肃分布：成县、文县、徽县。

四普标本采集地：两当、康县。

带叶茎藤：苦、酸，寒。清热利湿，解毒消肿。

尖叶乌蔹莓 *Cayratia japonica* var. *pseudotrifolia* (W. T. Wang) C. L. Li

甘肃分布：文县。

四普标本采集地：武都、康县、文县。

根：辛，凉。有毒。清热解毒。

花叶地锦 *Parthenocissus henryana* (Hemsl.) Diels et Gilg

甘肃分布：文县。

四普标本采集地：文县。

全株：酸、苦，寒。破血散瘀，消肿解毒。

毛脉花叶地锦 *Parthenocissus henryana* var. *hirsuta* Diels

甘肃分布：武都。

四普标本采集地：文县。

根：活血散瘀，消肿止痛。

五叶地锦 *Parthenocissus quinquefolia* (L.) Planch.

甘肃分布：全省多地栽培。

四普标本采集地：镇原、宕昌。

根：祛风除湿，强筋骨。

三叶地锦 *Parthenocissus semicordata* (Wall.) Planch.

甘肃分布：天水、武都、文县。

四普标本采集地：武都。

全株：辛，温。接骨祛瘀，祛风，除湿。

崖爬藤 *Tetrastigma obtectum* (Wall.) Planch.

甘肃分布：天水、武都、文县。

四普标本采集地：武都、康县、文县。

根或全株（走游草）：辛，温。祛风除湿，活血通络，解毒消肿。

刺葡萄 *Vitis davidii* (Roman. Du Caill.) Foex.

甘肃分布：天水、武都、文县、康县。

四普标本采集地：康县、舟曲。

根：甘、微苦，平。散瘀消积，舒筋止痛。

毛葡萄 *Vitis heyneana* Roemer et Schultes

甘肃分布：武都、文县、康县、礼县、徽县、舟曲。

四普标本采集地：文县。

根皮：微苦、酸，平。调经活血，舒筋活络。

少毛变叶葡萄 *Vitis piasezkii* var. *pagnuccii* (Rom. Caill.) Rehder

甘肃分布：天水、武山、平凉、崇信、华亭、宁县、武都、舟曲。

四普标本采集地：麦积、泾川、正宁、华池、宁县。

幼茎的液汁：微苦、涩，平。消食，清热，凉血。

秋葡萄 *Vitis romanetii* Roman. du Caillaud ex Planch.

甘肃分布：天水、文县、舟曲。

四普标本采集地：康县、文县。

茎：甘、微涩，凉。祛瘀止血，生肌。

葡萄 *Vitis vinifera* L.

甘肃分布：全省多地栽培。

四普标本采集地：嘉峪关、民勤、敦煌、瓜州。

藤叶：甘，平。祛风除湿，利水消肿，解毒。

果实：补气血，强筋骨，利小便。

根：甘，平。祛风通络，利湿消肿，解毒。

椴树科 Tiliaceae

光果田麻 *Corchoropsis crenata* var. *hupehensis* Pampanini

甘肃分布：文县。

四普标本采集地：康县、文县。

全草：苦，凉。清热利湿，解毒止血。

田麻 *Corchoropsis tomentosa* (Thunb.)Makino

甘肃分布：文县、康县、徽县。

四普标本采集地：武都、康县、文县。

全草：苦，凉。清热利湿，解毒止血。

扁担杆 *Grewia biloba* G. Don

甘肃分布：天水、康县、文县、舟曲。

四普标本采集地：成县、徽县、迭部。

全株：甘、苦，温。健脾益气，祛风除湿，固精止带。

小花扁担杆 *Grewia biloba* var. *parviflora* (Bge.) Hand. –Mazz.

甘肃分布：天水、成县、文县、康县、舟曲。

四普标本采集地：秦州、麦积、清水、武都、康县、文县。

枝叶：甘、苦，温。健脾益气，祛风除湿。

华椴 *Tilia chinensis* Maxim.

甘肃分布：渭源、漳县、文县、宕昌、康县、礼县、康乐、临潭、舟曲、迭部。

四普标本采集地：礼县、舟曲、迭部。

根：用于跌打损伤。

少脉椴 *Tilia paucicostata* Maxim.

甘肃分布：榆中、天水、武山、平凉、合水、岷县、武都、宕昌、礼县、成县、文县、临潭、舟曲、迭部。

四普标本采集地：秦州、清水、岷县、武都、两当、迭部。

树皮：接骨疗伤。

单毛刺蒴麻 *Triumfetta annua* L.

甘肃分布：四普新分布。

四普标本采集地：文县。

根：祛风，活血，镇痛。

锦葵科 Malvaceae

黄蜀葵 *Abelmoschus manihot* (L.) Medicus

甘肃分布：文县。

四普标本采集地：文县。

根：甘、苦，寒。利水，通经，解毒。

苘麻 *Abutilon theophrasti* Medic.

甘肃分布：成县、文县、徽县。

四普标本采集地：嘉峪关、白银区、秦州、清水、甘州、山丹、高台、泾川、灵台、武都、成县、两当。

全草或叶：苦，平。清热利湿，解毒开窍。

种子：苦，平。清热解毒，利湿，退翳。

根：苦，平。利湿解毒。

蜀葵 *Althaea rosea* (L.) Cav.

甘肃分布：兰州、会宁、武威、民勤、文县。全省各地广泛栽培。

四普标本采集地：永登、嘉峪关、平川、会宁、麦积、秦安、甘谷、武山、崆峒、泾川、敦煌、瓜州、正宁、庆城、镇原、环县、通渭、岷县、宕昌、东乡、卓尼。

根：甘、咸，微寒。清热利湿，凉血止血，解毒排脓。

花：甘、咸，凉。活血止血，解毒散结。

茎叶：甘，凉。清热利湿，解毒。

种子：甘，寒。利尿通淋，解毒排脓，润肠。

草棉 *Gossypium herbaceum* L.

甘肃分布：文县。河西地区有栽培。

四普标本采集地：敦煌、瓜州。

棉毛：甘，温。止血。

外果皮(棉花壳)：辛，温。温胃降逆，化痰止咳。

根及根皮：甘，温。补虚，止咳，平喘。

种子(棉籽)：辛，热。有毒。补肝肾，强腰膝，暖胃止痛，止血。

朱槿 *Hibiscus rosa-sinensis* L.

甘肃分布：兰州、秦州等地有栽培。

四普标本采集地：安宁。

花、叶：甘，淡，平。清热利湿，解毒。

木槿 *Hibiscus syriacus* L.

甘肃分布：天水、甘谷、文县、康县、徽县。全省多地有栽培。

四普标本采集地：崆峒、泾川、庄浪、庆城、镇原、临洮、徽县、宕昌。

根：甘，凉。清热解毒，利湿，消肿。

茎皮或根皮：甘，苦，凉。清热，利湿，解毒，止痒。

叶：苦，寒。清热解毒。

果实：清肺化痰，止头痛，解毒。

花：甘，平。清肺化痰，解毒止痛。

野西瓜苗 *Hibiscus trionum* L.

甘肃分布：兰州、皋兰、白银、靖远、会宁、天水、平凉、西峰、合水、武都、成县、文县、徽县、迭部。

四普标本采集地：七里河、永登、平川、会宁、靖远、景泰、秦州、麦积、清水、秦安、民勤、临泽、崆峒、泾川、灵台、崇信、庄浪、西峰、正宁、华池、合水、庆城、环县、安定、通渭、武都、两当、徽县、礼县、康县、文县、永靖、积石山、卓尼、迭部。

根或全草：甘，寒。清热解毒，利咽止咳。

种子：辛，平。补肾，润肺。

冬葵 *Malva crispa* L.

甘肃分布：张掖、合水、正宁。

四普标本采集地：永昌、秦安、甘谷、武山、古浪、民勤、天祝、玉门、合水、陇西、渭源、临洮、礼县、临夏、东乡、卓尼。

根：甘，寒。清热利水，解毒。

嫩苗或叶：甘，寒。清热，利湿，滑肠，通乳。

果实(冬葵子)：甘，寒。利水通淋，滑肠通便，下乳。

圆叶锦葵 *Malva rotundifolia* L.

甘肃分布：榆中、会宁、天水、清水、武山、山丹、泾川、合水、陇西、武都、文县、宕昌、康县、舟曲。

四普标本采集地：麦积、古浪、崆峒、泾川、庄浪、临洮、武都、西和、康县、文县、迭部。

根：甘，温。益气止汗，利水通乳，托疮排脓。

锦葵 *Malva sinensis* Cavan.

甘肃分布：兰州、民勤、华亭。全省大部分地区有栽培。

四普标本采集地：永登、嘉峪关、会宁、漳县、岷县、临洮、宕昌、永靖、合作。

花、叶和茎：咸，寒。利尿通便，清热解毒。

野葵 *Malva verticillata* L.

甘肃分布：兰州、皋兰、榆中、靖远、会宁、天水、民勤、山丹、平凉、环县、合水、定西、岷县、武都、文县、宕昌、康乐、永靖、和政、迭部。

四普标本采集地：七里河、榆中、永登、景泰、武山、张家川、凉州、甘州、山丹、民乐、临泽、崆峒、灵台、庄浪、瓜州、正宁、华池、宁县、环县、安定、西和、永靖、和政、碌曲。

根：甘，寒。清热利水，解毒。

嫩苗或叶：甘，寒。清热，利湿，滑肠，通乳。

果实(冬葵子)：甘，寒。利水通淋，滑肠通便，下乳。

中华野葵 *Malva verticillata* var. *rafiqii* Abedin

甘肃分布：兰州、皋兰、榆中、靖远、会宁、天水、民勤、山丹、平凉、泾川、环县、合水、定西、陇西、岷县、武都、文县、康乐、永靖、和政、舟曲、迭部、夏河。

四普标本采集地：白银区、景泰、镇原、通渭、武都、两当、舟曲、玛曲。

茎、叶：甘，寒。解毒止痛，利尿通淋。

梧桐科 Sterculiaceae

梧桐 *Firmiana platanifolia*（L. f.）Marsili

甘肃分布：天水、陇南等地有栽培。

四普标本采集地：康县。

去掉栓皮的树皮：甘、苦，凉。祛风除湿，活血通经。

根：甘，平。祛风除湿，调经止血，解毒疗疮。

花：甘，平。利湿消肿，清热解毒。

叶：苦，寒。祛风除湿，解毒消肿。

种子（梧桐子）：甘，平。顺气，和胃，健脾消滞。外用治小儿口疮。

瑞香科 Thymelaeaceae

芫花 *Daphne genkwa* Sieb. et Zucc.

甘肃分布：榆中、武山、康县、徽县。

四普标本采集地：甘谷、张家川、临夏、卓尼、临潭、迭部。

花蕾：苦、辛，温。有毒。利水逐饮，外用杀虫疗疮。

根或根皮：辛、苦，温。有毒。逐水，解毒，散结。

黄瑞香 *Daphne giraldii* Nitsche

甘肃分布：兰州、皋兰、榆中、靖远、会宁、景泰、天水、武山、天祝、华亭、渭源、漳县、岷县、武都、成县、文县、宕昌、康县、徽县、临夏、康乐、和政、临潭、卓尼、舟曲、迭部、玛曲、夏河。

四普标本采集地：榆中、永登、平川、会宁、靖远、麦积、武山、张家川、庄浪、合水、安定、通渭、陇西、漳县、渭源、岷县、临洮、武都、成县、徽县、西和、礼县、宕昌、临夏、康乐、永靖、和政、东乡、积石山、舟曲、卓尼、临潭、迭部、夏河。

根皮及茎皮（祖师麻）：辛、苦，温。有小毒。祛风通络，活血止痛。

凹叶瑞香 *Daphne retusa* Hemsl.

甘肃分布：天水、漳县、武都、文县、康县、临夏、卓尼。

四普标本采集地：永登、天祝、漳县、岷县、武都、宕昌、临夏、玛曲。

根皮及茎皮（祖师麻）：辛、苦，温。有小毒。祛风通络，活血止痛。

华瑞香 *Daphne rosmarinifolia* Rehd.

甘肃分布：舟曲、临潭。

四普标本采集地：渭源、武都、卓尼、迭部、夏河。

根皮及树皮：活血止血。

唐古特瑞香 *Daphne tangutica* Maxim.

甘肃分布：兰州、皋兰、榆中、靖远、会宁、景泰、天水、武山、天祝、华亭、渭源、漳县、岷县、武都、成县、文县、宕昌、康县、徽县、临夏、康乐、和政、临潭、卓尼、舟曲、迭部、玛曲、夏河。

四普标本采集地：榆中、永登、景泰、秦州、凉州、民勤、甘州、山丹、肃南、瓜州、渭源、康县、文县、积石山、卓尼、临潭、迭部、夏河、碌曲。

根皮及茎皮（祖师麻）：辛、苦，温。有小毒。祛风通络，活血止痛。

草瑞香 *Diarthron linifolium* Turcz.

甘肃分布：会宁、天水、平凉、华亭、合水、镇原、康县。

四普标本采集地：靖远、静宁、正宁、华池、合水、镇原、环县、迭部。

根皮及茎皮：活血止痛。外用于风湿痛。

结香 *Edgeworthia chrysantha* Lindl.

甘肃分布：兰州、天水。

四普标本采集地：两当、康县（栽培）。

花蕾（梦花）：甘，平。滋养肝肾，明目消翳。

根皮及茎皮：辛，平。祛风通络，滋养肝肾。

狼毒 *Stellera chamaejasme* L.

甘肃分布：兰州、永登、榆中、靖远、会宁、景泰、天水、武山、天祝、肃南、山丹、平凉、庄浪、环县、定西、通渭、陇西、渭源、漳县、岷县、文县、宕昌、康乐、甘南、临潭、卓尼、舟曲、迭部、玛曲、碌曲、夏河。

四普标本采集地：榆中、永登、永昌、平川、会宁、靖远、景泰、秦安、甘谷、武山、张家川、凉州、古浪、天祝、甘州、山丹、肃南、崆峒、华亭、庄浪、静宁、镇原、环县、安定、通渭、陇西、漳县、渭源、岷县、临洮、宕昌、临夏、康乐、永靖、和政、东乡、积石山、合作、临潭、夏河、碌曲、玛曲。

根（瑞香狼毒）：苦、辛，平。有毒。泻水逐饮，破积杀虫。

头序荛花 *Wikstroemia capitata* Rehd.

甘肃分布：文县。

四普标本采集地：文县。

根：用于便秘。

河朔荛花 *Wikstroemia chamaedaphne* Meisn.

甘肃分布：兰州、天水、泾川、武都、文县、宕昌、礼县、舟曲、迭部、夏河。

四普标本采集地：麦积、民勤、正宁、庆城、武都、宕昌、舟曲、迭部。

花蕾：辛，温。有小毒。泻下逐水。

小黄构 *Wikstroemia micrantha* Hemsl.

甘肃分布：文县、徽县。

四普标本采集地：武都、康县。

茎皮：甘，平。止咳化痰，清热解毒。

胡颓子科 Elaeagnaceae

沙枣 *Elaeagnus angustifolia* L.

甘肃分布：全省大部分地区有栽培。

四普标本采集地：永昌、平川、靖远、景泰、甘谷、民勤、甘州、高台、肃南、肃州、玉门、敦煌、金塔、瓜州、肃北、阿克塞、渭源、西和、永靖、卓尼。

果实：酸、微甘，凉。养肝益肾，健脾调经。

花：甘、涩，温。止咳，平喘。

茎枝渗出的胶汁：涩、微苦，平。接骨续筋，活血止痛。

树皮和根皮：涩、微苦，凉。清热止咳，利湿止痛，解毒，止血。

长叶胡颓子 *Elaeagnus bockii* Diels

甘肃分布：武都、文县、康县。

四普标本采集地：漳县、文县。

根、枝叶或果实：微苦、酸，平。止咳平喘，活血止痛。

蔓胡颓子 *Elaeagnus glabra* Thunb.

甘肃分布：文县。

四普标本采集地：文县。

果实：酸，平。收敛止泻，止痢。

根或根皮：辛、微涩，凉。清热利湿，通淋止血，散瘀止痛。

枝叶：辛、微涩，平。止咳平喘。

披针叶胡颓子 *Elaeagnus lanceolata* Warb. ex Diels

甘肃分布：武都、文县、康县。

四普标本采集地：漳县、文县。

根、叶：酸、微甘，温。活血通络，疏风止咳，温肾缩尿。

果实：酸，平。涩肠止痢。

星毛羊奶子 *Elaeagnus stellipila* Rehd.

甘肃分布：文县。

四普标本采集地：礼县。

果实：清热利湿，收敛。

牛奶子 *Elaeagnus umbellata* Thunb.

甘肃分布：兰州、天水、清水、甘谷、武山、平凉、崇信、庆阳、华池、合水、漳县、武都、成县、文县、宕昌、康县、徽县、临夏、临潭、舟曲。

四普标本采集地：秦州、麦积、清水、武山、崆峒、泾川、灵台、崇信、华亭、庄浪、静宁、华池、合水、正宁、宁县、镇原、通渭、岷县、武都、两当、康县、文县、宕昌、临夏、康乐、和政、东乡、迭部。

根、叶和果实：苦、酸，凉。清热止咳，利湿解毒。

肋果沙棘 *Hippophae neurocarpa* S. W. Liu et T. N. He

甘肃分布：肃南、肃北、玉门。

四普标本采集地：山丹、玛曲。

果实(黑刺)：酸、涩，温。活血化瘀，化痰宽胸。

中国沙棘 *Hippophae rhamnoides* subsp. *sinensis* Rousi

甘肃分布：兰州、永登、榆中、永昌、会宁、天水、武山、天祝、肃南、平凉、华池、合水、渭源、漳县、岷县、武都、文县、宕昌、礼县、临夏、康乐、临潭、卓尼、舟曲、夏河。

四普标本采集地：七里河、榆中、永登、永昌、平川、会宁、靖远、景泰、秦州、麦积、清水、秦安、甘谷、张家川、天祝、甘州、山丹、民乐、肃南、崆峒、灵台、崇信、华亭、庄浪、静宁、敦煌、肃北、正宁、华池、合水、宁县、庆城、镇原、环县、安定、通渭、陇西、渭源、岷县、武都、成县、徽县、西和、礼县、康县、宕昌、临夏、康乐、永靖、和政、东乡、积石山、合作、舟曲、卓尼、临潭、夏河、碌曲。

果实(沙棘)：酸、涩，温。止咳化痰，健胃消食，活血散瘀。

西藏沙棘 *Hippophae tibetana* Schlecht.

甘肃分布：碌曲。

四普标本采集地：凉州、山丹、合作、夏河、碌曲、玛曲。

果实：酸、涩，温。活血散瘀，化痰宽胸，滋补。

大风子科 Flacourtiaceae

山桐子 *Idesia polycarpa* Maxim.

甘肃分布：康县、徽县。

四普标本采集地：秦州。

叶：辛、甘，寒。清热凉血，散瘀消肿。

种子油(山桐子油)：杀虫。

毛叶山桐子 *Idesia polycarpa* var. *vestita* Diels

甘肃分布：文县。

四普标本采集地：康县、文县。

种子：清热解毒，杀虫。

柞木 *Xylosma congesta* (Loureiro) Merrill——*Xylosma racemosum* var. *glaucescens* Franch.

甘肃分布：文县。

四普标本采集地：文县。

树皮：苦、酸，微寒。清热利湿。

叶：苦、涩，寒。清热利湿，散瘀消肿。

堇菜科 Violaceae

鸡腿堇菜 *Viola acuminata* Ledeb.

甘肃分布：天水、合水、岷县、武都、文县、康县、舟曲。

四普标本采集地：麦积、清水、天祝、崆峒、庄浪、渭源、成县、两当、康县、文县、卓尼。

全草：淡，寒。清热解毒，消肿止痛。

毛花鸡腿堇菜 *Viola acuminata* var. *pilifera* C. J. Wang

甘肃分布：兰州(模式标本产地)。

四普标本采集地：麦积。

全草：清热解毒，消肿止痛。

叶：清热解毒，消肿止痛。

如意草 *Viola arcuata* Blume

甘肃分布：舟曲。

四普标本采集地：华亭、临洮、徽县、和政。

全草：辛、微酸，寒。清热解毒，散瘀止血。

戟叶堇菜 *Viola betonicifolia* J. E. Smith

甘肃分布：甘肃有分布。

四普标本采集地：西和。

全草：微苦、辛，寒。清热解毒，散瘀消肿。

双花堇菜 *Viola biflora* L.

甘肃分布：兰州、榆中、天祝、张掖、肃南、文县、临夏、舟曲、卓尼、夏河。

四普标本采集地：榆中、永登、永昌、秦州、古浪、山丹、华亭、渭源、两当、临夏、和政、舟曲、卓尼。

全草：辛、微酸，平。活血散瘀，止血。

鳞茎堇菜 *Viola bulbosa* Maxim.

甘肃分布：会宁、天祝、通渭、文县、临夏、卓尼、夏河。

四普标本采集地：永登、麦积、渭源、合

作、卓尼、碌曲、玛曲。

全草：微苦、辛，寒。清热解毒，散瘀消肿。

南山堇菜 *Viola chaerophylloides*（Regel）W. Beck.

甘肃分布：兰州、环县、华池、合水、定西、岷县。

四普标本采集地：武山。

全草：辛，寒。清热止咳，解毒散瘀。

球果堇菜 *Viola collina* Bess.

甘肃分布：天水。

四普标本采集地：麦积、武都、成县。

全草：苦、涩，凉。清热解毒，消肿止血。

大叶堇菜 *Viola diamantiaca* Nakai

甘肃分布：平凉。

四普标本采集地：华亭。

全草（寸节七）：辛、苦，凉。清热解毒，止血。

短须毛七星莲 *Viola diffusa* var. *brevibarbata* C. J. Wang

甘肃分布：文县。

四普标本采集地：康县、文县。

全草：清热解毒。外用消肿、排脓。

裂叶堇菜 *Viola dissecta* Ledeb.

甘肃分布：兰州、天水、庆阳、华池、渭源、岷县、临夏、甘南。

四普标本采集地：西固、平川、会宁、靖远、秦安、古浪、崆峒、静宁、正宁、华池、合水、宁县、庆城、镇原、环县、安定、漳县、渭源、合作、卓尼、临潭、迭部。

全草或根、根茎：苦，寒。清热解毒，利湿消肿。

紫花堇菜 *Viola grypoceras* A. Gray

甘肃分布：武都、文县、康县。

四普标本采集地：华亭、康县。

全草：微苦，凉。清热解毒，散瘀消肿，凉血止血。

西藏堇菜 *Viola kunawarensis* Royle

甘肃分布：临潭。

四普标本采集地：古浪。

全草：微苦、辛，凉。祛风清热，解毒消肿。

东北堇菜 *Viola mandshurica* W. Beck.

甘肃分布：合水。

四普标本采集地：华亭、临洮。

全草：苦，寒。清热解毒，消肿排脓。

白花地丁 *Viola patrinii* DC. ex Ging.

甘肃分布：皋兰、会宁、合水、定西、康县、夏河。

四普标本采集地：华亭。

全草：辛、微苦，寒。清热解毒，散瘀消肿。

茜堇菜 *Viola phalacrocarpa* Maxim.

甘肃分布：兰州、榆中、天水、合水、镇原、陇西、岷县、武都、文县、康县、徽县、舟曲。

四普标本采集地：成县。

全草：清热解毒，凉血消肿，散瘀。

紫花地丁 *Viola philippica* Cav.

甘肃分布：兰州、天水、甘谷、平凉、泾川、庆阳、合水、岷县、武都、文县、徽县、康县、舟曲。

四普标本采集地：金川、景泰、麦积、甘谷、武山、张家川、凉州、民勤、天祝、甘州、山丹、临泽、崆峒、灵台、崇信、华亭、庄浪、静宁、西峰、正宁、华池、合水、宁县、庆城、环县、安定、陇西、漳县、岷县、临洮、武都、徽县、西和、康县、宕昌、临夏、永靖。

全草：苦、辛，寒。清热解毒，凉血消肿。

早开堇菜 *Viola prionantha* Bunge

甘肃分布：兰州、永登、榆中、天水、甘谷、天祝、庆阳、合水、镇原、岷县、文县、康县、徽县、临潭。

四普标本采集地：七里河、嘉峪关、平川、靖远、清水、甘州、民乐、静宁、西峰、庆城、安定、通渭、岷县、临洮、成县、康县、宕昌、和政、东乡、卓尼、迭部、碌曲。

全草：清热解毒，散结消肿。

圆叶小堇菜 *Viola rockiana* W. Beck.

甘肃分布：迭部。

四普标本采集地：古浪。

全草：退热。

深山堇菜 *Viola selkirkii* Pursh ex Gold

甘肃分布：文县、舟曲。

四普标本采集地：武都。

全草：清热解毒，消暑，消肿。

三色堇 *Viola tricolor* L.

甘肃分布：全省多地栽培。

四普标本采集地：康乐、卓尼。

全草：苦，寒。清热解毒，止咳。

斑叶堇菜 *Viola variegata* Fisch ex Link

甘肃分布：天水、平凉、庆阳、合水、武
都、文县。

四普标本采集地：天祝、崆峒、灵台、崇
信、合水、宁县、卓尼。

全草：甘，凉。清热解毒，凉血止血。

旌节花科 Stachyuraceae

中国旌节花 *Stachyurus chinensis* Franch.

甘肃分布：天水、文县、武都、宕昌、康
县、徽县、舟曲。

四普标本采集地：秦州、麦积、清水、武
都、两当、康县、文县、舟曲、迭部。

茎髓(小通草)：甘、淡，寒。清热，利尿，
下乳。

柽柳科 Tamaricaceae

宽苞水柏枝 *Myricaria bracteata* Royle

甘肃分布：兰州、景泰、天水、天祝、肃
南、酒泉、肃州、岷县、武都、文县、礼县、
卓尼、舟曲、迭部、夏河。

四普标本采集地：玉门、瓜州。

嫩枝：甘，温。升阳发散，解毒透疹，祛
风止痒。

球花水柏枝 *Myricaria laxa* W. W. Sm.

甘肃分布：岷县、临夏。

四普标本采集地：卓尼。

嫩枝(藏药：翁布枝)：用于麻疹不透，咽
喉肿痛，血肿热症，"黄水"病。

三春水柏枝 *Myricaria paniculata* P. Y. Zhang
et Y. J. Zhang

甘肃分布：兰州、永登、榆中、天水、武

山、天祝、泾川、灵台、崇信、华亭、肃州、
岷县、武都、文县、宕昌、礼县、康乐、永靖、
广河、甘南、合作、临潭、卓尼、舟曲、夏河。

四普标本采集地：永登、永昌、麦积、秦
安、天祝、肃南、渭源、岷县、临洮、西和、
宕昌、临夏、康乐、卓尼、迭部、夏河。

嫩枝(水柏枝)：辛、甘，微温。解表透疹，
祛风止痒。

匍匐水柏枝 *Myricaria prostrata* Hook. f. et
Thoms. ex Benth. et Hook. f.

甘肃分布：皋兰、肃北、临夏。

四普标本采集地：肃南。

嫩枝：辛、甘，平。透疹解表，疏风止咳，
清热解毒。

具鳞水柏枝 *Myricaria squamosa* Desv.

甘肃分布：天水、天祝、肃南、渭源、岷
县、夏河。

四普标本采集地：麦积、凉州、民乐、通
渭、漳县、夏河、碌曲、玛曲。

嫩枝及叶：甘、微苦、涩，平。发散，解
毒，消肿。外用于疥癣。

红砂 *Reaumuria soongarica* (Pall.) Maxim.

甘肃分布：兰州、永登、皋兰、榆中、永
昌、民勤、张掖、肃南、民乐、金塔、玉门、
肃北。

四普标本采集地：榆中、皋兰、永登、金
川、永昌、白银区、靖远、景泰、凉州、古浪、
甘州、山丹、民乐、高台、肃南、肃州、玉门、
敦煌、金塔、瓜州、肃北、阿克塞、永靖、东
乡。

全株(琵琶柴)：甘、辛，温。解表发汗。

黄花红砂 *Reaumuria trigyna* Maxim.

甘肃分布：会宁、景泰。

四普标本采集地：永昌、平川、靖远、景
泰。

全株：甘、辛，温。解表发汗。

白花柽柳 *Tamarix androssowii* Litw.

甘肃分布：民勤。

四普标本采集地：肃南。

嫩枝及叶：解表透疹，祛风利尿。

密花柽柳 *Tamarix arceuthoides* Bunge

甘肃分布：金塔、阿克塞。

四普标本采集地：永昌、秦州、高台、瓜州。

嫩枝及叶：解表透疹，祛风利尿。

甘蒙柽柳 *Tamarix austromongolia* Nakai

甘肃分布：兰州、会宁、环县、临潭。

四普标本采集地：安宁、永登、白银区、会宁、凉州、民勤、高台、肃北、安定、宕昌。

细嫩枝叶：甘、辛，平。发表透疹，祛风除湿。

柽柳 *Tamarix chinensis* Lour.

甘肃分布：兰州、皋兰、榆中、靖远、会宁、景泰、天水、武山、甘谷、民勤、泾川、玉门、敦煌、庆阳、镇原、环县、合水、定西、陇西、岷县、武都、文县。

四普标本采集地：永登、会宁、景泰、甘谷、武山、古浪、民勤、玉门、华池、庆城、镇原、环县、安定、陇西、临洮、两当、永靖、东乡。

细嫩枝叶（西河柳）：甘、辛，平。发表透疹，祛风除湿。

长穗柽柳 *Tamarix elongata* Leded.

甘肃分布：兰州、民勤、肃南、敦煌、安西。

四普标本采集地：瓜州、临洮。

嫩枝：甘、辛，平。透疹解表，疏风止咳，清热解毒。

翠枝柽柳 *Tamarix gracilis* Willd.

甘肃分布：兰州、金塔、安西。

四普标本采集地：金川。

嫩枝及叶：祛风除湿，解表，利尿。

刚毛柽柳 *Tamarix hispida* Willd.

甘肃分布：酒泉、金塔、阿克塞、敦煌。

四普标本采集地：高台。

嫩枝及叶：祛风除湿，利尿，解表。

多花柽柳 *Tamarix hohenackeri* Bge.

甘肃分布：酒泉、金塔。

四普标本采集地：肃南、敦煌、瓜州。

嫩枝及叶：祛风除湿，利尿，解表。

盐地柽柳 *Tamarix karelinii* Bunge

甘肃分布：民勤、金塔、安西。

四普标本采集地：敦煌。

嫩枝及叶：祛风除湿，利尿，解表，解毒。

短穗柽柳 *Tamarix laxa* Willd.

甘肃分布：民勤、安西、金塔。

四普标本采集地：古浪。

嫩枝及花：甘、辛，平。疏风，解毒，透疹，止咳，清热。

细穗柽柳 *Tamarix leptostachya* Bunge

甘肃分布：民勤、酒泉、金塔、敦煌、安西。

四普标本采集地：临泽。

嫩枝及果穗：甘，平。发汗，解表，透疹，利尿。

多枝柽柳 *Tamarix ramosissima* Ledeb.

甘肃分布：民勤、张掖、肃南、酒泉、金塔、敦煌。

四普标本采集地：景泰、民勤、肃南、肃州、金塔、阿克塞。

花：用于中风，清热毒，发麻疹。

秋海棠科 Begoniaceae

中华秋海棠 *Begonia grandis* subsp. *sinensis* (A. Candolle) Irmscher

甘肃分布：文县、康县。

四普标本采集地：秦州、清水、武都、两当、康县、文县。

根茎或全草：苦、酸，微寒。活血调经，止血止痢，镇痛。

果实：苦，微寒。解毒。

四季海棠 *Begonia semperflorens* Link et Otto

甘肃分布：省内多地有栽培。

四普标本采集地：安宁。

花、叶：苦，凉。清热解毒。

葫芦科 Cucurbitaceae

冬瓜 *Benincasa hispida* (Thunb.) Cogn.

甘肃分布：文县、武都有栽培。

四普标本采集地：秦州。

种子：甘，微寒。清肺化痰，消痈排脓，

利湿。

果瓤：甘，平。清热止渴，利水消肿。

外果皮：甘，微寒。清热利水，消肿。

叶：苦，凉。清热，利湿，解毒。

假贝母 *Bolbostemma paniculatum*（Maxim.）Franquet

甘肃分布：天水、文县。

四普标本采集地：临洮、成县、徽县、康县、文县、宕昌、舟曲、碌曲。

块茎（土贝母）：苦，微寒。解毒，散结，消肿。

西瓜 *Citrullus lanatus*（Thunb.）Matsum. et Nakai

甘肃分布：省内多地栽培。

四普标本采集地：景泰、敦煌。

成熟新鲜果实与皮硝经加工制成（西瓜霜）：咸，寒。清热泻火，消肿止痛。

甜瓜 *Cucumis melo* L.

甘肃分布：省内多地栽培。

四普标本采集地：秦安。

果实：甘，寒。清暑热，解烦渴，利小便。

果皮：甘、微苦，寒。清暑热，解烦渴。

种子：甘，寒。清肺，润肠，散结，消瘀。

叶：甘，寒。祛瘀，消积，生发。

茎藤：苦、甘，寒。宣鼻窍，通经。

根：甘、苦，寒。祛风止痒。

黄瓜 *Cucumis sativus* L.

甘肃分布：省内多地有栽培。

四普标本采集地：镇原。

果实：甘，平。解毒消肿。

叶：甘、微苦，凉。清热，解暑，止血。

南瓜 *Cucurbita moschata*（Duch. ex Lam.）Duch. ex Poiret

甘肃分布：省内多地有栽培。

四普标本采集地：榆中。

种子（南瓜子）：甘，平。杀虫，下乳，利水消肿。

果实：甘，平。解毒消肿。

绞股蓝 *Gynostemma pentaphyllum*（Thunb.）Makino

甘肃分布：天水、文县、康县。

四普标本采集地：麦积、武都、两当、康县、文县。

全草：苦、微甘，凉。清热，补虚，解毒。

葫芦 *Lagenaria siceraria*（Molina）Standl.

甘肃分布：省内大部分地区有栽培。

四普标本采集地：秦安、东乡。

果实：苦、淡，平。利水，通淋，消肿，散结。

种子：甘，平。清热解毒，消肿止痛。

茎、叶、花、须：甘，平。解毒，散结。

老熟果实或果壳（陈壶卢瓢）：甘、苦，平。利水，消肿。

瓠子 *Lagenaria siceraria* 'Hispida'（Thunb.）Hara

甘肃分布：省内多地栽培。

四普标本采集地：临夏。

果实：甘，平。利水，清热，止渴，除烦。

种子：甘，平。解毒，活血，辟秽。

丝瓜 *Luffa cylindrica*（L.）Roem.

甘肃分布：省内多地有栽培。

四普标本采集地：武都、文县。

果实：甘，凉。清热化痰，凉血解毒。

成熟果实中的维管束（丝瓜络）：甘，凉。通经活络，解毒消肿。

苦瓜 *Momordica charantia* L.

甘肃分布：省内多地有栽培。

四普标本采集地：武都、文县。

果实：苦，寒。祛暑涤热，明目，解毒。

种子：苦、甘，温。温补肾阳。

茅瓜 *Solena amplexicaulis*（Lam.）Gandhi

甘肃分布：四普新分布。

四普标本采集地：文县。

块根、叶：甘、苦、微涩，寒。有毒。清热解毒，化瘀散结，化痰利湿。

赤瓟 *Thladiantha dubia* Bunge

甘肃分布：兰州、榆中、会宁、天水、平

凉、华亭、合水、文县、迭部、夏河。

四普标本采集地：红古、永登、秦安、甘谷、崆峒、崇信、华亭、合水、宁县、通渭、岷县、礼县、宕昌、康乐、东乡、舟曲。

果实：酸、苦，平。理气，活血，祛痰，利湿。

根：苦，寒。活血通乳，祛痰，清热解毒。

南赤瓟 *Thladiantha nudiflora* Hemsl. ex Forbes et Hemsl.

甘肃分布：天水、武都、成县、文县、徽县、舟曲。

四普标本采集地：秦州、麦积、清水、武都、成县、西和、康县、文县。

根或叶：苦、凉。清热解毒，消食化滞。

鄂赤瓟 *Thladiantha oliveri* Cogn. ex Mottet

甘肃分布：天水、成县、文县、徽县、舟曲。

四普标本采集地：麦积、武都、康县、文县、舟曲。

根及果实：清热利胆，通乳，消肿，排脓。

茎叶：杀虫。

栝楼 *Trichosanthes kirilowii* Maxim.

甘肃分布：天水、岷县、武都、文县、徽县。

四普标本采集地：秦州、清水、泾川、武都、成县、两当、徽县、康县。

根（天花粉）：甘、微苦，微寒。清热泻火，生津止渴，消肿排脓。

果实（瓜蒌）：甘、微苦，寒。清热涤痰，宽胸散结，润燥滑肠。

种子（瓜蒌子）：甘，寒。润肺化痰，滑肠通便。

果皮（瓜蒌皮）：甘，寒。清热化痰，利气宽胸。

中华栝楼 *Trichosanthes rosthornii* Harms

甘肃分布：文县、康县。

四普标本采集地：武都、文县。

根（天花粉）：甘、微苦，微寒。清热泻火，生津止渴，消肿排脓。

果实（瓜蒌）：甘、微苦，寒。清热涤痰，宽胸散结，润燥滑肠。

种子（瓜蒌子）：甘，寒。润肺化痰，滑肠通便。

果皮（瓜蒌皮）：甘，寒。清热化痰，利气宽胸。

千屈菜科 Lythraceae

紫薇 *Lagerstroemia indica* L.

甘肃分布：兰州、文县、康县、徽县。省内多地有栽培。

四普标本采集地：秦安。

叶：微苦、涩，寒。清热解毒，利湿解毒。

茎皮和根皮：苦，寒。清热解毒，利湿祛风，散瘀止血。

花：苦、微酸，寒。清热解毒，活血止血。

根：微苦，微寒。清热利湿，活血止血，止痛。

千屈菜 *Lythrum salicaria* L.

甘肃分布：兰州、天水、民乐、华亭、合水、成县、文县、康县、徽县。

四普标本采集地：嘉峪关、秦州、麦积、清水、武山、泾川、灵台、崇信、华亭、合水、武都、成县、两当、西和、康县、文县。

全草：苦，寒。清热解毒，收敛止血。

菱科 Trapaceae

菱 *Trapa bispinosa* Roxb.

甘肃分布：陇东、陇南有栽培。

四普标本采集地：徽县。

果肉：甘，凉。健脾益胃，除烦止渴，解毒。

果肉沉出的淀粉（菱粉）：甘，凉。健脾养胃，清暑解毒。

果皮：涩，平。涩肠止泻，止血，敛疮，解毒。

叶：甘，凉。清热解毒。

桃金娘科 Myrtaceae

赤桉 *Eucalyptus camaldulensis* Dehnh.

甘肃分布：文县、武都有栽培。

四普标本采集地：文县。

果实：消积除疳。

枝叶：辛、苦，温。清热解毒，防腐止痒。

桉 *Eucalyptus robusta* Smith

甘肃分布：文县有栽培。

四普标本采集地：文县。

叶（大叶桉叶）：辛、苦，温。清热解毒，防腐止痒。

石榴科 Punicaceae

石榴 *Punica granatum* L.

甘肃分布：武都、文县、徽县。省内多地有栽培。

四普标本采集地：岷县、西和、宕昌。

果皮（石榴皮）：酸、涩，温。涩肠止泻，止血，驱虫。

柳叶菜科 Onagraceae

高山露珠草 *Circaea alpina* L.

甘肃分布：兰州、永登、榆中、天水、灵台、华亭、岷县、文县、和政、舟曲、迭部、夏河。

四普标本采集地：永登、天祝、武都、临夏、迭部、碌曲。

全草：甘、苦，微寒。养心安神，消食，止咳，解毒，止痒。

高寒露珠草 *Circaea alpina* subsp. *micrantha* (Skvortsov) Boufford

甘肃分布：夏河。

四普标本采集地：夏河。

全草：甘、苦，微寒。养心安神，消食，止咳，解毒，止痒。

露珠草 *Circaea cordata* Royle

甘肃分布：兰州、榆中、天水、平凉、华亭、文县、宕昌、徽县、舟曲、迭部。

四普标本采集地：秦州、麦积、清水、灵台、成县、康县、文县、宕昌。

全草：苦、辛，微寒。清热解毒，生肌。

南方露珠草 *Circaea mollis* Sieb. et Zucc.

甘肃分布：文县。

四普标本采集地：武都。

全草：辛、苦，凉。有小毒。清热解毒，理气止痛，生肌杀虫。

毛脉柳叶菜 *Epilobium amurense* Hausskn.

甘肃分布：兰州、榆中、天水、岷县、文县、夏河。

四普标本采集地：凉州、华池、舟曲、卓尼、迭部、碌曲。

全草：苦、涩，平。收敛，固脱，止泻。

光滑柳叶菜 *Epilobium amurense* subsp. *cephalostigma* (Hausskn.) C. J. Chen

甘肃分布：天水、文县、康县、徽县。

四普标本采集地：秦州、武都、迭部。

全草：苦，平。疏风清热，除湿消肿。

柳兰 *Epilobium angustifolium* L.

甘肃分布：兰州、永登、榆中、景泰、天水、清水、天祝、肃南、酒泉、岷县、武都、成县、文县、宕昌、徽县、临夏、和政、甘南、临潭、卓尼、舟曲、夏河。

四普标本采集地：七里河、永登、张家川、凉州、肃南、崆峒、庄浪、渭源、岷县、临洮、武都、礼县、临夏、康乐、东乡、卓尼、迭部、碌曲、玛曲。

全草：苦，平。利水渗湿，理气消胀，活血调经。

种缨：收敛止血。

根：辛、苦，平。有毒。活血祛瘀，接骨，止痛。

柳叶菜 *Epilobium hirsutum* L.

甘肃分布：天水、平凉、崇信、华亭、庆阳、文县、康县、徽县、舟曲。

四普标本采集地：秦州、麦积、清水、甘谷、张家川、崆峒、灵台、崇信、庄浪、华池、合水、渭源、岷县、武都、两当、徽县、礼县、康县、文县、宕昌、临夏市、东乡、积石山、卓尼。

全草：苦、淡，寒。清热解毒，利湿止泻，消食理气，活血接骨。

花：苦、微甘，凉。清热止痛，调经涩带。

根：苦，凉。疏风清热，解毒利咽，止咳，利湿。

沼生柳叶菜 *Epilobium palustre* L.

甘肃分布：永登、榆中、天祝、肃南、山丹、灵台、酒泉、镇原、文县、临潭、卓尼、夏河。

四普标本采集地：永登、张家川、天祝、山丹、肃南、成县、康县、康乐、卓尼、临潭、夏河、玛曲。

全草：苦，凉。疏风清热，解毒利咽，止咳，利湿。

小花柳叶菜 *Epilobium parviflorum* Schreb.

甘肃分布：天水、华亭、文县、宕昌、康县、舟曲。

四普标本采集地：秦州、麦积、武山、泾川、通渭、武都、康县、永靖。

全草：辛、淡，寒。散风止咳，清热止泻。

根：辛、苦，平。祛风除湿，舒筋活血。

阔柱柳叶菜 *Epilobium platystigmatosum* C. B. Robins.

甘肃分布：天水、成县、文县、宕昌、康县、卓尼、舟曲。

四普标本采集地：麦积、舟曲。

全草：用于月经不调。

长籽柳叶菜 *Epilobium pyrricholophum* Franch. et Sav.

甘肃分布：兰州、榆中、天水、文县、康县、临夏、舟曲、夏河。

四普标本采集地：七里河、武都、文县、卓尼、夏河。

全草：苦、微甘，平。活血调经，止痢，安胎。

种毛：苦、微甘，平。止血。外用于刀伤出血。

短梗柳叶菜 *Epilobium royleanum* Hausskn.

甘肃分布：天祝、文县、康县、舟曲。

四普标本采集地：永登、景泰。

全草：辛，平。有小毒。祛风除湿，止血。

滇藏柳叶菜 *Epilobium wallichianum* Hausskn.

甘肃分布：榆中、岷县、卓尼、夏河。

四普标本采集地：夏河。

地上部分：辛、微苦，平。活血调经，利水消肿，解毒敛疮。

小花山桃草 *Gaura parviflora* Douglas

甘肃分布：园圃栽培。

四普标本采集地：麦积。

全草：清热解毒，利尿。

月见草 *Oenothera biennis* L.

甘肃分布：省内多地栽培。

四普标本采集地：灵台、崇信、徽县、西和、康县。

根：甘、苦，温。祛风湿，强筋骨。

种子油：活血通络，熄风平肝，消肿敛疮。

黄花月见草 *Oenothera glazioviana* Mich.

甘肃分布：省内多地栽培。

四普标本采集地：两当。

脂肪油：苦，平。活血通络，熄风平肝，消肿敛疮。

待宵草 *Oenothera stricta* Ledeb. ex Link

甘肃分布：省内有栽培。

四普标本采集地：麦积。

根：辛、微苦，微寒。疏风清热，平肝明目，祛风舒筋。

小二仙草科 Haloragidaceae

穗状狐尾藻 *Myriophyllum spicatum* L.

甘肃分布：酒泉、玛曲、碌曲。

四普标本采集地：麦积、两当。

全草：甘、淡，寒。清热解毒，凉血。

狐尾藻 *Myriophyllum verticillatum* L.

甘肃分布：碌曲。

四普标本采集地：玛曲。

全草：清热。

杉叶藻科 Hippuridaceae

杉叶藻 *Hippuris vulgaris* L.

甘肃分布：榆中、陇西、渭源、临洮、岷

县、舟曲、玛曲、碌曲。

四普标本采集地：临潭、碌曲。

全草：微甘、苦，凉。镇咳，疏肝，凉血止血，养阴生津，透骨蒸。

锁阳科 Cynomoriaceae

锁阳 *Cynomorium songaricum* Rupr.

保护等级：《国家重点保护野生植物名录》二级。

甘肃分布：武威、民勤、张掖、酒泉、金塔。

四普标本采集地：平川、景泰、甘州、山丹、民乐、临泽、高台、肃南、玉门、金塔、瓜州、肃北。

茎：甘，温。补肾阳，益精血，润肠通便。

八角枫科 Alangiaceae

八角枫 *Alangium chinense* (Lour.) Harms

甘肃分布：天水、文县、康县、徽县、成县。

四普标本采集地：秦州、麦积、两当、徽县、文县。

根、须根及根皮：辛，微温。有毒。祛风除湿，散瘀镇痛。

叶：辛、苦，平。有小毒。接骨化瘀，解毒杀虫。

花：辛，平。有小毒。散风，理气，止痛。

稀花八角枫 *Alangium chinense* subsp. *pauciflorum* Fang

甘肃分布：天水、武山、武都、文县、康县、舟曲。

四普标本采集地：武都、康县。

根：祛风除湿，舒筋活络，散瘀止痛。

深裂八角枫 *Alangium chinense* subsp. *triangulare* (Wanger.) Fang

甘肃分布：康县、文县。

四普标本采集地：麦积。

根：祛风除湿，舒筋活络，散瘀止痛。

毛八角枫 *Alangium kurzii* Craib

甘肃分布：四普新分布。

四普标本采集地：康县。

侧根、须根：辛，温。有毒。舒筋活血，散瘀止痛。

瓜木 *Alangium platanifolium* (Siebold et Zucc.) Harms

甘肃分布：天水、武山、平凉、文县、宕昌、康县。

四普标本采集地：武都、康县。

根、须根及根皮：辛，微温。有毒。祛风除湿，散瘀镇痛。

叶：止血接骨。

花：用于头痛及胸腹胀满。

蓝果树科 Nyssaceae

喜树 *Camptotheca acuminata* Decne.

甘肃分布：文县。

四普标本采集地：康县。

树枝、树皮、叶及果实：苦、涩，凉。抗癌，清热，杀虫。外用于牛皮癣。

珙桐 *Davidia involucrata* Baill.

保护等级：《国家重点保护野生植物名录》一级。

甘肃分布：文县。

四普标本采集地：文县。

根：收敛止血，止泻。

果皮：苦，凉。清热解毒。

光叶珙桐 *Davidia involucrata* var. *vilmoriniana* (Dode) Wanger.

保护等级：《国家重点保护野生植物名录》一级。

甘肃分布：文县。

四普标本采集地：文县。

根：收敛止血，止泻。

果皮：苦，凉。清热解毒。

山茱萸科 Cornaceae

红瑞木 *Cornus alba* L.

甘肃分布：兰州、天水、合水。

四普标本采集地：华亭、康乐。

树皮及枝叶：苦、微涩，寒。清热解毒，止痢，止血。

果实：酸、涩，平。滋肾强壮。

川鄂山茱萸 *Cornus chinensis* Wanger.

甘肃分布：康县、舟曲。

四普标本采集地：文县。

果肉：酸、涩，微温。补肝益肾，收敛固脱。

灯台树 *Cornus controversa* Hemsl.

甘肃分布：天水、文县、康县、舟曲。

四普标本采集地：麦积、礼县、文县。

树皮或根皮、叶：微苦，凉。清热平肝，消肿止痛。

果实：苦，凉。清热解毒，润肠通便，驱蛔。

红椋子 *Cornus hemsleyi* Schneid. et Wanger.

甘肃分布：兰州、皋兰、榆中、天水、庄浪、武都、成县、文县、康县、康乐、临潭、卓尼、舟曲、迭部、夏河。

四普标本采集地：华亭、迭部。

树皮：祛风止痛，舒筋活络。

梾木 *Cornus macrophylla* Wall.

甘肃分布：天水、清水、平凉、庄浪、合水、岷县、文县、宕昌、康县、卓尼、舟曲、迭部、夏河。

四普标本采集地：七里河、武都、礼县、文县、舟曲。

树皮：苦，平。祛风止痛，舒筋活络。

山茱萸 *Cornus officinalis* Sieb. et Zucc.

甘肃分布：文县、康县、舟曲。

四普标本采集地：秦州、麦积、崆峒、灵台、崇信、华亭、宁县、武都、成县、两当、徽县、西和、文县。

成熟果肉：酸、涩，微温。补益肝肾，收涩固脱。

小梾木 *Cornus quinquenervis* Franch.

甘肃分布：文县、徽县

四普标本采集地：漳县。

全株：苦、辛，凉。清热解表，解毒疗疮。

毛梾 *Cornus walteri* Wanger.

甘肃分布：兰州、榆中、靖远、天水、华亭、合水、成县、舟曲。

四普标本采集地：张家川、正宁、宁县、文县、宕昌、迭部。

枝叶：解毒敛疮。

尖叶四照花 *Dendrobenthamia angustata* （Chun）Fang

甘肃分布：文县。

四普标本采集地：文县。

花或叶：涩、苦，平。清热解毒，收敛止血。

果实：苦、甘，凉。清热利湿，驱蛔，止血。

四照花 *Dendrobenthamia japonica* var. *chinensis* （Osborn.）Fang

甘肃分布：天水、文县、康县。

四普标本采集地：麦积、文县、康县。

叶及花：清热解毒，收敛止血。

果实：驱蛔，消积。

树皮及根皮：清热解毒。

中华青荚叶 *Helwingia chinensis* Batal.

甘肃分布：岷县、武都、成县、文县、康县、徽县。

四普标本采集地：秦州、清水、成县、两当、徽县、康县、文县。

茎髓：甘、淡，平。通乳。

根：辛、微甘，平。止咳平喘，活血通络。

叶和果实(叶上珠)：苦、辛，平。祛风除湿，活血解毒。

钝齿青荚叶 *Helwingia chinensis* var. *crenata* （Lingelsh. ex Limpr.）Fang

甘肃分布：文县、康县。

四普标本采集地：文县。

茎髓：甘、淡，平。通乳。

根：辛、微甘，平。止咳平喘，活血通络。

叶和果实（叶上珠）：苦、辛，平。祛风除湿，活血解毒。

青荚叶 *Helwingia japonica* （Thunb.）Dietr.

甘肃分布：天水、漳县、岷县、武都、文县、宕昌、徽县、舟曲、迭部。

四普标本采集地：秦州、麦积、清水、武都、两当、徽县、礼县。

茎髓（小通草）：甘、淡，寒。清热，利

尿，通乳。

峨眉青荚叶 *Helwingia omeiensis*（Fang）Hara et Kuros.

甘肃分布：文县。

四普标本采集地：文县。

茎髓：甘、淡，寒。清热，利尿，通乳。

有齿鞘柄木 *Torricellia angulata* var. *intermedia*（Harms）Hu

甘肃分布：南部。

四普标本采集地：文县。

根、根皮、树皮及叶：辛、微苦，平。活血舒筋，祛风利湿。

五加科 Araliaceae

短柄五加 *Acanthopanax brachypus* Harms

甘肃分布：兰州、天水、平凉、崇信、华亭、庄浪、合水、漳县、武都、文县、宕昌、康县、徽县、舟曲、临潭、迭部。

四普标本采集地：麦积、秦安、张家川、灵台、崇信、华亭、正宁、华池、合水、宁县、通渭、岷县、临洮、宕昌、东乡。

茎：益气健脾，养心安神，解郁和血。

红毛五加 *Acanthopanax giraldii* Harms

甘肃分布：兰州、榆中、天水、清水、天祝、平凉、渭源、成县、文县、宕昌、徽县、临夏、康乐、和政、临潭、卓尼、舟曲、迭部、碌曲、夏河。

四普标本采集地：七里河、榆中、永登、靖远、甘谷、武山、崆峒、华亭、庄浪、漳县、渭源、岷县、宕昌、积石山、舟曲、卓尼、临潭、夏河、碌曲。

茎皮或根皮(红毛五加皮)：辛、微苦，温。祛风湿，强筋骨，活血利水。

毛叶红毛五加 *Acanthopanax giraldii* var. *pilosulus* Rehder

甘肃分布：兰州、永登、榆中、靖远、天祝、漳县、卓尼、夏河。

四普标本采集地：迭部。

茎皮或根皮(红毛五加皮)：辛、微苦，温。祛风湿，强筋骨，活血利水。

五加 *Acanthopanax gracilistylus* W. W. Sm.

甘肃分布：天水、合水。

四普标本采集地：礼县。

根皮：祛风湿，强筋骨，补肝益肾，活络，活血祛瘀。

糙叶五加 *Acanthopanax henryi*（Oliv.）Harms

甘肃分布：天水、平凉、文县、舟曲。

四普标本采集地：张家川、庄浪、武都。

根皮：辛，温。祛风利湿，活血舒筋，理气止痛。

藤五加 *Acanthopanax leucorrhizus*（Oliv.）Harms

甘肃分布：天水、清水、漳县、武都、文县、宕昌、康县、徽县、康乐、临潭、舟曲、迭部。

四普标本采集地：麦积、庄浪、武都、舟曲、迭部。

茎皮：辛、苦，温。祛风湿，强筋骨，活血止痛。

糙叶藤五加 *Acanthopanax leucorrhizus* var. *fulvescens* Harms et Rehder

甘肃分布：天水、平凉、文县、舟曲。

四普标本采集地：迭部。

根皮：辛，温。祛风除湿，强筋壮骨

倒卵叶五加 *Acanthopanax obovatus* Hoo.

甘肃分布：兰州、天水、清水、平凉、崇信、华亭、庄浪、合水、漳县、武都、文县、宕昌、康县、徽县、临潭、舟曲、迭部。

四普标本采集地：崆峒、庄浪、临洮。

根或茎：健脾益气，补肾宁心，舒筋活络。

刺五加 *Acanthopanax senticosus*（Rupr. et Maxim.）Harms

甘肃分布：武都、文县。

四普标本采集地：甘谷、武山、张家川、华亭、临洮、武都、成县、徽县、西和、临夏、和政。

根和根茎或茎：辛、微苦，温。益气健脾，补肾安神。

蜀五加 *Acanthopanax setchuenensis* Harms ex Diels

甘肃分布：天水、清水、武都、文县、宕昌、康县、徽县、舟曲。

四普标本采集地：麦积、庄浪、武都、成县、两当、徽县、西和、礼县、文县、舟曲。

根皮：辛、微苦，温。祛风利湿，舒筋活血，止咳平喘。

白簕 *Acanthopanax trifoliatus*（L.）Merr.

甘肃分布：天水、文县、宕昌。

四普标本采集地：文县、宕昌。

嫩枝叶：苦、辛，微寒。清热解毒，活血消肿，除湿敛疮。

花：解毒敛疮。

根或根皮：苦、辛，凉。清热解毒，祛风利湿，活血舒筋。

黄毛楤木 *Aralia chinensis* L.

甘肃分布：榆中、天水、渭源、武都、文县、徽县。

四普标本采集地：崆峒、庄浪、通渭、岷县、成县、徽县、宕昌、和政、东乡、舟曲、临潭。

花：苦、涩，平。止血。

叶：利水消肿，解毒止痢。

根或根皮：祛风湿，利小便，散瘀血，消肿毒。

茎枝（鸟不宿）：辛，平。有小毒。益气补肾，祛风除湿。

茎的韧皮部：补腰肾，壮筋骨，舒筋活络，散瘀止痛。

楤木 *Aralia elata*（Miq.）Seem.

甘肃分布：榆中、天水、平凉、华亭、武都、文县、康县、舟曲。

四普标本采集地：榆中。

芽苞（乌龙头）：甘、辛，微温。补气血，强筋骨，祛风湿。

龙眼独活 *Aralia fargesii* Franch.

甘肃分布：天水、宕昌、舟曲。

四普标本采集地：迭部。

根、根状茎：祛风除湿，散瘀止痛。

甘肃土当归 *Aralia kansuensis* Hoo

甘肃分布：文县、临夏。

四普标本采集地：宕昌。

根：辛、苦，温。祛风除湿，活血止痛。

常春藤 *Hedera nepalensis* var. *sinensis*（Tobl.）Rehd.

甘肃分布：天水、武都、文县、康县、徽县、舟曲。

四普标本采集地：两当、文县、舟曲。

果实：甘、苦，温。补肝肾，强腰膝，行气止痛。

茎叶：辛、苦，平。祛风，利湿，平肝，解毒。

刺楸 *Kalopanax septemlobus*（Thunb.）Koidz.

甘肃分布：天水、武都、舟曲。

四普标本采集地：武都、徽县。

茎枝：辛，平。祛风除湿，活血止痛。

根、根皮或树皮：辛，平。有小毒。祛风利湿，活血止痛。

短梗大参 *Macropanax rosthornii*（Harms）C. Y. Wu ex Hoo

甘肃分布：文县。

四普标本采集地：文县。

根和叶：甘，平。祛风除湿，化瘀通络，健脾。

异叶梁王茶 *Nothopanax davidii*（Franch.）Harms ex Diels

甘肃分布：成县、文县、康县。

四普标本采集地：武都、康县、文县。

茎皮、根皮或叶（树五加）：苦、微辛，凉。祛风除湿，活血止痛。

竹节参 *Panax japonicus*（T. Nees）C. A. Meyer

甘肃分布：天水、武山。

四普标本采集地：永登、武山、漳县、渭源、两当、宕昌、康乐、舟曲、卓尼。

根茎：甘、微苦，温。散瘀止血，消肿止痛，祛痰止咳，补虚强壮。

叶：苦、甘，微寒。清热生津，利咽。

珠子参 *Panax japonicus* var. *major*（Burk.）C. Y. Wu et K. M. Feng

甘肃分布：兰州、永登、榆中。

四普标本采集地：岷县。

根茎：苦、甘，微寒。补肺养阴，祛瘀止痛，止血。

叶：苦、甘，微寒。清热生津，利咽。

疙瘩七 *Panax pseudoginseng* var. *bipinnatifidus*（Seem.）Li

甘肃分布：康乐、舟曲。

四普标本采集地：榆中、漳县、武都、康乐、迭部、夏河。

根茎(珠子参)：苦、甘，微寒。补肺养阴，祛瘀止痛，止血。

通脱木 *Tetrapanax papyrifer*（Hook.）K. Koch

甘肃分布：文县。

四普标本采集地：武都、文县。

茎髓(通草)：甘、淡，微寒。清热利尿，通气下乳。

伞形科 Apiaceae——Umbelliferae

莳萝 *Anethum graveolens* L.

甘肃分布：民勤、泾川、临潭、迭部。

四普标本采集地：天祝。

果实：辛，温。温脾肾，醒胃，散寒，行气，解毒。

白芷 *Angelica dahurica*（Fisch. ex Hoffm.）Benth. et Hook. f. ex Franch. et Sav.

甘肃分布：景泰。

四普标本采集地：崇信、华亭、岷县、宕昌、临夏(栽培)。

根：辛，温。解表散寒，祛风止痛，宣通鼻窍，燥湿止带，消肿排脓。

紫花前胡 *Angelica decursiva*（Miquel）Franchet et Savatier

甘肃分布：文县、徽县。

四普标本采集地：天祝。

根：苦、辛，微寒。降气化痰，散风清热。

疏叶当归 *Angelica laxifoliata* Diels

甘肃分布：天水、华亭、岷县、文县、宕昌、舟曲。

四普标本采集地：秦州、武都、成县、康县、宕昌、舟曲、迭部。

根：辛、苦，温。祛风胜湿，通络止痛。

青海当归 *Angelica nitida* H. Wolff

甘肃分布：榆中、岷县、迭部、夏河。

四普标本采集地：永登、舟曲、迭部、碌曲、玛曲。

根：甘、辛，温。补血，活血，润肠。

当归 *Angelica sinensis*（Oliv.）Diels

甘肃分布：靖远、天水、岷县、武都、文县、宕昌、临夏、迭部。以岷县产量多，质量好。十大陇药之首。

四普标本采集地：永登、清水、甘谷、武山、古浪、崆峒、庄浪、漳县、渭源、岷县、临洮、武都、成县、宕昌、临夏、康乐、永靖、和政、卓尼、碌曲。

根：甘、辛，温。补血活血，调经止痛，润肠通便。

秦岭当归 *Angelica tsinlingensis* K. T. Fu

甘肃分布：天水。

四普标本采集地：麦积、两当。

根：活血化瘀。

峨参 *Anthriscus sylvestris*（L.）Hoffm.

甘肃分布：兰州、永登、榆中、天水、平凉、临洮、武都、文县、康县、卓尼、舟曲、夏河。

四普标本采集地：永登、麦积、古浪、崆峒、华亭、庄浪、碌曲。

根：甘、辛，微温。补中益气，祛瘀生新。

旱芹 *Apium graveolens* L.

甘肃分布：省内有栽培。

四普标本采集地：榆中。

地上部分：辛、微苦，凉。平肝熄风，清热利水，止血解毒。

线叶柴胡 *Bupleurum angustissimum*（Franch.）Kitag.

甘肃分布：会宁、景泰、张掖、山丹、静宁、西峰、环县。

四普标本采集地：西固、榆中、平川、会宁、古浪、山丹、民乐、肃南、镇原、渭源、永靖。

根：辛、苦，微寒。解表退热，疏肝解郁，升举阳气。

北柴胡 *Bupleurum chinense* DC.

甘肃分布：皋兰、会宁、天水、平凉、华亭、岷县、文县、康县、徽县、舟曲。十大陇药之一。

四普标本采集地：七里河、永登、平川、秦州、麦积、清水、甘谷、武山、天祝、肃南、泾川、崇信、庄浪、静宁、肃州、敦煌、肃北、正宁、华池、合水、宁县、庆城、环县、安定、通渭、陇西、漳县、岷县、临洮、武都、成县、两当、徽县、西和、康县、宕昌、康乐、舟曲、卓尼。

根（柴胡）：辛、苦，微寒。解表退热，疏肝解郁，升举阳气。

多伞北柴胡 *Bupleurum chinense* f. *chiliosciadium* (Wolff) Shan et Y. Li

甘肃分布：文县。

四普标本采集地：景泰、民乐、渭源、礼县、临洮。

根：辛、苦，微寒。解表退热，疏肝解郁，升举阳气。

紫花鸭跖柴胡 *Bupleurum commelynoideum* de Boiss.

甘肃分布：甘南。

四普标本采集地：榆中。

根：疏散退热，疏肝，调经，升阳。

黄花鸭跖柴胡 *Bupleurum commelynoideum* var. *flaviflorum* Shan et Y. Li

甘肃分布：兰州、榆中、肃南、山丹、岷县、夏河。模式标本采自甘肃岷县。

四普标本采集地：榆中、靖远、民乐、武都。

根：疏散退热，疏肝，调经，升阳。

空心柴胡 *Bupleurum longicaule* var. *franchetii* de Boiss.

甘肃分布：榆中、渭源。

四普标本采集地：张家川、天祝、庄浪、静宁、漳县、临洮。

根：辛、苦，微寒。解表退热，疏肝解郁，升举阳气。

秦岭柴胡 *Bupleurum longicaule* var. *giraldii* Wolff

甘肃分布：榆中、武山。

四普标本采集地：庄浪、漳县、临潭。

全草：发表祛风，清肝利胆。

大叶柴胡 *Bupleurum longiradiatum* Turcz.

甘肃分布：华亭、天水。

四普标本采集地：麦积、武山。

根状茎：辛、苦，微寒。有毒。解表退热，疏肝解郁，升举阳气。

紫花大叶柴胡 *Bupleurum longiradiatum* var. *porphyranthum* Shan et Y. Li

甘肃分布：永登、天水、平凉、临洮。

四普标本采集地：永登。

根状茎：辛、苦，微寒。有毒。解表退热，疏肝解郁，升举阳气。

竹叶柴胡 *Bupleurum marginatum* Wall. ex DC.

甘肃分布：文县、康县。

四普标本采集地：麦积、武山、张家川、崆峒、华亭、通渭、两当、礼县、临夏、东乡。

全草及根：辛、苦，微寒。解表退热，疏肝解郁，升举阳气。

窄竹叶柴胡 *Bupleurum marginatum* var. *stenophyllum* (Wolff) Shan et Y. Li

甘肃分布：兰州。

四普标本采集地：秦安、碌曲。

根（藏柴胡）：辛、苦，微寒。解表退热，疏肝解郁，升举阳气。

马尾柴胡 *Bupleurum microcephalum* Diels

甘肃分布：文县、舟曲。

四普标本采集地：临潭、迭部。

根：辛、苦，微寒。解表退热，疏肝解郁，升举阳气。

有柄柴胡 *Bupleurum petiolulatum* Franch.

甘肃分布：文县。

四普标本采集地：榆中、临夏。

果实及根（藏药名：俄嘎）：用于胆囊炎，头痛，中毒性疼痛。

全草：用于感冒上呼吸道感染，胆囊炎，月经不调，脱肛。

红柴胡 *Bupleurum scorzonerifolium* Willd.

甘肃分布：合水。

四普标本采集地：永登、武山、张家川、天祝、金塔、镇原、通渭、漳县、渭源、临洮、武都、永靖、积石山、卓尼。

根（柴胡）：辛、苦，微寒。解表退热，疏肝解郁，升举阳气。

黑柴胡 *Bupleurum smithii* Wolff

甘肃分布：兰州、榆中、肃南、山丹、渭源、和政、卓尼、迭部、玛曲、夏河。

四普标本采集地：榆中、秦安、武山、古浪、山丹、民乐、华亭、庄浪、静宁、通渭、渭源、岷县、临洮、宕昌、临夏、和政、积石山、合作、卓尼、临潭、迭部、夏河、碌曲。

根或根茎：疏散退热，疏肝，调经，升阳。

小叶黑柴胡 *Bupleurum smithii* var. *parvifolium* Shan et Y. Li.

甘肃分布：榆中、天祝、民乐、山丹、平凉、渭源、岷县、康乐、和政、卓尼、夏河。模式标本采自甘肃天祝乌鞘岭。

四普标本采集地：七里河、永昌、平川、靖远、凉州、甘州、民乐、武都、卓尼、临潭、玛曲。

根或根茎（黑柴胡）：疏散退热，疏肝，调经，升阳。

银州柴胡 *Bupleurum yinchowense* Shan et Y. Li

甘肃分布：兰州、榆中、会宁、静宁、合水、定西、陇西。

四普标本采集地：靖远、麦积、山丹、民乐、静宁、渭源、临洮、武都、临潭。

根（红柴胡）：疏散退热，疏肝调经，升举阳气。

田葛缕子 *Carum buriaticum* Turcz.

甘肃分布：兰州、永登、皋兰、榆中、会宁、天水、清水、武山、武威、天祝、民乐、山丹、平凉、泾川、酒泉、庆阳、合水、正宁、镇原、定西、岷县、成县、宕昌、合作、卓尼、舟曲、夏河。

四普标本采集地：七里河、永登、嘉峪关、平川、靖远、景泰、麦积、凉州、古浪、民乐、崆峒、华亭、正宁、华池、合水、宁县、庆城、镇原、环县、安定、通渭、岷县、临洮、宕昌、永靖、舟曲。

根及果实（田黄蒿）：甘、辛，温。祛风，行气散寒，消食健胃，镇吐，驱虫。

葛缕子 *Carum carvi* L.

甘肃分布：永登、榆中、永昌、靖远、会宁、景泰、天水、清水、武山、天祝、肃南、山丹、临洮、漳县、岷县、文县、临夏、康乐、甘南、合作、临潭、卓尼、玛曲、夏河。

四普标本采集地：榆中、永登、金川、永昌、会宁、景泰、武山、张家川、凉州、山丹、肃南、华亭、庄浪、静宁、阿克塞、通渭、漳县、渭源、临洮、武都、成县、礼县、宕昌、临夏、和政、积石山、合作、卓尼、夏河、碌曲。

果实（藏茴香）：微辛，温。祛风理气，芳香健胃。

根（小防风）：辛、甘，微温。除湿止痛，祛风发表。

细葛缕子 *Carum carvi* f. *gracile* （Lindl.）H. Wolff

甘肃分布：文县、夏河。

四普标本采集地：卓尼、玛曲。

根：祛风。

矮泽芹 *Chamaesium paradoxum* H. Wolff

甘肃分布：岷县、玛曲、碌曲、夏河。

四普标本采集地：迭部。

全草：消肿，止痛。

松潘矮泽芹 *Chamaesium thalictrifolium* H. Wolff

甘肃分布：宕昌、玛曲。

四普标本采集地：武都、玛曲。

果实(藏药：拉拉卜)：用于胃寒病，虫病。

蛇床 *Cnidium monnieri* (L.) Cuss.

甘肃分布：平凉、徽县、舟曲。

四普标本采集地：永昌、麦积、甘谷、华亭、康县、康乐。

果实(蛇床子)：辛、苦，温。有小毒。燥湿祛风，杀虫止痒，温肾壮阳。

芫荽 *Coriandrum sativum* L.

甘肃分布：全省各地普遍栽培。

四普标本采集地：景泰、古浪、民勤、崆峒、华亭、庄浪、西峰、两当、西和、和政、卓尼。

带根全草(胡荽)：辛，温。发表透疹，消食开胃，止痛解毒。

果实(胡荽子)：辛、酸，平。健胃消积，理气止痛，透疹解毒。

茎梗(芫荽茎)：辛，温。宽中健胃，透疹。

鸭儿芹 *Cryptotaenia japonica* Hassk.

甘肃分布：天水、武都、文县、康县、徽县、舟曲。

四普标本采集地：麦积、武都、成县、徽县、康县、文县。

茎叶：辛、苦，平。祛风止咳，利湿解毒，化瘀止痛。

根：辛，温。发表散寒，止咳化痰，活血止痛。

果实：辛，温。消积顺气。

孜然芹 *Cuminum cymium* L.

甘肃分布：省内有栽培。

四普标本采集地：景泰(栽培)。

果实(孜然)：辛，温。散寒止痛，理气调中。

野胡萝卜 *Daucus carota* L.

甘肃分布：会宁、景泰、天水、武威、民勤、泾川、武都、文县、康县、礼县、甘南、舟曲。

四普标本采集地：秦州、麦积、清水、武山、天祝、灵台、陇西、漳县、岷县、临洮、武都、成县、两当、徽县、西和、康县、宕昌、舟曲、迭部、夏河。

果实(南鹤虱)：苦、辛，平。有小毒。杀虫消积。

胡萝卜 *Daucus carota* var. *sativa* Hoffm.

甘肃分布：省内普遍栽培。

四普标本采集地：平川、秦安、民勤、肃州。

根：甘、辛，平。健脾和中，滋肝明目，化痰止咳，清热解毒。

基生叶：辛、甘，平。理气止痛，利水。

果实：苦、辛，温。燥湿散寒，利水杀虫。

绒果芹 *Eriocycla albescens* (Franch.) H. Wolff

甘肃分布：金昌。

四普标本采集地：白银区、会宁、靖远、景泰。

根：解表散寒。

硬阿魏 *Ferula bungeana* Kitagawa

甘肃分布：永昌、民勤、酒泉。

四普标本采集地：嘉峪关、金川、永昌、靖远、景泰、漳县。

带根全草(砂茴香)：甘、微苦，凉。清热宣肺，祛痰散结，消肿止痛。

种子(砂茴香子)：辛、甘，平。理气健胃。

茴香 *Foeniculum vulgare* Mill.

甘肃分布：省内普遍栽培。

四普标本采集地：民勤、甘州、山丹、高台、华亭、肃州、金塔、瓜州、通渭、岷县、西和、宕昌、临夏、康乐。

果实(小茴香)：辛，温。散寒止痛，理气和胃。

白亮独活 *Heracleum candicans* Wall. ex DC.

甘肃分布：天水。

四普标本采集地：岷县。

根：辛、苦，温。散风止咳，除湿止痛。

多裂独活 *Heracleum dissectifolium* K. T. Fu.

甘肃分布：天水、灵台、华亭、岷县、成县、两当、卓尼。

四普标本采集地：凉州、华亭、武都、两当、卓尼、迭部。

根：辛、苦，微温。祛风除湿，消肿止痛。

独活 *Heracleum hemsleyanum* Diels

甘肃分布：天水、两当。

四普标本采集地：张家川、崇信、临洮、武都、礼县、康县、宕昌、康乐。

根(牛尾独活)：辛、苦，微温。祛风止痛。

裂叶独活 *Heracleum millefolium* Diels

甘肃分布：榆中、天祝、民乐、肃北、玛曲。

四普标本采集地：山丹、渭源、卓尼、碌曲、玛曲。

全草：辛、微甘，寒。凉血止血，祛风解毒。

根：辛、苦，平。祛风湿，通经络。

短毛独活 *Heracleum moellendorffii* Hance

甘肃分布：天水、华亭、武都、成县、文县、康县、徽县、临潭、卓尼、舟曲。

四普标本采集地：榆中、秦州、清水、华亭、庄浪、成县、两当、徽县、康县、文县、宕昌、康乐、舟曲、卓尼、迭部。

根：辛、苦，微温。祛风除湿，发表散寒，止痛。

永宁独活 *Heracleum yungningense* Hand.-Mazz.

甘肃分布：舟曲、卓尼。

四普标本采集地：漳县、临夏。

根：用于风寒湿痹，腰膝酸痛，四肢痉挛。

红马蹄草 *Hydrocotyle nepalensis* Hook.

甘肃分布：文县。

四普标本采集地：武都。

全草：苦，寒。清热利湿，化瘀止血，解毒。

天胡荽 *Hydrocotyle sibthorpioides* Lam.

甘肃分布：文县。

四普标本采集地：文县。

全草：辛、微苦，凉。清热利湿，解毒消肿。

欧当归 *Levisticum officinale* Koch

甘肃分布：省内有栽培。

四普标本采集地：红古、榆中、永登、永昌、平川、武山、陇西、岷县、临洮、宕昌、碌曲（栽培）。

全草：辛、微甘，微温。活血调经，利尿。

川芎 *Ligusticum chuanxiong* Hort.

甘肃分布：岷县。

四普标本采集地：华亭、庄浪、临洮、徽县、宕昌、临夏。

根茎：辛，温。活血行气，祛风止痛。

藁本 *Ligusticum sinense* Oliv.

甘肃分布：榆中、天水、平凉、岷县、文县、卓尼。

四普标本采集地：榆中、永登、正宁、华池、合水、宁县、漳县、岷县、武都、成县、临夏、康乐、迭部。

根茎和根：辛，温。祛风，散寒，除湿，止痛。

长茎藁本 *Ligusticum thomsonii* C. B. Clarke

甘肃分布：榆中、景泰、肃南、山丹、岷县、玛曲、夏河。

四普标本采集地：永登、永昌、景泰、凉州、山丹、高台、玉门、夏河、碌曲、玛曲。

全草（藏药：杂）：用于治毒病，热病，解宝石毒，丹毒，梅毒。

白苞芹 *Nothosmyrnium japonicum* Miq.

甘肃分布：榆中、成县、文县、临夏、和政、舟曲。

四普标本采集地：秦州。

根：辛，温。祛风散寒，舒筋活血。

川白苞芹 *Nothosmyrnium japonicum* var. *sutchuenense* de Boiss.

甘肃分布：康县、文县。

四普标本采集地：武都、卓尼。

根：辛、苦，微温。止咳平喘，舒筋止痛。

宽叶羌活 *Notopterygium forbesii* de Boiss.

甘肃分布：兰州、永登、榆中、天水、肃南、山丹、临夏、和政、甘南、临潭、卓尼、玛曲、夏河。

四普标本采集地：七里河、榆中、永登、永昌、靖远、武山、张家川、凉州、古浪、天祝、山丹、民乐、肃南、华亭、庄浪、安定、陇西、漳县、渭源、岷县、临洮、武都、宕昌、和政、积石山、卓尼、夏河、碌曲。

根及根茎：辛、苦，温。解表散寒，祛风除湿，止痛。

羌活 *Notopterygium incisum* Ting ex H. T. Chang

甘肃分布：榆中、天祝、肃南、灵台、岷县、卓尼、舟曲、夏河。

四普标本采集地：七里河、永登、永昌、张家川、古浪、天祝、山丹、渭源、临洮、徽县、礼县、宕昌、临夏、康乐、和政、卓尼、迭部、夏河、碌曲、玛曲。

根及根茎：辛、苦，温。解表散寒，祛风除湿，止痛。

水芹 *Oenanthe javanica* （Blume）DC.

甘肃分布：省内多地栽培。

四普标本采集地：永登、靖远、景泰、麦积、泾川、灵台、华亭、正宁、华池、宁县、武都、成县、徽县、康县、永靖。

全草：辛，凉。清热解毒，凉血降压。

香根芹 *Osmorhiza aristata*（Thunb.）Makino et Yabe

甘肃分布：舟曲、文县。

四普标本采集地：麦积。

果实：辛、苦，温。驱虫，止痢，利水。

疏叶香根芹 *Osmorhiza aristata* var. *laxa* （Royle）Constance et Shan

甘肃分布：天水、文县、舟曲。

四普标本采集地：武都。

根：辛、微苦，温。发表散寒，健胃止痛，明目。

华北前胡 *Peucedanum harry-smithii* Fedde ex H. Wolff

甘肃分布：天水、武山、文县、舟曲。

四普标本采集地：秦安、灵台。

根：降气化痰，散风清热。

少毛北前胡 *Peucedanum harry-smithii* var. *subglabrum* （Shan et M. L. Sheh）Shan et M. L. Sheh

甘肃分布：麦积、舟曲。

四普标本采集地：麦积、文县、舟曲、临潭、迭部。

根：降气化痰，散风清热。

前胡 *Peucedanum praeruptorum* Dunn

甘肃分布：平凉、文县、康县、徽县、康乐。

四普标本采集地：麦积、甘谷、武山、张家川、天祝、崆峒、灵台、华亭、庄浪、静宁、合水、陇西、漳县、临洮、武都、成县、徽县、西和、康县、宕昌。

根（前胡）：苦、辛，微寒。降气化痰，散风清热。

石防风 *Peucedanum terebinthaceum*（Fisch.）Fisch. ex Turcz.

甘肃分布：天水、合水。

四普标本采集地：两当。

根：苦、辛，微寒。散风清热，降气祛痰。

长前胡 *Peucedanum turgeniifolium* Wolff

甘肃分布：文县、迭部、卓尼。

四普标本采集地：华亭、正宁、宁县、庆城、永靖。

根：苦、辛，微寒。宣散风热，降气祛痰。

锐叶茴芹 *Pimpinella arguta* Diels

甘肃分布：天水、平凉、文县、徽县、舟曲。

四普标本采集地：麦积、武都、迭部。

根及全草：活血化瘀，解毒，消肿。

异叶茴芹 *Pimpinella diversifolia* DC.

甘肃分布：天水、成县、文县、康县、徽

县、甘南、舟曲、迭部。

四普标本采集地：麦积、武都、成县、康县。

全草（鹅脚板）：辛、苦、微甘，微温。散风宣肺，理气止痛，消积健脾，活血通经，除湿解毒。

菱叶茴芹 *Pimpinella rhomboidea* Diels

甘肃分布：天水、成县、文县。

四普标本采集地：清水。

根：消肿止痛。

粗茎棱子芹 *Pleurospermum crassicaule* Wolff

甘肃分布：榆中、张掖、夏河。

四普标本采集地：永登。

花：甘、辛，温。滋补健胃。

鸡冠棱子芹 *Pleurospermum cristatum* de Boiss.

甘肃分布：兰州、永登、天水、平凉、岷县、两当、临夏、和政、夏河。

四普标本采集地：永登、华亭。

根：解表，祛风散寒。

松潘棱子芹 *Pleurospermum franchetianum* Hemsl.

甘肃分布：兰州、永登、榆中、天祝、平凉、灵台、华亭、渭源、岷县、成县、文县、和政、临潭、卓尼、舟曲、迭部、夏河。

四普标本采集地：永登、天祝、渭源、漳县、迭部、夏河、碌曲、玛曲。

根及果实：滋补健胃。

西藏棱子芹 *Pleurospermum hookeri* var. *thomsonii* C. B. Clarke

甘肃分布：肃南、肃北。

四普标本采集地：古浪、天祝、玛曲。

根或全草：甘、辛，温。理气健胃，活血利湿。

青海棱子芹 *Pleurospermum szechenyii* Kanitz

甘肃分布：夏河。

四普标本采集地：凉州、康乐、迭部、夏河、碌曲、玛曲。

根及果实：甘、辛、涩，热。滋补，健脾胃。

矮茎囊瓣芹 *Pternopetalum longicaule* var. *humile* Shan et Pu

甘肃分布：永登、榆中、天祝、灵台、卓尼、舟曲。

四普标本采集地：永登、康乐、迭部。

根：祛风除湿，止痛。

五匹青 *Pternopetalum vulgare*（Dunn）Hand.-Mazz.

甘肃分布：文县。

四普标本采集地：武都。

根（紫金沙）：辛，温。散寒，理气，止痛。

变豆菜 *Sanicula chinensis* Bunge

甘肃分布：兰州、永登、天水、武都、文县。

四普标本采集地：麦积、天祝、武都、成县、徽县、康县、卓尼。

全草：辛、微甘，凉。解毒，止血。

鳞果变豆菜 *Sanicula hacquetioides* Franch.

甘肃分布：岷县。

四普标本采集地：康县、玛曲。

全草：甘、辛，温。散寒止咳，活血通经。

直刺变豆菜 *Sanicula orthacantha* S. Moore

甘肃分布：天水、武都、文县、宕昌、康县、卓尼、舟曲。

四普标本采集地：文县、迭部。

根或全草：苦、辛，凉。清热解毒，益肺止咳，祛风除湿，活血通络。

锯叶变豆菜 *Sanicula serrata* H. Wolff

甘肃分布：天水、岷县、文县、康县、临夏、舟曲。

四普标本采集地：文县。

根：用于跌打损伤。

防风 *Saposhnikovia divaricata*（Turcz.）Schischk.

甘肃分布：酒泉、环县、合水、镇原、宕昌。

四普标本采集地：永登、甘谷、天祝、山丹、崇信、华亭、合水、庆城、陇西、漳县、岷县、成县、徽县、西和、康县、宕昌、康乐、积石山、合作。

根：辛、甘，微温。祛风解表，胜湿止痛，止痉。

内蒙西风芹 *Seseli intramongolicum* Y. C. Ma

甘肃分布：靖远、景泰。

四普标本采集地：七里河、靖远、景泰。

根：解表祛风，胜湿，止痉。

粗糙西风芹 *Seseli squarrulosum* Shan et M. L. Sheh

甘肃分布：天水、夏河。

四普标本采集地：永登、舟曲、迭部。

根：发汗解表，祛风除湿。

松叶西风芹 *Seseli yunnanense* Franch.

甘肃分布：四普新分布。

四普标本采集地：临夏。

花：辛，微温。祛风，理气，止痛。

叶：辛，平。疏风清热。

根：辛，微甘、微温。祛风胜湿，止痛止痉。

迷果芹 *Sphallerocarpus gracilis* (Bess.) K.–Pol.

甘肃分布：兰州、榆中、会宁、天祝、肃南、陇西、漳县、岷县、临潭、卓尼、玛曲、夏河。

四普标本采集地：榆中、皋兰、靖远、景泰、张家川、古浪、华亭、静宁、安定、宕昌、卓尼、夏河、玛曲。

果实：辛、苦，温。益肾，壮阳，祛风燥湿。

城口东俄芹 *Tongoloa silaifolia* (de Boiss.) Wolff

甘肃分布：榆中、天水、临夏、舟曲。

四普标本采集地：武都。

根：甘、苦，平。化瘀止血，祛风湿，强筋骨。

小窃衣 *Torilis japonica* (Houtt.) DC.

甘肃分布：兰州、永登、榆中、靖远、景泰、天水、平凉、泾川、华亭、环县、合水、岷县、武都、文县、康县、礼县、徽县、临夏、和政、临潭、卓尼、舟曲、夏河。

四普标本采集地：七里河、永登、麦积、崆峒、灵台、庄浪、正宁、华池、宁县、安定、武都、两当、临夏、舟曲、迭部。

果实或全草：苦、辛，平。杀虫止泻，收湿止痒。

窃衣 *Torilis scabra* (Thunb.) DC.

甘肃分布：榆中、靖远、平凉、武都、文县、迭部。

四普标本采集地：秦州、清水、秦安、泾川、崇信、华亭、通渭、岷县、两当、礼县、康县、文县、宕昌、东乡。

果实或全草：苦、辛，平。杀虫止泻，收湿止痒。

鹿蹄草科 Pyrolaceae

喜冬草 *Chimaphila astyla* Maxim.

甘肃分布：天水、文县、徽县。

四普标本采集地：麦积、崇信、合水、康县、文县。

茎：活血调经。

松下兰 *Monotropa hypopitys* L.

甘肃分布：合水、文县、迭部。

四普标本采集地：平川、靖远。

全草：苦，平。镇咳，补虚。

毛花松下兰 *Monotropa hypopitys* var. *hirsuta* Roth

甘肃分布：合水、文县。

四普标本采集地：永登、武山、武都、康县。

根：健肾壮腰，利尿通淋。

水晶兰 *Monotropa uniflora* L.

甘肃分布：文县、夏河。

四普标本采集地：文县。

根或全草：甘，平。补肺止咳。

紫背鹿蹄草 *Pyrola atropurpurea* Franch.

甘肃分布：天水、舟曲。

四普标本采集地：武山、卓尼、迭部。

全草：甘、苦，温。祛风湿，强筋骨，止血。

鹿蹄草 *Pyrola calliantha* H. Andres

甘肃分布：兰州、榆中、天水、山丹、漳县、岷县、武都、文县、宕昌、康县、临夏、和政、临潭、舟曲、迭部。

四普标本采集地：永登、麦积、甘谷、古浪、天祝、山丹、临洮、徽县、康县、文县、宕昌、卓尼、迭部。

全草（鹿衔草）：甘、苦，温。祛风湿，强筋骨，止血，止咳。

普通鹿蹄草 *Pyrola decorata* H. Andr.

甘肃分布：康县。

四普标本采集地：两当、康县。

全草（鹿衔草）：甘、苦，温。祛风湿，强筋骨，止血，止咳。

皱叶鹿蹄草 *Pyrola rugosa* H. Andr.

甘肃分布：榆中、灵台、岷县、文县、舟曲、迭部、夏河。

四普标本采集地：舟曲。

全草：甘、苦，温。祛风湿，强筋骨，止血。

岩梅科 Diapensiaceae

岩匙 *Berneuxia thibetica* Decne.

甘肃分布：文县。

四普标本采集地：文县。

全草：辛，微温。祛风散寒，止咳平喘，活血通络。

杜鹃花科 Ericaceae

珍珠花 *Lyonia ovalifolia* (Wall.) Drude

甘肃分布：文县。

四普标本采集地：文县。

枝叶和果实：辛，温。有毒。活血止痛，祛风解毒。

小果珍珠花 *Lyonia ovalifolia* var. *elliptica* (Sieb. et Zucc.)Hand. –Mazz.

甘肃分布：文县、康县。

四普标本采集地：武都、两当、康县。

枝叶、根或果实（缤木）：甘，温。补脾益肾，活血强筋。

美丽马醉木 *Pieris formosa* (Wall.) D. Don

甘肃分布：文县。

四普标本采集地：武都。

全株：消炎止痛，舒筋活络。

烈香杜鹃 *Rhododendron anthopogonoides* Maxim.

甘肃分布：兰州、榆中、景泰、天祝、渭源、漳县、岷县、临潭、卓尼、舟曲。

四普标本采集地：榆中、永登、景泰、凉州、古浪、天祝、肃南、成县、礼县、临夏、康乐、积石山、卓尼、迭部、夏河、碌曲、玛曲。

叶及嫩枝（白香柴）：辛、苦，微温。祛痰，止咳，平喘。

头花杜鹃 *Rhododendron capitatum* Maxim.

甘肃分布：天祝、渭源、漳县、岷县、文县、临夏、临潭、卓尼、舟曲、夏河。

四普标本采集地：榆中、景泰、古浪、天祝、渭源、西和、礼县、临夏、和政、卓尼、迭部、夏河、碌曲。

枝及叶（黑香柴）：辛，温。止咳平喘，祛痰。

秀雅杜鹃 *Rhododendron concinnum* Hemsl.

甘肃分布：天水、武都、文县、康县、舟曲。

四普标本采集地：秦州、武都、两当、舟曲。

叶及花：清热解毒，止血调经。

照山白 *Rhododendron micranthum* Turcz.

甘肃分布：天水、岷县、武都、文县、宕昌、康县、徽县、舟曲、迭部。

四普标本采集地：麦积、成县、文县、宕昌、舟曲、迭部。

枝叶：苦、辛，温。有毒。止咳化痰，祛风通络，调经止痛。

北方雪层杜鹃 *Rhododendron nivale* subsp. *boreale* Philipson et M. N. Philipson

甘肃分布：四普新分布。

四普标本采集地：玛曲。

嫩枝、叶：镇咳祛痰。

山光杜鹃 *Rhododendron oreodoxa* Franch.

甘肃分布：武都、文县、康县、舟曲。

四普标本采集地：舟曲。

叶：平喘，镇咳，祛痰。

陇蜀杜鹃 *Rhododendron przewalskii* Maxim.

甘肃分布：兰州、永登、榆中、景泰、天祝、渭源、岷县、康乐、临潭、卓尼、舟曲、夏河。

四普标本采集地：榆中、永登、古浪、天祝、和政、卓尼、临潭、迭部、玛曲。

果实：苦，平。清肺止咳，和胃止呕。

花：苦，甘，凉。清肺，止咳，消痈。

叶：辛、苦，凉。有毒。清肺，止咳化痰。

太白杜鹃 *Rhododendron purdomii* Rehd. et Wils.

甘肃分布：兰州、榆中、岷县、卓尼、舟曲、迭部。

四普标本采集地：渭源。

叶：辛、苦，平。清肺泻火，止咳化痰。

花：辛、甘，平。止咳化痰，健胃顺气，调经。

黄毛杜鹃 *Rhododendron rufum* Batal.

甘肃分布：兰州、榆中、金昌、渭源、漳县、岷县、临夏、临潭、卓尼、舟曲、迭部、夏河。

四普标本采集地：榆中、永登、古浪、天祝、临夏、和政、卓尼、临潭、夏河。

叶：清肺化痰。

长蕊杜鹃 *Rhododendron stamineum* Franch.

甘肃分布：四普新分布。

四普标本采集地：武都。

枝、叶、花：用于狂犬咬伤。

千里香杜鹃 *Rhododendron thymifolium* Maxim.

甘肃分布：景泰、天祝、岷县、玛曲。模式标本采自甘肃。

四普标本采集地：永登、天祝、卓尼、迭部、碌曲、玛曲。

枝叶（毛香柴）：辛，温。止咳平喘，祛痰。

无柄杜鹃 *Rhododendron watsonii* Hemsl. et Wils.

甘肃分布：文县、舟曲。

四普标本采集地：宕昌。

叶、花及果（藏药名：达玛）：用于梅毒性炎症，肺脓肿，内脏脓肿，皮肤发痒。

无梗越桔 *Vaccinium henryi* Hemsl.

甘肃分布：文县、康县。

四普标本采集地：康县。

枝叶：祛风除湿，消肿。

紫金牛科 Myrsinaceae

百两金 *Ardisia crispa* (Thunb.) DC.

甘肃分布：文县。

四普标本采集地：秦州、文县。

根及根茎：苦、辛，凉。清热利咽，祛痰利湿，活血解毒，治无名肿毒及蛇伤。

紫金牛 *Ardisia japonica* (Thunb.) Bl.

甘肃分布：文县。

四普标本采集地：文县。

全株：辛，平。止咳化痰，祛风解毒，活血止痛。

匍匐酸藤子 *Embelia procumbens* Hemsl.

甘肃分布：文县。

四普标本采集地：文县。

全株：辛、苦，凉。祛痰解毒，活血消肿。

湖北杜茎山 *Maesa hupehensis* Rehd.

甘肃分布：文县。

四普标本采集地：文县。

全株：清热利湿，活血散瘀。

铁仔 *Myrsine africana* L.

甘肃分布：武都、文县、康县。

四普标本采集地：武都、两当、康县、文县。

根或枝叶（大红袍）：苦、微甘，凉。祛风止痛，清热利湿，收敛止血。

针齿铁仔 *Myrsine semiserrata* Wall.

甘肃分布：文县。

四普标本采集地：文县。

根：用于小儿遗尿。

果实：驱绦虫。

报春花科 Primulaceae

玉门点地梅 *Androsace brachystegia* Hand.-Mazz.

甘肃分布：武都、康乐、舟曲。

四普标本采集地：永昌、肃南。

全草：清热解毒，利尿。

花：苦，凉。清热。

直立点地梅 *Androsace erecta* Maxim.

甘肃分布：兰州、榆中、会宁、天祝、环县、合水、临洮、岷县、舟曲、迭部、夏河。

四普标本采集地：榆中、永登、平川、秦安、凉州、古浪、天祝、山丹、静宁、华池、庆城、镇原、环县、安定、临夏、永靖、合作、临潭、碌曲。

全草：利水消肿。

短葶小点地梅 *Androsace gmelinii* var. *geophila* Hand. -Mazz.

甘肃分布：榆中、山丹、迭部、夏河。

四普标本采集地：天祝、和政。

全草：祛风清热，消肿解毒。

莲叶点地梅 *Androsace henryi* Oliv.

甘肃分布：康县。

四普标本采集地：武都、文县。

全草：苦，凉。清热解毒，利湿止痒。

西藏点地梅 *Androsace mariae* Kanitz

甘肃分布：兰州、天水、古浪、天祝、肃南、山丹、平凉、陇西、渭源、漳县、岷县、临夏、康乐、临潭、卓尼、迭部、玛曲、夏河。

四普标本采集地：永登、平川、靖远、景泰、凉州、天祝、山丹、肃南、安定、通渭、临夏、永靖、和政、卓尼、迭部、玛曲。

全草：苦、辛，寒。清热解毒，消肿止痛。

大苞点地梅 *Androsace maxima* L.

甘肃分布：合水、正宁。

四普标本采集地：平川、正宁、环县。

全草：用于热性水肿，风火赤眼，急慢性咽喉肿痛，扁桃体炎，咽喉炎，口舌生疮，目赤肿痛，偏正头痛，口腔炎，急性结膜炎，跌打损伤。

北点地梅 *Androsace septentrionalis* L.

甘肃分布：肃南。

四普标本采集地：金川、永昌、靖远、凉州、山丹、安定。

带根全草：苦、辛，微寒。清热解毒，消肿止痛。

垫状点地梅 *Androsace tapete* Maxim.

甘肃分布：肃北、宕昌、康乐、临潭、舟曲、迭部。

四普标本采集地：玉门、肃北、迭部、碌曲、玛曲。

全草：苦，寒。祛风清热，消肿解毒。

点地梅 *Androsace umbellata* (Lour.) Merr.

甘肃分布：天水、西峰、合水、武都、文县、康县。

四普标本采集地：安宁、华亭、宁县、通渭、康县、文县。

全草（藏药名：嘎得那保）：苦、辛，寒。清热解毒，消肿止痛。

海乳草 *Glaux maritima* L.

甘肃分布：兰州、榆中、武威、民勤、古浪、天祝、张掖、庄浪、肃北、金塔、敦煌、华池、合水、宁县、通渭、岷县、西和、卓尼、玛曲、夏河。

四普标本采集地：安宁、永登、景泰、天祝、甘州、山丹、高台、玉门、肃北、永靖、卓尼、玛曲。

全草：清热解毒。

耳叶珍珠菜 *Lysimachia auriculata* Hemsl.

甘肃分布：武都、文县、康县。

四普标本采集地：武都、康县、文县。

根和根茎：苦、涩，平。止血消肿。

虎尾草 *Lysimachia barystachys* Bunge

甘肃分布：榆中、天水、清水、甘谷、平

凉、泾川、华亭、庆阳、华池、合水、临洮、岷县、武都、文县、宕昌、康县、礼县、徽县、甘南、舟曲。

四普标本采集地：永登、麦积、清水、秦安、民勤、泾川、灵台、崇信、瓜州、正宁、华池、宁县、庆城、镇原、环县、临洮、武都、成县、两当、徽县、西和、康县、文县、和政、东乡。

全草或根茎(狼尾巴花)：苦、辛，平。活血利水，解毒消肿。

泽珍珠菜 *Lysimachia candida* Lindl.

甘肃分布：文县。

四普标本采集地：麦积、文县、康县。

茎叶或根：苦，凉。清热解毒，活血止痛，利湿消肿。

过路黄 *Lysimachia christinae* Hance

甘肃分布：天水。

四普标本采集地：麦积、成县、两当、徽县、西和、康县、文县、舟曲。

全草(金钱草)：甘、咸，微寒。利湿退黄，利尿通淋，解毒消肿。

矮桃 *Lysimachia clethroides* Duby

甘肃分布：天水、文县。

四普标本采集地：张家川、崇信、静宁、武都、临夏。

全草：苦、辛，平。清热利湿，活血散瘀，解毒消痈。

临时救 *Lysimachia congestiflora* Hemsl.

甘肃分布：文县。

四普标本采集地：武都、文县。

全草(风寒草)：辛、微苦，微温。祛风散寒，化痰止咳，解毒利湿，消积排石，消积。

点腺过路黄 *Lysimachia hemsleyana* Maxim. ex Oliv.

甘肃分布：四普新分布。

四普标本采集地：文县。

全草：微苦，凉。清热利湿，通经。

狭叶珍珠菜 *Lysimachia pentapetala* Bunge

甘肃分布：天水、清水、平凉、文县。

四普标本采集地：麦积、舟曲。

全草：祛风解毒，消肿。

腺药珍珠菜 *Lysimachia stenosepala* Hemsl.

甘肃分布：文县、康县。

四普标本采集地：武都、徽县、康县、文县。

全草：苦、酸、涩，平。行气破血，消肿解毒。

羽叶点地梅 *Pomatosace filicula* Maxim.

保护等级：《国家重点保护野生植物名录》二级。

甘肃分布：合作、卓尼、玛曲、夏河。

四普标本采集地：肃南、西和、临潭、夏河、碌曲、玛曲。

全草：苦，寒。清热，祛瘀血。

黄花粉叶报春 *Primula flava* Maxim.

甘肃分布：文县、康县、迭部、夏河。

四普标本采集地：迭部、玛曲。

花：苦，寒。清热解毒，止呕。

苞芽粉报春 *Primula gemmifera* Batal.

甘肃分布：榆中、天水、武山、岷县、宕昌、卓尼、夏河。

四普标本采集地：榆中、肃南、临潭、迭部、夏河、玛曲。

全草：苦，微寒。清热利湿，解毒消肿。

厚叶苞芽报春 *Primula gemmifera* var. *amoena* Chen

甘肃分布：甘肃南部。

四普标本采集地：迭部。

全草：苦，微寒。清热利湿，解毒消肿。

胭脂花 *Primula maximowiczii* Regel

甘肃分布：兰州、榆中、靖远、天祝、平凉、庄浪、合水、渭源、漳县、夏河。

四普标本采集地：平川、武山、山丹、华亭。

全草：辛，平。祛风定痫，止痛。

天山报春 *Primula nutans* Georgi

甘肃分布：天祝、肃北、岷县、文县、夏河。

四普标本采集地：永登、天祝、山丹、肃

南、和政、玛曲。

全草：苦，寒。清热解毒，止血止痛，敛疮。

齿萼报春 *Primula odontocalyx* (Franch.) Pax

甘肃分布：天水、文县、武都、舟曲。

四普标本采集地：武都、康县。

根：用于腹痛。

心愿报春 *Primula optata* Farrer

甘肃分布：榆中。

四普标本采集地：迭部。

全草（藏药：亚玛唐）：用于清热，消肿，愈疮，疮疖痈肿，疮疡溃烂。

藏报春 *Primula sinensis* Sabine ex Lindl.

甘肃分布：武山、舟曲、迭部、玛曲。

四普标本采集地：华亭。

全草：苦，凉。清热解毒。

苣叶报春 *Primula sonchifolia* Franch.

甘肃分布：文县。

四普标本采集地：武都、康县。

全草：甘，温。补血活血，祛风除湿。

狭萼报春 *Primula stenocalyx* Maxim.

甘肃分布：永登、榆中、天祝、文县、临潭、卓尼、迭部、玛曲、夏河。

四普标本采集地：古浪、山丹、和政、迭部、碌曲、玛曲。

花（藏药：象治莫保）：用于诸热病，血热病，脉病，小儿热痢，肺脓肿，腹泻，水肿，疮疖久溃不愈。

甘青报春 *Primula tangutica* Duthie

甘肃分布：榆中、张掖、肃南、山丹、渭源、漳县、岷县、临夏、临潭、迭部、夏河。

四普标本采集地：榆中、永登、古浪、山丹、漳县、渭源、西和、临夏、和政、卓尼、迭部、碌曲、玛曲。

花及种子（唐古特报春）：辛、苦，凉。清热解毒，降压。

黄甘青报春 *Primula tangutica* var. *flavescens* Chen et C. M. Hu

甘肃分布：榆中。

四普标本采集地：榆中。

花（藏药：香智塞保）：用于诸热病，血病，脉病，肺病，赤痢，腹泻，小儿热痢水肿，小儿高热抽搐，急性胃肠炎。

白花丹科 Plumbaginaceae

小蓝雪花 *Ceratostigma minus* Stapf ex Prain

甘肃分布：文县、舟曲。

四普标本采集地：文县。

根（紫金标）：辛、苦，温。有毒。祛风湿，通经络，止痛。

岷江蓝雪花 *Ceratostigma willmottianum* Stapf

甘肃分布：文县。

四普标本采集地：文县。

根：辛、甘，温。有毒。行气活血止痛。

黄花补血草 *Limonium aureum* (L.) Hill

甘肃分布：兰州、永登、皋兰、榆中、永昌、白银、靖远、会宁、武威、民勤、古浪、张掖、肃南、高台、山丹、酒泉、金塔、肃北、阿克塞、玉门、定西。

四普标本采集地：安宁、永登、金川、永昌、白银区、会宁、靖远、景泰、凉州、古浪、民勤、甘州、山丹、临泽、高台、肃南、肃州、玉门、敦煌、金塔、瓜州、肃北、阿克塞、安定、宕昌、永靖。

花：微辛，凉。散风热，解毒，止痛。

星毛补血草 *Limonium aureum* var. *potaninii* (Ik. – Gal.) Peng

甘肃分布：兰州、皋兰、临夏。

四普标本采集地：榆中、永登、天祝。

花：疏散风热，解毒止痛。

花及根（小金花）：清热解毒，消肿止痛。

二色补血草 *Limonium bicolor* (Bunge) Kuntze

甘肃分布：兰州、皋兰、靖远、会宁、天水、甘谷、武山、泾川、崇信、静宁、庆阳、合水、镇原、定西、通渭、陇西、岷县、武都、宕昌、永靖、迭部。

四普标本采集地：永登、平川、会宁、靖远、麦积、清水、甘谷、武山、崆峒、泾川、灵台、崇信、庄浪、静宁、金塔、正宁、华池、合水、宁县、庆城、镇原、环县、安定、通渭、陇西、渭源、岷县、武都、礼县、宕昌、康乐、迭部。

根或全草：甘、微苦，微温。益气血，散瘀止血。

大叶补血草 *Limonium gmelinii*（Willd.）O. Kuntze

甘肃分布：酒泉。

四普标本采集地：民勤。

全草（大叶矾松）：甘，平。散瘀止血。

鸡娃草 *Plumbagella micrantha*（Ledeb.）Spach

甘肃分布：兰州、榆中、天祝、张掖、临洮、漳县、岷县、玛曲、夏河。

四普标本采集地：七里河、榆中、永登、平川、景泰、天祝、民乐、安定、永靖、和政、合作、迭部、夏河、碌曲、玛曲。

全草：苦，寒。杀虫止痒，腐蚀疣。

柿科 Ebenaceae

乌柿 *Diospyros cathayensis* Steward

甘肃分布：文县。

四普标本采集地：武都、文县。

根（黑塔子）：苦、涩，微寒。清肺热，凉血止血，行气利水。

叶：解毒散结。

柿 *Diospyros kaki* Thunb.

甘肃分布：省内多地有栽培。

四普标本采集地：秦州、清水、秦安、崆峒、正宁、西和、宕昌、东乡。

花萼（柿蒂）：苦、涩，平。降逆止呃。

果实：清热，润肺，生津，解毒。

叶：止咳定喘，生津止渴，活血止血。

果实经加工后的柿饼：润肺，止血，健脾，涩肠。

柿饼外表的白色粉霜（柿霜）：甘，凉。润肺止咳，生津利咽，止血。

君迁子 *Diospyros lotus* L.

甘肃分布：天水、武山、泾川、武都、文县。

四普标本采集地：麦积、武都、成县、两当、文县。

果实：甘、涩，凉。清热，止渴。

山矾科 Symplocaceae

白檀 *Symplocos paniculata*（Thunb.）Miq.

甘肃分布：天水、武都、成县、康县、徽县。

四普标本采集地：秦州、麦积、清水、徽县、康县。

根、叶、花或种子：苦，微寒。清热解毒，调气散结，祛风止痒。

山矾 *Symplocos sumuntia* Buch. –Ham. ex D. Don

甘肃分布：文县。

四普标本采集地：武都、康县。

根：苦、辛，平。清热利湿，凉血止血，祛风止痛。

花：苦、辛，平。化痰解郁，生津止渴。

叶：酸、涩、微甘，平。清热解毒，收敛止血。

安息香科 Styracaceae

野茉莉 *Styrax japonicus* Sieb. et Zucc.

甘肃分布：文县、康县。

四普标本采集地：清水、成县、两当、康县。

叶或果实：辛、苦，温。有小毒。祛风除湿，舒筋通络。

木犀科 Oleaceae

流苏树 *Chionanthus retusus* Lindl. et Paxt.

甘肃分布：天水、武都、舟曲。

四普标本采集地：麦积。

叶：清热，止泻。

秦连翘 *Forsythia giraldiana* Lingelsh.

甘肃分布：天水、清水、武山、岷县、武都、文县、宕昌、康县、舟曲、迭部。

四普标本采集地：麦积、武都、康县。

果实：苦，微寒。清热解毒，消肿散结。

连翘 *Forsythia suspensa*（Thunb.）Vahl

甘肃分布：兰州、康县。省内多地有栽培。

四普标本采集地：清水、民勤、灵台、崇信、华亭、庄浪、静宁、西峰、正宁、通渭、临洮、成县、西和、宕昌、永靖。

根：苦，寒。清热，解毒，退黄。

嫩茎叶：苦，寒。清热解毒。

果实：苦，微寒。清热解毒，消肿散结，疏散风热。

金钟花 *Forsythia viridissima* Lindl.

甘肃分布：天水。

四普标本采集地：秦州、清水、崆峒、两当。

果壳、根或叶：苦，凉。清热，解毒，散结。

白蜡树 *Fraxinus chinensis* Roxb.

甘肃分布：天水、平凉、华亭、岷县、康县、徽县、舟曲、迭部。省内多地有栽培。

四普标本采集地：民勤、崆峒、华亭、庄浪、正宁、华池、合水、宁县、环县、徽县、西和、礼县。

枝皮或干皮（秦皮）：苦、涩，寒。清热燥湿，收涩止痢，止带，明目。

花曲柳 *Fraxinus chinensis* subsp. *rhyn-chophylla*（Hance）E. Murray

甘肃分布：平凉、文县、舟曲。

四普标本采集地：文县、舟曲。

枝皮或干皮：苦、涩，寒。清热燥湿，收涩止痢，止带，明目。

水曲柳 *Fraxinus mandshurica* Rupr.

保护等级：《国家重点保护野生植物名录》二级。

甘肃分布：天水、陇南、甘南有栽培。

四普标本采集地：舟曲。

树皮：苦，寒。清热燥湿，清肝明目。

秦岭梣 *Fraxinus paxiana* Lingelsh.

甘肃分布：天水、舟曲。

四普标本采集地：文县、舟曲。

树皮：苦、涩，寒。清热燥湿，收敛，明目。

叶：辛，温。调经，止血，生肌。

花：止咳，定喘。

宿柱梣 *Fraxinus stylosa* Lingelsh.

甘肃分布：甘肃有分布。

四普标本采集地：文县、迭部。

枝皮或干皮（秦皮）：苦、涩，寒。清热燥湿，收涩止痢，止带，明目。

尖叶梣 *Fraxinus szaboana* Lingelsh.

甘肃分布：天水、平凉、华亭、岷县、康县、徽县、舟曲、迭部。

四普标本采集地：瓜州、迭部。

枝皮或干皮（秦皮）：苦、涩，寒。清热燥湿，收涩止痢，止带，明目。

探春花 *Jasminum floridum* Bunge

甘肃分布：兰州、天水、武山、清水、崇信、岷县、武都、文县、宕昌、成县、礼县、康县、徽县、迭部。

四普标本采集地：文县。

根或叶：苦、涩、辛，寒。清热解毒，散瘀，消食。

黄素馨 *Jasminum floridum* subsp. *giraldii*（Diels）B. M. Miao

甘肃分布：天水、武山、崇信、岷县、武都、文县、康县、宕昌、徽县、迭部。

四普标本采集地：清水、灵台、正宁、两当、康县。

根：苦、涩，温。散瘀止痛。

矮探春 *Jasminum humile* L.

甘肃分布：武都、文县。

四普标本采集地：成县、徽县。

叶（败火草）：苦、甘、微涩，凉。清热解毒。

迎春花 *Jasminum nudiflorum* Lindl.

甘肃分布：武都、文县。

四普标本采集地：秦州、清水、两当、康县。

花：苦、微辛，平。清热解毒，活血消肿。

根：苦，平。清热熄风，活血调经。

叶：苦，寒。清热，利湿，解毒。

茉莉花 *Jasminum sambac*（L.）Aiton

甘肃分布：省内有栽培。

四普标本采集地：城关。

花：辛、微甘，温。理气止痛，辟秽开郁。

华素馨 *Jasminum sinense* Hemsl.

甘肃分布：文县。

四普标本采集地：武都、文县。

全株（华清香藤）：苦，寒。清热解毒。

丽叶女贞 *Ligustrum henryi* Hemsl.

甘肃分布：文县。

四普标本采集地：文县。

叶：苦、微甘，微寒。散风热，清头目，除烦渴。

蜡子树 *Ligustrum leucanthum*（S. Moore）P. S. Green

甘肃分布：榆中、天水、武都、文县、康县、徽县。

四普标本采集地：康县。

树皮及叶：清热泻火，除湿。

女贞 *Ligustrum lucidum* Ait.

甘肃分布：天水、武都、文县、康县、徽县。

四普标本采集地：崆峒、庄浪、武都、两当、徽县、康县、文县。

果实（女贞子）：甘、苦，凉。滋补肝肾，明目乌发。

叶：苦，凉。清热明目，解毒散瘀，消肿止咳。

树皮：微苦，凉。强筋健骨。

根：苦，平。行气活血，止咳喘，祛湿浊。

小叶女贞 *Ligustrum quihoui* Carr.

甘肃分布：文县、康县、徽县。

四普标本采集地：麦积、崆峒、庄浪、西和、文县。

叶：苦，凉。清热解毒。

树皮：用于烫伤。

小蜡 *Ligustrum sinense* Lour.

甘肃分布：文县、康县。

四普标本采集地：秦州、清水。

树皮及枝叶：苦，凉。清热利湿，解毒消肿。

宜昌女贞 *Ligustrum strongylophyllum* Hemsl.

甘肃分布：成县、文县。

四普标本采集地：武都、文县、舟曲。

叶：清热散风，除烦止渴。

木犀榄 *Olea europaea* L.

甘肃分布：省内有栽培。

四普标本采集地：宕昌（栽培）。

果肉油（齐墩果、油橄榄）：微苦，平。润肠通便，解毒敛疮。

木犀（桂花） *Osmanthus fragrans*（Thunb.）Lour.

甘肃分布：省内多地栽培。

四普标本采集地：武都。

花经蒸馏而得的液体（桂花露）：微辛、微苦，温。疏肝理气，醒脾辟秽，明目，润喉。

枝叶：辛、微甘，温。发表散寒，祛风止痒。

果实（桂花子）：辛，温。散寒暖胃，平肝理气。

花：辛，温。温肺化饮，散寒止痛。

根或根皮：辛、甘，温。祛风除湿，散寒止痛。

野桂花 *Osmanthus yunnanensis*（Franch.）P. S. Green

甘肃分布：四普新分布。

四普标本采集地：文县。

叶及花：辛，温。解表。

紫丁香 *Syringa oblata* Lindl.

甘肃分布：省内普遍栽培。

四普标本采集地：安宁、永登、靖远、秦州、麦积、崆峒、庄浪、金塔、正宁、华池、合水、宁县、庆城、镇原、环县、通渭、临洮、武都、永靖、和政、迭部。

叶及树皮：苦，寒。清热，解毒，利湿，退黄。

北京丁香 *Syringa pekinensis* Rupr.

甘肃分布：兰州、榆中、天水、清水、甘谷、武山、民勤、平凉、崇信、合水、渭源、漳县、岷县、临潭、舟曲、迭部、夏河。省内多地栽培。

四普标本采集地：正宁、华池、宁县、迭部。

花蕾：温中降逆，补肾助阳。

花叶丁香 *Syringa × persica* L.

甘肃分布：天水、甘谷、天祝、泾川、华亭。

四普标本采集地：两当（栽培）。

花蕾：辛，温。温胃止呕。

羽叶丁香 *Syringa pinnatifolia* Hemsl.

甘肃分布：省内多地栽培。

四普标本采集地：永登（栽培）。

根或枝干：辛，微温。温中，降气，暖肾。

巧玲花 *Syringa pubescens* Turcz.

甘肃分布：舟曲。省内有栽培。

四普标本采集地：兰州。

树皮：清热，镇咳，利水。

小叶巧玲花 *Syringa pubescens* subsp. *microphylla*（Diels）M. C. Chang et X. L. Chen

甘肃分布：天水、清水、武山、平凉、岷县、武都、舟曲。

四普标本采集地：麦积、崇信。

树皮：清热，镇咳，利水。

暴马丁香 *Syringa reticulata* var. *amurensis*（Rupr.）Pringle

甘肃分布：榆中、武山、漳县、成县。省内多地栽培。

四普标本采集地：永登、武山、张家川、崆峒、两当、西和、迭部。

干皮或枝皮：苦，微寒。清肺祛痰，止咳平喘。

马钱科 Loganiaceae

巴东醉鱼草 *Buddleja albiflora* Hemsl.

甘肃分布：天水、华亭、岷县、武都、成县、文县、宕昌、康县、礼县、徽县、舟曲。

四普标本采集地：秦州、麦积、清水、武山、张家川、漳县、渭源、两当、宕昌、舟曲、迭部。

花蕾：止咳化痰。

全草：活血，祛瘀，杀虫。

互叶醉鱼草 *Buddleja alternifolia* Maxim.

甘肃分布：兰州、永登、皋兰、靖远、景泰、天水、武山、古浪、平凉、华亭、静宁、庆阳、西峰、环县、合水、岷县、文县、康县、临潭、舟曲、迭部。模式标本采自甘肃白水河谷。

四普标本采集地：西固、永登、靖远、民勤、肃南、华亭、正宁、华池、合水、宁县、庆城、镇原、环县、通渭、徽县、和政、迭部。

花及叶：祛风除湿，止咳化痰，杀虫，散瘀。

皱叶醉鱼草 *Buddleja crispa* Benth.

甘肃分布：武都、文县、舟曲。

四普标本采集地：文县。

枝叶及根皮：解毒，杀虫，止痒。

大叶醉鱼草 *Buddleja davidii* Franch.

甘肃分布：兰州、天水、平凉、漳县、岷县、武都、文县、康县、徽县、舟曲、迭部。

四普标本采集地：武都、两当、康县、迭部。

枝叶及根皮：辛、微苦，温。有毒。祛风散寒，活血止痛，解毒杀虫。

醉鱼草 *Buddleja lindleyana* Fort.

甘肃分布：武都、文县。

四普标本采集地：甘谷、岷县、徽县。

茎叶：辛、苦，温。有毒。祛风解毒，驱虫，化骨鲠。

花：辛、苦，温。有小毒。祛痰，截疟，解毒。

密蒙花 *Buddleja officinalis* Maxim.

甘肃分布：武都、文县、徽县。

四普标本采集地：秦州、清水、武都、康县、文县。

花蕾和花序：甘，微寒。清热泻火，养肝明目，退翳。

龙胆科 Gentianaceae

蓝钟喉毛花 *Comastoma cyananthiflorum*（Franch. ex Hemsl.）Holub

甘肃分布：四普新分布。

四普标本采集地：迭部。

全草：用于口舌生疮，大便结燥，火眼，肝热头痛。

镰萼喉毛花 Comastoma falcatum （Turcz. ex Kar. et Kir.）Toyokuni

甘肃分布：天祝、肃南、酒泉、夏河。

四普标本采集地：永登、永昌、山丹、玉门、肃北、阿克塞、迭部、夏河、玛曲。

全草：苦，寒。祛风除湿，清热解毒。

长梗喉毛花 Comastoma pedunculatum （Royle ex D. Don）Holub

甘肃分布：肃南、夏河。

四普标本采集地：山丹。

全草：祛风除湿，清热解毒。

皱边喉毛花 Comastoma polycladum （Diels et Gilg）T. N. Ho

甘肃分布：榆中、夏河。

四普标本采集地：靖远、和政、玛曲。

全草（蒙药：阿拉善—特木日—地格达）：用于黄疸，肝热，胆热，胃热，金伤。

喉毛花 Comastoma pulmonarium （Turcz.）Toyokuni

甘肃分布：榆中、天祝、甘南、合作、迭部、夏河。

四普标本采集地：七里河、永登、永昌、景泰、凉州、天祝、甘州、山丹、高台、肃南、渭源、西和、临夏、卓尼、临潭、迭部、夏河、碌曲、玛曲。

全草：苦，寒。祛风除湿，清热解毒。

柔弱喉毛花 Comastoma tenellum （Rottb.）Toyokuni

甘肃分布：肃南、夏河。

四普标本采集地：张家川。

全草：苦，寒。清热，疏肝，利胆。

阿坝龙胆 Gentiana abaensis T. N. Ho

甘肃分布：舟曲。

四普标本采集地：舟曲、夏河。

全草：用于痈疽发背，疔肿瘰疬，无名肿毒及各种恶疮。

高山龙胆 Gentiana algida Pall.

甘肃分布：天祝、舟曲、迭部。

四普标本采集地：渭源。

带花全草：涩、苦，寒。清热，解毒，止咳，利咽喉。

七叶龙胆 Gentiana arethusae var. delicatula C. Marquand

甘肃分布：迭部。

四普标本采集地：文县、舟曲、迭部。

花（藏药：榜间恩保）：用于肺热，时疫热，毒热病，咽喉肿痛。

刺芒龙胆 Gentiana aristata Maxim.

甘肃分布：天祝、玛曲、碌曲、夏河。

四普标本采集地：永登、永昌、山丹、民乐、高台、肃南、和政、卓尼、临潭、迭部、夏河、碌曲、玛曲。

全草：苦、辛，寒。祛湿解毒。

粗茎秦艽 Gentiana crassicaulis Duthie ex Burk.

甘肃分布：南部。

四普标本采集地：漳县、临洮、和政、合作、舟曲、碌曲、玛曲。

根（秦艽）：辛、苦，平。祛风湿，清湿热，止痹痛，退虚热。

肾叶龙胆 Gentiana crassuloides Bureau et Franch.

甘肃分布：文县。

四普标本采集地：卓尼、迭部、玛曲。

全草：清热解毒。

小秦艽（达乌里秦艽） Gentiana dahurica Fisch.

甘肃分布：兰州、永登、皋兰、榆中、靖远、会宁、景泰、武威、天祝、张掖、肃南、山丹、平凉、酒泉、环县、合水、镇原、定西、陇西、康乐、广河、甘南、临潭、卓尼、舟曲、夏河。

四普标本采集地：七里河、榆中、永登、永昌、平川、会宁、靖远、景泰、秦安、武山、张家川、凉州、古浪、天祝、甘州、山丹、民乐、高台、肃南、崆峒、泾川、灵台、崇信、华亭、庄浪、静宁、肃北、正宁、华池、合水、宁县、庆城、环县、安定、通渭、陇西、漳县、渭源、岷县、临洮、徽县、宕昌、康乐、永靖、和政、积石山、合作、卓尼、临潭、迭部、夏河。

根（秦艽）：辛、苦，平。祛风湿，清湿热，止痹痛，退虚热。

长萼龙胆 *Gentiana dolichocalyx* T. N. Ho

甘肃分布：西南部。

四普标本采集地：玛曲。

根及根茎：苦，寒。清热燥湿，泻肝胆火。

线叶龙胆 *Gentiana farreri* Balf. f.

甘肃分布：榆中、合作、夏河。

四普标本采集地：景泰、合作、夏河、碌曲。

全草：苦、辛，寒。祛湿解毒。

丝萼龙胆 *Gentiana filisepala* T. N. Ho

甘肃分布：四普新分布。

四普标本采集地：文县。

全草：用于疔疮痈疽，化脓性炎症，瘰疬，感冒，咳嗽，目赤，肝炎，水肿，肠痈，泄泻。

青藏龙胆 *Gentiana futtereri* Diels et Gilg

甘肃分布：天祝、临潭、夏河。

四普标本采集地：迭部。

花或带花全草（藏药：吉解莫保）：用于肝炎，白喉，关节积黄水，四肢肿胀，肺气肿，肺热咳嗽，肺炎，热毒。

六叶龙胆 *Gentiana hexaphylla* Maxim. et Kusnez.

甘肃分布：文县、迭部。

四普标本采集地：玛曲。

根：苦，温。解毒，燥湿。

蓝白龙胆 *Gentiana leucomelaena* Maxim.

甘肃分布：天祝、张掖、肃南、岷县、甘南、玛曲。

四普标本采集地：永昌、卓尼、夏河、玛曲。

全草：清热降火，除湿。

秦艽 *Gentiana macrophylla* Pall.

甘肃分布：兰州、榆中、天水、武山、天祝、山丹、平凉、华亭、合水、武都、甘南、舟曲、迭部、玛曲、夏河。

四普标本采集地：秦州、麦积、清水、甘谷、武山、张家川、甘州、崆峒、崇信、华亭、庄浪、静宁、正宁、华池、合水、宁县、通渭、陇西、岷县、临洮、武都、成县、两当、礼县、康县、宕昌、临夏、合作。

根：辛、苦，平。祛风湿，清湿热，止痹痛，退虚热。

云雾龙胆 *Gentiana nubigena* Edgew.

甘肃分布：天祝、肃南。

四普标本采集地：山丹、迭部、玛曲。

根及根茎：苦，寒。清湿热，泻肝胆实火，镇咳，利喉，健胃。

黄管秦艽 *Gentiana officinalis* H. Smith

甘肃分布：兰州、榆中、天水、武山、天祝、山丹、平凉、华亭、合水、武都、甘南、卓尼、舟曲、迭部、玛曲、碌曲、夏河。

四普标本采集地：榆中、永昌、武山、漳县、渭源、临洮、西和、永靖、和政、积石山、舟曲、卓尼、临潭、夏河、碌曲、玛曲。

全草：清热解毒，利湿消肿。

陕南龙胆 *Gentiana piasezkii* Maxim.

甘肃分布：天水、岷县、武都、成县、文县、宕昌、康县、徽县、舟曲、迭部。

四普标本采集地：麦积、秦州、清水、灵台、武都、两当、徽县、康县、文县、临夏、迭部。

全草：用于感冒发烧，肺结核，头晕耳鸣，风火牙痛，尿痛，湿热带下，湿疹。

假水生龙胆 *Gentiana pseudoaquatica* Kusnez.

甘肃分布：榆中、天祝、山丹、平凉、庄浪、肃北、岷县、临夏、舟曲。

四普标本采集地：古浪、天祝、静宁、武都、迭部。

全草：清热解毒，利湿消肿。

偏翅龙胆 *Gentiana pudica* Maxim.

甘肃分布：天祝、肃南。

四普标本采集地：永登、永昌、凉州、玉门、迭部、夏河。

根：清热解毒，利湿消肿。

岷县龙胆 *Gentiana purdomii* Marq.

甘肃分布：榆中、宕昌、临潭。

四普标本采集地：榆中、天祝、临夏、卓尼、临潭、迭部、夏河、玛曲。

全草：清热解毒，利湿消肿。

红花龙胆 *Gentiana rhodantha* Franch. ex Hemsl.

甘肃分布：成县、文县、康县。

四普标本采集地：麦积、清水、武山、武都、徽县、康县、文县。

全草：苦，寒。清热除湿，解毒，止咳。

深红龙胆 *Gentiana rubicunda* Franch.

甘肃分布：文县。

四普标本采集地：文县、临潭。

带根全草（小儿血参）：苦，寒。活血止痛，健脾消食。

华丽龙胆 *Gentiana sino-ornata* Balf. f.

甘肃分布：天祝、夏河。

四普标本采集地：礼县、玛曲。

全草：清肝胆实火，解毒。

管花秦艽 *Gentiana siphonantha* Maxim. ex Kusnez.

甘肃分布：天祝、肃南、酒泉、肃北、玉门。

四普标本采集地：榆中、永登、秦安、天祝、山丹、肃南、玉门、肃北、阿克塞、临夏、东乡、临潭。

根：辛、苦，平。祛风湿，清湿热，止痹痛。

匙叶龙胆 *Gentiana spathulifolia* Maxim. ex Kusnez

甘肃分布：榆中、临夏、临潭。

四普标本采集地：会宁、宕昌、积石山、卓尼、迭部。

带根全草：微苦，寒。解毒，利咽。

鳞叶龙胆 *Gentiana squarrosa* Ledeb.

甘肃分布：兰州、永登、榆中、天水、天祝、张掖、合水、定西、通渭、渭源、漳县、武都、文县、舟曲、碌曲、夏河。

四普标本采集地：永登、平川、靖远、景泰、麦积、张家川、凉州、古浪、天祝、山丹、灵台、静宁、庆城、镇原、环县、安定、通渭、渭源、武都、礼县、积石山、合作、卓尼、临潭、迭部。

全草：苦、辛，寒。解毒消痈，清热利湿。

短柄龙胆 *Gentiana stipitata* Edgew.

甘肃分布：甘南。

四普标本采集地：玛曲。

花：用于炭疽，风湿性关节炎。

麻花秦艽 *Gentiana straminea* Maxim.

甘肃分布：天祝、肃南、山丹、甘南、夏河。

四普标本采集地：榆中、永登、永昌、平川、靖远、景泰、凉州、天祝、甘州、山丹、民乐、肃南、肃北、漳县、渭源、西和、临夏、康乐、合作、卓尼、夏河、碌曲、玛曲。

根（秦艽）：辛、苦，平。祛风湿，清湿热，止痹痛，退虚热。

条纹龙胆 *Gentiana striata* Maxim.

甘肃分布：榆中、景泰、临潭、卓尼、碌曲、夏河。

四普标本采集地：榆中、景泰、武山、天祝、渭源、武都、积石山、合作、卓尼、临潭、夏河、碌曲、玛曲。

全草：苦、辛，寒。清热解毒，利湿消肿。

大花龙胆 *Gentiana szechenyii* Kanitz

甘肃分布：康县。

四普标本采集地：卓尼、迭部、碌曲、玛曲。

带根全草：苦，寒。清热解毒，利湿。

蓝玉簪龙胆 *Gentiana veitchiorum* Hemsl.

甘肃分布：榆中。

四普标本采集地：岷县。

带根全草：苦，寒。清热解毒，利湿。

灰绿龙胆 *Gentiana yokusai* Burk.

甘肃分布：山丹、文县。

四普标本采集地：华亭。

全草：苦，微寒。清热解毒，活血消肿。

笔龙胆 *Gentiana zollingeri* Fawcett

甘肃分布：天水。

四普标本采集地：渭源。

全草：清热解毒。

紫红假龙胆 *Gentianella arenaria*（Maxim.）T. N. Ho

甘肃分布：肃南。

四普标本采集地：山丹、肃北、迭部、玛曲。

全草：苦，寒。清热利湿，解毒消肿。

扁蕾 *Gentianopsis barbata*（Froel.）Ma

甘肃分布：兰州、嘉峪关、天祝、平凉、酒泉、肃北、合水、正宁、康县、徽县、舟曲。

四普标本采集地：七里河、永昌、平川、景泰、麦积、古浪、山丹、民乐、高台、肃南、崆峒、华亭、庄浪、静宁、安定、通渭、陇西、漳县、岷县、礼县、合作、卓尼。

全草：苦，寒。清热解毒，消肿止痛。

细萼扁蕾 *Gentianopsis barbata* var. *stenocalyx* H. W. Li ex T. N. Ho

甘肃分布：武威、张掖、临夏、甘南。

四普标本采集地：夏河。

全草：清热解毒，消肿。

湿生扁蕾 *Gentianopsis paludosa*（Hook. f.）Ma

甘肃分布：兰州、榆中、天祝、肃南、山丹、酒泉、渭源、岷县、文县、康县、和政、临潭、卓尼、舟曲、迭部、夏河。

四普标本采集地：西固、榆中、永登、永昌、秦州、麦积、清水、甘谷、武山、张家川、凉州、天祝、山丹、民乐、肃南、玉门、肃北、通渭、渭源、岷县、临洮、武都、康县、宕昌、临夏、康乐、永靖、和政、积石山、临潭、迭部、夏河、碌曲、玛曲。

全草：苦，寒。清热利湿，解毒。

高原扁蕾 *Gentianopsis paludosa* var. *alpina* T. N. Ho

甘肃分布：祁连山、甘南。

四普标本采集地：天祝、碌曲。

全草：清热利湿，解毒。

卵叶扁蕾 *Gentianopsis paludosa* var. *ova-todeltoidea*（Burkill）Ma

甘肃分布：榆中、天水、合水、岷县、宕昌、卓尼、舟曲、夏河。

四普标本采集地：靖远、秦安、西和、东乡、舟曲、迭部。

全草：清热利湿，解毒。

花锚 *Halenia corniculata*（L.）Cornaz

甘肃分布：兰州、连城、肃南、岷县、舟曲。

四普标本采集地：甘谷、华亭、华池、陇西、岷县、徽县、礼县、宕昌、永靖、合作。

全草：苦，寒。清热解毒，凉血止血。

椭圆叶花锚 *Halenia elliptica* D. Don

甘肃分布：兰州、榆中、天水、武山、肃南、平凉、合水、成县、文县、宕昌、康县、临潭、舟曲、迭部、夏河。

四普标本采集地：七里河、榆中、永登、永昌、会宁、靖远、秦州、清水、秦安、武山、张家川、凉州、古浪、天祝、山丹、民乐、肃南、崆峒、泾川、华亭、庄浪、华池、安定、通渭、临洮、武都、成县、西和、康县、康乐、东乡、积石山、舟曲、卓尼、临潭、迭部、夏河、碌曲、玛曲。

全草：苦，寒。清热解毒，疏肝利胆，疏风止痛。

肋柱花 *Lomatogonium carinthiacum*（Wulf.）Reichb.

甘肃分布：榆中、肃南、民乐、酒泉、卓尼。

四普标本采集地：古浪、武都、卓尼、玛曲。

全草：苦，寒。清热，疗伤，健胃。

大花肋柱花 *Lomatogonium macranthum*（Diels et Gilg）Fern.

甘肃分布：玛曲。

四普标本采集地：永昌、景泰、合作。

全草（藏药：让底纳保）：苦，寒。清热祛湿，利胆退黄，解毒。

宿根肋柱花 *Lomatogonium perenne* T. N. Ho et S. W. Liu

甘肃分布：四普新分布。

四普标本采集地：玛曲。

全草（藏药：甲蒂嘎保）：用于药物中毒，肝热，腑热，骨热。

辐状肋柱花 *Lomatogonium rotatum*（L.）Fries ex Nym.

甘肃分布：榆中、肃南、平凉、肃北、临潭。

四普标本采集地：山丹。

全草（肋柱花）：苦，寒。清热利湿，解毒。

翼萼蔓 *Pterygocalyx volubilis* Maxim.

甘肃分布：康县、成县、徽县、卓尼。

四普标本采集地：榆中、麦积、华亭、两当、文县。

全草：用于肺痨。

二叶獐牙菜 *Swertia bifolia* Batal.

甘肃分布：肃南、宕昌、康乐、舟曲。

四普标本采集地：天祝、临夏、卓尼、迭部、夏河、碌曲。

带根全草：甘、微苦，平。平肝阳，养心安神，养血调经。

獐牙菜 *Swertia bimaculata*（Sieb. et Zucc.）Hook. f. et Thoms. ex C. B. Clark

甘肃分布：榆中、天水、合水、文县、康县、徽县、临夏、舟曲、迭部。

四普标本采集地：永登、永昌、秦州、张家川、天祝、灵台、陇西、岷县、武都、徽县、礼县、康县、文县、宕昌、康乐、合作、迭部。

全草：苦，寒。清热解毒，疏肝利胆。

西南獐牙菜 *Swertia cincta* Burk.

甘肃分布：四普新分布。

四普标本采集地：文县。

全草：清肝利胆，除湿清热。

歧伞獐牙菜 *Swertia dichotoma* L.

甘肃分布：榆中、天水、天祝、通渭、临

洮、漳县、岷县、临潭、玛曲。

四普标本采集地：合水、卓尼、迭部、玛曲。

全草：苦，寒。清热，健胃，利湿。

北方獐牙菜 *Swertia diluta*（Turcz.）Benth. et Hook. f.

甘肃分布：兰州、永登、皋兰、榆中、会宁、天祝、肃北、合水、临洮、岷县、文县、康县、舟曲、夏河。

四普标本采集地：永登、永昌、白银区、会宁、靖远、崇信、庆城、镇原、环县、安定、通渭、文县、永靖、和政。

全草（淡花当药）：苦，寒。清热解毒，利湿健胃。

红直獐牙菜 *Swertia erythrosticta* Maxim.

甘肃分布：兰州、永登、榆中、临夏、舟曲、夏河。

四普标本采集地：七里河、榆中、永登、景泰、武都、积石山、卓尼、临潭、迭部、碌曲。

全草（红直当药）：苦，凉。清热解毒，利湿退黄，杀虫。

抱茎獐牙菜 *Swertia franchetiana* H. Smith

甘肃分布：舟曲。

四普标本采集地：天祝、合水、合作、临潭、迭部、夏河。

全草：甘、苦，寒。清肝利胆，健胃。

贵州獐牙菜 *Swertia kouitchensis* Franch.

甘肃分布：文县。

四普标本采集地：漳县、文县。

全草：苦，凉。清热解毒，利湿。

祁连獐牙菜 *Swertia przewalskii* Pissjauk.

甘肃分布：肃南。

四普标本采集地：山丹、夏河。

全草（藏药：贾合斗）：用于肝炎，胆囊炎，肺炎，尿路感染，痈肿疮毒，流感发热。

四数獐牙菜 *Swertia tetraptera* Maxim.

甘肃分布：兰州、榆中、景泰、天祝、肃

南、山丹、岷县、康乐、玛曲、夏河。

四普标本采集地：七里河、榆中、永登、凉州、古浪、天祝、甘州、山丹、民乐、肃南、武都、卓尼、临潭、夏河、碌曲。

全草：清热，利胆。

华北獐牙菜 *Swertia wolfgangiana* Gruning

甘肃分布：天祝、山丹、岷县、临夏、夏河。

四普标本采集地：永昌、康乐、迭部、玛曲。

花：苦，寒。清热利胆。

双蝴蝶 *Tripterospermum chinense*（Migo）H. Smith

甘肃分布：康县。

四普标本采集地：秦州、清水、武都、康县、文县。

全草：辛、甘、苦，寒。清肺止咳，凉血止血，利尿解毒。

夹竹桃科 Apocynaceae

罗布麻 *Apocynum venetum* L.

甘肃分布：兰州、景泰、民勤、泾川、酒泉、玉门、敦煌、肃州、金塔。

四普标本采集地：景泰、甘谷、民勤、甘州、山丹、高台、肃州、敦煌。

叶（罗布麻叶）：甘、苦，凉。平肝安神，清热利水。

长春花 *Catharanthus roseus*（L.）G. Don

甘肃分布：省内多地有栽培。

四普标本采集地：安宁。

全草：苦，寒，有毒。解毒抗癌，清热平肝。

海枫屯 *Marsdenia officinalis* Tsiang et P. T. Li

甘肃分布：四普新分布。

四普标本采集地：武都。

全株(海枫藤)：舒经通络，散寒，除湿，止痛。

夹竹桃 *Nerium oleander* L.

甘肃分布：文县。省内有栽培。

四普标本采集地：西固。

叶、花：苦，寒。有大毒。祛痰定喘，强心利尿。

大叶白麻 *Poacynum hendersonii*（Hook. f.）Woods.

甘肃分布：民勤、酒泉、金塔、肃北。

四普标本采集地：敦煌、瓜州。

叶：甘、苦，凉。平肝安神，清热利水。

白麻 *Poacynum pictum* Schrenk

甘肃分布：武威、民勤、酒泉、肃州、金塔。

四普标本采集地：景泰、凉州、民勤、甘州、山丹、临泽、高台、玉门、金塔、瓜州、阿克塞。

叶：甘、苦，凉。平肝安神，清热利水。

络石 *Trachelospermum jasminoides*（Lindl.）Lem.

甘肃分布：武都、成县、文县、康县、迭部。

四普标本采集地：麦积、清水、武都、成县、徽县、康县、文县。

带叶藤茎（络石藤）：苦，微寒。祛风通络，凉血消肿。

萝藦科 Asclepiadaceae

秦岭藤 *Biondia chinensis* Schltr.

甘肃分布：文县。

四普标本采集地：灵台。

全草：用于跌打损伤。

牛皮消 *Cynanchum auriculatum* Royle ex Wight

甘肃分布：兰州、天水、成县、文县、宕昌、康县、徽县、舟曲。

四普标本采集地：甘谷、泾川、灵台、崇信、武都、徽县、康县、文县、舟曲。

块根（白首乌）：苦，平。补肝肾，益精血，强筋骨，健脾，解毒。

羊角子草 *Cynanchum cathayense* Tsiang et Zhang

甘肃分布：兰州、会宁、景泰、民勤、临

泽、平凉、酒泉、敦煌、庆阳。

四普标本采集地：永昌、瓜州。

根：祛风除湿，止腹痛。

鹅绒藤 *Cynanchum chinense* R. Br.

甘肃分布：兰州、皋兰、榆中、白银、靖远、景泰、天水、武威、民勤、张掖、泾川、崇信、庆阳、西峰、环县、合水、宁县、镇原、文县、康县。

四普标本采集地：七里河、榆中、永登、白银区、会宁、靖远、景泰、秦州、麦积、清水、秦安、民勤、甘州、山丹、临泽、崆峒、泾川、灵台、华亭、庄浪、静宁、敦煌、正宁、华池、合水、庆城、镇原、环县、安定、临洮、武都、成县、礼县、永靖、东乡、舟曲、迭部。

藤茎中的白色乳汁及根：甘，凉。清热解毒，消积健脾，利水消肿。

大理白前 *Cynanchum forrestii* Schltr.

甘肃分布：天水、清水、华亭、漳县、岷县、武都、文县、礼县、临夏、康乐、舟曲、夏河。

四普标本采集地：崆峒、庄浪、岷县、礼县、宕昌、临夏、和政、舟曲、临潭。

根：苦、咸，寒。清热凉血，利水通淋。

峨眉牛皮消 *Cynanchum giraldii* Schltr.

甘肃分布：永登、天水、平凉、合水、武都、文县。

四普标本采集地：华亭、武都。

根及茎：清热解毒，补脾健胃。

华北白前 *Cynanchum hancockianum* (Maxim.) Al. Iljinski

甘肃分布：兰州、皋兰、靖远、景泰、定西。

四普标本采集地：敦煌、环县。

根或带根全草（牛心朴）：苦，温。有毒。活血，止痛，消炎。

竹灵消 *Cynanchum inamoenum* (Maxim.) Loes.

甘肃分布：天水、武山、平凉、漳县、岷县、武都、成县、文县、宕昌、礼县、临夏、康乐、临潭、舟曲、夏河、卓尼、迭部。

四普标本采集地：清水、秦安、武山、崇

信、合水、通渭、陇西、渭源、临洮、两当、西和、宕昌、临夏、康乐、东乡、积石山、卓尼、迭部。

根或地上部分：苦、微辛，平。清热凉血，利胆，解毒。

老瓜头 *Cynanchum komarovii* Iljinski

甘肃分布：兰州、皋兰、靖远、景泰、积石山。

四普标本采集地：平川、靖远、景泰、漳县、临洮。

种子：退热，止泻。

朱砂藤 *Cynanchum officinale* (Hemsl.) Tsiang et H. T. Zhang

甘肃分布：平凉、文县。

四普标本采集地：舟曲。

根：苦，温。祛风除湿，理气止痛。

徐长卿 *Cynanchum paniculatum* (Bge.) Kitag.

甘肃分布：文县、徽县。

四普标本采集地：清水、成县、礼县。

根和根茎：辛，温。祛风，化湿，止痛，止痒。

戟叶鹅绒藤 *Cynanchum sibiricum* Willd.

甘肃分布：兰州、会宁、景泰、民勤、张掖、临泽、平凉、酒泉、敦煌、庆阳、永靖。

四普标本采集地：凉州、民勤、甘州、临泽、高台、华亭、肃州、阿克塞。

根或全株：甘、苦，微温。祛风湿，利水，下乳。

柳叶白前 *Cynanchum stauntonii* (Decne.) Schltr. ex Lev.

甘肃分布：省内有分布。

四普标本采集地：华亭。

根茎及根：辛，苦，微温。降气，消痰，止咳。

地梢瓜 *Cynanchum thesioides* (Freyn) K. Schum.

甘肃分布：兰州、皋兰、嘉峪关、白银、会宁、景泰、天水、张掖、肃南、平凉、泾川、华亭、西峰、环县、镇原、武都、文县、礼县、徽县、永靖、积石山、舟曲。

四普标本采集地：嘉峪关、金川、平川、靖远、景泰、麦积、甘州、民乐、肃南、泾川、华亭、静宁、肃北、正宁、庆城、镇原、环县、安定、陇西、武都、永靖。

全草：甘，凉。补肺气，清热降火，生津止渴，消炎止痛。

雀瓢 *Cynanchum thesioides* var. *australe* (Maxim.) Tsiang et P. T. Li

甘肃分布：文县。

四普标本采集地：华池、宁县、庆城、环县。

全草：苦，平。益气，下乳，生津，止咳。

隔山消 *Cynanchum wilfordii* (Maxim.) Hemsl.

甘肃分布：天水、成县、文县。

四普标本采集地：武山。

块根：甘、微苦，微温。补肝肾，强筋骨，健脾胃，解毒。

苦绳 *Dregea sinensis* Hemsl.

甘肃分布：武都、文县。

四普标本采集地：秦州、清水、两当、康县、文县。

全株（白浆藤）：微苦，平。祛风除湿，化痰止咳，解毒活血。

丽子藤 *Dregea yunnanensis* (Tsiang) Tsiang et P. T. Li

甘肃分布：武都、文县、舟曲。

四普标本采集地：文县。

全草：苦、辛，平。安神，健脾，接骨。

球兰 *Hoya carnosa* (L. f.) R. Br.

甘肃分布：省内多地有栽培。

四普标本采集地：城关。

藤茎或叶：苦，寒。有小毒。清热化痰，解毒消肿。

华萝藦 *Metaplexis hemsleyana* Oliv.

甘肃分布：文县。

四普标本采集地：灵台、两当。

根茎：甘、涩，微温。温肾益精。

萝藦 *Metaplexis japonica* (Thunb.) Makino

甘肃分布：皋兰、天水、华亭、合水、文县。

四普标本采集地：麦积、泾川、灵台、正宁、华池、合水、镇原、环县、文县、宕昌。

全草或根：甘、辛，平。补精益气，通乳，解毒。

果实：甘、微辛，温。补益精气，生肌止血。

青蛇藤 *Periploca calophylla* (Wight) Falc.

甘肃分布：陇西、文县。

四普标本采集地：两当、文县。

茎：辛、微苦，温。有小毒。祛风除湿，活血止痛。

杠柳 *Periploca sepium* Bunge

甘肃分布：天水、甘谷、平凉、崇信、庆阳、西峰、合水、宁县、通渭、陇西、武都、文县、康县、两当、徽县、舟曲、迭部。

四普标本采集地：秦州、麦积、清水、秦安、甘谷、武山、民勤、崆峒、泾川、灵台、崇信、华亭、静宁、正宁、华池、合水、宁县、庆城、镇原、环县、通渭、陇西、武都、成县、两当、徽县、西和、礼县、康县、文县、宕昌、东乡、舟曲、迭部。

根皮（香加皮）：辛、苦，温。有毒。利水消肿，祛风湿，强筋骨。

茜草科 Rubiaceae

短刺虎刺 *Damnacanthus giganteus* (Mak.) Nakai

甘肃分布：四普新分布。

四普标本采集地：武都。

根：补气血，收敛止血。

香果树 *Emmenopterys henryi* Oliv.

甘肃分布：文县。

四普标本采集地：文县、卓尼。

根及树皮：辛、甘，微温。湿中和胃，降逆止呕。

拉拉藤 *Galium aparine* var. *echinospermum* (Wallr.) Cuf.

甘肃分布：兰州、榆中、景泰、天水、武山、民勤、天祝、肃南、静宁、合水、岷县、武都、文县、徽县、临夏、临潭、卓尼、舟曲、夏河。

四普标本采集地：永昌、灵台、礼县、东乡、卓尼、迭部、夏河、玛曲。

全草：辛、微苦，微寒。清热解毒，利尿通淋，消肿止痛。

猪殃殃 *Galium aparine* var. *tenerum*（Gren. et Godr.）Rchb.

甘肃分布：兰州、天祝、肃南、灵台、静宁、通渭、临潭、卓尼、舟曲、夏河。

四普标本采集地：七里河、榆中、永登、永昌、靖远、景泰、麦积、甘谷、张家川、天祝、山丹、肃南、庄浪、安定、渭源、岷县、武都、康县、文县、临夏、永靖、和政、合作、舟曲、卓尼、碌曲。

全草：辛、微苦，微寒。清热解毒，利尿通淋，消肿止痛。

六叶葎 *Galium asperuloides* subsp. *hoffmeisteri*（Klotzsch）Hand.-Mazz.

甘肃分布：兰州、榆中、天水、武山、张家川、合水、武都、文县、舟曲。

四普标本采集地：永登、秦州、麦积、漳县、武都、礼县、康县、文县、永靖、卓尼、玛曲。

全草：清热解毒，止痛，止血。

北方拉拉藤 *Galium boreale* L.

甘肃分布：皋兰、榆中、靖远、景泰、天祝、山丹、漳县、岷县、夏河。

四普标本采集地：永登、平川、靖远、和政、合作、临潭、夏河、碌曲、玛曲。

全草：苦，寒。清热解毒，祛风活血。

硬毛拉拉藤 *Galium boreale* var. *ciliatum* Nakai

甘肃分布：皋兰、榆中、靖远、天祝、山丹、漳县、文县、临潭、卓尼、夏河。

四普标本采集地：永登。

全草（藏药：桑孜嘎博）：用于水肿，热淋，痞块，痢疾，跌打损伤，痈肿疔疮，虫蛇咬伤。

四叶葎 *Galium bungei* Steud.

甘肃分布：天水、平凉、武都、文县。

四普标本采集地：康县、康乐、卓尼。

全草：甘、苦，平。清热，利尿，解毒，消肿。

狭叶四叶葎 *Galium bungei* var. *angustifolium*（Loesen.）Cuf.

甘肃分布：天水、武都。

四普标本采集地：文县。

全草：清热解毒，利水消肿。

显脉拉拉藤 *Galium kinuta* Nakai et Hara

甘肃分布：天水、文县、宕昌、舟曲。

四普标本采集地：迭部。

全草：用于泄泻，痢疾。

麦仁珠 *Galium tricorne* Stokes

甘肃分布：兰州、榆中、景泰、天水、武山、民勤、天祝、肃南、静宁、合水、岷县、武都、文县、徽县、临夏、临潭、卓尼、舟曲、夏河。

四普标本采集地：麦积。

全草：清热解毒，利尿消肿，活血通络。

蓬子菜 *Galium verum* L.

甘肃分布：兰州、皋兰、榆中、会宁、景泰、天水、天祝、山丹、泾川、庆阳、环县、合水、镇原、陇西、漳县、岷县、东乡、合作、临潭、卓尼、玛曲、夏河。

四普标本采集地：七里河、永登、永昌、平川、会宁、靖远、麦积、秦安、古浪、天祝、山丹、民乐、肃南、崆峒、泾川、华亭、庄浪、静宁、正宁、华池、合水、宁县、庆城、镇原、环县、安定、渭源、岷县、临洮、宕昌、临夏、康乐、永靖、和政、东乡、合作、卓尼、临潭、夏河、碌曲、玛曲。

全草：微辛、苦，微寒。清热解毒，活血通经，祛风止痒。

粗糙蓬子菜 *Galium verum* var. *trachyphyllum* Wallr.

甘肃分布：东乡。

四普标本采集地：麦积。

全草：辛、苦，寒。清热解毒，利尿，行血止痒。

栀子 *Gardenia jasminoides* Ellis

甘肃分布：文县。天水、陇南地区有栽培。

四普标本采集地：麦积。

果实：苦，寒。泻火除烦，清热利湿，凉血解毒。

花：苦，寒。清肺止咳，凉血止血。

日本蛇根草 *Ophiorrhiza japonica* Bl.

甘肃分布：文县。

四普标本采集地：武都、文县。

全草（蛇根草）：平，淡。祛痰止咳，活血调经。

鸡矢藤 *Paederia scandens*（Lour.）Merr.

甘肃分布：天水、武都、文县、康县、徽县。

四普标本采集地：麦积、武都、成县、徽县、西和、康县、文县。

地上部分：甘、微苦，平。祛风除湿，消食化积，解毒消肿，活血止痛。

金剑草 *Rubia alata* Roxb.

甘肃分布：天水、武都、成县、文县、康县、舟曲。

四普标本采集地：麦积、华亭、武都、康县、文县。

根及根茎：苦，寒。凉血，止血，祛瘀，通经。

东南茜草 *Rubia argyi*（Lévl. et Vant）Hara ex L. A. Lauener et D. K. Fergusm

甘肃分布：榆中、天水、武都、成县、文县、康县、舟曲。

四普标本采集地：临夏。

根及根茎：用于吐血，衄血，崩漏下血，外伤出血，经闭瘀阻，关节痹痛，跌打肿痛。

中国茜草 *Rubia chinensis* Regel et Maack

甘肃分布：靖远、天水。

四普标本采集地：平川、靖远。

根及根茎：苦，寒。行血止血，通经活络，止咳祛痰。

茜草 *Rubia cordifolia* L.

甘肃分布：兰州、榆中、天水、天祝、张掖、肃南、山丹、平凉、华亭、合水、定西、漳县、岷县、武都、文县、徽县、临夏、临潭、卓尼、舟曲、迭部、夏河。

四普标本采集地：七里河、会宁、景泰、秦州、麦积、清水、秦安、甘谷、古浪、天祝、山丹、肃南、崆峒、泾川、灵台、崇信、华亭、庄浪、静宁、正宁、华池、合水、宁县、庆城、镇原、环县、安定、通渭、陇西、漳县、岷县、临洮、武都、成县、两当、徽县、西和、康县、文县、宕昌、临夏、康乐、永靖、东乡、积石山、合作、卓尼、临潭、迭部、碌曲。

根及根茎：苦，寒。凉血，祛瘀，止血，通经。

金线茜草 *Rubia membranacea* Diels

甘肃分布：兰州、榆中、平凉、康县。

四普标本采集地：华亭。

根及根状茎：苦，寒。行血活血，通经活络，止咳祛痰。

卵叶茜草 *Rubia ovatifolia* Z. Y. Zhang

甘肃分布：文县、康县。

四普标本采集地：麦积、张家川、合水、渭源、两当、卓尼。

根及根茎：苦，寒。凉血，止血，祛瘀，通经。

林生茜草 *Rubia sylvatica*（Maxim.）Nakai

甘肃分布：兰州、榆中、天水、清水、平凉、崆峒、合水、徽县、武都、文县、成县、临潭、舟曲、夏河。

四普标本采集地：榆中。

根及根茎：苦，寒。凉血止血，祛瘀，通经。

华钩藤 *Uncaria sinensis*（Oliv.）Havil.

甘肃分布：文县。

四普标本采集地：武都。

带钩茎枝（钩藤）：甘，凉。熄风定惊，清热平肝。

花葱科 Polemoniaceae

中华花葱 *Polemonium chinense* (Brand) Brand

甘肃分布：榆中、天水、武山、天祝、漳县、宕昌、礼县、康乐、卓尼、夏河。

四普标本采集地：西固、榆中、永登、华亭、漳县、渭源、两当、和政、舟曲、卓尼、迭部。

根或根茎：化痰，安神，止血。

花葱 *Polemonium caeruleum* L.

甘肃分布：天水、天祝、康乐、舟曲。

四普标本采集地：武山、临潭。

根或根茎：化痰，安神，止血。

旋花科 Convolvulaceae

毛打碗花 *Calystegia dahurica* (Herb.) Choisy

甘肃分布：天水、清水、武山、平凉、华亭、漳县、武都、文县、康县、舟曲。

四普标本采集地：武都、康县、临潭。

全草或根：甘，寒。清肝热，滋阴，利小便。

打碗花 *Calystegia hederacea* Wall.

甘肃分布：榆中、会宁、天水、武山、古浪、平凉、静宁、庆阳、通渭、岷县、武都、迭部。

四普标本采集地：七里河、永登、清水、张家川、甘州、山丹、静宁、金塔、西峰、正宁、合水、宁县、庆城、环县、陇西、徽县、西和、宕昌、永靖。

全草或根：甘、微苦，平。健脾，利湿，调经。

藤长苗 *Calystegia pellita* (Ledeb.) G. Don

甘肃分布：天水、华亭、合水、文县。

四普标本采集地：永昌、秦州、清水、泾川、庆城、环县、康县、文县。

全草：益气利尿，强筋壮骨，活血祛瘀。

旋花 *Calystegia sepium* (L.) R. Br.

甘肃分布：天水、陇西、漳县、武都、文县、舟曲。

四普标本采集地：康县、康乐。

花：甘，温。益气，养颜，收涩。

根：甘、微苦，温。益气补虚，续筋接骨，解毒，杀虫。

茎叶：辛、微甘、微苦，平。清热解毒。

长裂旋花 *Calystegia sepium* var. *japonica* (Choisy) Makino

甘肃分布：天水、陇西、漳县、武都、文县、舟曲。

四普标本采集地：武都。

带根全草：甘，寒。清热，滋阴，降血压，利尿。

银灰旋花 *Convolvulus ammannii* Desr.

甘肃分布：兰州、永登、皋兰、永昌、白银、靖远、会宁、景泰、武威、肃南、山丹、环县、镇原、定西、通渭、陇西、武都、康乐。

四普标本采集地：安宁、永登、金川、永昌、平川、会宁、靖远、景泰、凉州、天祝、甘州、山丹、高台、肃南、静宁、敦煌、环县、安定、通渭、渭源、永靖、卓尼。

全草：辛，温。解表，止咳。

田旋花 *Convolvulus arvensis* L.

甘肃分布：兰州、永登、皋兰、榆中、永昌、白银、靖远、会宁、景泰、天水、清水、武威、民勤、古浪、天祝、张掖、肃南、山丹、平凉、泾川、华亭、静宁、酒泉、庆阳、环县、合水、定西、通渭、武都、文县、甘南、舟曲、迭部、夏河。

四普标本采集地：榆中、皋兰、白银区、会宁、靖远、景泰、麦积、秦安、民勤、天祝、甘州、山丹、高台、泾川、灵台、崇信、华亭、静宁、玉门、敦煌、瓜州、正宁、华池、合水、宁县、庆城、镇原、环县、安定、通渭、漳县、渭源、武都、临夏、永靖、和政、东乡、合作、卓尼、临潭、迭部。

全草及花：辛，温。有毒。祛风止痒，止痛。

刺旋花 *Convolvulus tragacanthoides* Turcz.

甘肃分布：靖远、景泰、酒泉、金塔、岷县、舟曲、迭部。

四普标本采集地：金川、永昌、靖远、民勤、甘州、迭部。

全草：祛风除湿。

南方菟丝子 *Cuscuta australis* R. Brown

甘肃分布：兰州、榆中、民勤、合水、武都。

四普标本采集地：永登、平川、靖远、景泰、麦积、崇信、瓜州、正宁、华池、宁县、武都、两当、和政、临潭。

种子（菟丝子）：辛、甘，平。补益肝肾，固精缩尿，安胎，明目，止泻。

菟丝子 *Cuscuta chinensis* Lam.

甘肃分布：兰州、榆中、民勤、合水、武都、康县。

四普标本采集地：七里河、会宁、靖远、景泰、甘谷、民勤、天祝、泾川、灵台、华亭、庄浪、肃州、玉门、敦煌、阿克塞、合水、庆城、渭源、岷县、临洮、成县、徽县、西和、礼县、宕昌、永靖、东乡、积石山、卓尼、临潭、夏河。

种子：辛、甘，平。补益肝肾，固精缩尿，安胎，明目，止泻。

欧洲菟丝子 *Cuscuta europaea* L.

甘肃分布：兰州、榆中、天水、华亭、武都、卓尼、夏河。

四普标本采集地：榆中、永登、嘉峪关、张家川、安定、临洮、临夏、卓尼。

种子：甘，温。滋补肝肾，固精缩尿，安胎，明目，止泻。

金灯藤 *Cuscuta japonica* Choisy

甘肃分布：兰州、天水、平凉、合水、陇西、文县、康县、成县、徽县、夏河。

四普标本采集地：永登、麦积、清水、张家川、崆峒、崇信、华亭、庄浪、武都、康县、文县、临夏、迭部。

全草：甘、苦，平。清热解毒，凉血止血，健脾利湿。

啤酒花菟丝子 *Cuscuta lupuliformis* Krocker

甘肃分布：兰州、文县、宕昌。

四普标本采集地：永登、麦积、武都、康县。

种子或全草：补肝肾，明目益精，安胎。

番薯 *Ipomoea batatas* (L.) Lam.

甘肃分布：省内有栽培。

四普标本采集地：镇原。

块根：甘、平。补中和血，益气生津，宽肠胃，通便秘。

北鱼黄草 *Merremia sibirica* (L.) Hall. f.

甘肃分布：成县、文县。

四普标本采集地：文县。

全草：辛、苦，寒。活血解毒。

种子：甘，寒。泻下消积。

牵牛 *Pharbitis nil* (L.) Choisy

甘肃分布：全省多地有栽培。

四普标本采集地：永登、民勤、通渭。

种子（牵牛子）：苦，寒。有毒。泻水通便，消痰涤饮，杀虫攻积。

圆叶牵牛 *Pharbitis purpurea* (L.) Voigt

甘肃分布：全省大部分地区有栽培。

四普标本采集地：嘉峪关、景泰、秦安、民勤、崆峒、泾川、灵台、庄浪、敦煌、庆城、临洮、西和、永靖。

种子（牵牛子）：苦，寒。有毒。泻水通便，消痰涤饮，杀虫攻积。

飞蛾藤 *Porana racemosa* Roxb.

甘肃分布：文县。

四普标本采集地：武都、康县、文县。

全株：辛，温。破血，行气，消积。

大果飞蛾藤 *Porana sinensis* Hemsl.——*Tridynamia sinensis* (Hemsley) Staples

甘肃分布：南部。

四普标本采集地：文县。

全株：辛，温。行气，破血，消肿。

茑萝松 *Quamoclit pennata* (Desr.) Boj.

甘肃分布：省内有栽培。

四普标本采集地：安宁。

全草或根：苦，寒。清热解毒，凉血止血。

紫草科 Boraginaceae

内蒙紫草 *Arnebia guttata* Bunge

甘肃分布：嘉峪关、民勤、张掖、肃南、山丹、临泽。

四普标本采集地：金川、凉州、民勤、甘州、山丹、民乐、临泽、敦煌、金塔、肃北。

根：甘、咸，寒。清热凉血，活血解毒，透疹消斑。

疏花软紫草 *Arnebia szechenyi* Kanitz

甘肃分布：皋兰、白银、靖远、景泰、山丹。

四普标本采集地：西固、金川、永昌、平川、靖远、景泰、甘州、山丹。

根和根茎：治肺热，咳血痰，肺脓，麻疹，各种出血，肾热引起的血尿、遗尿，口渴，小儿麻疹不透，肿胀。

糙草 *Asperugo procumbens* L.

甘肃分布：兰州、永登、武山、天祝、肃南、山丹、临洮、漳县、岷县、舟曲、夏河。

四普标本采集地：城关、永登、永昌、凉州、古浪、甘州、临潭、碌曲、玛曲。

根：凉血活血，消肿解毒，透疹。

斑种草 *Bothriospermum chinense* Bge.

甘肃分布：兰州、庄浪、合水、西峰。

四普标本采集地：永昌、秦安、合水、康县、东乡。

全草：微苦，凉。解毒消肿，利湿止痒。

狭苞斑种草 *Bothriospermum kusnezowii* Bunge

甘肃分布：榆中、靖远、会宁、天水、静宁、西峰、环县、合水、通渭、岷县、武都、文县、夏河。

四普标本采集地：甘州、华亭、正宁、合水、宁县、庆城、镇原、环县、安定、永靖、夏河。

全草：解毒消肿，利湿止痒。

多苞斑种草 *Bothriospermum secundum* Maxim.

甘肃分布：天水、清水、华亭、合水、岷县、武都、文县。

四普标本采集地：麦积、文县、永靖。

全草：苦，凉。祛风，利水，解疮毒。

柔弱斑种草 *Bothriospermum tenellum* (Hornem.) Fisch. et Mey.

甘肃分布：武都、文县、徽县。

四普标本采集地：文县。

全草：苦、涩，平。有小毒。止咳，止血。

倒提壶 *Cynoglossum amabile* Stapf et Drumm.

甘肃分布：永登、天水、岷县、武都、文县、宕昌、礼县、舟曲、夏河。

四普标本采集地：崇信、临洮、临夏、临潭、碌曲。

地上部分：苦，凉。清肺化痰，散瘀止血，清热利湿。

根：苦，平。清热，补虚，利湿。

大果琉璃草 *Cynoglossum divaricatum* Stephan ex Lehm.

甘肃分布：兰州、永登、榆中、白银、环县、合水、临洮、岷县、卓尼、夏河。

四普标本采集地：正宁、华池、镇原、迭部、夏河。

根：淡，寒。清热解毒。

果实：甘，平。收敛止泻。

琉璃草 *Cynoglossum furcatum* Wallich

甘肃分布：天水、岷县、武都、文县、康县、徽县、舟曲。

四普标本采集地：西固、麦积、甘谷、岷县、礼县、康县、文县、舟曲、卓尼。

根及叶：苦，凉。清热解毒，散瘀止血。

小花琉璃草 *Cynoglossum lanceolatum* Forsk.

甘肃分布：文县、康县、舟曲、迭部。

四普标本采集地：安定、武都、两当、西和、康县、迭部。

全草：苦，寒。清热解毒，利尿消肿，活血。

粗糠树 *Ehretia macrophylla* Wall.——*Ehretia dicksonii* Hance

甘肃分布：文县。

四普标本采集地：文县。

树皮：微苦、辛，凉。散瘀消肿。

蓝刺鹤虱 *Lappula consanguinea*（Fisch. et Mey.）Gurke

甘肃分布：兰州、会宁、武山、武威、民勤、天祝、肃南、山丹、平凉、酒泉、通渭、陇西、岷县、临潭、夏河。

四普标本采集地：金川。

果实：驱虫，消积。

鹤虱 *Lappula myosotis* V. Wolf

甘肃分布：兰州、榆中、会宁、天水、天祝、酒泉、迭部。

四普标本采集地：金川、永昌、平川、靖远、景泰、麦积、甘州、民乐、高台、肃北、阿克塞、正宁、华池、宁县、庆城、镇原、环县、通渭、西和、宕昌、永靖、和政、夏河。

果实：苦、辛，平。有小毒。驱虫。

卵盘鹤虱 *Lappula redowskii*（Hornem.）Greene

甘肃分布：兰州、永登、皋兰、榆中、靖远、会宁、天水、清水、武山、天祝、肃南、山丹、平凉、环县、定西、陇西、漳县、岷县、夏河。

四普标本采集地：永登、永昌、崇信。

果实：苦、辛，平。消积驱虫。

田紫草 *Lithospermum arvense* L.

甘肃分布：天水、武山、泾川、华亭、岷县、武都、文县。

四普标本采集地：麦积、西峰、康县、宕昌。

果实：甘、辛，温。温中行气，消肿止痛。

紫草 *Lithospermum erythrorhizon* Sieb. et Zucc.

甘肃分布：天水、秦安、平凉、岷县、武都、文县、舟曲。

四普标本采集地：麦积、临洮、东乡。

根：甘、苦，凉。清肺热、肾热，止血。

梓木草 *Lithospermum zollingeri* DC.

甘肃分布：天水、武山、武都、文县、康县、舟曲。

四普标本采集地：秦州、麦积、武都、两当、康县。

果实：甘、辛，温。温中健胃，消肿止痛。

狼紫草 *Lycopsis orientalis* L.

甘肃分布：兰州、榆中、永昌、会宁、景泰、天水、武山、武威、民勤、古浪、天祝、张掖、肃南、山丹、平凉、泾川、华亭、静宁、金塔、定西、通渭、陇西、武都、临潭。

四普标本采集地：永登、平川、会宁、靖远、景泰、麦积、古浪、甘州、山丹、肃南、泾川、灵台、崇信、华亭、庄浪、肃州、正宁、合水、宁县、环县、安定、通渭、礼县、康县、康乐、和政、临潭。

叶（野旱烟）：辛、苦，温。消肿解毒。

砂引草 *Messerschmidia sibirica* L.

甘肃分布：景泰、武威、民勤、张掖、民乐。

四普标本采集地：金川、景泰、山丹。

全草：清热解毒，排毒，敛疮。

微孔草 *Microula sikkimensis*（Clarke）Hemsl.

甘肃分布：兰州、榆中、天祝、肃南、岷县、临夏、甘南、临潭、卓尼、舟曲、夏河。

四普标本采集地：永登、平川、天祝、陇西、积石山、合作、卓尼、迭部、夏河、玛曲。

全草：清热解毒，活血。

短蕊车前紫草 *Sinojohnstonia moupinensis*（Franch.）W. T. Wang

甘肃分布：榆中、岷县、武都、文县、康县、舟曲。

四普标本采集地：麦积、渭源、康县、卓尼、临潭。

全草：清热凉血。外用于毒蛇咬伤。

车前紫草 *Sinojohnstonia plantaginea* Hu

甘肃分布：天水。

四普标本采集地：临潭。

带根全草：清热利湿，散瘀止血。

紫筒草 *Stenosolenium saxatile*（Pall.）Turcz.

甘肃分布：文县。

四普标本采集地：金川、环县。

全草：苦、辛，凉。清热凉血，止血，止咳。

聚合草 *Symphytum officinale* L.

甘肃分布：多地栽培。

四普标本采集地：嘉峪关、秦州、西和、和政。

根：用于赤痢，肠出血，止泻。

弯齿盾果草 *Thyrocarpus glochidiatus* Maxim.

甘肃分布：武都、文县。

四普标本采集地：渭源、康县。

全草：清热解毒，消肿。

盾果草 *Thyrocarpus sampsonii* Hance

甘肃分布：武都、文县。

四普标本采集地：武都。

全草：苦，凉。清热解毒，消肿。

附地菜 *Trigonotis peduncularis* (Trev.) Benth. ex Baker et Moore

甘肃分布：兰州、榆中、靖远、天水、清水、天祝、平凉、泾川、华亭、庆阳、西峰、合水、通渭、陇西、武都、文县、康县、临夏、卓尼、夏河。

四普标本采集地：西固、永登、靖远、麦积、秦安、山丹、肃南、崆峒、泾川、灵台、华亭、庄浪、静宁、正宁、华池、合水、宁县、庆城、环县、安定、通渭、武都、康县、文县、临夏、康乐、合作、卓尼、迭部、玛曲。

全草：辛、苦，平。行气止痛，解毒消肿。

马鞭草科 Verbenaceae

老鸦糊 *Callicarpa giraldii* Hesse ex Rehder

甘肃分布：武都、文县、康县、成县、徽县。

四普标本采集地：秦州、清水、武都、康县、文县。

叶：苦、涩，凉。收敛止血，清热解毒。

窄叶紫珠 *Callicarpa japonica* var. *angustata* Rehder

甘肃分布：天水、成县、文县、武都、康县。

四普标本采集地：麦积。

叶（止血草）：辛、微苦，凉。散瘀止血，祛风止痛。

莸 *Caryopteris divaricata* (Sieb. et Zucc.) Maxim.

甘肃分布：天水、平凉、武都、康县、宕昌、徽县、舟曲。

四普标本采集地：秦州、麦积、清水、敦煌、武都、礼县、康县、宕昌、积石山、合作、舟曲、迭部。

全草：微甘，凉。清暑解表，利湿解毒。

兰香草 *Caryopteris incana* (Thunb.) Miq.

甘肃分布：文县。

四普标本采集地：武山、渭源、卓尼。

全草或带根全草：辛，温。疏风解表，祛寒除湿，散瘀止痛。

蒙古莸 *Caryopteris mongholica* Bunge

甘肃分布：兰州、永登、榆中、白银、会宁、景泰、民勤、张掖、肃南、肃北、玉门、环县、永靖。

四普标本采集地：皋兰、金川、永昌、平川、会宁、靖远、景泰、凉州、民勤、天祝、甘州、山丹、高台、肃南、玉门、瓜州、肃北、岷县、宕昌、永靖。

嫩茎叶（蓝花茶）：辛、甘，温。理气消食，利水消肿。

光果莸 *Caryopteris tangutica* Maxim.

甘肃分布：兰州、永登、皋兰、天水、清水、天祝、渭源、漳县、岷县、武都、成县、文县、宕昌、康县、徽县、康乐、甘南、临潭、卓尼、舟曲、迭部。

四普标本采集地：七里河、榆中、永登、麦积、秦安、天祝、灵台、崇信、华亭、正宁、安定、通渭、临洮、武都、西和、文县、临夏、康乐、永靖、东乡、舟曲、卓尼、临潭、迭部、夏河。

根（小六月寒）：苦、微辛，平。活血，除湿。

三花莸 *Caryopteris terniflora* Maxim.

甘肃分布：天水、武都、康县、徽县、成县、文县、宕昌、临夏、舟曲、迭部。

四普标本采集地：麦积、武都、两当、康县、文县。

全草：辛、微苦，平。疏风解表，宣肺止咳。

臭牡丹 *Clerodendrum bungei* Steud.

甘肃分布：文县、康县、宕昌、徽县。

四普标本采集地：麦积、武都、徽县、康县、文县。

根：辛、苦，温。行气健脾，祛风除湿，解毒消肿，降血压。

地上部分：辛、苦，平。解毒消肿，祛风除湿，平肝潜阳。

海州常山 *Clerodendrum trichotomum* Thunb.

甘肃分布：天水、康县。

四普标本采集地：麦积、武都、西和、礼县、康县、文县。

果实：苦、微辛，平。祛风，止痛，平喘。

根：苦，寒。祛风，止痛，降血压。

嫩枝及叶：苦、甘，平。祛风除湿，平肝潜阳，止痛截疟。外用治疗痈疽疮疥。

花：苦、辛，平。祛风，降压，止痢。

马缨丹 *Lantana camara* L.

甘肃分布：陇南偶见（逸生），兰州有栽培。

四普标本采集地：安宁（栽培）。

茎叶（五色梅）：苦、微甘，凉。有毒。清热止血。

狐臭柴 *Premna puberula* Pamp.

甘肃分布：文县、康县。

四普标本采集地：武都、文县。

根或茎：辛、微甘，微温。祛风湿，壮肾阳。

叶：辛、微甘，平。清湿热，解毒，续筋接骨。

马鞭草 *Verbena officinalis* L.

甘肃分布：武都、文县、康县、徽县。

四普标本采集地：麦积、武都、成县、两当、徽县、康县、文县、宕昌、舟曲、迭部。

地上部分：苦，凉。活血散瘀，解毒，利水，退黄，截疟。

黄荆 *Vitex negundo* L.

甘肃分布：天水、武都、文县、徽县。

四普标本采集地：麦积。

果实：辛、苦，温。祛风解表，止咳平喘，理气止痛。

枝叶：辛、微苦，平。祛风解表，消肿止痛。

荆条 *Vitex negundo* var. *heterophylla*（Franch.）Rehder

甘肃分布：天水、泾川、岷县、武都、文县、徽县、舟曲。

四普标本采集地：秦州、麦积、清水、民勤、武都、徽县、文县、舟曲。

全株：苦，温。清热止咳，化湿截疟。

果实：祛风，祛痰，镇痛。

叶：解表，截疟，消暑。

唇形科 Lamiaceae——Labiatae

藿香 *Agastache rugosa*（Fisch. et Mey.）O. Ktze.

甘肃分布：天水、华亭、成县。全省大部分地区有栽培。

四普标本采集地：麦积、甘谷、灵台、崇信、华亭、临洮、武都、两当、徽县、西和、宕昌。

全草：辛，微温。祛暑解表，化湿和胃。

康定筋骨草短茎变种 *Ajuga campylanthoides* var. *subacaulis* C. Y. Wu et C. Chen

甘肃分布：武都、舟曲。

四普标本采集地：舟曲。

全草：清热解毒，止血。

筋骨草 *Ajuga ciliata* Bunge

甘肃分布：天水、平凉、华亭、合水、武都、文县、宕昌、康县。

四普标本采集地：麦积、华亭、合水、文县。

全草：苦，寒。清热解毒，凉血消肿。

金疮小草 *Ajuga decumbens* Thunb.

甘肃分布：合水、舟曲。

四普标本采集地：崆峒、崇信、华亭、庄浪、正宁、合水、宁县、武都、康县。

全草：苦、甘，寒。清热解毒，止咳祛痰，活络止痛，舒筋活血。

白苞筋骨草 *Ajuga lupulina* Maxim.

甘肃分布：榆中、岷县、玛曲、夏河、临潭。

四普标本采集地：渭源、合作、卓尼、临潭、迭部、夏河、碌曲、玛曲。

全草：苦、辛，寒。清热解毒，凉血消痈。

紫背金盘 *Ajuga nipponensis* Makino

甘肃分布：文县、康县。

四普标本采集地：成县、文县。

全草或根：苦、辛，寒。清热解毒，凉血散瘀，消肿止痛。

矮生紫背金盘 *Ajuga nipponensis* var. *pallescens* (Maxim.) C. Y. Wu et C. Chen

甘肃分布：文县、康县。

四普标本采集地：文县。

全草：苦，寒。清热平肝，解毒。

圆叶筋骨草 *Ajuga ovalifolia* Bur. et Franch.

甘肃分布：卓尼、舟曲。

四普标本采集地：榆中、舟曲、玛曲。

全草：清热解毒，消肿止痛。

水棘针 *Amethystea caerulea* L.

甘肃分布：永登、会宁、天水、肃南、平凉、华亭、西峰、华池、合水、镇原、临洮、武都、文县、徽县、临潭、舟曲、夏河。

四普标本采集地：麦积、武山、崆峒、泾川、灵台、崇信、庄浪、正宁、华池、合水、庆城、镇原、环县、武都、文县。

全草：辛，平。疏风解表，宣肺平喘。

风轮菜 *Clinopodium chinense* (Benth.) O. Ktze.

甘肃分布：文县、康县、舟曲。

四普标本采集地：七里河、麦积、清水、崇信、陇西、漳县、武都、宕昌。

全草：辛、苦，凉。疏风清热，解毒消肿，止血。

细风轮菜 *Clinopodium gracile* (Benth.) Matsum.

甘肃分布：文县。

四普标本采集地：文县。

全草：苦、辛，凉。祛风清热，行气活血，解毒消肿。

灯笼草 *Clinopodium polycephalum* (Vaniot) C. Y. Wu et Hsuan ex Hsu

甘肃分布：天水、平凉、岷县、临洮、文县、宕昌、礼县、武都、康县、徽县、舟曲、夏河。

四普标本采集地：华亭、安定、康县、临夏。

全草（断血流）：辛、苦，凉。清热解毒，凉血活血。

麻叶风轮菜 *Clinopodium urticifolium* (Hace) C. Y. Wu et Hsuan ex H. W. Li

甘肃分布：兰州、天水、清水、平凉、华亭、合水、岷县、武都、文县、康县、徽县、临夏、卓尼、舟曲、夏河。

四普标本采集地：七里河、麦积、秦安、张家川、泾川、灵台、华亭、庄浪、静宁、正宁、华池、合水、通渭、武都、临夏、永靖、东乡、舟曲、卓尼、迭部、夏河。

全草：苦，凉。疏风清热，解毒止痢，活血止血。

白花枝子花 *Dracocephalum heterophyllum* Benth.

甘肃分布：兰州、永登、皋兰、榆中、靖远、会宁、景泰、天水、清水、秦安、天祝、张掖、肃南、民乐、山丹、平凉、静宁、肃北、环县、宁县、定西、通渭、陇西、临洮、康乐、积石山、临潭、玛曲、夏河。

四普标本采集地：西固、榆中、永登、永昌、平川、会宁、靖远、景泰、麦积、凉州、古浪、天祝、山丹、高台、肃南、崆峒、庄浪、静宁、玉门、肃北、阿克塞、镇原、环县、安定、漳县、渭源、岷县、临洮、康乐、永靖、和政、东乡、积石山、合作、卓尼、临潭、夏河、碌曲。

全草（白花甜蜜蜜）：苦、辛，寒。清肝，散结，止咳。

香青兰 *Dracocephalum moldavica* L.

甘肃分布：皋兰、榆中、靖远、会宁、肃南、合水、镇原、陇西、临洮。

四普标本采集地：会宁、靖远、武山、泾川、灵台、正宁、华池、合水、宁县、庆城、镇原、环县、安定、通渭、陇西、漳县、永靖。

全草：辛、苦，凉。疏风清热，利咽止咳，凉肝止血。

青兰 *Dracocephalum ruyschiana* L.

甘肃分布：合水。

四普标本采集地：天祝。

全草：辛、苦，凉。疏风清热，凉血解毒。

甘青青兰 *Dracocephalum tanguticum* Maxim.

甘肃分布：兰州、榆中、永昌、天祝、肃南、渭源、岷县、卓尼、夏河。

四普标本采集地：榆中、永登、武山、凉州、肃南、安定、漳县、渭源、岷县、宕昌、临夏、康乐、永靖、东乡、合作、卓尼、临潭、迭部、夏河、碌曲。

带根全草（唐古特青兰）：辛、苦，寒。清热利湿，化痰止咳。

幼苗：辛、苦，凉。利水消肿。

香薷 *Elsholtzia ciliata* (Thunb.) Hyland.

甘肃分布：永登、榆中、天水、平凉、华池、合水、成县、文县、宕昌、康县、徽县、临夏、卓尼、舟曲。

四普标本采集地：榆中、红古、靖远、秦州、麦积、甘谷、张家川、天祝、崆峒、灵台、崇信、华亭、庄浪、通渭、漳县、临洮、武都、徽县、礼县、文县、宕昌、合作、卓尼、临潭、夏河。

全草：辛，微温。发汗解暑，化湿利尿。

野香草 *Elsholtzia cyprianii* (Pavolini) S. Chow ex P. S. Hsu

甘肃分布：文县、徽县。

四普标本采集地：华亭、文县。

叶或茎叶：辛，凉。清热解表，解毒截疟。

密花香薷 *Elsholtzia densa* Benth.

甘肃分布：兰州、永登、皋兰、榆中、永昌、会宁、景泰、清水、武威、天祝、肃南、山丹、酒泉、环县、定西、岷县、武都、文县、康县、徽县、临夏、甘南、合作、临潭、卓尼、舟曲、迭部、玛曲、夏河。

四普标本采集地：榆中、永登、永昌、平川、会宁、景泰、秦州、麦积、张家川、凉州、古浪、天祝、山丹、民乐、高台、肃南、崆峒、华亭、庄浪、华池、环县、安定、通渭、陇西、漳县、渭源、岷县、临洮、武都、礼县、康县、宕昌、永靖、东乡、合作、卓尼、迭部、夏河、碌曲、玛曲。

全草：辛，微温。发汗解暑，利水消肿。外用于脓疮及皮肤病。

密花香薷矮株变种 *Elsholtzia densa* var. *calycocarpa* (Diels) C. Y. Wu et S. C. Huang

甘肃分布：会宁、景泰、东乡、广河、夏河。

四普标本采集地：城关、民乐、通渭、漳县。

全草（萼果香薷）：辛，微温。发汗，解暑，利湿，行水。

密花香薷细穗变种 *Elsholtzia densa* var. *ianthina* (Maxim. ex Kanitz) C. Y. Wu. et S. C. Huang

甘肃分布：永登、平凉、徽县、合作。

四普标本采集地：陇西、临洮。

全草：祛风发汗。

高原香薷 *Elsholtzia feddei* Lévl.

甘肃分布：榆中、张掖、甘南、合作。

四普标本采集地：安定、玛曲。

全草：发汗解表，祛暑化湿。

鸡骨柴 *Elsholtzia fruticosa* (D. Don) Rehd.

甘肃分布：天水、武都、文县、康县、舟曲、迭部。

四普标本采集地：武都、礼县、康县、文县、宕昌、舟曲、迭部。

根：苦、辛，温。祛风湿，通络止痛。

叶：辛、苦，温。杀虫，止痒。

穗状香薷 *Elsholtzia stachyodes* (Link) C. Y. Wu

甘肃分布：文县。

四普标本采集地：武都、康县。

全草：清热解毒，发汗解暑，利水。

木香薷 *Elsholtzia stauntonii* Benth.

甘肃分布：兰州、平凉、文县、舟曲。

四普标本采集地：麦积。

全草：辛、苦，温。理气，止痛，开胃。

鼬瓣花 *Galeopsis bifida* Boenn.

甘肃分布：兰州、永登、榆中、天水、正宁、临洮、岷县、武都、文县、宕昌、临潭、卓尼、舟曲、夏河。

四普标本采集地：七里河、永登、凉州、天祝、华亭、庄浪、武都、康乐、和政、舟曲、迭部、夏河、碌曲、玛曲。

全草：甘、微苦，微寒。清热解毒，明目退翳。

根：甘、微辛，微温。补虚，止咳，调经。

白透骨消 *Glechoma biondiana* (Diels) C. Y. Wu et C. Chen

甘肃分布：平凉、武都、文县、康县。

四普标本采集地：崆峒、庄浪、武都、康县、文县、舟曲。

全草：辛，温。祛风活血，利湿解毒。

活血丹 *Glechoma longituba* (Nakai) Kupr.

甘肃分布：四普新分布。

四普标本采集地：麦积、甘谷、武山、张家川、崇信、华亭、庄浪、成县、两当、徽县、礼县。

全草：苦、辛，凉。利湿通淋，清热解毒，散瘀消肿。

异野芝麻 *Heterolamium debile* (Hemsl.) C. Y. Wu

甘肃分布：文县。

四普标本采集地：武都、文县。

全草：辛、苦，凉。理气和胃，清热解毒。

动蕊花 *Kinostemon ornatum* (Hemsl.) Kudo

甘肃分布：文县。

四普标本采集地：文县。

全草（红荆芥）：辛、苦，凉。发表清热，解毒利湿，散瘀消肿。

夏至草 *Lagopsis supina* (Steph. ex Willd.) Ikonn. –Gal. ex Knorr.

甘肃分布：兰州、永登、皋兰、榆中、靖远、会宁、天水、清水、武山、武威、天祝、肃南、山丹、西峰、环县、定西、岷县、武都、文县、卓尼、夏河。

四普标本采集地：安宁、永登、永昌、白银区、靖远、景泰、麦积、凉州、古浪、天祝、甘州、崆峒、灵台、崇信、庄浪、西峰、正宁、合水、宁县、庆城、环县、安定、陇西、渭源、临洮、武都、康县、临夏、康乐、永靖、卓尼、迭部。

全草：辛、微苦，寒。养血活血，清热利湿。

独一味 *Lamiophlomis rotata* (Benth.) Kudo

甘肃分布：玛曲。

四普标本采集地：碌曲、玛曲。

根及根茎或全草：甘、苦，平。活血化瘀，消肿止痛。

宝盖草 *Lamium amplexicaule* L.

甘肃分布：兰州、永登、榆中、景泰、天水、清水、武山、天祝、平凉、静宁、漳县、岷县、武都、文县、康县、临夏、甘南、临潭、卓尼、玛曲、夏河。

四普标本采集地：西固、永登、景泰、秦州、清水、古浪、天祝、崆峒、华亭、庄浪、安定、通渭、漳县、渭源、岷县、武都、和政、东乡、卓尼、临潭、夏河、碌曲。

全草：辛、苦，微温。活血通络，解毒消肿。

野芝麻 *Lamium barbatum* Sieb. et Zucc.

甘肃分布：天水、平凉、武都、文县。

四普标本采集地：麦积、清水、崆峒、华亭、庄浪、两当、文县、临夏、卓尼。

全草：辛、甘，平。凉血止血，活血止痛，利水消肿。

花：甘、辛，平。活血调经，凉血清热。

根：微苦，平。清肝利湿，活血消肿。

宽叶薰衣草 *Lavandula latifolia* Vill.

甘肃分布：省内有栽培。

四普标本采集地：瓜州(栽培)。

全草(薰衣草)：辛，凉。清热解毒，散风止痒。

益母草 *Leonurus japonicus* Houtt.

甘肃分布：兰州、永登、天水、平凉、华亭、合水、漳县、文县、康县、徽县、临夏、康乐、临潭、舟曲、迭部、夏河。

四普标本采集地：榆中、皋兰、嘉峪关、景泰、清水、甘谷、武山、张家川、天祝、甘州、山丹、临泽、崆峒、泾川、灵台、崇信、华亭、庄浪、静宁、正宁、华池、合水、宁县、庆城、镇原、环县、陇西、渭源、岷县、临洮、武都、成县、两当、徽县、西和、礼县、康县、文县、宕昌、临夏、康乐、和政、积石山、舟曲、卓尼、临潭、迭部、夏河。

新鲜或干燥地上部分(益母草)：苦、辛，微寒。活血调经，利尿消肿。

成熟果实(茺蔚子)：辛、苦，寒。活血调经，清肝明目。

花：甘、微苦，凉。养血，活血，利水。

錾菜 *Leonurus pseudomacranthus* Kitag

甘肃分布：天水、平凉、华亭、合水、宕昌、徽县、临潭、成县。

四普标本采集地：秦安、天祝、东乡。

全草：辛，平。活血调经，解毒消肿。

细叶益母草 *Leonurus sibiricus* L.

甘肃分布：兰州、永登、皋兰、永昌、会宁、天水、平凉、环县、合水、文县、徽县。

四普标本采集地：永登、平川、会宁、靖远、秦州、张家川、甘州、崆峒、华亭、庄浪、静宁、安定、通渭、永靖。

新鲜或干燥地上部分(益母草)：苦、辛，微寒。活血调经，利尿消肿。

斜萼草 *Loxocalyx urticifolius* Hemsl.

甘肃分布：天水、康县。

四普标本采集地：麦积。

全草：用于风湿疼痛，痢疾，亦可杀虫。

地笋 *Lycopus lucidus* Turcz.

甘肃分布：合水、康县。

四普标本采集地：榆中、康县。

地上部分(泽兰)：苦、辛，微温。活血调经，祛瘀消痈，利水消肿。

地笋硬毛变种 *Lycopus lucidus* var. *hirtus* Regel

甘肃分布：徽县、文县。

四普标本采集地：红古。

地上部分(泽兰)：苦、辛，微温。活血调经，祛瘀消痈，利水消肿。

根：甘、辛，温。益气，活血，消肿。

蜜蜂花 *Melissa axillaris* (Benth.) Bakh. f.

甘肃分布：文县。

四普标本采集地：武都。

全草(鼻血草)：苦、涩，平。凉血止血，清热解毒。

薄荷 *Mentha haplocalyx* Briq.

甘肃分布：兰州、永登、榆中、天水、民勤、张掖、平凉、华亭、合水、岷县、武都、成县、文县、康县、徽县、临夏、康乐、卓尼、舟曲。野生或栽培。

四普标本采集地：七里河、榆中、永登、嘉峪关、景泰、秦州、麦积、清水、秦安、甘谷、张家川、凉州、天祝、甘州、山丹、临泽、高台、肃南、崆峒、泾川、灵台、崇信、华亭、庄浪、敦煌、金塔、肃北、华池、合水、宁县、镇原、通渭、陇西、漳县、渭源、岷县、临洮、武都、成县、两当、徽县、西和、礼县、临夏、康乐、永靖、积石山、合作、卓尼、临潭、迭部、碌曲。

地上部分：辛，凉。宣散风热，清头目，透疹。

石荠苧 *Mosla scabra* (Thunb.) C. Y. Wu et H. W. Li

甘肃分布：文县、徽县。

四普标本采集地：康县、文县。

全草：辛、苦，凉。疏风解表，清暑除温，解毒止痒。

荆芥 *Nepeta cataria* L.

甘肃分布：天水、华亭、武都、文县、康

县、舟曲。

四普标本采集地：麦积、临泽、华亭、陇西、西和、文县、舟曲、迭部。

全草：辛，凉。疏风清热，活血止血。

蓝花荆芥 *Nepeta coerulescens* Maxim.

甘肃分布：武威。模式标本采自甘肃西部黄河上游。

四普标本采集地：天祝、合作。

全草：散瘀消肿，止血止痛。

心叶荆芥 *Nepeta fordii* Hemsl.

甘肃分布：文县。

四普标本采集地：文县。

全草：发表散寒，祛风解毒。

穗花荆芥 *Nepeta laevigata*（D. Don）Hand.-Mazz.

甘肃分布：永登。

四普标本采集地：宕昌。

地上部分：解表。

康藏荆芥 *Nepeta prattii* Lévl.

甘肃分布：兰州、皋兰、榆中、会宁、景泰、天祝、陇西、临洮、漳县、岷县、宕昌、临夏、甘南、合作、临潭、卓尼、舟曲、迭部、玛曲、夏河。

四普标本采集地：七里河、榆中、永登、平川、靖远、景泰、武山、张家川、古浪、崆峒、华亭、庄浪、安定、通渭、渭源、临洮、武都、宕昌、临夏、康乐、永靖、和政、东乡、积石山、舟曲、卓尼、临潭、迭部、夏河、碌曲、玛曲。

全草：辛，凉。疏风，解表，利湿，止血，止痛。

大花荆芥 *Nepeta sibirica* L.

甘肃分布：榆中、天祝、夏河。

四普标本采集地：陇西。

全草：散瘀消肿，止血止痛。

罗勒 *Ocimum basilicum* L.

甘肃分布：兰州。省内有栽培。

四普标本采集地：西峰。

全草：辛、甘，温。疏风解表，化湿和中，

行气活血，解毒消肿。

牛至 *Origanum vulgare* L.

甘肃分布：天水、武都、文县、宕昌、康县、徽县、舟曲。

四普标本采集地：麦积、武都、成县、礼县、康县、文县、宕昌、舟曲、迭部。

全草：辛、微苦，凉。解表，理气，清暑，利湿。

脓疮草 *Panzerina lanata* var. *alaschanica*（Kuprianova）H. W. Li

甘肃分布：古浪。

四普标本采集地：景泰。

全草：辛、微苦，平。调经活血，清热利水。

紫苏 *Perilla frutescens*（L.）Britt.

甘肃分布：天水、张掖、平凉、庆阳、环县、文县、康县、徽县。全省各地有栽培。

四普标本采集地：秦州、麦积、崆峒、华亭、庄浪、静宁、庆城、镇原、徽县、西和、康县、文县。

叶（苏叶）：辛，温。解表散寒，行气和胃。

果实（苏子）：辛，温。降气化痰，止咳平喘，润肠通便。

茎（苏梗）：辛，温。理气宽中，止痛，安胎。

野生紫苏 *Perilla frutescens* var. *acuta*（Thunb.）Kudo

甘肃分布：天水、文县、康县。

四普标本采集地：甘谷、文县。

叶（紫苏叶）：辛，温。散寒解表，宣肺化痰，行气和中，安胎，解鱼蟹毒。

尖齿糙苏 *Phlomis dentosa* Franch.

甘肃分布：兰州、永登、榆中、靖远、景泰、肃南、渭源、武都、临夏、夏河。

四普标本采集地：永登、金川、平川、会宁、靖远、景泰、凉州、古浪、甘州、静宁、安定、岷县、和政、合作。

全草：清热解毒。

大花糙苏 *Phlomis megalantha* Diels

甘肃分布：天水。

四普标本采集地：舟曲。

全草：苦、微辛，凉。祛风，清热，解毒，消痈肿。

串铃草 *Phlomis mongolica* Turcz.

甘肃分布：兰州、永登、榆中、会宁、天水、武山、天祝、肃南、山丹、平凉、泾川、庄浪、西峰、环县、通渭、陇西、夏河。

四普标本采集地：榆中、皋兰、永登、永昌、平川、景泰、天祝、泾川、崇信、静宁、庆城、环县、安定、渭源、西和、卓尼、夏河。

根或全草：甘、苦，温。祛风除湿，活血止痛。

糙苏 *Phlomis umbrosa* Turcz.

甘肃分布：兰州、皋兰、榆中、会宁、天水、清水、武山、平凉、华亭、合水、渭源、岷县、武都、成县、文县、宕昌、康县、临夏、临潭、舟曲、夏河。

四普标本采集地：七里河、榆中、秦州、麦积、秦安、武山、崆峒、崇信、华亭、庄浪、正宁、华池、合水、宁县、安定、通渭、陇西、漳县、渭源、岷县、临洮、武都、成县、两当、徽县、西和、礼县、康县、宕昌、临夏、永靖、和政、东乡、舟曲、卓尼、迭部。

根及全草：辛，平。祛风化痰，利湿除痹，祛痰，解毒消肿。

夏枯草 *Prunella vulgaris* L.

甘肃分布：天水、清水、崇信、华亭、武都、文县、康县、徽县、舟曲、迭部。

四普标本采集地：麦积、清水、甘谷、武山、张家川、灵台、崇信、华亭、漳县、岷县、临洮、武都、成县、两当、徽县、西和、礼县、康县、文县、宕昌、舟曲。

果穗：辛、苦，寒。清火，明目，散结，消肿。

香茶菜 *Rabdosia amethystoides*（Benth.）Hara

甘肃分布：天水。

四普标本采集地：秦州、宕昌。

地上部分：辛、苦，凉。清热利湿，活血散瘀，解毒消肿。

根：甘、苦，凉。清热解毒，祛瘀止痛。

鄂西香茶菜 *Rabdosia henryi*（Hemsl.）Hara

甘肃分布：华亭、文县、康县、舟曲。

四普标本采集地：秦安、康县、文县、舟曲、卓尼。

根：健脾利湿，降逆。

全草：清热解毒，发汗止咳，散瘀消肿。

毛叶香茶菜 *Rabdosia japonicus*（Burm. f.）Hara

甘肃分布：文县、宕昌、徽县、舟曲。

四普标本采集地：武都、康乐。

叶(四棱秆)：苦，凉。清热解毒，活血消肿。

蓝萼香茶菜 *Rabdosia japonica* var. *glaucocalyx*（Maxim.）Hara

甘肃分布：天水、平凉。

四普标本采集地：麦积、武山。

全草：苦、甘，凉。清热解毒，活血化瘀。

小叶香茶菜 *Rabdosia parvifolia*（Batal.）Hara

甘肃分布：武都、文县、宕昌、舟曲、迭部。

四普标本采集地：麦积、文县、舟曲、迭部。

花序、叶(藏药：兴替纳博)：治沙眼，云翳，角膜炎。

碎米桠 *Rabdosia rubescens*（Hemsl.）Hara

甘肃分布：武都、文县、宕昌、舟曲、迭部。

四普标本采集地：武都、文县、舟曲、迭部。

全草(冬凌草)：苦、甘，微寒。清热解毒，活血止痛。

溪黄草 *Rabdosia serra*（Maxim.）Hara

甘肃分布：成县、徽县、舟曲。

四普标本采集地：崆峒、庄浪。

全草：苦，寒。清热解毒，利湿退黄，散瘀消肿。

钩子木 *Rostrinucula dependens*（Rehd.）Kudo

甘肃分布：成县、文县。

四普标本采集地：秦州、清水、文县。

根：清热，解毒，散寒发表。

根皮：用于治筋骨痛。

鼠尾草 *Salvia japonica* Thunb.

甘肃分布：文县。

四普标本采集地：徽县、西和。

全草：苦、辛，平。清热利湿，活血调经，解毒消肿。

鄂西鼠尾草 *Salvia maximowicziana* Hemsl.

甘肃分布：文县、宕昌、康县、舟曲。

四普标本采集地：两当。

叶：清热解毒，散瘀消肿。外用于疮毒。

丹参 *Salvia miltiorrhiza* Bunge

甘肃分布：文县。全省多地栽培。

四普标本采集地：七里河、甘谷、灵台、西峰、陇西、康乐（栽培）。

根和根茎：苦，微寒。活血祛瘀，通经止痛，清心除烦，凉血消痈。

丹参单叶变种 *Salvia miltiorrhiza* var. *charbonnelii* （Lévl.）C. Y. Wu

甘肃分布：省内有栽培。

四普标本采集地：两当（栽培）。

根（单叶丹参）：活血调经。

荔枝草 *Salvia plebeia* R. Br.

甘肃分布：天水、泾川、武都、文县。

四普标本采集地：两当。

全草：苦、辛，凉。清热解毒，凉血散瘀，利水消肿。

长冠鼠尾草 *Salvia plectranthoides* Griff.

甘肃分布：武都、文县、康县、舟曲。

四普标本采集地：武都、康县、文县。

根：淡，温。补虚，调经，祛风止咳。

甘西鼠尾草 *Salvia przewalskii* Maxim.

甘肃分布：永登、皋兰、定西、临洮、岷县、武都、文县、徽县、临潭、迭部、夏河。

四普标本采集地：七里河、榆中、永登、秦安、武山、古浪、庄浪、肃州、敦煌、安定、通渭、陇西、漳县、渭源、岷县、临洮、武都、宕昌、临夏、康乐、永靖、东乡、积石山、卓尼、临潭、迭部、夏河、碌曲。

根（甘肃丹参）：苦，微寒。活血祛瘀，调经止血，养血安神，凉血消痈。

甘西鼠尾草褐毛变种 *Salvia przewalskii* var. *mandarinorum* （Diels）Stib.

甘肃分布：兰州、平凉。

四普标本采集地：陇西。

根、根茎（褐毛丹参）：祛瘀止痛。

粘毛鼠尾草 *Salvia roborowskii* Maxim.

甘肃分布：兰州、榆中、景泰、肃南、民乐、山丹、漳县、岷县、文县、卓尼、舟曲、夏河。

四普标本采集地：七里河、平川、景泰、凉州、古浪、天祝、山丹、肃南、通渭、岷县、宕昌、康乐、积石山、合作、卓尼、夏河、碌曲、玛曲。

全草：微苦、微甘，凉。清肝，明目，止痛。

果实：甘、微苦，平。滋肾补肝，明目。

拟丹参 *Salvia sinica* Migo

甘肃分布：文县。

四普标本采集地：文县。

根：祛瘀止痛，活血调经，清心除烦。

黄鼠狼花 *Salvia tricuspis* Franch.

甘肃分布：天水、平凉、临洮。

四普标本采集地：崇信、渭源、武都、康乐、迭部、夏河。

根：祛瘀止痛，活血调经。

荫生鼠尾草 *Salvia umbratica* Hance

甘肃分布：榆中、合水、陇南、康县、卓尼、舟曲。

四普标本采集地：麦积、武山、永靖。

全草：凉血，止血，活血。

种子：调经活血。

小裂叶荆芥 *Schizonepeta annua* （Pall.） Schischk.

甘肃分布：四普新分布。

四普标本采集地：玉门。

茎叶和花穗：辛、微苦，微温。解表散风，透疹，止血。

多裂叶荆芥 *Schizonepeta multifida*（L.）Briq.

甘肃分布：靖远、会宁、夏河。

四普标本采集地：靖远。

茎叶和花穗（荆芥）：辛、微苦，微湿。祛风，解表，透疹，止血。

根：苦，凉。止血，止痛。

裂叶荆芥 *Schizonepeta tenuifolia*（Benth.）Briq.

甘肃分布：甘肃有分布。

四普标本采集地：平川、靖远、永靖。

茎叶和花穗（荆芥）：辛、微苦，微湿。祛风，解表，透疹，止血。

根：苦，凉。止血，止痛。

黄芩 *Scutellaria baicalensis* Georgi

甘肃分布：榆中、武山、平凉、泾川、华亭、静宁、合水、迭部、玛曲。陇西等地为主产区之一，十大陇药之一。

四普标本采集地：西固、永登、平川、靖远、秦州、麦积、清水、秦安、甘谷、武山、民勤、甘州、山丹、灵台、崇信、华亭、静宁、肃州、阿克塞、正宁、合水、宁县、镇原、环县、通渭、陇西、漳县、渭源、岷县、临洮、武都、两当、徽县、西和、宕昌、康乐、舟曲、卓尼、碌曲。

根：苦，寒。清热燥湿，泻火解毒，止血，安胎。

连翘叶黄芩 *Scutellaria hypericifolia* Lévl.

甘肃分布：四普新分布。

四普标本采集地：迭部、夏河、碌曲、玛曲。

根：苦，寒。清热止咳，利湿解毒。

韩信草 *Scutellaria indica* L.

甘肃分布：武都。

四普标本采集地：武都。

全草：辛、苦，寒。清热解毒，活血止痛，止血消肿。

甘肃黄芩 *Scutellaria rehderiana* Diels

甘肃分布：兰州、皋兰、榆中、清水、武山、陇西、岷县、武都、宕昌、礼县、临夏、和政、东乡、舟曲、迭部。

四普标本采集地：榆中、永登、崆峒、华亭、庄浪、静宁、漳县、渭源、临洮、宕昌、永靖、和政、积石山、舟曲、卓尼、临潭、迭部、碌曲。

根：苦，寒。清热燥湿，泻火解毒，止血，安胎。

并头黄芩 *Scutellaria scordifolia* Fisch. ex Schrenk

甘肃分布：榆中、天祝、山丹、合水、武都、玛曲。

四普标本采集地：榆中、平川、景泰、古浪、山丹、肃南、泾川、灵台、崇信、华亭、敦煌、正宁、华池、合水、宁县、庆城、镇原、通渭、康乐、永靖、东乡、迭部。

全草：微苦，凉。清热利湿，解毒消肿。

甘露子 *Stachys sieboldii* Miq.

甘肃分布：武威、山丹、临夏。野生或栽培。

四普标本采集地：西固、榆中、永登、嘉峪关、平川、景泰、秦州、麦积、秦安、古浪、天祝、崆峒、泾川、崇信、华亭、庄浪、静宁、庆城、镇原、安定、通渭、渭源、岷县、临洮、西和、康县、宕昌、临夏、康乐、永靖、和政、舟曲、卓尼、临潭、迭部、夏河、碌曲。

全草或块茎：甘，平。祛风清热，活血散瘀，利湿。

血见愁 *Teucrium viscidum* Bl.

甘肃分布：文县。

四普标本采集地：舟曲。

全草：辛、苦，凉。凉血止血，解毒消肿。

光萼血见愁 *Teucrium viscidum* var. *leiocalyx* C. Y. Wu et S. Chow

甘肃分布：天水。

四普标本采集地：麦积。

全草：用于感冒。

微毛血见愁 *Teucrium viscidum* var. *nepetoides*（Lévl.）C. Y. Wu et S. Chow

　　甘肃分布：文县、康县、舟曲。

　　四普标本采集地：武都、康县、文县。

　　全草：用于胃气痛，吐泻，吐血，感冒。

百里香 *Thymus mongolicus* Ronn.

　　甘肃分布：兰州、榆中、靖远、会宁、天水、秦安、武山、平凉、泾川、庄浪、庆阳、合水、镇原、通渭、陇西、临洮、漳县、临夏、合作、临潭、卓尼、舟曲、夏河。

　　四普标本采集地：七里河、榆中、平川、会宁、靖远、秦州、麦积、秦安、张家川、崆峒、泾川、灵台、崇信、华亭、庄浪、静宁、镇原、环县、安定、通渭、渭源、临洮、康乐、永靖、和政、东乡、积石山、合作、卓尼、夏河。

　　全草（地椒）：辛，平。有小毒。祛风止咳，健脾行气，利湿通淋。

地椒 *Thymus quinquecostatus* Celak.

　　甘肃分布：正宁。

　　四普标本采集地：岷县、临洮、宕昌、临夏、临潭。

　　地上部分：辛，温。有小毒。祛风解表，行气止痛。

展毛地椒 *Thymus quinquecostatus* var. *przewalskii*（Kom.）Ronn.

　　甘肃分布：榆中、会宁、天水、合水、定西、临夏。

　　四普标本采集地：正宁。

　　地上部分：辛，温。有小毒。祛风解表，行气止痛。

茄科 Solanaceae

山莨菪 *Anisodus tanguticus*（Maxim.）Pascher

　　甘肃分布：岷县、临潭、碌曲、夏河。

　　四普标本采集地：永登、天祝、岷县、宕昌、临潭、夏河、碌曲、玛曲。

　　根（藏茄）：苦、辛，温。有大毒。镇痛解痉，活血祛瘀，止血生肌。

黄花山莨菪 *Anisodus tanguticus* var. *viridulus* C. Y. Wu et C. Chen

　　甘肃分布：祁连山。

　　四普标本采集地：肃南。

　　根（山莨菪）：解痉止痛。

辣椒 *Capsicum annuum* L.

　　甘肃分布：全省各地普遍栽培。

　　四普标本采集地：秦安、张家川。

　　果实：辛，热。温中散寒，下气消食。

　　根：辛、甘，热。散寒除湿，活血消肿。

　　叶：苦，温。消肿活络，杀虫止痒。

　　茎：辛、甘，热。散寒除湿，活血化瘀。

朝天椒 *Capsicum annuum* var. *conoides*（Mill.）Irish

　　甘肃分布：全省各地普遍栽培。

　　四普标本采集地：永登、榆中。

　　果实：辛，热。温中散寒，下气消食。

　　根：辛、甘，热。散寒除湿，活血消肿。

　　叶：苦，温。消肿活络，杀虫止痒。

　　茎：辛、甘，热。散寒除湿，活血化瘀。

曼陀罗 *Datura stramonium* L.

　　甘肃分布：兰州、皋兰、天水、清水、武威、酒泉、环县、合水、武都、文县、迭部、夏河。

　　四普标本采集地：七里河、永登、嘉峪关、金川、永昌、白银区、会宁、靖远、景泰、秦州、麦积、清水、秦安、甘谷、武山、凉州、古浪、民勤、天祝、甘州、山丹、临泽、肃南、崆峒、泾川、灵台、崇信、华亭、庄浪、静宁、瓜州、敦煌、正宁、华池、宁县、庆城、镇原、环县、通渭、陇西、漳县、岷县、临洮、武都、西和、礼县、康县、宕昌、永靖、东乡、舟曲、临潭、迭部。

　　花：辛，温。有毒。平喘止咳，镇静，解痉。

小天仙子 *Hyoscyamus bohemicus* F. W. Schmidt

　　甘肃分布：兰州、榆中、会宁、天水、武山、武威、民勤、平凉、泾川、崇信、合水、渭源、漳县、岷县、积石山、甘南、临潭、卓尼、迭部、夏河。

四普标本采集地：肃南。

种子：苦、辛，温。有毒。解痉止痛，安神定喘。

天仙子 *Hyoscyamus niger* L.

甘肃分布：兰州、永登、榆中、靖远、会宁、天水、清水、武山、武威、民勤、天祝、平凉、泾川、崇信、酒泉、庆阳、环县、合水、陇西、渭源、漳县、岷县、武都、文县、甘南、临潭、卓尼、舟曲、迭部、夏河。

四普标本采集地：榆中、皋兰、永登、金川、平川、会宁、靖远、景泰、清水、武山、张家川、凉州、古浪、甘州、山丹、民乐、高台、崆峒、灵台、崇信、华亭、庄浪、静宁、瓜州、肃北、正宁、华池、合水、宁县、环县、安定、通渭、陇西、漳县、渭源、岷县、临洮、西和、宕昌、临夏、康乐、永靖、和政、积石山、卓尼、临潭、夏河、玛曲。

种子（天仙子）：苦、辛，温。有毒。解痉止痛，安神定喘。

叶：苦，寒。有毒。镇痛，解痉。

根：苦、辛，寒。有毒。截疟，功癣，杀虫。

单花红丝线 *Lycianthes lysimachioides* (Wall.) Bitter

甘肃分布：文县。

四普标本采集地：武都、文县。

全草：辛，温。有小毒。解毒消肿。

宁夏枸杞 *Lycium barbarum* L.

甘肃分布：兰州、永登、皋兰、榆中、白银、会宁、景泰、武威、民勤、天祝、民乐、泾川、静宁、酒泉、西峰、合水、镇原、定西、岷县、宕昌、迭部。十大陇药之一。

四普标本采集地：永登、永昌、平川、靖远、景泰、张家川、古浪、民乐、肃南、崆峒、静宁、肃州、瓜州、环县、安定、通渭、渭源、临洮、积石山。

果实（枸杞子）：甘，平。滋补肝肾，益精明目。

根皮（地骨皮）：甘，寒。凉血除蒸，清肺降火。

嫩茎叶（枸杞叶）：苦、甘，凉。补虚益精，清热明目。

黄果枸杞 *Lycium barbarum* var. *auranticarpum* K. F. Ching

甘肃分布：省内有栽培。

四普标本采集地：永登、敦煌（栽培）。

果实：甘，平。滋补肝肾，益精明目。

根皮：甘，寒。凉血除蒸，润肺降火。

叶：苦、甘，凉。补虚益精，清热，止渴，祛风明目。

枸杞 *Lycium chinense* Mill.

甘肃分布：兰州、永登、皋兰、榆中、靖远、会宁、天水、民勤、平凉、泾川、华亭、静宁、庆阳、环县、合水、镇原、定西、通渭、岷县、文县、康县、徽县、东乡、临潭。

四普标本采集地：安宁、榆中、永登、平川、会宁、景泰、麦积、秦安、甘谷、武山、张家川、民勤、临泽、崆峒、泾川、崇信、华亭、庄浪、金塔、正宁、华池、合水、宁县、庆城、镇原、环县、通渭、陇西、漳县、岷县、临洮、武都、徽县、礼县、康县、文县、宕昌、永靖、和政、临潭、迭部。

果实（枸杞子）：甘，平。滋补肝肾，益精明目。

根皮（地骨皮）：甘，寒。凉血除蒸，清肺降火。

嫩茎叶（枸杞叶）：苦、甘，凉。补虚益精，清热明目。

北方枸杞 *Lycium chinenes* var. *potaninii* (Pojark) A. M. Lu

甘肃分布：永登、民勤。

四普标本采集地：会宁、肃南、阿克塞、安定、陇西。

果实：甘，平。滋补肝肾，益精明目。

根皮：甘，寒。凉血除蒸，润肺降火。

叶：苦、甘，凉。补虚益精，清热，止渴，祛风明目。

新疆枸杞 *Lycium dasystemum* Pojark.

甘肃分布：民勤、肃南、金塔。

四普标本采集地：金川。

果实：甘，平。滋补肝肾，益精明目。

根皮：甘，寒。凉血除蒸，润肺降火。

叶：苦、甘，凉。补虚益精，清热，止渴，祛风明目。

黑果枸杞 *Lycium ruthenicum* Murr.

保护等级：《国家重点保护野生植物名录》二级。

甘肃分布：兰州、皋兰、永昌、靖远、武威、民勤、张掖、肃南、民乐、酒泉、金塔、阿克塞、敦煌、西峰、文县、东乡、临潭。

四普标本采集地：金川、永昌、景泰、古浪、民勤、甘州、山丹、临泽、高台、肃南、肃州、玉门、敦煌、瓜州、阿克塞。

果实：甘，平。滋补肝肾，益精明目。

截萼枸杞 *Lycium truncatum* Y. C. Wang

甘肃分布：皋兰、金塔。

四普标本采集地：玉门、临夏。

果实：甘，平。滋补肝肾，益精明目。

番茄 *Lycopersicon esculentum* Miller

甘肃分布：省内普遍栽培。

四普标本采集地：永靖。

果实：酸、甘，微寒。凉血平肝，健胃生津。

假酸浆 *Nicandra physalodes*（L.）Gaertn.

甘肃分布：中国多地作药用或观赏栽培，甘肃等地逸为野生。

四普标本采集地：七里河、永登、靖远、西和。

全草：甘、淡、微苦，平。有毒。镇静，祛痰，清热，解毒，止咳。

种子：微甘，平。清热退火，利尿。

果实：酸、涩，平。有小毒。祛风，消炎。

花：辛、微甘，平。祛风，消炎。

黄花烟草 *Nicotiana rustica* L.

甘肃分布：会宁、景泰、平凉、文县、迭部。

四普标本采集地：榆中。

叶：辛，温。有毒。行气止疼，燥湿消肿，解毒杀虫。

烟草 *Nicotiana tabacum* L.

甘肃分布：省内多地栽培。

四普标本采集地：合水。

叶：辛，温。有毒。行气止疼，燥湿消肿，解毒杀虫。

酸浆 *Physalis alkekengi* L.

甘肃分布：天水、合水、康县。

四普标本采集地：秦州、清水、灵台、庄浪、两当、永靖。

根：苦，寒。清热，利湿。

全草：酸、苦，寒。清热毒，利咽喉，通二便。

挂金灯 *Physalis alkekengi* var. *francheti*（Mast.）Makino

甘肃分布：文县、舟曲。

四普标本采集地：麦积、武都、西和、康县、文县。

根（酸浆根）：苦，寒。清热，利湿。

全草：酸、苦，寒。清热毒，利咽喉，通二便。

马尿泡 *Przewalskia tangutica* Maxim.

甘肃分布：玛曲。

四普标本采集地：肃南。

种子及根：苦、辛，寒。有毒。解痉止痛，消肿。

红果龙葵 *Solanum alatum* Moench

甘肃分布：榆中、武威、民勤、张掖、华池、永靖。

四普标本采集地：白银区。

地上部分：有小毒。清热解毒，消肿散结，消炎利尿。

野海茄 *Solanum japonense* Nakai.

甘肃分布：兰州、永登、武威、民勤、文县。

四普标本采集地：安宁。

全草（毛风藤）：辛、苦，平。祛风湿，活血调经。

白英 *Solanum lyratum* Thunb.

甘肃分布：天水、武都、文县、康县、徽县。

四普标本采集地：麦积、甘谷、武都、成县、文县、宕昌。

全草：苦，微寒。有小毒。清热解毒，利湿消肿，抗癌。外用治痈疖肿毒。

根：苦，微寒。有小毒。用于风湿痹痛。

茄 *Solanum melongena* L.

甘肃分布：全省各地作为蔬菜普遍栽培。

四普标本采集地：景泰、秦安。

果实：甘，凉。清热，活血，消肿。

根：苦、辛，寒。祛风利湿，清热止血。

龙葵 *Solanum nigrum* L.

甘肃分布：兰州、皋兰、靖远、景泰、天水、武威、民勤、张掖、泾川、华亭、镇原、武都、文县、临夏、迭部。

四普标本采集地：永登、嘉峪关、靖远、景泰、麦积、秦安、武山、张家川、民勤、崆峒、灵台、庄浪、玉门、敦煌、瓜州、正宁、华池、庆城、镇原、环县、安定、通渭、陇西、岷县、临洮、武都、成县、西和、康县、文县、宕昌、永靖、积石山、卓尼。

全草：苦，寒。清热解毒，活血消肿。

种子：苦，寒。清热解毒，化痰止咳。

根：苦，寒。清热利湿，活血解毒。

珊瑚樱 *Solanum pseudocapsicum* L.

甘肃分布：文县。

四普标本采集地：武都。

根：辛、微苦，温。有毒。活血止痛。

珊瑚豆 *Solanum pseudocapsicum* var. *diflorum*（Vell.）Bitter

甘肃分布：武都、文县有栽培。

四普标本采集地：武都、文县（逸生）。

全草：辛，温。有小毒。祛风湿，通经络，消肿止痛。

青杞 *Solanum septemlobum* Bunge

甘肃分布：兰州、永登、皋兰、榆中、会宁、天水、甘谷、武威、天祝、肃南、平凉、庆阳、西峰、环县、合水、定西、陇西、漳县、岷县、文县、宕昌、徽县、临夏、康乐、永靖、临潭、舟曲、夏河。

四普标本采集地：西固、榆中、永登、会宁、靖远、麦积、秦安、民勤、天祝、肃南、崆峒、泾川、灵台、静宁、正宁、华池、宁县、庆城、镇原、环县、安定、通渭、渭源、宕昌、永靖、和政、东乡、舟曲、卓尼、临潭、迭部。

全草或果实：苦，寒。有小毒。清热解毒。

单叶青杞 *Solanum septemlobum* var. *subintegrifolium* C. Y. Wu et S. C. Huang

甘肃分布：兰州、永登、西峰。

四普标本采集地：麦积。

地上部分（青杞）：清热解毒。

阳芋 *Solanum tuberosum* L.

甘肃分布：全省各地普遍栽培。

四普标本采集地：岷县。

块茎：甘，平。和胃健中，解毒消肿。

龙珠 *Tubocapsicum anomalum*（Franch. et Sav.）Makino

甘肃分布：四普新分布。

四普标本采集地：武都。

全草、根、果实：苦，寒。清热解毒，利小便。

玄参科 Scrophulariaceae

来江藤 *Brandisia hancei* Hook. f.

甘肃分布：文县。

四普标本采集地：文县。

全株：微苦，凉。清热解毒，祛风利湿。

蒙古芯芭 *Cymbaria mongolica* Maxim.

甘肃分布：兰州、皋兰、榆中、会宁、张掖、泾川、环县、合水、定西。

四普标本采集地：安宁、永登、平川、靖远、景泰、古浪、天祝、正宁、庆城、环县、安定、永靖。

全草：微苦，凉。祛风除湿，清热利尿，凉血止血。

野胡麻 *Dodartia orientalis* L.

甘肃分布：民勤、肃南、酒泉。

四普标本采集地：肃南、肃州、敦煌、金塔、岷县。

根及全草（牛含水）：苦，凉。清热解毒，祛风止痒。

小米草 *Euphrasia pectinata* Ten.

甘肃分布：永登、张掖、肃南、合水、岷县、文县、玛曲、夏河。

四普标本采集地：西固、会宁、靖远、景泰、武山、张家川、凉州、古浪、天祝、山丹、肃南、灵台、崇信、静宁、华池、合水、宁县、陇西、渭源、西和、康乐、永靖、东乡、积石山、合作、舟曲、卓尼、临潭、夏河、玛曲。

全草：苦，微寒。清热解毒，利尿。

短腺小米草 *Euphrasia regelii* Wettst.

甘肃分布：兰州、榆中、天水、天祝、肃南、山丹、合水、岷县、武都、文县、宕昌、康县、临夏、卓尼、舟曲、夏河。

四普标本采集地：永登、永昌、麦积、天祝、泾川、安定、通渭、陇西、武都、康县、临夏、和政、迭部、碌曲。

全草：苦，微寒。清热解毒，利尿。

鞭打绣球 *Hemiphragma heterophyllum* Wall.

甘肃分布：文县、宕昌、舟曲。

四普标本采集地：文县、迭部。

全草：微甘、淡，温。祛风除湿，清热解毒，活血止痛。

短穗兔耳草 *Lagotis brachystachya* Maxim.

甘肃分布：岷县、卓尼、玛曲、夏河。

四普标本采集地：卓尼、碌曲、玛曲。

全草：苦，凉。清肺止咳，降压调经。

短筒兔耳草 *Lagotis brevituba* Maxim.

甘肃分布：天祝、张掖、肃南。

四普标本采集地：凉州、天祝、甘州、山丹、肃北、夏河、碌曲、玛曲。

根及全草：苦，寒。清热，凉血。

圆穗兔耳草 *Lagotis ramalana* Batal.

甘肃分布：玛曲。

四普标本采集地：迭部。

全草：苦、甘，寒。退烧，降血压，调经。

肉果草 *Lancea tibetica* Hook. f. et Thoms.

甘肃分布：兰州、永登、榆中、武山、天祝、肃南、山丹、定西、通渭、渭源、漳县、岷县、武都、临潭、卓尼、迭部、碌曲、夏河。

四普标本采集地：七里河、榆中、永登、永昌、凉州、古浪、天祝、山丹、临泽、高台、肃南、安定、通渭、陇西、渭源、临夏、和政、合作、卓尼、临潭、迭部、夏河、碌曲、玛曲。

全草（兰石草）：甘、苦，寒。清肺，排脓，解毒，消肿。

果实：甘、苦，寒。行气活血，调经止痛。

水茫草 *Limosella aquatica* L.

甘肃分布：四普新分布。

四普标本采集地：民勤。

全草：淡，平。清热解毒，生津。

宽叶柳穿鱼 *Linaria thibetica* Franch.

甘肃分布：玛曲。

四普标本采集地：迭部。

全草：用于风湿性心脏病。

柳穿鱼 *Linaria vulgaris* subsp. *sinensis*（Bunge ex Debeaux）Hong

甘肃分布：会宁。

四普标本采集地：崆峒、泾川、灵台、崇信、庄浪、合水、永靖。

全草：甘、微苦，微寒。清热解毒，散瘀消肿。

宽叶母草 *Lindernia nummulariifolia*（D. Don）Wettst.

甘肃分布：天水、文县。

四普标本采集地：武都、康县、文县。

全草（小地扭）：苦，凉。凉血解毒，散瘀消肿。

通泉草 *Mazus japonicus*（Thunb.）Kuntze

甘肃分布：天水、华亭、武都、成县、文县。

四普标本采集地：灵台、华亭、康县。

全草：苦、微甘，凉。清热解毒，利湿通淋，健脾消积。

弹刀子菜 *Mazus stachydifolius* (Turcz.) Maxim.

甘肃分布：武都、康县、文县。

四普标本采集地：康县、文县。

全草：微辛，凉。清热解毒，凉血散瘀。

山罗花 *Melampyrum roseum* Maxim.

甘肃分布：天水、华亭、合水、文县、徽县。

四普标本采集地：秦州、崇信、正宁、合水、宁县、两当。

全草：苦，凉。清热解毒。

四川沟酸浆 *Mimulus szechuanensis* Pai

甘肃分布：天水、武都、文县、玛曲。

四普标本采集地：舟曲、卓尼、临潭、迭部。

全草：涩，平。收敛，止泻，止痛，解毒。

疗齿草 *Odontites serotina* (Lam.) Dum.

甘肃分布：天水、民勤、张掖、肃南、平凉、华亭、酒泉、合水、临洮、漳县、舟曲。

四普标本采集地：静宁、华池、玉门、安定、通渭、迭部。

地上部分：苦，凉。有小毒。清热泻火，活血止痛。

白花泡桐 *Paulownia fortunei* (Seem.) Hemsl.

甘肃分布：武都、文县。野生或栽培。

四普标本采集地：武都。

树皮：苦，寒。祛风除湿，解毒消肿。

叶：苦，寒。清热解毒，止血消肿。

毛泡桐 *Paulownia tomentosa* (Thunb.) Steud.

甘肃分布：天水、泾川、徽县、文县、康县。

四普标本采集地：武都、文县(栽培)。

树皮：苦，寒。祛风除湿，解毒消肿。

叶：苦，寒。清热解毒，止血消肿。

阿拉善马先蒿 *Pedicularis alaschanica* Maxim.

甘肃分布：兰州、永登、皋兰、榆中、天祝、肃南、山丹、肃北、阿克塞、迭部、玛曲、夏河、临潭。

四普标本采集地：皋兰、永昌、平川、会宁、景泰、天祝、山丹、高台、肃南、玉门、肃北、阿克塞、安定、和政、夏河。

全草：苦、辛，寒。清肝明目，散结。

鸭首马先蒿 *Pedicularis anas* Maxim.

甘肃分布：岷县、迭部、卓尼。

四普标本采集地：迭部。

花：利尿平喘，益阴止痛。

刺齿马先蒿 *Pedicularis armata* Maxim.

甘肃分布：临洮、岷县、和政、玛曲。

四普标本采集地：榆中、临夏、迭部、玛曲。

花：用于流感，胆囊炎。

碎米蕨叶马先蒿 *Pedicularis cheilanthifolia* Schrenk

甘肃分布：天祝、岷县、临潭、卓尼、玛曲、夏河。

四普标本采集地：永昌、山丹、临夏、合作、卓尼、夏河、玛曲。

根：祛湿止痛，强心安神。

花序：苦，寒。利尿消肿，滋补。

鹅首马先蒿 *Pedicularis chenocephala* Diels

甘肃分布：卓尼(模式标本采集地)。

四普标本采集地：夏河。

花：清热，活血。

中国马先蒿 *Pedicularis chinensis* Maxim.

甘肃分布：兰州、永登、榆中、天祝、张掖、肃南、山丹、华亭、渭源、临洮、漳县、临夏、迭部、玛曲、夏河。

四普标本采集地：七里河、榆中、永登、永昌、张家川、凉州、山丹、安定、陇西、漳县、渭源、岷县、临洮、礼县、临夏、康乐、和政、合作、卓尼、临潭、迭部、夏河、碌曲、玛曲。

全草：苦，寒。清热除湿。

花：利水，涩精。

凸额马先蒿 *Pedicularis cranolopha* Maxim.

甘肃分布：玛曲、夏河、卓尼。

四普标本采集地：肃南、临夏、临潭、迭部。

全草：苦，寒。清热解毒。

凸额马先蒿长角变种 *Pedicularis cranolopha* var. *longicornuta* Prain

甘肃分布：夏河。

四普标本采集地：夏河。

全草：清热，利水，固精。

大卫氏马先蒿 *Pedicularis davidii* Franch.

甘肃分布：兰州、天祝、文县、宕昌、舟曲、迭部、卓尼、碌曲。

四普标本采集地：岷县、宕昌、舟曲、迭部。

根：甘、微苦，温。有小毒。滋阴补肾，益气健脾。

美观马先蒿 *Pedicularis decora* Franch.

甘肃分布：兰州、靖远、天水、文县、宕昌、舟曲。

四普标本采集地：文县。

根：甘、微苦，温。有小毒。滋阴补肾，益气健脾。

极丽马先蒿 *Pedicularis decorissima* Diels

甘肃分布：夏河。

四普标本采集地：合作、夏河。

全草：淡、苦，微寒。用于急性胃肠炎，食物中毒。

花：苦，寒。清热解毒。

硕大马先蒿 *Pedicularis ingens* Maxim.

甘肃分布：卓尼、玛曲、夏河。

四普标本采集地：碌曲。

全草：清肝火，散瘀结。

甘肃马先蒿 *Pedicularis kansuensis* Maxim.

甘肃分布：兰州、永登、皋兰、榆中、永昌、会宁、天祝、张掖、肃南、山丹、陇西、漳县、岷县、康乐、和政、迭部、夏河。

四普标本采集地：永登、景泰、古浪、山丹、肃南、安定、渭源、宕昌、临夏、永靖、合作、临潭、夏河、碌曲、玛曲。

全草：苦，寒。清热解毒，活血，固齿。

绒舌马先蒿 *Pedicularis lachnoglossa* Hook. f.

甘肃分布：天祝、碌曲、玛曲。

四普标本采集地：玛曲。

花（藏药：美多浪那）：甘、涩，温。清热解毒，祛湿，利尿。

毛颏马先蒿 *Pedicularis lasiophrys* Maxim.

甘肃分布：永登、榆中、天祝、肃南、宕昌、临潭、夏河、卓尼、迭部、碌曲。

四普标本采集地：榆中、古浪、山丹、临夏、卓尼、迭部、夏河。

带果实全草：清肝火，散瘀结。

长花马先蒿 *Pedicularis longiflora* Rudolph

甘肃分布：榆中、天祝、张掖。

四普标本采集地：永登、景泰、凉州、天祝、漳县、积石山、卓尼、临潭、碌曲、玛曲。

全草：清热利胆。

管状长花马先蒿 *Pedicularis longiflora* var. *tubiformis*（Klotzsch）Tsoong

甘肃分布：天祝、张掖、肃南、山丹、玛曲、夏河。

四普标本采集地：永登、山丹、临夏、夏河、碌曲。

全草及花（长管马先蒿）：甘、涩，平。健脾利湿，涩精止遗。

大管马先蒿 *Pedicularis macrosiphon* Franch.

甘肃分布：四普新分布。

四普标本采集地：礼县、迭部。

根：安胎，明目。

藓生马先蒿 *Pedicularis muscicola* Maxim.

甘肃分布：兰州、永登、榆中、天水、清水、武山、天祝、肃南、山丹、平凉、崇信、华亭、庄浪、通渭、漳县、岷县、卓尼、舟曲、迭部、夏河。

四普标本采集地：西固、榆中、永登、永昌、靖远、景泰、麦积、清水、凉州、古浪、天祝、山丹、肃南、崇信、华亭、庄浪、静宁、正宁、合水、宁县、安定、通渭、陇西、西和、康乐、卓尼、临潭、迭部、夏河、碌曲。

根：甘、微苦，温。补气固表，安神。

花（藏药：露如木保）：苦、涩，凉。敛毒，清热，生发乌发。

欧氏马先蒿 *Pedicularis oederi* Vahl

甘肃分布：榆中、天祝、肃南、岷县、卓尼。

四普标本采集地：榆中。

根（条参）：苦，平。祛风利湿，杀虫。外用于疥疮。

花：用于肝炎。

华马先蒿 *Pedicularis oederi* var. *sinensis* (Maxim.) Hurus.

甘肃分布：榆中、天祝、肃南、岷县、卓尼、迭部。

四普标本采集地：和政、碌曲、玛曲。

根：苦，平。祛风利湿，杀虫。

花：用于肝炎。

皱褶马先蒿 *Pedicularis plicata* Maxim.

甘肃分布：天祝、临潭、迭部、卓尼。

四普标本采集地：天祝、合作、临潭、迭部、夏河、玛曲。

全草（藏药：路茹木保）：用于肉食中毒，胃溃疡，胃肠炎。

多齿马先蒿 *Pedicularis polyodonta* Li

甘肃分布：迭部。

四普标本采集地：永登、玛曲。

全草：解毒，利尿，消肿。

普氏马先蒿 *Pedicularis przewalskii* Maxim.

甘肃分布：天祝、迭部。

四普标本采集地：天祝、临夏。

花（藏药：陆日赛保）：用于肝炎，胆囊炎，水肿，遗精，小便带脓血，高烧神昏谵语，肉食中毒。

粗野马先蒿 *Pedicularis rudis* Maxim.

甘肃分布：兰州、永登、榆中、天水、天祝、肃南、渭源、文县、迭部、夏河。

四普标本采集地：永登、山丹、合作、临潭、碌曲、玛曲。

根：甘、微苦，温。滋阴补肾，补中益气，健脾和胃，止痛。

返顾马先蒿 *Pedicularis resupinata* L.

甘肃分布：天水、合水、成县、康县、徽县、舟曲。

四普标本采集地：崇信、华池、武都、成县、康县、文县。

根：苦，平。祛风湿，利尿。

大唇拟鼻花马先蒿 *Pedicularis rhinanthoides* subsp. *labellata* (Jacq.) Tsoong

甘肃分布：榆中、天祝、肃南、夏河、玛曲、碌曲。

四普标本采集地：榆中、天祝、山丹、迭部、夏河、玛曲。

全草：甘、苦，平。清热，解毒，利湿。

劳氏马先蒿 *Pedicularis roborowskii* Maxim.

甘肃分布：永登、天祝。

四普标本采集地：永登、宕昌。

全草：清热除湿。

花：利水，涩精。

罗氏马先蒿 *Pedicularis roylei* Maxim.

甘肃分布：迭部。

四普标本采集地：卓尼、迭部。

全草：补虚，健脾，消炎，清热解毒，利尿消肿。

半扭卷马先蒿 *Pedicularis semitorta* Maxim.

甘肃分布：武山、漳县、临潭、卓尼、舟曲、迭部、玛曲、夏河。

四普标本采集地：武山、陇西、渭源、武都、临夏、积石山、合作、卓尼、临潭、迭部、夏河、玛曲。

根：淡，温。补肾，活血，安胎。

全草及花：清热解毒，利湿退黄。

穗花马先蒿 *Pedicularis spicata* Pall.

甘肃分布：兰州、榆中、天水、渭源、文县、康县、舟曲、迭部、夏河。

四普标本采集地：七里河、平川、武山、张家川、崆峒、崇信、庄浪、静宁、安定、陇西、渭源、武都、康县、宕昌、永靖、积石山、舟曲、迭部。

根（藏药：土人参）：用于气血虚损，虚劳多汗。

红纹马先蒿 *Pedicularis striata* Pall.

甘肃分布：兰州、榆中、靖远、武山、清

水、平凉、崇信、环县、合水、岷县、临潭、夏河。

四普标本采集地：西固、崆峒、灵台、崇信、华亭、庄浪、华池、合水、宁县、庆城、镇原、环县、永靖。

全草：清热解毒，利水，涩精。

四川马先蒿 *Pedicularis szetschuanica* Maxim.

甘肃分布：玛曲、碌曲。

四普标本采集地：临潭、夏河、碌曲、玛曲。

花：清热解毒。

阴郁马先蒿 *Pedicularis tristis* L.

甘肃分布：榆中、渭源、玛曲、夏河。

四普标本采集地：和政、合作、玛曲。

带果实全草：清肝火，散瘀结。

轮叶马先蒿 *Pedicularis verticillata* L.

甘肃分布：榆中、靖远、会宁、天祝、山丹、陇西、舟曲、迭部。

四普标本采集地：榆中、永登、永昌、麦积、肃南、徽县、临夏、舟曲、卓尼、迭部、碌曲、玛曲。

根：甘、微苦，温。益气生津，养心安神。

松蒿 *Phtheirospermum japonicum* （Thunb.）Kanitz

甘肃分布：天水、合水、成县、文县、康县、徽县、临夏、舟曲、迭部、夏河。

四普标本采集地：秦州、清水、灵台、崇信、武都、两当、康县、文县。

全草：微辛，凉。清热利湿，解毒。

细裂叶松蒿 *Phtheirospermum tenuisectum* Bur. et Franch.

甘肃分布：文县。

四普标本采集地：文县。

根：苦、辛，平。养心安神，止血。

地黄 *Rehmannia glutinosa* （Gaert.）Libosch. ex Fisch. et Mey.

甘肃分布：泾川、崇信、岷县、武都、文县、卓尼。

四普标本采集地：麦积、灵台、崇信、正宁、庆城、镇原、通渭、武都、西和。

块根（鲜地黄）：甘、苦，寒。清热生津，凉血，止血。

块根（生地黄）：甘，寒。清热凉血，养阴生津。

块根（熟地黄）：甘，微温。补血，滋阴。

细穗玄参 *Scrofella chinensis* Maxim.

甘肃分布：岷县、宕昌、临潭、舟曲、迭部、玛曲、夏河。

四普标本采集地：漳县、渭源、积石山、卓尼、临潭、迭部、夏河、碌曲、玛曲。

全草：苦，寒。清热凉血，泻肝利胆。

秦岭北玄参 *Scrophularia buergeriana* var. *tsinglingensis* Tsoong

甘肃分布：华亭。

四普标本采集地：华池。

根（玄参）：甘、苦、咸，微寒。清热凉血，滋阴降火，解毒散结。

砾玄参 *Scrophularia incisa* Weinm.

甘肃分布：永昌、天祝、张掖、肃南、山丹、阿克塞、夏河。

四普标本采集地：金川、景泰、凉州、天祝、甘州、山丹、高台、玉门。

根：甘、苦、咸，微寒。凉血滋阴，泻火解毒。

玄参 *Scrophularia ningpoensis* Hemsl.

甘肃分布：华亭、成县。

四普标本采集地：张家川、徽县。

根：甘、苦、咸，微寒。清热凉血，滋阴降火，解毒散结。

小花玄参 *Scrophularia souliei* Franch.

甘肃分布：夏河。

四普标本采集地：漳县。

全草（藏药：叶醒巴）：用于麻疹、天花、水痘等高烧、口渴。

阴行草 *Siphonostegia chinensis* Benth.

甘肃分布：天水、平凉、华亭、合水、文县、舟曲。

四普标本采集地：麦积、秦安、泾川、灵台、崇信、华亭、正宁、华池、合水、宁县、庆城、镇原、环县、陇西、武都、成县、康县、文县。

全草（北刘寄奴）：苦，寒。活血祛瘀，通经止痛，凉血止血，清热利湿。

北水苦荬 *Veronica anagallis-aquatica* L.

甘肃分布：永登、榆中、景泰、天水、清水、甘谷、武山、武威、民勤、天祝、张掖、泾川、崇信、华亭、合水、武都、文县、舟曲、迭部。

四普标本采集地：永昌、麦积、灵台、静宁、玉门、正宁、华池、合水、宁县、通渭、康县、迭部、夏河。

带虫瘿果实的全草（水苦荬）：苦，凉。清热解毒，活血止血。

两裂婆婆纳 *Veronica biloba* L.

甘肃分布：兰州、永登、榆中、武山、天祝、山丹、岷县、卓尼、迭部。

四普标本采集地：古浪、漳县。

全草：苦，寒。清热解毒。

长果婆婆纳 *Veronica ciliata* Fisch.

甘肃分布：兰州、永登、榆中、靖远、天祝、肃南、山丹、岷县、文县、迭部、夏河。

四普标本采集地：天祝、山丹、肃北、东乡、玛曲。

全草：苦、涩，寒。清热解毒，祛风利湿。

婆婆纳 *Veronica didyma* Ten.

甘肃分布：文县、康县。

四普标本采集地：麦积、古浪、天祝、武都、徽县、合作。

全草：甘、淡，凉。补肾强腰，解毒消肿。

毛果婆婆纳 *Veronica eriogyne* H. Winkl.

甘肃分布：肃南、玛曲、夏河。

四普标本采集地：永登、凉州、古浪、天祝、甘州、肃南、卓尼、临潭、迭部、夏河、碌曲、玛曲。

全草：活血止血，解毒消肿。

疏花婆婆纳 *Veronica laxa* Benth.

甘肃分布：天水、武都、文县、康县。

四普标本采集地：麦积、清水、武都、康县、文县。

全草：用于疮疡肿毒。

细叶婆婆纳 *Veronica linariifolia* Pall. ex Link

甘肃分布：合水。

四普标本采集地：平川、崇信、华亭、庄浪、正宁、华池、合水、康乐。

全草：祛风湿，解毒，止痛。

水蔓菁 *Veronica linariifolia* subsp. *dilatata* (Nakai et Kitagawa) D. Y. Hong

甘肃分布：靖远、会宁、天水、平凉、华亭、环县、合水、徽县。

四普标本采集地：秦安、崆峒、灵台、崇信。

全草：苦，寒。清热解毒，化痰止咳。

阿拉伯婆婆纳 *Veronica persica* Poir.

甘肃分布：兰州、华亭。

四普标本采集地：秦安、崆峒、通渭、陇西、和政、东乡、卓尼。

全草（肾子草）：苦、辛、咸，平。祛风除湿，壮阳，截疟。

光果婆婆纳 *Veronica rockii* Li

甘肃分布：兰州、榆中、天祝、山丹、临潭、舟曲、夏河。

四普标本采集地：七里河、永登、山丹、临潭、迭部、碌曲。

全草：生肌愈疮。

小婆婆纳 *Veronica serpyllifolia* L.

甘肃分布：天水、武都、文县、康县、舟曲。

四普标本采集地：迭部。

全草（地涩涩）：甘、苦、涩，平。活血散瘀，止血，解毒。

四川婆婆纳 *Veronica szechuanica* Batal.

甘肃分布：兰州、榆中、天水、临洮、岷县、武都、宕昌、舟曲、夏河。

四普标本采集地：武都、舟曲、临潭。

全草：苦，寒。清热解毒。

水苦荬 *Veronica undulata* Wall.

甘肃分布：武威。

四普标本采集地：永昌、礼县。

带虫瘿果实的全草：苦，凉。清热解毒，活血止血。

草本威灵仙 *Veronicastrum sibiricum* (L.) Pennell

甘肃分布：天水、渭源、徽县。

四普标本采集地：张家川、东乡。

根或全草：微苦，寒。清热解毒，祛风除湿，止血，止痛。

细穗腹水草 *Veronicastrum stenostachyum* (Hemsl.) Yamazaki

甘肃分布：文县、康县。

四普标本采集地：武都、康县。

全草：微苦，凉。清热解毒，行水，散瘀。

腹水草 *Veronicastrum stenostachyum* subsp. *plukenetii* (Yamazaki) Hong

甘肃分布：文县、康县。

四普标本采集地：文县。

全草：苦、辛，凉。有小毒。利水消肿，散瘀解毒。

紫葳科 Bignoniaceae

凌霄 *Campsis grandiflora* (Thunb.) Schumann

甘肃分布：省内多地栽培。

四普标本采集地：徽县。

花（凌霄花）：甘、酸，寒。活血通经，凉血祛风。

茎叶：苦，平。清热，凉血，散瘀。

根：甘、辛，寒。凉血祛风，活血通络。

楸 *Catalpa bungei* C. A. Mey.

甘肃分布：兰州、天水等地有栽培。

四普标本采集地：安宁。

树皮：苦，凉。降逆气，解疮毒。

灰楸 *Catalpa fargesii* Bureau

甘肃分布：天水、甘谷、武山、平凉、泾川、庆阳、镇原、武都、康县、徽县。

四普标本采集地：西峰、正宁、宁县、庆城、环县、康县。

树皮（泡桐木皮）：苦，平。清热除痹，利湿解毒。

梓 *Catalpa ovata* G. Don

甘肃分布：天水、武山。

四普标本采集地：秦州。

根皮或树的韧皮部（梓白皮）：苦，寒。清热利湿，降逆止吐，杀虫止痒。

木材（梓木）：苦，寒。催吐，止痛。

果实（梓实）：甘，平。利水消肿。

叶：苦，寒。清热解毒，杀虫止痒。

两头毛 *Incarvillea arguta* (Royle) Royle

甘肃分布：文县、宕昌。

四普标本采集地：武都、文县。

带根全草（唢呐花）：苦、微辛，平。健脾利湿，行气活血。

密生波罗花 *Incarvillea compacta* Maxim.

甘肃分布：民乐、岷县、康乐、临潭、夏河。

四普标本采集地：永登、山丹、渭源、夏河、碌曲、玛曲。

全草（密花角蒿）：苦、微甘，平。清热，解毒，燥湿，消食。

角蒿 *Incarvillea sinensis* Lamarck

甘肃分布：兰州、永登、皋兰、会宁、天水、武山、平凉、泾川、崇信、静宁、金塔、庆阳、环县、合水、宁县、镇原、定西、通渭、陇西、临洮、岷县、武都、成县、文县、康县、舟曲、迭部。

四普标本采集地：西固、平川、靖远、景泰、武山、崆峒、泾川、灵台、崇信、华亭、正宁、华池、合水、宁县、庆城、镇原、环县、陇西、临洮、武都、成县、西和、康县、文县、永靖。

全草：辛、苦，寒。有小毒。祛风湿，解毒，杀虫。

黄花角蒿 *Incarvillea sinensis* var. *przewalskii* (Batalin) C. Y. Wu et W. C. Yin

甘肃分布：兰州、榆中、永登、会宁。

四普标本采集地：榆中、永登、平川、会宁、靖远、景泰、秦州、麦积、清水、天祝、崆峒、泾川、灵台、崇信、庄浪、静宁、正宁、华池、庆城、镇原、环县、安定、通渭、陇西、渭源、西和、礼县、宕昌、永靖、东乡、迭部。

地上部分（角蒿）：祛风湿，解毒，杀虫。

爵床科 Acanthaceae

白接骨 *Asystasia neesiana*（Wall.）Nees

甘肃分布：文县。

四普标本采集地：秦州、武都。

全草：苦、淡，凉。化瘀止血，续筋接骨，利尿消肿，清热解毒。

九头狮子草 *Peristrophe japonica*（Thunb.）Bremek.

甘肃分布：文县。

四普标本采集地：文县。

全草：辛、微苦、甘，凉。祛风清热，凉肝定惊，散瘀解毒。

爵床 *Rostellularia procumbens*（L.）Nees

甘肃分布：文县。

四普标本采集地：文县。

全草：苦、咸、辛，寒。清热解毒，利湿消积，活血止痛。

胡麻科 Pedaliaceae

芝麻 *Sesamum indicum* L.

甘肃分布：文县。省内多地栽培。

四普标本采集地：金塔。

种子：甘，平。补益肝肾，养血益精，润肠通便。

苦苣苔科 Gesneriaceae

直瓣苣苔 *Ancylostemon saxatilis*（Hemsl.）Craib

甘肃分布：康县。

四普标本采集地：成县。

全草：苦、涩，凉。清热解毒。

珊瑚苣苔 *Corallodiscus cordatulus*（Craib）Burtt

甘肃分布：天水、武都、文县、徽县、迭部。

四普标本采集地：麦积、武都、徽县。

全草：微辛，平。健脾，化瘀，止血。

半蒴苣苔 *Hemiboea henryi* Clarke

甘肃分布：成县、文县、康县。

四普标本采集地：秦州、清水、两当、康县。

全草：微苦，平。清热，利湿，解毒。

降龙草 *Hemiboea subcapitata* C. B. Clarke

甘肃分布：文县、康县、成县。

四普标本采集地：武都。

全草：甘，寒。消暑，利湿，解毒。

吊石苣苔 *Lysionotus pauciflorus* Maxim.

甘肃分布：文县、康县。

四普标本采集地：武都、两当、康县、文县。

地上部分：苦，温。化痰止咳，软坚散结。

川滇马铃苣苔 *Oreocharis henryana* Oliv.

甘肃分布：文县。

四普标本采集地：武都、文县。

全草：甘，平。止咳，平喘，止血。

列当科 Orobanchaceae

丁座草 *Boschniakia himalaica* Hook. f. et Thoms.

甘肃分布：天祝、文县、舟曲。

四普标本采集地：永登、天祝、武都、迭部。

根茎：辛、微苦，温。有小毒。温肾除湿，理气活血，杀虫解毒。

全草：辛、微苦，温。有小毒。止咳祛痰，理气止痛，健胃。

肉苁蓉 *Cistanche deserticola* Y. C. Ma

保护等级：《国家重点保护野生植物名录》二级。

甘肃分布：河西走廊。甘肃特色药材之一。

四普标本采集地：安宁、临泽、肃南、肃州、瓜州。

肉质茎：甘、咸，温。补肾阳，益精血，

润肠通便。

盐生肉苁蓉 *Cistanche salsa*（C. A. Mey.）G. Beck

甘肃分布：河西走廊。

四普标本采集地：金川、靖远、景泰、甘州、山丹、高台、金塔。

肉质茎：甘、咸，温。补肾阳，益精血，润肠通便。

沙苁蓉 *Cistanche sinensis* Beck

甘肃分布：兰州、靖远。

四普标本采集地：平川、靖远、景泰。

肉质茎：甘、咸，温。补肾阳，益精血，润肠通便。

列当 *Orobanche coerulescens* Steph.

甘肃分布：会宁、天水、清水、平凉、泾川、庆阳、合水、定西、漳县、武都、康县、两当、舟曲、夏河。

四普标本采集地：榆中、皋兰、平川、会宁、靖远、景泰、麦积、甘谷、古浪、山丹、高台、泾川、灵台、崇信、庄浪、静宁、肃州、西峰、正宁、华池、合水、宁县、安定、通渭、漳县、武都、西和、宕昌、康乐、永靖、卓尼。

全草：甘，温。补肾助阳，强筋健骨，润肠通便。

黄花列当 *Orobanche pycnostachya* Hance

甘肃分布：合水、武都。

四普标本采集地：武山、宁县、庆城、环县。

全草（列当）：甘，温。补肾阳，强筋骨。

透骨草科 Phrymaceae

透骨草 *Phryma leptostachya* subsp. *asiatica* (Hara) Kitamura

甘肃分布：天水、文县、康县、舟曲。

四普标本采集地：秦州、清水、两当、康县。

根或茎叶：苦，微寒。有毒。清热利湿，活血消肿，杀虫。

车前科 Plantaginaceae

车前 *Plantago asiatica* L.

甘肃分布：兰州、皋兰、榆中、天水、武威、天祝、张掖、平凉、合水、镇原、漳县、武都、文县、康县、徽县、临潭、舟曲、夏河。

四普标本采集地：金川、景泰、秦州、麦积、清水、秦安、甘谷、武山、凉州、山丹、民乐、临泽、高台、肃南、华亭、肃州、敦煌、陇西、渭源、临洮、武都、两当、西和、康县、文县、临夏、东乡、卓尼、临潭。

种子（车前子）：甘，寒。清热利尿，通淋，渗湿止泻，明目，祛痰。

全草（车前草）：甘，寒。清热利尿，通淋，祛痰，凉血，解毒。

疏花车前 *Plantago asiatica* subsp. *erosa* (Wall.) Z. Y. Li

甘肃分布：永登、榆中、文县。

四普标本采集地：迭部。

地上部分（藏药：那惹木）：用于"黄水"病，热性与寒性腹泻，痢疾。

平车前 *Plantago depressa* Willd.

甘肃分布：兰州、永登、皋兰、榆中、靖远、会宁、景泰、天水、秦安、武山、武威、民勤、天祝、肃南、山丹、庆阳、环县、合水、定西、陇西、岷县、武都、文县、舟曲、夏河。

四普标本采集地：七里河、榆中、永登、永昌、平川、会宁、靖远、景泰、秦州、麦积、武山、凉州、古浪、天祝、甘州、山丹、临泽、高台、肃南、崆峒、泾川、灵台、崇信、华亭、庄浪、静宁、玉门、阿克塞、正宁、华池、合水、宁县、庆城、镇原、环县、安定、通渭、陇西、漳县、渭源、岷县、临洮、武都、两当、徽县、礼县、宕昌、永靖、合作、卓尼、临潭、迭部、夏河、碌曲、玛曲。

种子（车前子）：甘，寒。清热利尿，通淋，渗湿止泻，明目，祛痰。

全草（车前草）：甘，寒。清热利尿，通淋，祛痰，凉血，解毒。

长叶车前 *Plantago lanceolata* L.

甘肃分布：兰州。

四普标本采集地：麦积、环县。

全草：甘，寒。清热，利尿，通淋，祛痰，凉血，解毒。

大车前 *Plantago major* L.

甘肃分布：兰州、皋兰、榆中、靖远、景泰、天水、平凉、合水、镇原、武都、文县、宕昌、康县、永靖、舟曲、迭部、夏河。

四普标本采集地：榆中、永登、靖远、麦积、清水、秦安、甘谷、临泽、崆峒、泾川、灵台、崇信、庄浪、静宁、玉门、敦煌、瓜州、肃北、正宁、华池、宁县、庆城、镇原、环县、安定、通渭、岷县、成县、两当、徽县、西和、宕昌、临夏、康乐、永靖、和政、东乡、合作、舟曲、临潭、迭部、碌曲。

全草和种子：淡、微甘，微凉。利水退黄，解毒消肿。

小车前 *Plantago minuta* Pall.

甘肃分布：兰州、皋兰、靖远、会宁、甘谷、武威、民勤、古浪、天祝、张掖、山丹、肃北、敦煌、环县、华池、武都。

四普标本采集地：安宁、永登、金川、永昌、平川、会宁、靖远、凉州、甘州、山丹、高台、肃南、肃州、敦煌、瓜州、安定、通渭。

全草和种子：清热解毒，利尿。

忍冬科 Caprifoliaceae

南方六道木 *Abelia dielsii* (Graebn.) Rehd.

甘肃分布：榆中、天水、清水、武山、平凉、华亭、庄浪、漳县、岷县、武都、成县、文县、宕昌、徽县、舟曲、迭部。

四普标本采集地：秦州、麦积、清水、华亭、两当、文县、舟曲。

果实：祛风湿。

蓪梗花 *Abelia engleriana* (Graebn.) Rehd.

甘肃分布：天水、武都、文县、康县、徽县。

四普标本采集地：武都、两当、康县、文县。

果实或花(紫荆丫)：苦、涩，平。祛风湿，解热毒。

根：理气止痛，清热燥湿。

小叶六道木 *Abelia parvifolia* Hemsl.

甘肃分布：武都、文县、康县、徽县。

四普标本采集地：武都、两当。

茎及叶：苦、涩，平。祛风，除湿，解毒。

双盾木 *Dipelta floribunda* Maxim.

甘肃分布：天水、岷县、武都、成县、文县、康县、徽县、舟曲。

四普标本采集地：麦积、武都、两当、康县、文县。

根：散寒解表，祛湿止痒。

云南双盾 *Dipelta yunnanensis* Franch.

甘肃分布：文县、康县。

四普标本采集地：清水、成县、康县。

根：苦，平。发表透疹，解毒止痒。

淡红忍冬 *Lonicera acuminata* Wall.

甘肃分布：天水、岷县、武都、文县、康县、舟曲。

四普标本采集地：麦积、华亭、成县、两当、西和、康县、文县、舟曲。

花蕾：甘，寒。清热解毒，疏散风热。

蓝靛果 *Lonicera caerulea* var. *edulis* Turcz. ex Herd.

甘肃分布：兰州、榆中、永登、天水、古浪、天祝、漳县、岷县、卓尼、夏河、舟曲、迭部。

四普标本采集地：七里河、永登、华亭、和政、临潭。

花蕾、嫩枝及叶：清热解毒。

金花忍冬 *Lonicera chrysantha* Turcz.

甘肃分布：兰州、永登、皋兰、榆中、天水、天祝、华亭、渭源、漳县、岷县、宕昌、和政、临潭、卓尼、舟曲、迭部、夏河。

四普标本采集地：永登、靖远、秦州、麦积、清水、两当、临夏、和政、卓尼、迭部。

花：苦，凉。清热解毒，散痈消肿。

葱皮忍冬 *Lonicera ferdinandii* Franch.

甘肃分布：兰州、永登、皋兰、榆中、靖远、会宁、景泰、天水、清水、武山、古浪、平凉、崇信、华亭、庄浪、华池、合水、漳县、岷县、武都、文县、康县、徽县、康乐、临潭、卓尼、舟曲、迭部、夏河。

四普标本采集地：会宁、古浪、崆峒、崇信、庄浪、正宁、华池、宁县、镇原、礼县、康县、文县、临夏、永靖、合作、玛曲。

叶：清热解毒。

苦糖果 *Lonicera fragrantissima* var. *lancifolia* (Rehder) Q. E. Yang

甘肃分布：天水、清水、武都、文县、康县、徽县、舟曲。

四普标本采集地：秦州、麦积、崇信、华亭、两当、康县、文县。

茎叶及根：甘，寒。祛风除湿，清热，止痛。

蕊被忍冬 *Lonicera gynochlamydea* Hemsl.

甘肃分布：天水、岷县、康县、文县、武都、舟曲。

四普标本采集地：张家川。

嫩叶及花蕾：淡、凉。清热解毒，消肿，固齿。

刚毛忍冬 *Lonicera hispida* Pall. ex Roem. et Schult.

甘肃分布：兰州、皋兰、榆中、景泰、天水、武山、古浪、天祝、肃南、山丹、漳县、岷县、文县、宕昌、临夏、康乐、和政、临潭、卓尼、舟曲、迭部、玛曲、夏河。

四普标本采集地：七里河、榆中、永登、古浪、山丹、肃南、庄浪、漳县、渭源、临夏、康乐、和政、卓尼、临潭、迭部、夏河、碌曲、玛曲。

花蕾（金银花）：甘，寒。清热解毒，疏散风热。

忍冬 *Lonicera japonica* Thunb.

甘肃分布：清水、泾川、岷县、文县、徽县。省内多地栽培。

四普标本采集地：七里河、秦州、清水、崆峒、泾川、华亭、肃北、正宁、临洮、成县、徽县、西和、宕昌、东乡。

茎枝（忍冬藤）：甘，寒。清热解毒，疏风通络。

花蕾或带初开的花（金银花）：甘，寒。清热解毒，疏散风热。

亮叶忍冬 *Lonicera ligustrina* var. *yunnanensis* Franchet——*Lonicera liguctrina* subsp. *yunnanensis* (Franch.) Hsu et H. J. Wang

甘肃分布：武都、文县、康县、舟曲。

四普标本采集地：武都、康县、文县。

花蕾：清热解毒。

金银忍冬 *Lonicera maackii* (Rupr.) Maxim.

甘肃分布：天水、清水、武山、平凉、合水、武都、文县、宕昌、康县、徽县、舟曲。省内多地栽培。

四普标本采集地：秦安、崆峒、崇信、华亭、庄浪、金塔、正宁、华池、合水、宁县、镇原、临洮、武都、康县、文县、舟曲。

茎叶及花：甘、淡，寒。祛风，清热，解毒。

小叶忍冬 *Lonicera microphylla* Willd. ex Roem. et Schult.

甘肃分布：兰州、榆中、靖远、会宁、景泰、天祝、肃南、酒泉、宁县。

四普标本采集地：西固、平川、靖远、景泰、山丹、高台、玉门、永靖、合作、卓尼。

果实（藏药：旁玛）：微甘，温。用于心热病，心脏病，月经不调，停经。

红脉忍冬 *Lonicera nervosa* Maxim.

甘肃分布：兰州、榆中、天水、天祝、肃南、山丹、临洮、漳县、岷县、文县、宕昌、徽县、临夏、康乐、临潭、卓尼、舟曲、迭部、玛曲、夏河。

四普标本采集地：和政、迭部。

果实（藏药：旁玛）：微甘，温。用于心热病，心脏病，月经不调，停经。

岩生忍冬 *Lonicera rupicola* Hook. f. et Thoms.

甘肃分布：榆中、民乐、平凉、漳县、岷

县、文县、宕昌、临夏、舟曲、临潭、迭部、玛曲、夏河。

四普标本采集地：榆中、合作、临潭、碌曲、玛曲。

叶及花蕾：平，温。温胃止痛。

红花岩生忍冬 *Lonicera rupicola* var. *syringantha* (Maxim.) Zabel

甘肃分布：兰州、榆中、天祝、张掖、民乐、肃南、山丹、平凉、庄浪、酒泉、临洮、岷县、渭源、宕昌、临夏、临潭、卓尼、迭部、夏河、玛曲。

四普标本采集地：榆中、永登、景泰、山丹、肃南、渭源、礼县、临夏、和政、卓尼、临潭、迭部、夏河。

枝条（红花忍冬）：强心，消肿。

袋花忍冬 *Lonicera saccata* Rehd.

甘肃分布：兰州、永登、皋兰、榆中、靖远、天水、武山、天祝、庄浪、漳县、岷县、武都、文县、康县、徽县、临夏、临潭、卓尼、舟曲、迭部、玛曲、夏河。

四普标本采集地：渭源、卓尼。

果实（藏药：旁玛）：微甘，温。用于心热病，心脏病，月经不调，停经。

毛药忍冬 *Lonicera serreana* Hand.-Mazz

甘肃分布：榆中、天水、武山、平凉、华亭、武都、宕昌、康县、礼县、卓尼、舟曲。

四普标本采集地：正宁、合水、宁县、渭源、合作、舟曲、临潭。

花蕾：清热解毒。

细毡毛忍冬 *Lonicera similis* Hemsl.

甘肃分布：武都、成县、文县、康县。

四普标本采集地：武都、康县。

花蕾（金银花）：甘，寒。清热解毒，疏散风热。

冠果忍冬 *Lonicera stephanocarpa* Franchet

甘肃分布：天水、清水、岷县、舟曲。

四普标本采集地：舟曲。

果实：用于心悸，月经不调，乳汁不通。

太白忍冬 *Lonicera taipeiensis* P. S. Hsu et H. J. Wang

甘肃分布：兰州、永登、皋兰、榆中、靖远、天水、武山、天祝、庄浪、漳县、岷县、武都、文县、康县、徽县、临夏、临潭、卓尼、舟曲、迭部、玛曲、夏河。

四普标本采集地：迭部。

果实：甘，温。宁心，调经，催乳。

唐古特忍冬 *Lonicera tangutica* Maxim.

甘肃分布：兰州、永登、皋兰、榆中、靖远、天水、武山、天祝、庄浪、漳县、岷县、武都、文县、康县、徽县、临夏、临潭、卓尼、舟曲、迭部、玛曲、夏河。

四普标本采集地：永登、秦州、麦积、华亭、临夏、舟曲、临潭。

去皮枝条：用于气喘，疮疖，痈肿。

花蕾：清热解毒。

盘叶忍冬 *Lonicera tragophylla* Hemsley

甘肃分布：兰州、皋兰、榆中、天水、武山、平凉、合水、武都、文县、宕昌、康县、徽县、舟曲。

四普标本采集地：七里河、秦州、麦积、清水、甘谷、武山、张家川、崆峒、崇信、庄浪、正宁、合水、宁县、临洮、武都、成县、两当、徽县、西和、礼县、康县、文县、宕昌、康乐、和政、舟曲。

花蕾：甘，寒。清热解毒，疏散风热。

毛花忍冬 *Lonicera trichosantha* Bureau et Franchet

甘肃分布：漳县、临潭、卓尼、舟曲、迭部、夏河。

四普标本采集地：舟曲、临潭、迭部、夏河、碌曲。

花蕾：清热解毒，活血止痛。

长叶毛花忍冬 *Lonicera trichosantha* var. *xerocalyx* (Diels) Hsu et H. J. Wang

甘肃分布：文县、舟曲。

四普标本采集地：武都、成县、徽县、礼

县。

花蕾及枝条：清热解毒。

华西忍冬 *Lonicera webbiana* Wall. ex DC.

甘肃分布：兰州、永登、榆中、天水、漳县、临潭、卓尼、舟曲、迭部、夏河。

四普标本采集地：永登、天祝、渭源、礼县、卓尼、临潭、迭部、夏河、碌曲。

花蕾：清热解毒。

血满草 *Sambucus adnata* Wallich ex Candolle

甘肃分布：兰州、永登、皋兰、榆中、天水、清水、武山、平凉、泾川、华亭、渭源、临洮、漳县、岷县、武都、文县、宕昌、礼县、积石山、临潭、舟曲。

四普标本采集地：榆中、华亭、临夏、永靖、和政、东乡、舟曲。

地上部分：辛，温。祛风除湿，活血散瘀。

接骨草 *Sambucus chinensis* Lindl.

甘肃分布：兰州、榆中、华亭、武都、成县、文县、康县、徽县、两当、卓尼、舟曲。

四普标本采集地：永登、麦积、秦安、甘谷、张家川、崆峒、庄浪、安定、陇西、渭源、岷县、武都、徽县、宕昌、康乐、积石山、卓尼、临潭、碌曲。

茎叶(陆英、蒴藋)：甘、微苦，平。祛风，利湿，舒筋，活血。

接骨木 *Sambucus williamsii* Hance

甘肃分布：榆中、天水、平凉、西峰、武都、文县、宕昌、康县、临潭、舟曲、迭部。

四普标本采集地：民勤、崆峒、灵台、华亭、庄浪、文县、舟曲。

根或根皮：苦、甘，平。祛风除湿，活血舒筋，利尿消肿。

茎叶：甘、苦，平。接骨续筋，祛风通络，消肿止痛。

毛核木 *Symphoricarpos sinensis* Rehd.

甘肃分布：文县。

四普标本采集地：秦州、清水。

全株：清热解毒。

穿心莛子藨 *Triosteum himalayanum* Wall.

甘肃分布：榆中、岷县、文县、康乐、舟曲。

四普标本采集地：武都。

带根全草(五转七)：苦，寒。利水消肿，活血调经。

莛子藨 *Triosteum pinnatifidum* Maxim.

甘肃分布：兰州、永登、榆中、天水、武山、天祝、平凉、漳县、岷县、武都、文县、临夏、康乐、临潭、卓尼、舟曲、迭部、夏河。

四普标本采集地：七里河、榆中、永登、甘谷、张家川、天祝、庄浪、渭源、岷县、两当、西和、礼县、宕昌、临夏、康乐、和政、积石山、合作、舟曲、卓尼、临潭、夏河、碌曲。

根：苦，平。祛风除湿，行气活血，消食。

果实(面蛋蛋)：苦、涩，平。调经止带。

桦叶荚蒾 *Viburnum betulifolium* Batalin

甘肃分布：天水、武山、平凉、文县、宕昌、康县、徽县、临潭、舟曲、迭部。

四普标本采集地：秦州、麦积、清水、武都、成县、礼县、康县、文县、宕昌、迭部。

根及果实：涩，平。调经，涩精。

金佛山荚蒾 *Viburnum chinshanense* Graebn.

甘肃分布：文县。

四普标本采集地：麦积。

全株：用于泄泻，痔疮出血，风湿性关节痛，跌打损伤。

果实：清热解毒，破瘀通经，健脾。

水红木 *Viburnum cylindricum* Buch. –Ham. ex D. Don

甘肃分布：文县。

四普标本采集地：武都、康县。

根：苦，凉。祛风除湿，活血通络，解毒。

花：苦，凉。润肺止咳。

叶或树皮：苦、涩，平。利湿解毒，活血。

荚蒾 *Viburnum dilatatum* Thunb.

甘肃分布：文县。

四普标本采集地：华亭、武都、两当、徽县、康县、文县、宕昌。

茎叶：酸，微寒。疏风解毒，清热解毒，活血。

根：辛、涩，微寒。祛瘀消肿，解毒。

宜昌荚蒾 *Viburnum erosum* Thunb.

甘肃分布：文县、康县。

四普标本采集地：武都、康县、文县。

根：涩，平。祛风，除湿。

茎叶：涩，平。解毒，祛湿，止痒。

红荚蒾 *Viburnum erubescens* Wall.

甘肃分布：天水、文县、康县、徽县、舟曲。

四普标本采集地：文县、舟曲。

根：清热解毒，凉血，止血。

聚花荚蒾 *Viburnum glomeratum* Maxim.

甘肃分布：兰州、皋兰、榆中、天水、武山、平凉、崇信、渭源、漳县、岷县、文县、宕昌、礼县、临夏、卓尼、舟曲、迭部。

四普标本采集地：榆中、华亭、渭源、武都、两当、西和、文县、和政、卓尼、迭部。

根：祛风清热，散瘀活血。

绣球荚蒾 *Viburnum macrocephalum* Fort.

甘肃分布：武都有栽培。

四普标本采集地：宕昌。

茎(木绣球)：苦，凉。燥湿止痒。

蒙古荚蒾 *Viburnum mongolicum* (Pall.) Rehd.

甘肃分布：兰州、永登、皋兰、榆中、靖远、会宁、清水、武山、庄浪、合水、渭源、岷县、临潭、迭部、夏河、卓尼。

四普标本采集地：麦积、正宁、合水、宁县、渭源、徽县、卓尼。

根及叶：祛风活血。

果实：清热解毒，破瘀通经，健脾。

显脉荚蒾 *Viburnum nervosum* D. Don

甘肃分布：文县、康县、舟曲。

四普标本采集地：文县。

根(心叶荚蒾根)：涩，温。祛风除湿，活血利气。

鸡树条 *Viburnum opulus* var. *calvescens* (Rehd.) Hara

甘肃分布：兰州、天水、平凉、华亭、庄浪、漳县、临夏、和政、康乐。

四普标本采集地：秦州、麦积、清水、漳县、渭源、礼县、和政、卓尼。

枝及叶：甘、苦，平。通经活络，解毒止痒。

果实：甘、苦，平。止咳。

毛叶鸡树条 *Viburnum opulus* f. *puberulum* (Kom.) Sugimoto

甘肃分布：南部。

四普标本采集地：麦积。

枝或叶(鸡树条)：甘、苦，平。通经活络，解毒止痒。

球核荚蒾 *Viburnum propinquum* Hemsl.

甘肃分布：文县、康县。

四普标本采集地：文县。

叶或根(六股筋)：苦、辛，温。散瘀止血，续筋接骨。

皱叶荚蒾 *Viburnum rhytidophyllum* Hemsl.

甘肃分布：兰州、平凉、文县。

四普标本采集地：两当。

根、枝及叶(山枇杷)：清热解毒，祛风除湿，活血止血。

陕西荚蒾 *Viburnum schensianum* Maxim.

甘肃分布：榆中、天水、武山、平凉、崇信、华亭、岷县、礼县、舟曲、迭部。

四普标本采集地：秦州、麦积、崇信、正宁、武都、文县、永靖、舟曲、临潭、迭部。

果实：清热解毒，祛风消瘀。

全株：下气，消食，活血。

合轴荚蒾 *Viburnum sympodiale* Graebn.

甘肃分布：文县、康县、舟曲。

四普标本采集地：武都。

根：清热解毒，消积。外用于疮毒。

败酱科 Valerianaceae

甘松 *Nardostachys jatamansi* (D. Don) DC.

保护等级：《国家重点保护野生植物名录》

二级。

甘肃分布：玛曲、碌曲。

四普标本采集地：和政、夏河、碌曲、玛曲。

根及根茎（甘松）：辛、甘，温。理气止痛，开郁醒脾。外用祛湿消肿。

墓头回 *Patrinia heterophylla* Bunge

甘肃分布：榆中、天水、平凉、泾川、华亭、环县、合水、镇原、通渭、文县、宕昌、徽县、舟曲。

四普标本采集地：七里河、永登、麦积、华亭、通渭、两当、康县、文县、康乐。

根及根茎：苦、微酸、涩，微寒。清热，收涩，止血。

少蕊败酱 *Patrinia monandra* C. B. Clarke

甘肃分布：天水、平凉、合水、文县、康县、徽县。

四普标本采集地：麦积、清水、武都、康县。

全草：苦，平。清热解毒，消肿排脓，止血止痛。

岩败酱 *Patrinia rupestris* (Pall.) Juss.

甘肃分布：兰州、榆中、靖远、会宁、天水、平凉、华亭、环县、合水、镇原、定西、通渭、文县、康乐、临潭、舟曲。

四普标本采集地：榆中、靖远、秦州、清水、甘谷、武山、灵台、通渭、陇西、渭源、临洮、徽县、康县、宕昌、临夏、永靖、和政、积石山、迭部。

全草：辛、苦，寒。清热解毒，活血，排脓，止痢。

败酱 *Patrinia scabiosaefolia* Fisch. ex Trev.

甘肃分布：天水、合水、成县、文县、康县、徽县、康乐。

四普标本采集地：崇信、渭源、岷县、临洮、西和、礼县、东乡。

全草：辛、苦，微寒。清热解毒，活血排脓，止痢。

糙叶败酱 *Patrinia scabra* Bge.

甘肃分布：天水、舟曲。

四普标本采集地：会宁、麦积、秦安、张家川、崆峒、泾川、庄浪、静宁、正宁、华池、合水、宁县、庆城、镇原、环县、安定、武都、成县、礼县、卓尼。

根茎及根：辛、苦，微寒。燥湿，止血。

柔垂缬草 *Valeriana flaccidissima* Maxim.

甘肃分布：武都、文县、康县、临潭。

四普标本采集地：漳县、康县、文县。

根及根茎：辛、微甘，温。祛风，散寒，除湿，消食。

蜘蛛香 *Valeriana jatamansi* Jones

甘肃分布：文县。

四普标本采集地：康县、文县。

根茎和根：微苦、辛，温。理气止痛，消食止泻，祛风除湿，镇惊安神。

小花缬草 *Valeriana minutiflora* Hand.-Mazz.

甘肃分布：舟曲。

四普标本采集地：卓尼、迭部。

根及根茎：辛、苦，温。镇静安神，理气止痛。

缬草 *Valeriana officinalis* L.

甘肃分布：兰州、永登、天水、清水、武山、天祝、肃南、山丹、渭源、漳县、岷县、武都、文县、宕昌、康县、礼县、临夏、和政、临潭、卓尼、舟曲、玛曲、夏河。

四普标本采集地：西固、永登、山丹、崆峒、庄浪、通渭、漳县、渭源、岷县、两当、康县、临夏、和政、积石山、合作、舟曲、卓尼、临潭、碌曲、玛曲。

根及根茎：辛、苦，温。镇静安神，理气止痛。

宽叶缬草 *Valeriana officinalis* var. *latifolia* Miq.

甘肃分布：庄浪、卓尼。

四普标本采集地：天祝。

根及根茎：安心神，祛风湿，行气血，止痛。

小缬草 *Valeriana tangutica* Batal.

甘肃分布：肃南、酒泉。模式标本采自甘肃西南部。

四普标本采集地：景泰、天祝、山丹、高台、肃南、玉门、肃北。

根或全草：甘、微辛，平。止咳，止血，散瘀，止痛。

川续断科 Dipsacaceae

川续断 *Dipsacus asper* Wallich ex Candolle

甘肃分布：天水、平凉、文县、康县、舟曲。

四普标本采集地：清水、武山、张家川、天祝、陇西、漳县、渭源、临洮、武都、两当、成县、徽县、西和、礼县、康县、临夏、康乐、永靖、和政、积石山、舟曲。

根（续断）：苦、辛，微温。补肝肾，强筋骨，续折伤，止崩漏。

日本续断 *Dipsacus japonicus* Miq.

甘肃分布：兰州、榆中、天水、平凉、华亭、合水、渭源、文县、宕昌、康县、礼县、临潭、卓尼、舟曲、夏河。

四普标本采集地：七里河、榆中、永登、天祝、崆峒、泾川、灵台、崇信、庄浪、正宁、华池、合水、宁县、安定、武都、两当、康县、东乡、卓尼。

根：苦、辛，微温。强筋骨，补肝肾。

圆萼刺参 *Morina chinensis* (Bat.) Diels

甘肃分布：榆中、岷县、卓尼、迭部、玛曲、夏河。

四普标本采集地：永昌、凉州、天祝、肃南、卓尼、夏河、碌曲。

全草或种子：辛、甘，温。祛风湿，补肝肾，消痈肿。

青海刺参 *Morina kokonorica* Hao

甘肃分布：迭部、夏河。

四普标本采集地：渭源、合作、玛曲。

全草（刺参）：甘、微苦，温。和胃止痛，消肿排脓。

白花刺参 *Morina nepalensis* var. *alba* (Hand.-Mazz.) Y. C. Tang

甘肃分布：文县。

四普标本采集地：榆中、临夏、迭部、玛曲。

地上部分（刺参）：甘、涩，温。催吐，健胃。

匙叶翼首花 *Pterocephalus hookeri* (C. B. Clarke) Hock.

甘肃分布：省内有分布。

四普标本采集地：碌曲、玛曲。

全草（翼首草）：苦，寒。有小毒。解毒除瘟，清热止痢，祛风通痹。

华北蓝盆花 *Scabiosa tschiliensis* Grüning

甘肃分布：平凉、华亭、正宁、合水。

四普标本采集地：崆峒、泾川、灵台、崇信、华亭、庄浪、正宁、通渭、临洮。

花：甘、涩，凉。用于肺热，肝热，咽喉肿痛。

大花蓝盆花 *Scabiosa tschiliensis* var. *superba* (Grun.) S. Y. He

甘肃分布：合水。

四普标本采集地：秦安、华池、合水、宁县。

花：清热泻火。

双参 *Triplostegia glandulifera* Wall. ex DC.

甘肃分布：文县、宕昌、礼县、舟曲。

四普标本采集地：武都、康县、文县、舟曲。

根：甘、微苦，平。健脾益肾，活血调经，止崩漏，解毒。

桔梗科 Campanulaceae

丝裂沙参 *Adenophora capillaris* Hemsl.

甘肃分布：天水、文县。

四普标本采集地：武山、庄浪、宕昌、临夏。

根：甘、苦，微寒。润肺止咳，养阴生津。

狭叶沙参 *Adenophora gmelinii* (Spreng.) Fisch.

甘肃分布：祁连山。

四普标本采集地：民乐。

根：甘、苦，微寒。润肺止咳，养阴生津。

喜马拉雅沙参 *Adenophora himalayana* Feer

甘肃分布：兰州、榆中、靖远、肃南、天祝、酒泉、玛曲。

四普标本采集地：靖远、玉门、舟曲、碌曲、玛曲。

根：甘、微苦，微寒。养阴清热，润肺化痰，益胃生津。

高山沙参 *Adenophora himalayana* subsp. *alpina*（Nannf.）Hong

甘肃分布：天祝、临潭、莲花山。

四普标本采集地：榆中、卓尼、临潭、迭部。

根：甘、微苦，微寒。养阴清热，润肺化痰，益胃生津。

杏叶沙参 *Adenophora hunanensis* Nannf.

甘肃分布：天水、平凉、华亭、成县、文县、康县。

四普标本采集地：永昌、麦积、清水、甘谷、张家川、天祝、灵台、通渭、武都、两当。

根：甘、微苦，微寒。养阴清热，润肺化痰，益胃生津。

川藏沙参 *Adenophora liliifolioides* Pax et Hoffm.

甘肃分布：武山、通渭、渭源、临洮、宕昌、临潭、舟曲、玛曲、夏河。

四普标本采集地：临潭、迭部。

根：甘、微苦，微寒。养阴清热，润肺化痰，益胃生津。

宁夏沙参 *Adenophora ningxianica* Hong

甘肃分布：兰州、岷县、文县。

四普标本采集地：平川。

根：清热养阴，祛痰止咳。

细叶沙参 *Adenophora paniculata* Nannf.

甘肃分布：会宁、天水、平凉、文县、舟曲。

四普标本采集地：永昌、平川、靖远、景泰、天祝、华亭、庄浪、静宁、肃北、合水、庆城、安定、漳县、武都、合作。

根：清热养阴，祛痰止咳。

秦岭沙参 *Adenophora petiolata* Pax et K. Hoffm.

甘肃分布：天水、平凉、华亭、成县、文县、康县。

四普标本采集地：崇信、文县。

根：甘、微苦，微寒。养阴清热，润肺化痰，益胃生津。

石沙参 *Adenophora polyantha* Nakai

甘肃分布：天水、平凉、西峰、合水、镇原、文县、康县、徽县、舟曲、迭部。

四普标本采集地：张家川、山丹、崆峒、泾川、崇信、庄浪、静宁、正宁、华池、合水、宁县、庆城、通渭、武都、临夏、永靖。

根：甘、微苦，微寒。养阴清热，润肺化痰，益胃生津。

泡沙参 *Adenophora potaninii* Korsh.

甘肃分布：兰州、永登、皋兰、榆中、会宁、天水、武山、平凉、合水、临洮、文县、宕昌、礼县、临潭、卓尼、舟曲、迭部、夏河。

四普标本采集地：七里河、榆中、永登、秦安、武山、张家川、古浪、崆峒、华亭、庄浪、静宁、镇原、环县、安定、漳县、渭源、临洮、武都、成县、徽县、西和、礼县、康县、宕昌、临夏、康乐、永靖、和政、东乡、积石山、合作、舟曲、卓尼、临潭、迭部、夏河、碌曲。

根：甘、微苦，微寒。养阴清热，润肺化痰，益胃生津。

多毛沙参 *Adenophora rupincola* Hemsl.

甘肃分布：文县、徽县。

四普标本采集地：麦积、武都、临夏。

根：清热养阴，祛痰止咳。

长柱沙参 *Adenophora stenanthina*（Ledeb.）Kitag.

甘肃分布：兰州、榆中、靖远、会宁、景泰、肃南、环县、定西、康乐、迭部、玛曲、夏河。

四普标本采集地：皋兰、永昌、平川、会宁、景泰、秦州、武山、张家川、古浪、天祝、山丹、高台、肃南、庄浪、静宁、瓜州、肃北、正宁、华池、宁县、环县、安定、通渭、渭源、礼县、宕昌、康乐、永靖、积石山、舟曲、卓尼、临潭、夏河、碌曲、玛曲。

根：甘、微苦，微寒。养阴清热，润肺化痰，益胃生津。

沙参 *Adenophora stricta* Miq.

甘肃分布：文县。

四普标本采集地：秦州、清水、甘谷、武山、甘州、华亭、陇西、岷县、两当、徽县、宕昌、临潭、迭部。

根：甘，微寒。养阴清肺，益胃生津，化痰，益气。

无柄沙参 *Adenophora stricta* subsp. *sessilifolia* Hong

甘肃分布：天水、徽县、文县、康县、舟曲、迭部。

四普标本采集地：临洮、武都。

根：甘，微寒。养阴清热，润肺止咳，养胃生津。

轮叶沙参 *Adenophora tetraphylla* （Thunb.） Fisch.

甘肃分布：四普新分布。

四普标本采集地：陇西、文县。

根（南沙参）：甘，微寒。养阴清肺，益胃生津，化痰，益气。

多歧沙参 *Adenophora wawreana* Zahlbr.

甘肃分布：兰州、岷县、文县。

四普标本采集地：华亭。

根（蒙药：鲁都德—道尔吉—善巴）：用于痛风，游痛症，黏性肿疮，牛皮癣，热病阴伤，口干舌燥，肺热咳嗽，劳嗽咳血，麻木，皮肤皲裂，皮肤瘙痒。

聚叶沙参 *Adenophora wilsonii* Nannf.

甘肃分布：文县、康县。

四普标本采集地：华亭、康县、文县。

根：补虚，下乳。

西南风铃草 *Campanula colorata* Wall.

甘肃分布：四普新分布。

四普标本采集地：武都、文县。

根：甘，温。祛风除湿，补虚止血。

紫斑风铃草 *Campanula punctata* Lam.

甘肃分布：天水、清水、天祝、平凉、华亭、武都、西和、徽县。

四普标本采集地：秦州、麦积、清水、崆峒、崇信、庄浪、两当、徽县、西和、宕昌。

全草：苦，凉。清热解毒，利咽，止痛。

金钱豹 *Campanumoea javanica* subsp. *japonica* （Makino） Hong

甘肃分布：文县。

四普标本采集地：秦州、武都、康县、文县。

根（土党参）：甘，平。健脾益气，补肺止咳，下乳。

灰毛党参 *Codonopsis canescens* Nannf.

甘肃分布：甘南。

四普标本采集地：碌曲。

根：甘，平。补中益气，健脾益肺。

川鄂党参 *Codonopsis henryi* Oliv.

甘肃分布：四普新分布。

四普标本采集地：文县、卓尼。

根：补中益气，和胃生津，也用于疟疾。

羊乳 *Codonopsis lanceolata* （Sieb. et Zucc.） Trautv.

甘肃分布：榆中、平凉。

四普标本采集地：宕昌。

根（山海螺）：甘、辛，平。益气养阴，解毒消肿，排脓，通乳。

脉花党参 *Codonopsis nervosa* （Chipp） Nannf.

甘肃分布：玛曲、夏河。

四普标本采集地：漳县、临潭、夏河、玛曲。

根：甘，平。健脾益气，补肺止咳，下乳。

党参 *Codonopsis pilosula* （Franch.） Nannf.

甘肃分布：兰州、榆中、天水、平凉、华亭、合水、岷县、成县、文县、宕昌、临夏、舟曲、夏河。十大陇药之一。

四普标本采集地：七里河、榆中、永登、靖远、麦积、清水、秦安、甘谷、武山、张家川、灵台、崇信、华亭、合水、安定、陇西、漳县、渭源、岷县、临洮、武都、徽县、西和、康县、文县、宕昌、临夏、康乐、永靖、东乡、积石山、舟曲、卓尼、临潭、迭部、夏河、碌曲。

根：甘，平。健脾益肺，养血生津。

素花党参 *Codonopsis pilosula* var. *modesta*（Nannf.）L. T. Shen

甘肃分布：平凉、卓尼。甘肃道地药材纹党原植物。

四普标本采集地：崆峒、庄浪、静宁、武都、宕昌、和政、临潭。

根（党参）：甘，平。健脾益肺，养血生津。

川党参 *Codonopsis tangshen* Oliv.

甘肃分布：四普新分布。

四普标本采集地：文县。

根（党参）：甘，平。健脾益肺，养血生津。

绿花党参 *Codonopsis viridiflora* Maxim.

甘肃分布：永登、岷县、临潭。

四普标本采集地：永登、临夏、卓尼、迭部、玛曲。

根：甘，平。健脾益气，补肺止咳，下乳。

蓝钟花 *Cyananthus hookeri* C. B. Clarke

甘肃分布：临洮。

四普标本采集地：夏河、碌曲。

根：补虚弱，催乳。

灰毛蓝钟花 *Cyananthus incanus* Hook. f. et Thoms.

甘肃分布：四普新分布。

四普标本采集地：玛曲。

全草：甘、微苦，平。健脾益气。

大萼蓝钟花 *Cyananthus macrocalyx* Franchet

甘肃分布：文县、舟曲。

四普标本采集地：舟曲。

全草（藏药：翁布）：用于黄水病，眼病，水肿病，胆病。

桔梗 *Platycodon grandiflorus*（Jacq.）DC.

甘肃分布：省内多地栽培，野生仅见于康县。

四普标本采集地：靖远、秦州、麦积、清水、秦安、武都、成县、两当、徽县、西和、康县、宕昌、康乐。

根：苦、辛，平。宣肺，利咽，祛痰，排脓。

菊科 Asteraceae——Compositae

齿叶蓍 *Achillea acuminata*（Ledeb.）Sch.–Bip.

甘肃分布：灵台、合水、岷县、成县、临潭、卓尼、夏河。

四普标本采集地：清水、张家川、崆峒、庄浪、安定、漳县、宕昌、临夏、东乡、卓尼、夏河。

全草（一枝蒿）：活血祛风，止痛解毒，止血消肿。

高山蓍 *Achillea alpina* L.

甘肃分布：榆中、舟曲。

四普标本采集地：正宁、宁县、安定、通渭、两当、康县。

全草（蓍草）：辛、苦，平、温。有毒。祛风，止痛，活血，解毒。

果实：酸、苦，平。益气，明目。

蓍 *Achillea millefolium* L.

甘肃分布：天水、合水、漳县、武都、文县、康县、舟曲等地栽培。

四普标本采集地：麦积、武山、民勤、正宁、华池、宁县、临洮、武都、成县、西和、康县、宕昌、康乐、临潭。

全草：辛、微苦，凉。有毒。祛风，活血，止痛，解毒。

云南蓍 *Achillea wilsoniana*（Heim. ex Hand.–Mazz.）Heim.

甘肃分布：天水、平凉、华亭、正宁、合水、文县、康县、康乐、临潭、舟曲、夏河。

四普标本采集地：秦州、清水、张家川、崆峒、灵台、崇信、华亭、庄浪、通渭、岷县、两当、和政、积石山、合作、卓尼。

全草：辛、苦，微温。有毒。祛风除湿，散瘀止痛，解毒消肿。

顶羽菊 *Acroptilon repens*（L.）DC.

甘肃分布：榆中、景泰、靖远、民勤。

四普标本采集地：西固、永登、金川、永

昌、平川、会宁、靖远、景泰、古浪、民勤、山丹、民乐、临泽、肃州、玉门、金塔、瓜州、肃北、阿克塞、西和、临夏、和政。

地上部分（苦蒿）：辛、苦，平，微寒。祛风湿，解热毒。

和尚菜 *Adenocaulon himalaicum* Edgew.

甘肃分布：天水、平凉、文县、宕昌、康县、舟曲、夏河。

四普标本采集地：秦州、麦积、清水、两当、康县、文县、宕昌。

根及根茎：辛、苦，平。宣肺平喘，利水消肿，散瘀痛。

杏香兔儿风 *Ainsliaea fragrans* Champ.

甘肃分布：四普新分布。

四普标本采集地：文县。

全草：甘、微苦，凉。清热补虚，凉血止血，利湿解毒。

长穗兔儿风 *Ainsliaea henryi* Diels

甘肃分布：文县。

四普标本采集地：宕昌。

全草（二郎剑）：苦、酸，凉。散瘀清热，止咳平喘。

宽叶兔儿风 *Ainsliaea latifolia* (D. Don) Sch.-Bip.

甘肃分布：文县。

四普标本采集地：文县。

全草：辛、微苦，温。祛风散寒，活血消肿。

红背兔儿风 *Ainsliaea rubrifolia* Franch.

甘肃分布：文县、康县。

四普标本采集地：两当。

全草（红走马胎）：辛、甘，温。止咳化痰，活血止痛。

蓍状亚菊 *Ajania achilleoides* (Turczaninow) Poljakov ex Grubov

甘肃分布：嘉峪关、积石山。

四普标本采集地：永昌、景泰、秦安、西和、迭部、夏河。

全草：清肺止咳。

灌木亚菊 *Ajania fruticulosa* (Ledeb.) Poljak.

甘肃分布：兰州、永登、皋兰、榆中、永昌、白银、靖远、会宁、古浪、张掖、肃南、民乐、高台、静宁、金塔、肃北、敦煌、环县、定西。

四普标本采集地：永登、金川、景泰、天祝、甘州、玉门、敦煌、肃北、安定、永靖。

地上部分（藏药：普芒嘎布）：用于虫病，咽喉病，溃疡病，炭疽病。

铺散亚菊 *Ajania khartensis* (Dunn) Shih

甘肃分布：平凉、碌曲、夏河。

四普标本采集地：古浪、玛曲。

地上部分：杀虫，干"黄水"，愈溃疡。

多花亚菊 *Ajania myriantha* (Franch.) Ling et Shih

甘肃分布：岷县。

四普标本采集地：临潭、迭部。

花序：苦，凉。清热，止咳化痰，润肺。

柳叶亚菊 *Ajania salicifolia* (Mattf.) Poljak.

甘肃分布：兰州、永登、榆中、天水、天祝、漳县、徽县、临潭、卓尼、迭部、夏河。

四普标本采集地：七里河、天祝、崆峒、庄浪、渭源、武都、临夏、舟曲、卓尼、临潭、迭部、夏河、碌曲。

全草：辛、苦，平。清热，止咳。

细叶亚菊 *Ajania tenuifolia* (Jacq.) Tzvel.

甘肃分布：兰州、永登、榆中、景泰、天祝、岷县、临夏、卓尼、舟曲、玛曲、夏河。

四普标本采集地：永登、景泰、古浪、天祝、山丹、康乐、东乡、积石山、合作、卓尼、临潭、碌曲。

全草：清肺止咳。

黄腺香青 *Anaphalis aureopunctata* Lingelsh. et Borza

甘肃分布：兰州、永登、榆中、天水、平凉、武都、成县、文县、康县、卓尼、舟曲、夏河。

四普标本采集地：景泰、秦安、山丹、灵台、安定、成县、康县、临夏、康乐、和政、东乡、舟曲、迭部、夏河、碌曲、玛曲。

全草：甘、淡，凉。清热解毒，利湿消肿。

叶：用于感冒，泄泻，咳嗽痰喘，外伤出血。

二色香青 *Anaphalis bicolor*（Franch.）Diels

甘肃分布：永登、夏河。

四普标本采集地：景泰。

全草：微辛、微苦，微温。化湿解暑，止咳。

淡黄香青 *Anaphalis flavescens* Hand.-Mazz.

甘肃分布：榆中、天水、肃南、岷县、徽县、临夏、临潭、卓尼、舟曲、迭部、夏河。

四普标本采集地：榆中、永登、景泰、民乐、肃南、武都、临夏、永靖、舟曲、临潭、碌曲、玛曲。

全草（清明菜）：辛、苦，凉。清热解毒，止咳。

铃铃香青 *Anaphalis hancockii* Maxim.

甘肃分布：永登、榆中、靖远、天祝、肃南、岷县、渭源、文县、康乐、甘南、临潭、合作、夏河、玛曲。

四普标本采集地：榆中、山丹、高台、泾川、岷县、临洮、合作、卓尼、迭部、夏河、碌曲。

全草：苦、微辛，凉。清热，燥湿，杀虫。

乳白香青 *Anaphalis lactea* Maxim.

甘肃分布：兰州、永登、榆中、靖远、会宁、景泰、天祝、山丹、肃南、酒泉、定西、岷县、徽县、临潭、卓尼、夏河、玛曲。

四普标本采集地：榆中、永登、永昌、平川、会宁、靖远、景泰、武山、张家川、凉州、古浪、天祝、山丹、民乐、高台、肃南、玉门、肃北、安定、通渭、漳县、渭源、岷县、西和、永靖、和政、积石山、舟曲、卓尼、临潭、碌曲、玛曲。

全草：辛、微苦，凉。清热止咳，散瘀止血。

宽翅香青 *Anaphalis latialata* Ling et Y. L. Chen

甘肃分布：天祝、临潭、卓尼。

四普标本采集地：岷县、迭部。

全草：活血散瘀，平肝。

珠光香青 *Anaphalis margaritacea*（L.）Benth. et Hook. f.

甘肃分布：永登、榆中、天水、武山、天祝、武都、文县、宕昌、康县、徽县、舟曲、迭部、夏河。

四普标本采集地：永登、秦州、清水、天祝、华亭、安定、通渭、漳县、渭源、武都、两当、康县、宕昌、临夏、康乐、舟曲、卓尼。

带根全草：苦、辛，凉。清热泻火，燥湿，驱虫。

线叶珠光香青 *Anaphalis margaritacea* var. *japonica*（Sch.-Bip.）Makino

甘肃分布：兰州、永登、榆中、天水、武都、成县、文县、康县、徽县、舟曲、夏河。

四普标本采集地：秦安、武山、肃州、文县、东乡、舟曲、临潭、迭部。

全草：甘、淡，凉。清热化痰，补虚止痛，润肺止咳。

尼泊尔香青 *Anaphalis nepalensis*（Spreng.）Hand.-Mazz.

甘肃分布：肃南、武都、文县、宕昌、临夏。

四普标本采集地：古浪、通渭、岷县、武都、舟曲、临潭。

全草：甘，平。清热平肝，止咳定喘。

香青 *Anaphalis sinica* Hance

甘肃分布：榆中、会宁、天水、清水、武山、天祝、平凉、漳县、武都、文县、康县、临潭、卓尼、舟曲。

四普标本采集地：七里河、秦州、甘谷、甘州、庄浪、岷县、成县、徽县、礼县。

全草：辛、微苦，微温。祛风解表，宣肺止咳。

牛蒡 *Arctium lappa* L.

甘肃分布：兰州、永登、榆中、靖远、天水、清水、武威、民勤、天祝、平凉、泾川、华亭、合水、通渭、岷县、武都、文县、康县、舟曲。

四普标本采集地：西固、榆中、永登、金川、平川、会宁、靖远、秦州、麦积、清水、秦安、甘谷、张家川、凉州、古浪、甘州、山丹、民乐、临泽、高台、肃南、崆峒、泾川、灵台、崇信、华亭、庄浪、静宁、敦煌、金塔、正宁、华池、合水、宁县、庆城、镇原、安定、通渭、陇西、渭源、岷县、临洮、武都、成县、两当、徽县、西和、礼县、康县、宕昌、临夏、康乐、永靖、和政、东乡、积石山、卓尼、临潭、夏河。

果实（牛蒡子）：辛、苦，寒。疏散风热，宣肺透疹，解毒利咽。

碱蒿 *Artemisia anethifolia* Web. ex Stechm.

甘肃分布：清水、肃北、西峰、环县、合水。

四普标本采集地：永登、景泰、凉州、宕昌。

幼苗：清热利湿，清肝利胆。

莳萝蒿 *Artemisia anethoides* Mattf.

甘肃分布：兰州、皋兰、榆中、永昌、白银、靖远、会宁、景泰、武威、古浪、肃南、肃北、西峰、环县、合水、镇原、陇西、武都、永靖。

四普标本采集地：会宁、靖远、华亭。

幼苗：苦、辛，凉。清热利湿，利胆退黄。

黄花蒿 *Artemisia annua* L.

甘肃分布：兰州、皋兰、榆中、永昌、靖远、会宁、武威、环县、合水、定西、武都、文县、康县、徽县、永靖、舟曲。

四普标本采集地：七里河、永登、金川、永昌、平川、会宁、靖远、景泰、秦安、古浪、天祝、肃南、崆峒、华亭、庄浪、静宁、敦煌、正宁、华池、宁县、庆城、镇原、安定、通渭、陇西、渭源、岷县、康县、临夏、永靖、卓尼。

地上部分（青蒿）：苦、辛，寒。清虚热，除骨蒸，解暑热，截疟，退黄。

果实：甘，凉。清热明目，杀虫。

根：用于劳热骨蒸，关节酸疼，大便下血。

艾 *Artemisia argyi* Lévl. et Van.

甘肃分布：兰州、榆中、靖远、会宁、景泰、天水、甘谷、张掖、民乐、山丹、敦煌、西峰、环县、合水、镇原、武都、成县、文县、夏河。

四普标本采集地：七里河、永登、平川、靖远、秦州、麦积、清水、甘谷、临泽、高台、华亭、肃州、西峰、庆城、岷县、武都、两当、西和、康县、宕昌、永靖。

叶：辛、苦，温。有小毒。温经止血，散寒止痛。外用祛湿止痒。

醋艾炭：温经止血。

果实：苦、辛，温。温肾壮阳。

朝鲜艾 *Artemisia argyi* var. *gracilis* Pamp.

甘肃分布：兰州、庆阳、西峰、合水、镇原、定西。

四普标本采集地：山丹、华亭。

叶：辛、苦，温。散寒，除湿，温经止血，安胎。

果实：苦、辛，热。明目，壮阳，利腰膝，暖子宫。

茵陈蒿 *Artemisia capillaris* Thunb.

甘肃分布：兰州、会宁、靖远、天水、民勤、民乐、庆阳、西峰、合水、华池、安定、文县、康县、舟曲。

四普标本采集地：靖远、武山、崇信、华亭、庄浪、瓜州、宁县、通渭、陇西、西和、宕昌、康乐。

地上部分（茵陈）：苦、辛，微寒。清利湿热，利胆退黄。

纤杆蒿 *Artemisia demissa* Krasch.

甘肃分布：榆中。

四普标本采集地：凉州、甘州、山丹、高台、静宁、玉门。

茎叶：用作茵陈的代用品。

沙蒿 *Artemisia desertorum* Speng.

甘肃分布：永登、榆中、靖远、天祝、肃南、民乐、山丹、静宁、合水、定西、通渭、临潭、夏河。

四普标本采集地：永登、永昌、高台、安定、夏河、碌曲、玛曲。

全草：苦，温。消肿，散毒。

龙蒿 *Artemisia dracunculus* L.

甘肃分布：兰州、榆中、古浪、天祝、肃南、肃北、漳县、夏河。

四普标本采集地：金川。

全草：清热凉血，退虚热，解暑。

牛尾蒿 *Artemisia dubia* Wall. ex Bess.

甘肃分布：兰州、永登、皋兰、榆中、天水、武山、平凉、合水、武都、成县、文县、宕昌、康县、徽县、舟曲、玛曲、碌曲。

四普标本采集地：榆中、永登、静宁、正宁、华池、宕昌、临夏、康乐、永靖、合作、碌曲。

全草：苦、微辛，凉。清热，凉血，解毒，杀虫。

无毛牛尾蒿 *Artemisia dubia* var. *subdigitata* （Mattf.）Y. R. Ling

甘肃分布：榆中、天水、合水、舟曲。

四普标本采集地：永登、泾川。

全草：苦、微辛，凉。清热凉血，解毒，杀虫。

南牡蒿 *Artemisia eriopoda* Bunge

甘肃分布：天水、肃南、文县。

四普标本采集地：通渭。

带根全草：苦、甘，温。祛风除湿，解毒。

甘肃南牡蒿 *Artemisia eriopode* var. *gansuensis* Ling et Y. R. Ling

甘肃分布：南部及西南部。

四普标本采集地：平川、临潭。

带根全草：苦、甘，温。祛风除湿，解毒。

冷蒿 *Artemisia frigida* Willd.

甘肃分布：兰州、皋兰、永昌、靖远、会宁、古浪、天祝、肃南、阿克塞、合水、定西、通渭、临潭、迭部。

四普标本采集地：皋兰、永昌、会宁、靖远、景泰、凉州、天祝、民乐、庆城、镇原、环县、岷县、夏河。

带花序全草：辛，温。燥湿，杀虫。

华北米蒿 *Artemisia giraldii* Pamp.

甘肃分布：白银、靖远、会宁、景泰、天水、泾川、肃北、庆阳、西峰、环县、合水、镇原、漳县、宕昌。

四普标本采集地：会宁、秦安、玉门。

根：用于治气管炎，肺病。

幼苗：治热性水肿，肺病，咽喉疾病。

细裂叶莲蒿 *Artemisia gmelinii* Web. ex Stechm.

甘肃分布：兰州、靖远、酒泉、环县、合水、成县、文县、舟曲、夏河。

四普标本采集地：永登、金川、肃南、西峰、庆城、环县、临夏。

全草：苦、辛，平。清热解毒，凉血止血。

臭蒿 *Artemisia hedinii* Ostenf. et Pauls.

甘肃分布：榆中、景泰、卓尼、夏河。

四普标本采集地：七里河、景泰、张家川、天祝、山丹、肃南、玉门、肃北、合作、临潭、夏河、碌曲、玛曲。

全草：苦，寒。清湿热，消肿毒。

牡蒿 *Artemisia japonica* Thunb.

甘肃分布：榆中、白银、天水、肃北、合水、临洮、文县、康县、和政、甘南、舟曲。

四普标本采集地：泾川、华亭、徽县。

全草：苦、微甘，凉。清热，凉血，解毒，治蛇伤。

根：苦、微甘，平。祛风，补虚，杀虫，截疟。

白苞蒿 *Artemisia lactiflora* Wall. ex DC.

甘肃分布：天水、山丹、康县、舟曲。

四普标本采集地：秦州、清水。

全草（鸭脚艾）：苦、微甘，凉。清热，凉血，解毒。

根：辛、微苦，微温。活血散瘀，理气化湿。

矮蒿 *Artemisia lancea* Van

甘肃分布：榆中、天水、民乐、平凉、华池、武都、成县、文县、康县、徽县、夏河。

四普标本采集地：合作。

根：用于淋证。

叶：辛、苦，温。有小毒。散寒止痛，温经止血。

野艾蒿 *Artemisia lavandulifolia* Candolle

甘肃分布：榆中、天水、张掖、民乐、平凉、酒泉、宁县、武都、成县、文县、康县、徽县、临潭、卓尼、夏河、舟曲。

四普标本采集地：皋兰、嘉峪关、永昌、景泰、古浪、民勤、天祝、民乐、肃南、泾川、灵台、华亭、庄浪、临洮、康县、卓尼、临潭、碌曲。

叶：苦、辛，温。散寒除湿，温经止血，安胎。

白叶蒿 *Artemisia leucophylla*（Turcz. ex Bess.）C. B. Clarke

甘肃分布：兰州、榆中、靖远、会宁、景泰、张掖、山丹、敦煌、西峰、环县、合水。

四普标本采集地：正宁、华池、庆城、镇原、环县、通渭、临洮、西和、临夏。

叶：散寒除湿，温经止血，安胎。

大花蒿 *Artemisia macrocephala* Jacq. ex Bess.

甘肃分布：肃北、阿克塞。

四普标本采集地：天祝、玉门、肃北、阿克塞。

全草：健胃消食，祛风活血，散瘀消肿。

粘毛蒿 *Artemisia mattfeldii* Pamp.

甘肃分布：永登、天祝。

四普标本采集地：临潭、夏河、碌曲。

全草：苦、辛。清肝利胆，消肿解毒。

蒙古蒿 *Artemisia mongolica*（Fisch. ex Bess.）Nakai

甘肃分布：兰州、永登、榆中、嘉峪关、靖远、天水、武威、天祝、肃南、合水、文县、永靖、合作、玛曲、夏河。

四普标本采集地：秦安、凉州、山丹、肃南、瓜州、阿克塞、通渭、和政、东乡、合作、夏河。

茎叶：辛、苦，温。散寒除湿，温经止血，清热凉血，解暑。

小球花蒿 *Artemisia moorcroftiana* Wall. ex DC.

甘肃分布：兰州、榆中、天祝、山丹、岷县、临潭、夏河。

四普标本采集地：高台、临洮、碌曲。

全草：消肿止血，祛风杀虫。

黑沙蒿 *Artemisia ordosica* Krasch.

甘肃分布：景泰、武威、民勤、古浪。

四普标本采集地：会宁、金塔、敦煌、瓜州。

茎叶及花蕾：辛、苦，微温。祛风除湿，解毒消肿。

种子：利尿。

根：止血。

褐苞蒿 *Artemisia phaeolepis* Krasch.

甘肃分布：天祝、肃南、山丹、夏河。

四普标本采集地：会宁、靖远、凉州、山丹、高台、静宁、安定、通渭、永靖、临潭、夏河。

全草：微甘、苦，凉。散瘀消肿，止血。

魁蒿 *Artemisia princeps* Pamp

甘肃分布：文县、康县、舟曲。

四普标本采集地：岷县、康县、宕昌、临潭。

叶：辛、苦，温。解毒消肿，散寒除湿，温经止血。

灰苞蒿 *Artemisia roxburghiana* Bess.

甘肃分布：榆中、天水、文县、玛曲、碌曲、夏河。

四普标本采集地：永登、永昌、景泰、张家川、天祝。

全草：甘、苦，凉。清热解毒，除湿，止血。

猪毛蒿 *Artemisia scoparia* Waldst. et Kit.

甘肃分布：兰州、皋兰、榆中、白银、会宁、天水、武威、古浪、天祝、张掖、肃南、民乐、平凉、酒泉、阿克塞、玉门、庆阳、西峰、环县、合水、宁县、定西、文县、康县、永靖。

四普标本采集地：会宁、靖远、秦安、天祝、山丹、临泽、高台、崆峒、泾川、华亭、静宁、肃北、正宁、华池、宁县、庆城、镇原、环县、安定、陇西、临洮、康县、康乐、合作、夏河。

地上部分：苦、辛，微寒。清利湿热，利胆退黄。

萎蒿 *Artemisia selengensis* Turcz. ex Bess.

甘肃分布：徽县。

四普标本采集地：华亭。

全草：苦、辛，温。利膈开胃。

大籽蒿 *Artemisia sieversiana* Ehrhart ex Willd.

甘肃分布：兰州、皋兰、榆中、嘉峪关、靖远、会宁、景泰、天水、天祝、肃南、山丹、酒泉、阿克塞、合水、宁县、定西、岷县、文县、甘南、合作、临潭、卓尼、碌曲、夏河。

四普标本采集地：七里河、永昌、平川、靖远、凉州、天祝、肃南、灵台、华亭、肃北、庆城、渭源、临洮、永靖、卓尼、临潭、迭部、碌曲、玛曲。

全草：苦、微甘，凉。清热利湿，凉血止血。

花：苦，凉。清热解毒，收湿敛疮。

球花蒿 *Artemisia smithii* Mattf.

甘肃分布：岷县。

四普标本采集地：永昌。

全草：消肿解毒，杀虫。

圆头蒿 *Artemisia sphaerocephala* Krasch.

甘肃分布：民勤、古浪、张掖、民乐、酒泉、玉门、敦煌。

四普标本采集地：金塔、阿克塞。

种子：辛，温。理气，通便，解毒。

白莲蒿 *Artemisia stechmanniana* Bess.

甘肃分布：兰州、榆中、靖远、酒泉、环县、合水、成县、文县、舟曲、夏河。

四普标本采集地：榆中、会宁、景泰、肃

南、泾川、灵台、静宁、玉门、通渭、合作。

全草：苦、辛，平。清热解毒，凉血止血。

宽叶山蒿 *Artemisia stolonifera*（Maxim.）Kom.

甘肃分布：文县、舟曲。

四普标本采集地：文县。

叶：散寒除湿，温经止血。

裂叶蒿 *Artemisia tanacetifolia* L.

甘肃分布：榆中、会宁、渭源、临潭、夏河。

四普标本采集地：平川、宕昌。

全草：清肝利胆，消肿解毒。

甘青蒿 *Artemisia tangutica* Pamp.

甘肃分布：榆中、天祝、文县、迭部。

四普标本采集地：永登、天祝、成县、合作。

全草：平喘，退热。

辽东蒿 *Artemisia verbenacea*（Kom.）Kitag.

甘肃分布：榆中、环县。

四普标本采集地：迭部。

叶：散寒，止痛，止血，安胎。

毛莲蒿 *Artemisia vestita* Wall. ex Bess.

甘肃分布：兰州、皋兰、榆中、靖远、会宁、景泰、天水、武威、古浪、张掖、山丹、庆阳、合水、镇原、定西、武都、文县、康县、永靖、临潭、卓尼、舟曲。

四普标本采集地：永登、古浪、肃北、临洮、玛曲。

茎叶：苦，寒。清热，解毒，除蒸。

北艾 *Artemisia vulgaris* L.

甘肃分布：张掖、康县、临潭、夏河。

四普标本采集地：金塔。

叶：苦、辛，温。理气血，祛寒湿，温经，止血，安胎。

小舌紫菀 *Aster albescens*（DC.）Hand.-Mazz.

甘肃分布：武都、成县、文县、宕昌、康县、徽县、舟曲、迭部。

四普标本采集地：西和、康县、舟曲、迭部。

花：微苦，平。清热解毒。

高山紫菀 *Aster alpinus* L.

甘肃分布：肃南。

四普标本采集地：榆中、永昌、凉州、甘

州、通渭、漳县、岷县、碌曲。

全草：微苦，寒。清热解毒。

阿尔泰狗娃花 *Aster altaicus* Willd.——*Heteropappus altaicus* (Willd.) Novopokr.

甘肃分布：皋兰、榆中、会宁、庆阳、通渭、漳县、文县。

四普标本采集地：安宁、榆中、永登、金川、白银区、会宁、靖远、景泰、麦积、秦安、凉州、天祝、民乐、高台、肃南、泾川、华亭、静宁、肃州、肃北、西峰、正宁、华池、合水、宁县、庆城、环县、安定、通渭、陇西、武都、临夏、永靖、和政、合作、卓尼、迭部、夏河、玛曲。

根、花或全草：微苦，凉。清热降火，排脓止咳。

星舌紫菀 *Aster asteroides* (DC.) O. Ktze.

甘肃分布：卓尼、玛曲。

四普标本采集地：榆中。

花序：辛、苦，凉。清热解毒，降血压。

青藏狗娃花 *Aster boweri* Hemsl.——*Heteropappus bowerii* (Hemsl.) Griers.

甘肃分布：天祝、夏河。

四普标本采集地：永昌。

花序：甘、苦，凉。清热解毒。

圆齿狗娃花 *Aster crenatifolius* Hand.-Mazz.——*Heteropappus crenatifolius* (Hand. -Maszz.) Griers.

甘肃分布：榆中、靖远、天祝、山丹、通渭、岷县、文县、甘南、夏河、舟曲、迭部、碌曲。

四普标本采集地：肃南、武都、迭部。

全草：苦，寒。清热解毒，止咳。

重冠紫菀 *Aster diplostephioides* (DC.) C. B. Clarke.

甘肃分布：迭部、临洮。

四普标本采集地：天祝、山丹、肃南、积石山、卓尼、迭部、夏河、碌曲、玛曲。

根：暖胃，止咳，消痰。

花序：清热解毒。

狭苞紫菀 *Aster farreri* W. W. Smith et J. F. Jeffrey

甘肃分布：兰州、永登、榆中、靖远、天祝、肃南、山丹、酒泉、渭源、康乐、甘南、临潭、迭部、碌曲、夏河。

四普标本采集地：永登、永昌、平川、古浪、山丹、肃南、肃北、临夏、和政、迭部、夏河、玛曲。

根及全草(羊眼花)：苦、辛，凉。清热解毒，排脓，利尿，止血。

萎软紫菀 *Aster flaccidus* Bunge

甘肃分布：榆中、天祝、肃南、酒泉、肃北、渭源、岷县、文县、宕昌、康乐、临潭、卓尼、舟曲、迭部、玛曲、夏河。

四普标本采集地：榆中、永登、景泰、古浪、天祝、山丹、玉门、肃北、阿克塞、玛曲。

全草：苦、微辛，凉。清热止咳。

狗娃花 *Aster hispidus* Thunb. ——*Heteropappus hispidus* (Thunb.) Less.

甘肃分布：永登、天水、张掖、宁县、康县、碌曲。

四普标本采集地：榆中、平川、景泰、天祝、甘州、灵台、崇信、华亭、静宁、肃州、玉门、阿克塞、通渭、西和、宕昌、临夏、康乐、临潭。

根：苦，凉。清热解毒，消肿。

裂叶马兰 *Aster incisus* Fisch.——*Kalimeris incisa* (Fisch.) DC.

甘肃分布：平凉。

四普标本采集地：渭源。

全草：消食，除湿热，利水。

马兰 *Aster indicus* L.——*Kalimeris indica* (L.) Sch.-Bip.

甘肃分布：平凉、武都、文县、康县、徽县。

四普标本采集地：秦州、清水、崇信、静宁、漳县、成县、康县、临夏。

全草或根：辛，凉。凉血止血，清热利湿，解毒消肿。

蒙古马兰 *Aster mongolicus* Franch.——*Kalimeris mongolica* (Franch.) Kitam.

甘肃分布：天水、平凉、合水、漳县、岷县、成县、文县、临潭、舟曲、夏河。

四普标本采集地：秦安、泾川、静宁、西和、康县、康乐。

根及全草：辛，凉。清热解毒，利湿，凉血止血。

灰枝紫菀 *Aster poliothamnus* Diels

甘肃分布：永登、榆中、漳县、岷县、康乐、舟曲、迭部、夏河。

四普标本采集地：永登、临洮、迭部、夏河、碌曲。

全草：苦、辛，凉。清热解毒。

甘川紫菀 *Aster smithianus* Hand.-Mazz.

甘肃分部：永登、榆中、文县、康县、迭部、舟曲。

四普标本采集地：永登、迭部。

全草：辛、苦，凉。宣肺化痰，止咳止痛。

缘毛紫菀 *Aster souliei* Franch.

甘肃分布：岷县、临夏、临潭、迭部。

四普标本采集地：七里河、榆中、永昌、天祝、山丹、临夏、合作。

头状花序或根（藏紫菀）：苦，寒。清热解毒，止咳化痰。

紫菀 *Aster tataricus* L. f.

甘肃分布：天水、成县、康县。

四普标本采集地：武都、两当、徽县、礼县。

根和根茎：辛、苦，温。润肺下气，消痰止咳。

东俄洛紫菀 *Aster tongolensis* Franch.

甘肃分布：岷县、宕昌、临潭。

四普标本采集地：合作、卓尼、玛曲。

花序（藏药：麦多漏莫）：用于头痛，支气管炎，咳嗽气喘，小便短赤，瘟疫病，痉挛，癣疮。

三脉紫菀 *Aster trinervius* subsp. *ageratoides* (Turczaninow) Grierson

甘肃分布：兰州、皋兰、榆中、会宁、天水、肃南、平凉、合水、宁县、镇原、成县、文县、康县、徽县、康乐、卓尼、舟曲、迭部、夏河。

四普标本采集地：七里河、榆中、永登、靖远、秦州、清水、秦安、张家川、天祝、灵台、崇信、庄浪、正宁、华池、合水、宁县、安定、通渭、漳县、两当、文县、宕昌、永靖、东乡、舟曲、卓尼、迭部、夏河。

全草或根：苦、辛，凉。清热解毒，祛痰镇咳，凉血止血。

秋分草 *Aster verticillatus* (Reinwardt) Brouillet——*Rhynchospermum verticillatum* Reinw.

甘肃分布：文县、武都。

四普标本采集地：武都、文县。

全草：淡，平。清湿热，利水消肿。

中亚紫菀木 *Asterothamnus centraliasiaticus* Novopokr.

甘肃分布：兰州、永登、皋兰、榆中、白银、靖远、会宁、景泰、武威、民勤、张掖、肃南、民乐、酒泉、金塔、肃北、阿克塞、玉门、敦煌、积石山、夏河。

四普标本采集地：西固、永登、金川、永昌、靖远、景泰、民勤、天祝、山丹、民乐、高台、肃南、玉门、瓜州、肃北、阿克塞。

花序：用于外感疮毒。

苍术 *Atractylodes lancea* (Thunb.) DC.

甘肃分布：天水、永登、正宁、徽县等地栽培。

四普标本采集地：两当。

根茎：辛、苦，温。燥湿健脾，祛风散寒，明目。

白术 *Atractylodes macrocephala* Koidz.

甘肃分布：岷县、康县等地栽培。

四普标本采集地：康县。

根茎：苦、甘，温。健脾益气，燥湿利水，止汗，安胎。

婆婆针 *Bidens bipinnata* L.

甘肃分布：文县、徽县、舟曲。

四普标本采集地：崇信、临洮、武都、成

县、康县、永靖、迭部。

全草：苦，微寒。清热解毒，祛风除湿，活血消肿。

金盏银盘 *Bidens biternata*（Lour.）Merr. et Sherff

甘肃分布：岷县、文县、康县、徽县。

四普标本采集地：麦积、合水。

全草：甘、微苦，凉。清热解毒，凉血止血。

小花鬼针草 *Bidens parviflora* Willd.

甘肃分布：兰州、天水、宁县、武都、成县、文县、康县、徽县、舟曲、迭部。

四普标本采集地：麦积、秦安、西峰、正宁、华池、合水、武都、两当、康县、宕昌、永靖、舟曲、临潭。

全草：苦、微甘，凉。清热，利尿，活血，解毒。

鬼针草 *Bidens pilosa* L.

甘肃分布：白银、文县、甘南、夏河。

四普标本采集地：秦安、甘谷、张家川、泾川、漳县、岷县、康县、文县、宕昌。

全草：甘、微苦，凉。清热，解毒，利湿，健脾。

白花鬼针草 *Bidens pilosa* var. *radiata* Sch.-Bip.

甘肃分布：文县、合作、夏河。

四普标本采集地：秦州、麦积、清水、武都、康县。

全草：甘、微苦，平。清热解毒，利湿退黄。

狼杷草 *Bidens tripartita* L.

甘肃分布：皋兰、平凉、文县、康县、临夏。

四普标本采集地：白银区、景泰、高台、崆峒、庆城、镇原、环县、东乡。

全草：甘、微苦，凉。清热解毒，利湿，通经。

柔毛艾纳香 *Blumea axillaris*（Lamarck）Candolle

甘肃分布：四普新分布。

四普标本采集地：文县。

全草：微苦，平。清肺止咳，解毒止痛。

金盏花 *Calendula officinalis* L.

甘肃分布：省内多地栽培。

四普标本采集地：秦安、西和、康乐、和政、东乡。

全草：苦，寒。清热解毒，活血调经。

花序（金盏菊）：淡，平。凉血止血，清热泻火。

翠菊 *Callistephus chinensis*（L.）Nees

甘肃分布：兰州、榆中、景泰、平凉等地栽培。

四普标本采集地：永靖、东乡。

叶及花序：清热凉血。

小甘菊 *Cancrinia discoidea*（Ledeb.）Poljak.

甘肃分布：嘉峪关、张掖、酒泉、敦煌。

四普标本采集地：金川、永昌、肃南、肃州。

全草（甘菊）：苦、辛，微寒。清热祛湿。

毛果小甘菊 *Cancrinia lasiocarpa* C. Winkl.

甘肃分布：永昌、张掖、肃南、酒泉。

四普标本采集地：凉州、临泽、肃北。

全草：苦、辛，微寒。清热除湿，退黄。

灌木小甘菊 *Cancrinia maximowiczii* C. Winkl.

甘肃分布：兰州、永登、靖远、张掖、肃南、徽县、夏河。

四普标本采集地：皋兰、永登、金川、平川、靖远、景泰、天祝、甘州、山丹、高台、肃州、肃北。

花序：清热明目，利湿。

节毛飞廉 *Carduus acanthoides* L.

甘肃分布：兰州、榆中、靖远、会宁、景泰、天水、清水、武威、天祝、肃南、山丹、平凉、静宁、庆阳、西峰、环县、合水、镇原、陇西、渭源、岷县、武都、文县、东乡、临潭、舟曲、夏河。

四普标本采集地：麦积、安定、永靖、卓尼。

全草：微苦，凉。凉血止血，活血消肿。

丝毛飞廉 *Carduus crispus* L.

甘肃分布：榆中、靖远、会宁、景泰、天水、天祝、肃南、山丹、庆阳、合水、渭源、武都、文县、临潭、舟曲。

四普标本采集地：西固、景泰、麦积、秦安、凉州、古浪、山丹、泾川、静宁、庆城、环县、安定、通渭、康县、和政、东乡、卓尼、玛曲。

全草或根：微苦，凉。祛风，清热，利湿，凉血止血，活血消肿。

天名精 *Carpesium abrotanoides* L.

甘肃分布：天水、成县、文县、宕昌、康县、徽县、舟曲。

四普标本采集地：秦州、秦安、甘谷、华亭、两当、西和、康县、宕昌。

全草：苦、辛，寒。清热，化痰，解毒，杀虫，破瘀，止血。

果实（南鹤虱）：苦、辛，平。有小毒。杀虫消积。

烟管头草 *Carpesium cernuum* L.

甘肃分布：兰州、永登、榆中、天水、天祝、平凉、合水、渭源、武都、成县、文县、康县、临潭、舟曲、夏河。

四普标本采集地：榆中、清水、武山、崆峒、泾川、崇信、华亭、庄浪、正宁、合水、宁县、渭源、临洮、武都、康县、永靖、积石山、舟曲、卓尼、临潭、迭部、碌曲。

全草：苦、辛，寒。清热解毒，消肿止痛。

根：苦，凉。清热解毒。

金挖耳 *Carpesium divaricatum* Sieb. et Zucc.

甘肃分布：康县。

四普标本采集地：灵台、西和、夏河。

全草：苦、辛，寒。清热解毒，消肿止痛。

根：微苦、辛，平。止痛，解毒。

矮天名精 *Carpesium humile* Winkl.

甘肃分布：榆中、康乐、舟曲。

四普标本采集地：舟曲。

全草（藏药名：羌露明坚）：用于咽喉肿痛，疮肿。

高原天名精 *Carpesium lipskyi* Winkl.

甘肃分布：兰州、永登、榆中、岷县、文县、宕昌、临潭、舟曲、夏河。

四普标本采集地：七里河、永登、武山、天祝、山丹、华亭、岷县、宕昌、和政、合作、临潭、碌曲。

全草：苦，凉。清热解毒，祛痰，截疟。

长叶天名精 *Carpesium longifolium* Chen et C. M. Hu

甘肃分布：文县、康县、徽县。

四普标本采集地：文县。

全草：清热解毒。

大花金挖耳 *Carpesium macrocephalum* Franch. et Sav.

甘肃分布：天水、平凉、武都、文县、康县、舟曲。

四普标本采集地：秦州、麦积、清水、张家川、华亭、静宁、华池、武都、西和、康县、文县。

全草：苦，微寒。凉血止血，祛瘀。

小花金挖耳 *Carpesium minus* Hemsl.

甘肃分布：文县、武都。

四普标本采集地：张家川、两当、东乡、舟曲。

全草（小金挖耳）：辛、苦，凉。解毒消肿，清热凉血。

暗花金挖耳 *Carpesium triste* Maxim.

甘肃分布：永登、天水、平凉、文县、康县、舟曲、迭部。

四普标本采集地：崆峒、庄浪、两当、临夏、迭部。

全草：清热解毒，消肿，止痛。

红花 *Carthamus tinctorius* L.

甘肃分布：兰州、会宁、景泰、民勤、张掖、泾川、酒泉、金塔。栽培或逸生。

四普标本采集地：七里河、平川、靖远、古浪、民勤、山丹、肃州、敦煌、通渭、西和。

花：辛，温。活血通经，散瘀止痛。

菊苣 *Cichorium intybus* L.

甘肃分布：酒泉。

四普标本采集地：永登、肃州。

地上部分：苦，寒。清热解毒，利尿消肿。

根：微苦，凉。清热，健胃。

刺儿菜 *Cirsium arvense* var. *integrifolium* C. Wimm. et Grabowski——*Cirsium setosum*（Willd.）MB.

甘肃分布：兰州、榆中、白银、会宁、天水、天祝、泾川、酒泉、金塔、庆阳、合水、通渭、文县、合作、舟曲。

四普标本采集地：榆中、永登、金川、永昌、白银区、会宁、秦州、麦积、清水、秦安、甘谷、张家川、凉州、民勤、天祝、甘州、山丹、临泽、高台、肃南、崆峒、泾川、华亭、庄浪、静宁、肃州、敦煌、西峰、正宁、华池、合水、宁县、庆城、环县、安定、通渭、陇西、漳县、渭源、岷县、武都、两当、西和、礼县、康县、宕昌、临夏、康乐、永靖、和政、东乡、卓尼、临潭。

地上部分(小蓟)：甘、苦，凉。凉血止血，散瘀解毒，消痈。

莲座蓟 *Cirsium esculentum*（Sievers）C. A. Mey.

甘肃分布：金昌、碌曲。

四普标本采集地：民乐。

全草：甘，凉。散瘀消肿，排脓，托毒，止血。

蓟 *Cirsium japonicum* Fisch. ex DC.

甘肃分布：正宁、文县。

四普标本采集地：甘谷、武山、华亭、通渭、陇西、岷县、临洮、西和、宕昌。

地上部分(大蓟)：甘、苦，凉。凉血止血，散瘀，解毒，消痈。

魁蓟 *Cirsium leo* Nakai et Kitag.

甘肃分布：天水、岷县、文县、礼县、临潭、舟曲、夏河。

四普标本采集地：清水、崆峒、华亭、庄浪、武都、西和、临夏、碌曲、玛曲。

全草：凉血，止血，祛瘀，消肿。

烟管蓟 *Cirsium pendulum* Fisch. ex DC.

甘肃分布：文县。

四普标本采集地：礼县。

根或全草：甘、苦，凉。解毒，止血，补虚。

葵花大蓟 *Cirsium souliei*（Franch.）Mattf.

甘肃分布：榆中、景泰、肃南、环县、夏河。

四普标本采集地：榆中、永昌、景泰、凉州、天祝、山丹、肃南、华亭、岷县、夏河、碌曲、玛曲。

全草：甘、苦，凉。凉血止血，散瘀消肿。

秋英 *Cosmos bipinnatus* Cav.

甘肃分布：全省各地广泛栽培。

四普标本采集地：景泰、民勤、瓜州、庆城、镇原、通渭、宕昌、康乐、东乡、卓尼。

花序、种子及全草：清热解毒，明目化湿。

野茼蒿 *Crassocephalum crepidioides*（Benth.）S. Moore

甘肃分布：文县。

四普标本采集地：武都、康县。

全草(野木耳菜)：微苦、辛，平。清热解毒，调和脾胃。

褐毛垂头菊 *Cremanthodium brunneopilosum* S. W. Liu

甘肃分布：碌曲。

四普标本采集地：永登、碌曲、玛曲。

全草：苦，凉。清热解毒。

喜马拉雅垂头菊 *Cremanthodium decaisnei* C. B. Clarke

甘肃分布：岷县。

四普标本采集地：卓尼、迭部。

全草：健胃，止咳。

盘花垂头菊 *Cremanthodium discoideum* Maxim.

甘肃分布：金昌、张掖、肃南、岷县、夏河。

四普标本采集地：天祝、山丹、玛曲。

全草：淡，平。用于中风。

车前状垂头菊 *Cremanthodium ellisii*（Hook. f.）Kitam.

甘肃分布：夏河。

四普标本采集地：天祝、肃北、临夏、夏河、玛曲。

全草：甘、苦，温。祛痰止咳，宽胸利气。

矮垂头菊 *Cremanthodium humile* Maxim.

甘肃分布：肃南、合作。

四普标本采集地：山丹、肃南、玛曲。

全草或花序：苦、辛，寒。疏风清热，利水消肿。

条叶垂头菊 *Cremanthodium lineare* Maxim.

甘肃分布：夏河、祁连山。

四普标本采集地：夏河、碌曲、玛曲。

全草或花序：甘、苦，平。清热消肿，健胃止呕。

狭舌垂头菊 *Cremanthodium stenoglossum* Ling et S. W. Liu

甘肃分布：四普新分布。

四普标本采集地：玛曲。

花序：用于麻疹黑痘内陷，炭疽病，伤口，疮热。

全草：用于痈疖疮毒，疮疖溃疡，创伤感染化脓，烧伤，烫伤，中风，偏瘫，赤巴热性病，培根病，中毒症，止痛，虫病，龙病，疮疡热，骨折，健胃，止咳。

黄瓜假还阳参（苦荬菜） *Crepidiastrum denticulatum*（Houttuyn）Pak & Kawano——*Ixeris denticulata*（Houtt.）Stebb.

甘肃分布：岷县、文县、迭部。

四普标本采集地：永昌、秦安、崆峒、华亭、庄浪、正宁、华池、环县、临洮、临夏、和政。

全草：苦，寒。清热解毒，消肿止痛。

尖裂假还阳参（长苞小苦荬） *Crepidiastrum sonchifolium*（Maxim.）Pak & Kawano ——*Ixeridium sonchifolium*（Maxim.）Shih

甘肃分布：文县、武都。

四普标本采集地：永登、会宁、泾川、静宁、安定、康县、文县、康乐。

全草：苦、辛。止痛消肿，清热解毒。

北方还阳参 *Crepis crocea*（Lam.）Babc.

甘肃分布：兰州、榆中、靖远、会宁、天水、天祝、肃南、山丹、庆阳、通渭。

四普标本采集地：景泰、山丹、静宁、西峰、庆城、环县、安定。

全草或根（还阳参）：苦、甘，凉。止咳平喘，健脾消食，下乳。

弯茎还阳参 *Crepis flexuosa*（Ledeb.）C. B. Clarke

甘肃分布：兰州、皋兰、榆中、会宁、天祝、张掖、肃南、山丹、阿克塞、岷县、永靖。

四普标本采集地：永登、金川、靖远、景泰、古浪、天祝、山丹、高台、玉门、瓜州、肃北、安定。

花序：苦，凉。清热止血。

蓝花矢车菊 *Cyanus segetum* Hill

甘肃分布：民勤。省内有栽培。

四普标本采集地：秦州、清水。

全草：清热解毒，消肿活血。

花（矢车菊）：利尿。

大丽花 *Dahlia pinnata* Cav.

甘肃分布：会宁。省内多地有栽培。临夏为著名栽培地之一。

四普标本采集地：通渭（栽培）。

根：甘、微苦，凉。清热解毒，消肿。

小红菊 *Dendranthema chanetii*（Lévl.）Shih

甘肃分布：兰州、永登、榆中。

四普标本采集地：七里河、永登、平川、靖远、景泰、凉州、天祝、华池、合水、通渭、永靖。

花序：清热解毒，消肿。

野菊 *Dendranthema indicum*（L.）Des Moul.

甘肃分布：环县、文县、徽县、迭部。

四普标本采集地：榆中、甘谷、武山、崆峒、崇信、华亭、庄浪、静宁、合水、庆城、镇原、安定、通渭、陇西、临洮、康县、宕昌、康乐、永靖。

头状花序（野菊花）：苦、辛，微寒。清热解毒，泻火平肝。

甘菊 *Dendranthema lavandulifolium* (Fisch. ex Trautv.) Ling et Shih

甘肃分布：兰州、榆中、会宁、泾川、环县、合水、文县、康县、徽县、临夏、康乐、舟曲。

四普标本采集地：七里河、永登、会宁、环县、临洮、武都、两当、文县。

花序：苦、辛，凉。清热解毒，凉血降压。

根及全草：用于咳嗽痰喘。

菊花 *Dendranthema morifolium* (Ramat.) Tzvel.

甘肃分布：全省各地有栽培。

四普标本采集地：红古、漳县。

花序：甘、苦，微寒。散风清热，平肝明目，清热解毒。

楔叶菊 *Dendranthema naktongense* (Nakai) Tzvel.

甘肃分布：省内有栽培。

四普标本采集地：灵台（栽培）。

花序：清热解毒。

紫花野菊 *Dendranthema zawadskii* (Herb.) Tzvel.

甘肃分布：平凉、泾川、华池、合水。

四普标本采集地：崇信。

叶及花序：清热解毒，降血压。

小鱼眼草 *Dichrocephala benthamii* C. B. Clarke

甘肃分布：文县。

四普标本采集地：武都、文县。

全草：苦，寒。清热解毒，祛风明目。

狭舌多榔菊 *Doronicum stenoglossum* Maxim.

甘肃分布：永登、天祝。

四普标本采集地：永登、卓尼、迭部、夏河、玛曲。

全草：清热解毒，清肝明目。

砂蓝刺头 *Echinops gmelinii* Turcz.

甘肃分布：兰州、白银、民勤、张掖、肃南。

四普标本采集地：皋兰、金川、永昌、平川、靖远、景泰、古浪、民勤、甘州、山丹、高台、肃州、肃北、阿克塞、环县。

全草（砂漏芦）：咸、苦，寒。止血，安胎。

根：咸、苦，寒。清热解毒，通乳，排脓。

驴欺口 *Echinops latifolius* Tausch.

甘肃分布：平凉。

四普标本采集地：崆峒。

根：苦、寒。清热解毒，消痈，下乳，舒筋通脉。

鳢肠 *Eclipta prostrata* (L.) L.

甘肃分布：文县。

四普标本采集地：武都。

地上部分（墨旱莲）：甘、酸，寒。滋补肝肾，凉血止血。

飞蓬 *Erigeron acris* L.

甘肃分布：榆中、山丹、华亭、酒泉、岷县。

四普标本采集地：张家川、华亭、武都、和政、合作、临潭、迭部、碌曲、玛曲。

全草：苦、辛，凉。祛风利湿，散瘀消肿。

一年蓬 *Erigeron annuus* (L.) Pers.

甘肃分布：榆中、酒泉、文县、康县。

四普标本采集地：秦州、麦积、清水、泾川、崇信、华亭、静宁、正宁、武都、礼县、康县。

全草：甘、苦，凉。消食止泻，清热解毒，截疟。

香丝草 *Erigeron bonariensis* L.——*Conyza bonariensis* (L.) Cronq.

甘肃分布：文县、康县。

四普标本采集地：康县。

全草：苦，凉。清热解毒，除湿止痛，止血。

小蓬草 *Erigeron canadensis* L.

甘肃分布：天水、平凉、文县、康县、舟

曲、迭部、夏河。

四普标本采集地：会宁、秦安、崆峒、泾川、灵台、崇信、庄浪、正宁、庆城、镇原、环县、通渭、岷县、临洮、武都、康县、宕昌、东乡、迭部。

全草(加拿大飞蓬)：微苦、辛，凉。清热利湿，散瘀消肿。

长茎飞蓬 *Erigeron elongatus* Ledeb.

甘肃分布：永登、榆中、舟曲。

四普标本采集地：永登、永昌、张家川、古浪、安定、康乐、碌曲。

根或全草：甘、微苦，平。解毒，消肿，活血。

多舌飞蓬 *Erigeron multiradiatus* (Lindl.) Benth.

甘肃分布：卓尼。

四普标本采集地：迭部。

全草：解表散寒，助消化。

熊胆草 *Eschenbachia blinii* (Lévl.)Brouillet

甘肃分布：文县。

四普标本采集地：通渭。

全草：苦，凉。清热，解毒，消肿。

多须公 *Eupatorium chinense* L.

甘肃分布：天水、文县、康县。

四普标本采集地：文县。

根(广东土牛膝)：苦、甘，凉。有毒。清热利咽，凉血散瘀，解毒消肿。

全草(华泽兰)：苦、辛，平。有毒。清热解毒，疏肝活血。

异叶泽兰 *Eupatorium heterophyllum* DC.

甘肃分布：文县。

四普标本采集地：成县、康县。

全草：甘、苦，微温。活血调经，祛瘀止痛，除湿行水。

根：苦、微辛，凉。解表退热。

白头婆 *Eupatorium japonicum* Thunb.

甘肃分布：天水、文县、康县。

四普标本采集地：成县、康县。

全草：辛、苦，平。祛暑发表，化湿和中，理气活血，解毒。

林泽兰 *Eupatorium lindleyanum* DC.

甘肃分布：天水、华亭、合水、康县、徽县。

四普标本采集地：秦州、清水、泾川、灵台、崇信、文县。

全草：苦，平。清肺止咳，化痰平喘，降血压。

牛膝菊 *Galinsoga parviflora* Cav.

甘肃分布：省内有分布。

四普标本采集地：秦安、崆峒、武都、康县、文县、东乡。

全草(辣子草)：淡，平。清热解毒，止咳平喘，止血。

花：微苦、涩，平。清肝明目。

茼蒿 *Glebionis coronaria* (L.) Cassini ex Spach

甘肃分布：多地栽培。

四普标本采集地：秦安、卓尼。

全草：辛、甘，平。和脾胃，通便，消痰饮，清热养心，润肺祛痰。

细叶鼠曲草 *Gnaphalium japonicum* Thunb.

甘肃分布：文县。

四普标本采集地：文县。

全草：甘、淡，微寒。疏风清热，利湿，解毒。

向日葵 *Helianthus annuus* L.

甘肃分布：省内普遍栽培。

四普标本采集地：景泰。

果实：甘，平。透疹，止痢，透痈脓。

花：甘，平。祛风，平肝，利湿。

花盘：甘，寒。清热，平肝，止痛，止血。

叶：苦，凉。降压，截疟，解毒。

茎髓：甘，平。清热，利尿，止咳。

根：甘、淡，微寒。清热利湿，行气止痛。

菊芋 *Helianthus tuberosus* L.

甘肃分布：文县、康县。全省各地广泛栽培。

四普标本采集地：景泰、民勤、庆城、陇西、岷县、两当。

块茎或茎叶：甘、微苦，凉。清热凉血，消

肿。

泥胡菜 *Hemisteptia lyrata*（Bunge）Bunge

甘肃分布：文县。

四普标本采集地：麦积、武都、康县、文县。

全草或根：辛、苦，寒。清热解毒，散结消肿。

山柳菊 *Hieracium umbellatum* L.

甘肃分布：文县、康县。

四普标本采集地：秦州、武都、康县。

根或全草：苦，凉。清热解毒，利湿，消积。

欧亚旋覆花 *Inula britannica* L.

甘肃分布：兰州、榆中、天水、张掖、金塔、合水、文县、康县、康乐、甘南、舟曲。

四普标本采集地：嘉峪关、景泰、凉州、甘州、山丹、临泽、高台。

花序：苦、辛、咸，微温。降气，消痰，行水，止呕。

里海旋覆花 *Inula caspica* Blume

甘肃分布：金塔。

四普标本采集地：永登、金塔。

花序及全草：清热利尿，预防时行感冒。

土木香 *Inula helenium* L.

甘肃分布：天水、碌曲等地有栽培。

四普标本采集地：肃州、碌曲。

根：辛、苦，温。健脾和胃，行气止痛，安胎。

旋覆花 *Inula japonica* Thunb.

甘肃分布：兰州、榆中、天水、张掖、金塔、合水、文县、康县、康乐、甘南、舟曲。

四普标本采集地：榆中、永登、靖远、景泰、秦州、清水、秦安、甘谷、武山、张家川、民勤、山丹、民乐、临泽、肃南、崆峒、泾川、灵台、崇信、华亭、静宁、肃州、正宁、华池、合水、宁县、庆城、镇原、安定、通渭、陇西、漳县、岷县、临洮、武都、成县、两当、徽县、西和、礼县、康县、宕昌、临夏、康乐、永靖、东乡、积石山、卓尼、迭部。

花序：苦、辛、咸，微温。降气，消痰，行水，止呕。

地上部分（金沸草）：苦、辛、咸，温。降气，消痰，行水。

总状土木香 *Inula racemosa* Hook. f.

甘肃分布：兰州、天水、定西、陇南有栽培。

四普标本采集地：榆中。

根：辛、苦，温。健脾和胃，行气止痛，安胎。

蓼子朴 *Inula salsoloides*（Turcz.）Ostenf.

甘肃分布：兰州、皋兰、靖远、会宁、景泰、甘谷、武威、民勤、张掖、肃南、民乐、高台、酒泉、肃北、阿克塞、武都、永靖。

四普标本采集地：永登、金川、永昌、平川、靖远、景泰、凉州、民勤、甘州、山丹、临泽、高台、肃南、肃州、玉门、敦煌、瓜州、阿克塞。

全草或花序（沙地旋覆花）：苦、辛，寒。清热解毒，利湿消肿。

中华苦荬菜 *Ixeris chinensis*（Thunb.）Nakai——*Ixeridium chinense*（Thunb.）Tzvel.

甘肃分布：兰州、皋兰、榆中、永昌、靖远、会宁、景泰、天水、民勤、天祝、张掖、肃南、山丹、平凉、酒泉、庆阳、岷县、武都、文县、康县、永靖、甘南、迭部、夏河。

四普标本采集地：靖远、景泰、古浪、民勤、天祝、甘州、山丹、民乐、肃南、泾川、庄浪、静宁、肃州、西峰、正宁、华池、庆城、环县、安定、通渭、临洮、西和、康县、文县、宕昌、临夏、康乐、永靖、合作、卓尼、临潭。

全草或根：苦，寒。清热解毒，消肿排脓，凉血止血。

多色苦荬 *Ixeris chinensis* subsp. *versicolor*（Fisch. ex Link）Kitam.——*Ixeridium graminifolium*（Ledeb.）Tzvel

甘肃分布：榆中、白银、靖远、会宁、平凉、环县、定西、陇西。

四普标本采集地：永昌、平川、靖远、民乐、肃南、庄浪。

全草或根（苦苣）：苦，寒。清热解毒。

苦荬菜 *Ixeris polycephala* Cass.

甘肃分布：永登、白银、景泰、文县。

四普标本采集地：静宁、阿克塞、庆城、镇原、东乡。

全草：甘、苦，凉。清热解毒，利湿消痞。

蒙疆苓菊 *Jurinea mongolica* Maxim.

甘肃分布：永昌、民勤。

四普标本采集地：金川、甘州。

茎基部的绒毛：淡，平。止血。

全草：苦，凉。止血消肿。

麻花头 *Klasea centauroides* （L.）Cass.—— *Serratula centauroides* L.

甘肃分布：兰州、皋兰、榆中、靖远、会宁、武山、天祝、肃南、泾川、华亭、合水、定西、通渭、陇西、临夏、临潭、卓尼、夏河。

四普标本采集地：榆中、会宁、崆峒、华亭、庄浪、静宁、正宁、华池、合水、宁县、庆城、镇原、环县、通渭、宕昌、东乡、合作。

全草：清热解毒，止血，止泻。

缢苞麻花头 *Klasea centauroides* subsp. *strangulata*（Iljin）L. Martins—— *Serratula strangulata* Iljin

甘肃分布：兰州、永登、榆中、靖远、会宁、天祝、平凉、华亭、华池、合水、通渭、岷县、文县、礼县、临夏、康乐、甘南、迭部、碌曲、夏河。

四普标本采集地：七里河、永登、平川、麦积、华亭、安定、漳县、临夏、永靖、和政、夏河、碌曲。

根：微苦，凉。清热解毒。

莴苣 *Lactuca sativa* L.

甘肃分布：景泰、文县、康县。省内多地栽培。

四普标本采集地：榆中。

果实：辛、苦，微温。通乳，利尿，活血化瘀。

野莴苣 *Lactuca seriola* Torner

甘肃分布：陇南。

四普标本采集地：麦积、庆城、镇原。

全草：清热解毒，活血祛瘀。

山莴苣 *Lactuca sibirica* （L.）Benth. ex Maxim.—— *Lagedium sibiricum* （L.）Sojak

甘肃分布：兰州、白银。

四普标本采集地：敦煌。

根：消肿止血。

全草：清热解毒，理气止血。

乳苣 *Lactuca tatarica* （L.）C. A. Mey.—— *Mulgedium tataricum* （L.）DC.

甘肃分布：兰州、皋兰、榆中、靖远、会宁、景泰、天水、武威、民勤、张掖、肃南、高台、山丹、平凉、泾川、酒泉、玉门、敦煌、庆阳、环县、合水、定西、通渭、陇西。

四普标本采集地：七里河、永登、金川、永昌、白银区、会宁、靖远、景泰、麦积、秦安、凉州、古浪、临泽、高台、静宁、肃州、玉门、敦煌、金塔、瓜州、阿克塞、正宁、华池、庆城、镇原、环县、安定、永靖。

全草：苦，凉。清热解毒，利胆退黄。

大丁草 *Leibnitzia anandria* （L.）Turczaninow—— *Gerbera anandria* （L.）Sch.-Bip.

甘肃分布：兰州、永登、榆中、会宁、天水、平凉、庆阳、西峰、合水、漳县、岷县、武都、文县、康县、徽县、舟曲、夏河。

四普标本采集地：七里河、永登、清水、天祝、崇信、正宁、华池、合水、宁县、庆城、镇原、安定、通渭、武都、康县、文县、宕昌、东乡、迭部。

全草：苦，寒。清热利湿，解毒消肿。

美头火绒草 *Leontopodium calocephalum* （Franch.）Beauv.

甘肃分布：永登、岷县、夏河。

四普标本采集地：武山、山丹、舟曲、临潭、玛曲。

全草：辛、苦，凉。凉血，利尿，祛风，利湿。

美头火绒草疏苞变种 *Leontopodium calo-cephalum* var. *depauperatum* Ling

甘肃分布：榆中、永登。

四普标本采集地：天祝。

全草：用于风湿性关节痛。

戟叶火绒草 *Leontopodium dedekensii*（Bur. et Franch.）Beauv.

甘肃分布：天水、张掖、文县、夏河。

四普标本采集地：永登、古浪。

全草：淡、辛，温。祛寒止痛。

坚杆火绒草 *Leontopodium franchetii* Beauv.

甘肃分布：省内有分布。

四普标本采集地：七里河、秦安、渭源、卓尼、夏河、碌曲。

全草：辛，平。解毒，消肿止痛，润肺止咳，通经活络。

香芸火绒草 *Leontopodium haplophylloides* Hand.-Mazz.

甘肃分布：榆中、靖远、景泰、成县、临潭、夏河。

四普标本采集地：永登、平川、景泰、古浪、天祝、静宁、迭部、夏河、碌曲、玛曲。

全草：苦、微辛，平。润肺止咳，解毒，下乳，止血。

薄雪火绒草 *Leontopodium japonicum* Miq.

甘肃分布：天水、平凉、文县、宕昌、康县、舟曲。

四普标本采集地：榆中、崇信、渭源、两当、康县、积石山、卓尼、迭部。

花：淡、微甘，平。润肺止咳。

火绒草 *Leontopodium leontopodioides*（Willd.）Beauv.

甘肃分布：兰州、永登、皋兰、榆中、会宁、天水、清水、秦安、武山、天祝、肃南、山丹、平凉、静宁、酒泉、庆阳、西峰、环县、合水、宁县、通渭、陇西、岷县、武都、文县、康县、康乐、甘南、临潭、卓尼、舟曲、迭部、夏河。

四普标本采集地：西固、榆中、永登、会宁、靖远、景泰、甘谷、张家川、凉州、古浪、甘州、山丹、民乐、高台、崆峒、泾川、华亭、庄浪、静宁、肃北、正宁、华池、合水、宁县、庆城、镇原、安定、通渭、陇西、岷县、徽县、西和、宕昌、临夏、永靖、东乡、合作、卓尼、临潭、碌曲。

地上部分：微苦，寒。疏风清热，利尿，止血。

长叶火绒草 *Leontopodium longifolium* Ling

甘肃分布：兰州、榆中、永昌、靖远、天祝、肃南、山丹、华亭、岷县、临夏、卓尼、舟曲、迭部、玛曲、夏河。

四普标本采集地：靖远、张家川、凉州、安定、临洮、宕昌、迭部、玛曲。

全草：辛，凉。疏风清热，止咳化痰。

矮火绒草 *Leontopodium nanum*（Hook. f. et Thoms.）Hand.-Mazz.

甘肃分布：兰州、榆中、天祝、山丹、庄浪、肃北、定西、通渭、渭源、漳县、岷县、临夏、临潭、迭部、玛曲。

四普标本采集地：永登、永昌、平川、靖远、古浪、肃北、通渭、迭部。

全草：苦，凉。清热凉血，止血利尿，镇咳，降血压。

黄白火绒草 *Leontopodium ochroleucum* Beauverd

甘肃分布：金昌。

四普标本采集地：玉门、阿克塞。

全草（老头草）：苦，寒。清热凉血。

弱小火绒草 *Leontopodium pusillum*（Beauverd）Hand.-Mazz.

甘肃分布：祁连山。

四普标本采集地：阿克塞。

全草：清热凉血，消肿。

绢茸火绒草 *Leontopodium smithianum* Hand.-Mazz.

甘肃分布：兰州、天水、武山、秦安、庄浪、武都、文县。

四普标本采集地：秦州、清水、环县、漳

县。

地上部分（火绒草）：苦，凉。清肺，止咳，燥肺脓。

银叶火绒草 *Leontopodium souliei* Beauv.

甘肃分布：临夏、和政、夏河、莲花山。

四普标本采集地：迭部、玛曲。

全草（藏药：扎托巴）：用于流行性感冒，瘟病时疫，矿物药、砒霜中毒，肉瘤，疮疖疔毒，出血，亦可作艾草用。

川西火绒草 *Leontopodium wilsonii* Beauv.

甘肃分布：四普新分布。

四普标本采集地：舟曲。

全草：甘、淡，平。止咳，平喘，驱虫，止泻。

齿叶橐吾 *Ligularia dentata*（A. Gray）Hara

甘肃分布：天水、华亭、渭源、康县、舟曲。

四普标本采集地：甘谷、漳县、临洮、康县。

根及根茎（山紫菀）：辛，微温。祛痰，止咳，理气活血，止痛。

蹄叶橐吾 *Ligularia fischeri*（Ledeb.）Turcz.

甘肃分布：文县、临夏。

四普标本采集地：秦州、武山、陇西、渭源、岷县、两当、卓尼。

根及根茎（山紫菀）：辛，微温。祛痰，止咳，理气活血，止痛。

鹿蹄橐吾 *Ligularia hodgsonii* Hook.

甘肃分布：宕昌、康县、迭部。

四普标本采集地：秦安、武山、两当、西和。

根及根茎：淡、微辛，温。活血行瘀，润肺降气，止咳。

掌叶橐吾 *Ligularia przewalskii*（Maxim.）Diels

甘肃分布：兰州、榆中、天水、清水、天祝、肃南、华亭、合水、渭源、漳县、岷县、文县、宕昌、康县、徽县、合作、临潭、卓尼、舟曲、迭部、夏河。

四普标本采集地：七里河、永登、靖远、景泰、麦积、凉州、古浪、崆峒、华亭、庄浪、正宁、华池、合水、宁县、安定、通渭、漳县、渭源、岷县、两当、徽县、西和、礼县、宕昌、临夏、康乐、东乡、合作、卓尼、夏河、碌曲。

根：苦，温。润肺，止咳，化痰。

幼叶：催吐。

花序：苦，凉。清热利湿，利胆退黄。

褐毛橐吾 *Ligularia purdomii*（Turrill）Chittenden

甘肃分布：天水、卓尼。

四普标本采集地：临夏、玛曲。

全草：甘、苦，凉。清热解毒。

箭叶橐吾 *Ligularia sagitta*（Maxim.）Mattf.

甘肃分布：兰州、永登、榆中、景泰、天祝、肃南、山丹、临洮、成县、临夏、临潭、舟曲、迭部、夏河。

四普标本采集地：榆中、永登、永昌、景泰、秦安、武山、古浪、天祝、山丹、民乐、肃南、陇西、渭源、岷县、临洮、武都、宕昌、临夏、康乐、永靖、和政、东乡、积石山、合作、卓尼、临潭、夏河、碌曲、玛曲。

根：微苦，温。温肺下气，消痰止咳。

橐吾 *Ligularia sibirica*（L.）Cass.

甘肃分布：榆中。

四普标本采集地：徽县。

根及根茎：润肺，化痰，定喘，止咳，止血，止痛。

离舌橐吾 *Ligularia veitchiana*（Hemsl.）Greenm.

甘肃分布：成县、文县、徽县、卓尼、舟曲、迭部。

四普标本采集地：麦积、武山、漳县、武都、和政、临潭。

根及根茎：甘，凉。润肺降气，祛痰止咳，活血祛瘀。

黄帚橐吾 *Ligularia virgaurea*（Maxim.）Mattf.

甘肃分布：永登、榆中、天祝、肃南、山丹、渭源、临洮、岷县、宕昌、和政、临潭、舟曲、玛曲、夏河。

四普标本采集地：榆中、永登、永昌、景泰、古浪、山丹、肃南、渭源、岷县、礼县、临夏、康乐、和政、积石山、合作、卓尼、迭部、夏河、碌曲、玛曲。

全草：苦，凉。清热，收敛黄水，祛风解毒，愈疮。

同花母菊 *Matricaria matricarioides*（Less.）Porter ex Britton

甘肃分布：四普新分布。

四普标本采集地：武都、碌曲、玛曲。

花序：驱虫，解表。

栉叶蒿 *Neopallasia pectinata*（Pall.）Poljak.

甘肃分布：皋兰、榆中、永昌、白银、靖远、会宁、武威、民勤、古浪、张掖、肃南、山丹、肃北、镇原、定西。

四普标本采集地：永登、金川、永昌、会宁、景泰、凉州、甘州、山丹、肃南、肃州、阿克塞、夏河。

地上部分：苦，寒。清利肝胆。

火媒草 *Olgaea leucophylla*（Turcz.）Iljin

甘肃分布：皋兰、会宁、景泰、古浪。

四普标本采集地：七里河、永登、靖远、景泰、民勤、肃州、环县、成县、西和。

根及地上部分（鳍蓟）：苦，凉。清热解毒，消痰散结，凉血止血。

刺疙瘩 *Olgaea tangutica* Iljin

甘肃分布：兰州、永登、榆中、靖远、会宁、平凉、华亭、庆阳、合水、环县、合水、镇原、定西、漳县。

四普标本采集地：金川、永昌、平川、麦积、崇信、正宁、华池、庆城、镇原、环县、安定、武都、永靖、和政、迭部、碌曲。

全草：苦，凉。清热解毒，消肿，止血。

耳叶蟹甲草 *Parasenecio auriculatus*（DC.）H. Koyama

甘肃分布：天水、康县、舟曲。

四普标本采集地：清水、两当。

全草：祛风除湿，舒筋活血。

三角叶蟹甲草 *Parasenecio deltophylla*（Maxim.）Y. L. Chen

甘肃分布：榆中、天水、临洮、临潭、夏河、卓尼、玛曲。

四普标本采集地：礼县、合作、临潭、迭部、夏河、碌曲、玛曲。

根：甘，平。镇痉熄风，养肝疗痹。

山尖子 *Parasenecio hastatus*（L.）H. Koyama

甘肃分布：天水、漳县、卓尼、迭部。

四普标本采集地：秦州。

全草（山尖菜）：苦，凉。解毒，利尿。

无毛山尖子 *Parasenecio hastatus* var. *glaber*（Leber.）Y. L. Chen

甘肃分布：华亭。

四普标本采集地：漳县、临洮、康乐。

全草：煎汤洗浴可消肿生肌，愈合伤口。

掌裂蟹甲草 *Parasenecio palmatisectus*（J. F. Jeffrey）Y. L. Chen

甘肃分布：榆中、华亭、文县、迭部。

四普标本采集地：甘谷、张家川、临洮、宕昌、临潭。

全草：苦、辛、微甜。疏风解表，除湿通络，活血散瘀。

蛛毛蟹甲草 *Parasenecio roborowskii*（Maxim.）Ling

甘肃分布：兰州、永登、榆中、靖远、天水、天祝、平凉、庆阳、岷县、渭源、武都、成县、文县、宕昌、夏河、舟曲、卓尼、迭部。

四普标本采集地：永登、秦安、武山、张家川、凉州、崆峒、庄浪、临夏、和政、东乡、卓尼、临潭。

根：甘，平。镇痉熄风，养肝疗痹。

两色帚菊 *Pertya discolor* Rehd.

甘肃分布：榆中、灵台、漳县、夏河。

四普标本采集地：迭部。

花序：止咳平喘。

同色帚菊 *Pertya discolor* var. *calvescens* Ling

甘肃分布：夏河、合作、卓尼、莲花山。

四普标本采集地：夏河。

花(藏药：起象)：用于气管炎，肺结核。

毛裂蜂斗菜 *Petasites tricholobus* Franch.

甘肃分布：榆中、天水、华亭、庄浪、定西、渭源、岷县、武都、文县、康县、迭部、玛曲、夏河。

四普标本采集地：古浪、武都、康县、文县、临潭、碌曲。

花蕾：辛、甘，平。化痰止咳。

毛连菜 *Picris hieracioides* L.

甘肃分布：天水、合水、镇原、文县、夏河。

四普标本采集地：城关、平川、会宁、景泰、麦积、秦安、肃南、泾川、崇信、静宁、武都、礼县、康县、东乡、卓尼、临潭。

花序：苦、咸，微温。理肺止咳，化痰平喘，宽胸。

根及全草：辛，凉。清热解毒，散瘀，利尿。

日本毛连菜 *Picris japonica* Thunb.

甘肃分布：兰州、永登、榆中、靖远、会宁、景泰、天水、天祝、山丹、平凉、灵台、华亭、合水、岷县、武都、文县、宕昌、康县、甘南、卓尼、舟曲、夏河。

四普标本采集地：永登、庆城、镇原、安定、通渭、和政、合作、舟曲、迭部、碌曲。

花序：苦、咸，微温。理肺止咳，化痰平喘，宽胸。

拟鼠曲草 *Pseudognaphalium affine*（D. Don）Anderberg——*Gnaphalium affine* D. Don

甘肃分布：文县。

四普标本采集地：康县、文县。

全草：甘、微酸，平。化痰止咳，祛风除湿，解毒。

秋拟鼠曲草 *Pseudognaphalium hypoleucum*（Candolle）Hilliard et B. L. Burtt——*Gnaphalium hypoleucum* DC.

甘肃分布：文县、舟曲。

四普标本采集地：文县、迭部。

全草：苦、甘，微寒。疏风清热，解毒，利湿。

漏芦 *Rhaponticum uniflorum*（L.）DC.

甘肃分布：天水、武山、庆阳、合水、文县、徽县、卓尼。

四普标本采集地：麦积、清水、甘谷、武山、崆峒、灵台、华亭、庄浪、静宁、西峰、正宁、华池、合水、宁县、庆城、环县、安定、通渭、漳县、临洮、武都、两当、西和、康县、和政、卓尼、临潭。

根：苦，寒。清热解毒，消痈，下乳，舒筋通脉。

草地风毛菊 *Saussurea amara*（L.）DC.

甘肃分布：兰州、皋兰、榆中、金昌、会宁、民乐、定西、积石山、临潭。

四普标本采集地：崇信、瓜州、岷县。

全草：苦，寒。清热，解毒，散结。

沙生风毛菊 *Saussurea arenaria* Maxim.

甘肃分布：榆中、临洮、舟曲、卓尼、夏河。

四普标本采集地：榆中、永昌、阿克塞、夏河。

叶：辛、苦，寒。散风热，解毒，止血。

云状雪兔子 *Saussurea aster* Hemsl.

甘肃分布：肃北、阿克塞。

四普标本采集地：肃北。

全草：甘、微苦，温。舒筋活络，补肾壮阳，通经活血。

异色风毛菊 *Saussurea brunneopilosa* Hand.-Mazz.

甘肃分布：天祝、肃南、康乐。

四普标本采集地：迭部。

地上部分(藏药：杂赤巴莫卡)：用于胆囊炎，感冒发烧，肝炎，黄疸，胃肠炎，内脏出血，赤巴病，脉病。

灰白风毛菊 *Saussurea cana* Ledeb.

甘肃分布：兰州、皋兰、榆中、会宁、武山、张掖、肃南、酒泉、肃北、玉门。

四普标本采集地：康乐。

全草(藏药：衮巴告钦)：用于外伤出血，

疮疖，肉食中毒。

云木香 *Saussurea costus* （Falc.） Lipech.
——*Aucklandia costus* Falc.

甘肃分布：省内有栽培。

四普标本采集地：庄浪、文县、夏河、碌曲（栽培）。

根：辛、苦，温。行气止痛，健脾和胃。

长梗风毛菊 *Saussurea dolichopoda* Diels

甘肃分布：文县、康县。

四普标本采集地：武都。

根状茎：清热解毒，消肿散瘀。

川西风毛菊 *Saussurea dzeurensis* Franch.

甘肃分布：榆中、卓尼、迭部。

四普标本采集地：合作、碌曲。

全草：清肝，明目。

柳叶菜风毛菊 *Saussurea epilobioides* Maxim.

甘肃分布：永登、榆中、天祝、张掖、岷县、临夏、舟曲、迭部。

四普标本采集地：永登、景泰、武山、天祝、山丹、合作、卓尼、临潭、迭部、夏河、玛曲。

全草：苦，平。消肿止痛，散瘀止血。

红柄雪莲 *Saussurea erubescens* Lipsch.

甘肃分布：榆中、舟曲。

四普标本采集地：榆中。

全草：清热解毒，祛风透疹，活血调经。

球花雪莲 *Saussurea globosa* Chen

甘肃分布：榆中、肃北、岷县、临夏。

四普标本采集地：合作、临潭、迭部、夏河、玛曲。

全草：清肝热，明目。

鼠曲雪兔子 *Saussurea gnaphalodes* （Royle） Sch. –Bip.

甘肃分布：天祝。

四普标本采集地：玛曲。

全草：舒筋活血，破瘀，通络，止痛。

禾叶风毛菊 *Saussurea graminea* Dunn

甘肃分布：肃南、文县、舟曲、夏河。

四普标本采集地：永昌、景泰、山丹、肃南、和政、卓尼、迭部、碌曲、玛曲。

全草：苦，凉。清热利湿，凉血止血。

长毛风毛菊 *Saussurea hieracioides* Hook. f.

甘肃分布：酒泉、舟曲、卓尼、夏河。

四普标本采集地：永昌、凉州、古浪、天祝、山丹、肃南、礼县、积石山、合作、卓尼、临潭、迭部、夏河、碌曲、玛曲。

全草：苦、涩，寒。泻水逐饮。

紫苞雪莲 *Saussurea iodostegia* Hance

甘肃分布：榆中、天水、成县、卓尼、舟曲、迭部。

四普标本采集地：永登、礼县、迭部、碌曲。

全草：清肝热，明目。

风毛菊 *Saussurea japonica* （Thunb.） DC.

甘肃分布：兰州、皋兰、榆中、会宁、天水、肃南、山丹、平凉、灵台、庆阳、西峰、环县、合水、镇原、成县、文县、康县、临潭、舟曲。

四普标本采集地：七里河、永登、清水、秦安、甘谷、天祝、华亭、静宁、西峰、庆城、环县、陇西、徽县、礼县、康县、文县、康乐、和政、东乡、合作、临潭、迭部。

全草：苦、辛，平。祛风除湿，散瘀止痛。

重齿风毛菊 *Saussurea katochaete* Maxim.

甘肃分布：永登、景泰、张掖、民乐、临夏、临潭、夏河。

四普标本采集地：永登、永昌、凉州、天祝、山丹、民乐、肃南、临夏、临潭、夏河、碌曲、玛曲。

全草：苦、涩，寒。清热解毒，祛风透疹，活血调经，镇静。

狮牙草状风毛菊 *Saussurea leontodontoides* （DC.） Sch. –Bip.

甘肃分布：岷县、舟曲、迭部。

四普标本采集地：礼县。

全草：苦，温。止血。

川陕风毛菊 *Saussurea licentiana* Hand. - Mazz.

　　甘肃分布：天水。

　　四普标本采集地：榆中、天祝。

　　全草：清热凉血，消肿破血。

长叶雪莲 *Saussurea longifolia* Franch.

　　甘肃分布：迭部、卓尼、碌曲、夏河。

　　四普标本采集地：迭部。

　　全草：清热解毒，消肿祛瘀。

大耳叶风毛菊 *Saussurea macrota* Franch.

　　甘肃分布：临洮、岷县、临夏、临潭、卓尼、舟曲、迭部。

　　四普标本采集地：康乐、卓尼、夏河、碌曲。

　　全草：除寒，壮阳，调经，止血。

水母雪兔子 *Saussurea medusa* Maxim.

　　保护等级：《国家重点保护野生植物名录》二级。

　　甘肃分布：天祝、肃南、酒泉、玉门、肃北、迭部、卓尼、舟曲、碌曲。

　　四普标本采集地：凉州、山丹、肃南、卓尼、玛曲。

　　带根全草（雪莲花）：甘、微苦，温。温肾壮阳，调经止血。

小风毛菊 *Saussurea minuta* C. Winkl.

　　甘肃分布：榆中、迭部、夏河。

　　四普标本采集地：天祝、甘州、迭部。

　　全草（藏药：扎赤哇毛卡）：用于肝炎，胆囊炎，感冒发烧，赤巴病，脉病。

蒙古风毛菊 *Saussurea mongolica* (Franch.) Franch.

　　甘肃分布：兰州、靖远、天水、平凉、合水、岷县、夏河。

　　四普标本采集地：永登、平川、秦安、肃州、安定、岷县、文县、永靖。

　　全草：苦，凉。清热解毒，活血消肿。

耳叶风毛菊 *Saussurea neofranchetii* Lipsch.

　　甘肃分布：文县、舟曲。

　　四普标本采集地：文县、康乐、卓尼、夏河、碌曲、舟曲。

　　全草：清热凉血，消肿。

钝苞雪莲 *Saussurea nigrescens* Maxim.

　　甘肃分布：兰州、榆中、景泰、天水、天祝、肃南、酒泉、岷县、宕昌、临夏、康乐、卓尼、碌曲、夏河。

　　四普标本采集地：永昌、天祝、武都、迭部、碌曲。

　　全草（瑞苓草）：辛、苦，凉。活血调经，清热明目。

苞叶雪莲 *Saussurea obvallata* (DC.) Edgew.

　　甘肃分布：天水、祁连山。

　　四普标本采集地：肃南。

　　带花序全草：苦，凉。清热，退烧，镇静，麻醉。

少花风毛菊 *Saussurea oligantha* Franch.

　　甘肃分布：兰州、天水、康县、舟曲。

　　四普标本采集地：迭部。

　　根：用于泄泻。

褐花雪莲 *Saussurea phaeantha* Maxim.

　　甘肃分布：榆中、肃南、酒泉、舟曲、卓尼。

　　四普标本采集地：张家川、天祝。

　　根及全草：苦，凉。清热解毒，祛风透疹。

多头风毛菊 *Saussurea polycephala* Hand. - Mazz.

　　甘肃分布：文县、两当、徽县。

　　四普标本采集地：文县。

　　全草：祛风湿。

杨叶风毛菊 *Saussurea populifolia* Hemsl.

　　甘肃分布：天水、文县、舟曲、迭部。

　　四普标本采集地：舟曲、迭部。

　　全草：祛风湿。

弯齿风毛菊 *Saussurea przewalskii* Maxim.

　　甘肃分布：金昌、景泰、张掖、肃南、康乐。

　　四普标本采集地：天祝、山丹、迭部、夏

河、玛曲。

花序：苦，凉。清热，调经。

美花风毛菊 *Saussurea pulchella*（Fisch.）Fisch.

甘肃分布：兰州、皋兰、榆中、会宁、天水、肃南、山丹、平凉、灵台、庆阳、西峰、环县、合水、镇原、成县、文县、康县、临潭、舟曲。

四普标本采集地：榆中、合作。

全草：辛、苦，寒。祛风，清热，除湿，止痛。

盐地风毛菊 *Saussurea salsa*（Pall.）Spreng.

甘肃分布：景泰、民勤、民乐、高台、酒泉、玉门、金塔、肃北、敦煌。

四普标本采集地：平川、阿克塞。

全草：清热解毒。

星状雪兔子 *Saussurea stella* Maxim.

甘肃分布：榆中、肃南、卓尼、玛曲、夏河。

四普标本采集地：榆中、天祝、漳县、渭源、岷县、礼县、临夏、合作、卓尼、临潭、迭部、夏河、碌曲、玛曲。

全草：辛、苦，平。祛风除湿，通络舒筋。

林生风毛菊 *Saussurea sylvatica* Maxim.

甘肃分布：山丹、酒泉、夏河。

四普标本采集地：古浪、山丹、夏河、玛曲。

花序：苦，凉。清热解毒，镇静止痛。

唐古特雪莲 *Saussurea tangutica* Maxim.

甘肃分布：天祝、肃南、肃北、玛曲、夏河、碌曲、迭部、卓尼。

四普标本采集地：凉州、肃南、肃北、迭部、夏河。

地上部分(雪莲)：甘、苦，微寒。清热解毒。

草甸雪兔子 *Saussurea thoroldii* Hemsl.

甘肃分布：阿克塞。

四普标本采集地：肃北。

全草：苦，凉。清热解毒，祛风透疹，活血调经。

乌苏里风毛菊 *Saussurea ussuriensis* Maxim.

甘肃分布：榆中、会宁、武山、平凉、灵台、华亭、合水、陇西、夏河。

四普标本采集地：山丹、漳县、礼县、临潭。

根：辛，温。祛风，散寒，止痛。

华北鸦葱 *Scorzonera albicaulis* Bunge

甘肃分布：皋兰、天水、泾川、合水、武都、文县、舟曲。

四普标本采集地：麦积、灵台、华亭、静宁、西峰、庆城、漳县、武都、康县、迭部。

根：苦，凉。清热解毒，凉血散瘀。

鸦葱 *Scorzonera austriaca* Willd.

甘肃分布：皋兰、天水、庆阳、西峰、合水、岷县、徽县、迭部。

四普标本采集地：永登、崇信、静宁、西峰、环县、渭源、岷县、武都、徽县、宕昌、永靖、卓尼。

根或全草：微苦、涩，寒。消肿解毒。

拐轴鸦葱 *Scorzonera divaricata* Turcz.

甘肃分布：兰州、靖远、民勤、天祝、酒泉、敦煌。

四普标本采集地：永昌、凉州、甘州、高台、肃南、玉门、敦煌、瓜州。

根或全草：微苦、涩，寒。消肿解毒。

蒙古鸦葱 *Scorzonera mongolica* Maxim.

甘肃分布：民勤、张掖、肃南、金塔、玉门、敦煌。

四普标本采集地：永昌、凉州、甘州、高台、肃南、玉门、敦煌、瓜州。

根或全草(鸦葱)：微苦、涩，寒。消肿解毒。

帚状鸦葱 *Scorzonera pseudodivaricata* Lipsch.

甘肃分布：兰州、皋兰、白银、靖远、古浪、肃南、酒泉。

四普标本采集地：安宁、永登、金川、平川、靖远、景泰、高台、玉门、阿克塞。

根：用于疔疮肿毒，五劳七伤。

桃叶鸦葱 *Scorzonera sinensis* Lipsch. et Krasch. ex Lipsch.

甘肃分布：皋兰、天水、平凉、庆阳、西峰、合水、岷县、徽县、迭部。

四普标本采集地：武都、迭部。

根：辛，凉。疏风清热，解毒。

额河千里光 *Senecio argunensis* Turcz.

甘肃分布：兰州、永登、榆中、天水、天祝、平凉、合水、渭源、临洮、漳县、岷县、成县、康县、徽县、甘南、临潭、卓尼、舟曲、夏河。

四普标本采集地：永登、麦积、秦安、武山、张家川、灵台、崇信、华亭、庄浪、华池、庆城、安定、通渭、漳县、武都、成县、康县、宕昌、康乐、东乡、积石山、卓尼、临潭、迭部、夏河。

根及全草：微苦，寒。清热解毒，清肝明目。

异羽千里光 *Senecio diversipinnus* Ling

甘肃分布：兰州、榆中、岷县、文县、临潭、舟曲、夏河。

四普标本采集地：临潭、迭部、玛曲。

带花全草：微凉，苦。清热解毒，明目。

林荫千里光 *Senecio nemorensis* L.

甘肃分布：天水、岷县、宕昌、舟曲、迭部。

四普标本采集地：漳县、武都、宕昌、舟曲、迭部。

全草：苦、辛，凉。清热解毒。

千里光 *Senecio scandens* Buch. –Ham. ex D. Don

甘肃分布：成县、文县、康县、徽县、舟曲。

四普标本采集地：秦州、清水、甘谷、陇西、漳县、武都、成县、两当、徽县、礼县、康县、文县、迭部、夏河。

全草：苦、辛，寒。清热解毒，明目退翳，杀虫止痒。

缺裂千里光 *Senecio scandens* var. *incisus* Franch.

甘肃分布：清水、武都、文县、舟曲。

四普标本采集地：灵台、武都。

全草：苦，凉。有小毒。清热解毒，凉血消肿，清肝明目。

天山千里光 *Senecio thianschanicus* Regel et Schmalhausen

甘肃分布：景泰、天祝、肃南、酒泉、肃北、玛曲、夏河。

四普标本采集地：景泰、凉州、古浪、天祝、山丹、民乐、高台、玉门、肃北、和政、夏河、玛曲。

全草：微苦，凉。清热解毒，祛腐生肌，清肝明目。

欧洲千里光 *Senecio vulgaris* L.

甘肃分布：肃南、舟曲。

四普标本采集地：安宁、景泰、麦积、安定、通渭、康县、文县、卓尼、迭部、玛曲。

全草：苦，凉。清热解毒，祛瘀消肿。

聚头绢蒿 *Seriphidium compactum*（Fisch. ex Bess.）Poljak.

甘肃分布：金昌、肃南、敦煌。

四普标本采集地：阿克塞。

全草：微甘、苦，凉。散肿，止血。

豨莶 *Siegesbeckia orientalis* L.

甘肃分布：天水、合水、文县、康县、迭部、夏河。

四普标本采集地：麦积、崆峒、崇信、庄浪、华池、合水、宁县、漳县、武都、西和、康县、宕昌、迭部。

地上部分（豨莶草）：辛、苦，寒。祛风湿，利关节，解毒。

果实：驱蛔虫。

根：祛风，除湿，生肌。

腺梗豨莶 *Siegesbeckia pubescens* Makino

甘肃分布：兰州、天水、平凉、泾川、合水、成县、文县、康县、舟曲、夏河。

四普标本采集地：麦积、秦安、崆峒、崇信、庄浪、华池、合水、宁县、漳县、武都、西和、康县、宕昌、迭部。

地上部分（豨莶草）：辛、苦，寒。祛风湿，利关节，解毒。

果实：驱蛔虫。

根：祛风，除湿，生肌。

水飞蓟 *Silybum marianum* (L.) Gaertn.

甘肃分布：省内有栽培。

四普标本采集地：永登。

果实：苦，凉。清热利湿，疏肝利胆。

华蟹甲 *Sinacalia tangutica* (Maxim.) B. Nord.

甘肃分布：兰州、永登、榆中、天水、华亭、成县、文县、康县、徽县、临潭、卓尼、舟曲、迭部、夏河。

四普标本采集地：永登、秦州、麦积、清水、武山、天祝、崆峒、崇信、华亭、庄浪、渭源、武都、成县、徽县、康县、文县、宕昌、临夏、永靖、积石山、舟曲、临潭、迭部。

根茎（水葫芦七）：辛、微苦，平。祛风，平肝，顺气化痰。

耳柄蒲儿根 *Sinosenecio euosmus* (Hand.-Mazz.) B. Nord.

甘肃分布：榆中、文县、宕昌、卓尼、舟曲、迭部。

四普标本采集地：卓尼、临潭。

花序：清热解毒，清肝明目。

单头蒲儿根 *Sinosenecio hederifolius* (Dunn.) B. Nord.

甘肃分布：徽县、舟曲、迭部。

四普标本采集地：两当。

全草：清热利湿，消肿，止血，止咳化痰，通经活血。

蒲儿根 *Sinosenecio oldhamianus* (Maxim.) B. Nord.

甘肃分布：天水、武都、文县、康县、舟曲、迭部。

四普标本采集地：麦积、武都、康县、文县、东乡、迭部。

全草：辛、苦，凉，有小毒。解毒，活血。

一枝黄花 *Solidago decurrens* Lour.

甘肃分布：园圃栽培。

四普标本采集地：民勤。

全草：辛、苦，凉。清热解毒，疏散风热。

花叶滇苦菜 *Sonchus asper* (L.) Hill

甘肃分布：天水、夏河。

四普标本采集地：永登、景泰、康县、东乡。

全草或根：苦，寒。清热解毒，止血。

长裂苦苣菜 *Sonchus brachyotus* DC.

甘肃分布：兰州、皋兰、榆中、白银、靖远、景泰、天水、武威、平凉、合水、定西、武都、文县、徽县、舟曲。

四普标本采集地：皋兰、永昌、会宁、泾川、华亭、敦煌、华池、安定。

全草：苦，寒。清热解毒，利湿排脓，凉血止血。

苦苣菜 *Sonchus oleraceus* L.

甘肃分布：皋兰、榆中、景泰、天水、武威、民勤、平凉、酒泉、合水、武都、文县、临潭、夏河。

四普标本采集地：永登、会宁、靖远、清水、张家川、古浪、山丹、民乐、临泽、肃南、崆峒、华亭、庄浪、静宁、金塔、通渭、陇西、渭源、临洮、两当、康县、宕昌、临夏、卓尼。

全草：苦，寒。清热解毒，凉血止血。

全叶苦苣菜 *Sonchus transcaspicus* Nevski

甘肃分布：兰州、榆中、会宁、天水、酒泉、合水、定西、岷县。

四普标本采集地：榆中、岷县、临洮。

全草：清热解毒，凉血止血。

短裂苦苣菜 *Sonchus uliginosus* M. B.

甘肃分布：兰州、榆中、会宁、天水、肃南、华亭、酒泉、定西。

四普标本采集地：静宁、庆城、西和、临夏、永靖。

全草：清热解毒，行瘀活血，消肿排脓。

苣荬菜 *Sonchus wightianus* DC.——*Sonchus arvensis* L.

甘肃分布：兰州、皋兰、榆中、靖远、景泰、天水、武威、平凉、合水、定西、武都、文县、徽县、舟曲、夏河。

四普标本采集地：靖远、景泰、古浪、民勤、天祝、山丹、临泽、高台、泾川、灵台、华亭、肃北、环县、临夏、永靖、东乡、卓尼。

全草：苦，凉。清热解毒。

空桶参 *Soroseris erysimoides* （Hand.–Mazz.） Shih

甘肃分布：榆中、肃南、渭源、甘南、舟曲、临潭、迭部、夏河。

四普标本采集地：榆中、凉州、古浪、天祝、山丹、临夏、卓尼、迭部、夏河、玛曲。

全草：苦、微辛，平。润肺止咳，调经止血。

绢毛苣 *Soroseris glomerata* （Dence.） Stebbins

甘肃分布：迭部、玛曲、碌曲、卓尼。

四普标本采集地：天祝、迭部。

带根全草（空桶参）：润肺止咳，消炎下乳，调经止血。

皱叶绢毛苣 *Soroseris hookeriana*（C. B. Clarke） Stebbins

甘肃分布：天祝、肃南、酒泉、舟曲、夏河。

四普标本采集地：舟曲。

全草：苦、凉。退热，清热降火，解毒，止血。

甜叶菊 *Stevia rebaudiana* （Bertoni） Hemsl.

甘肃分布：省内有栽培(临泽)。

四普标本采集地：临泽(栽培)。

叶：甘，平。生津止渴，降血压。

兔儿伞 *Syneilesis aconitifolia* （Bunge） Maxim.

甘肃分布：天水、文县。

四普标本采集地：麦积。

根或全草：辛、苦，微温。有毒。祛风除湿，解毒活血，消肿止痛。

万寿菊 *Tagetes erecta* L.

甘肃分布：省内普遍栽培。

四普标本采集地：张家川、民勤、瓜州、东乡。

花序：苦，凉。清热解毒，止咳。

川西小黄菊 *Tanacetum tatsienense* （Bureau et Franchet） K. Bremer et Humphries——*Pyrethrum tatsienense* （Bur. et Franch.） Ling ex Shih

甘肃分布：甘南。

四普标本采集地：夏河、碌曲、玛曲。

全草：苦，寒。活血、祛湿、消肿止痛。

亚洲蒲公英 *Taraxacum asiaticum* Dahlst.

甘肃分布：天祝、武都、文县。

四普标本采集地：永昌、景泰、天祝、山丹、民乐、临泽、肃南、临洮。

全草：苦、甘，寒。清热解毒，消痈散结。

碱地蒲公英 *Taraxacum borealisinense* Kitam.

甘肃分布：靖远、会宁、景泰、武威、民勤、肃南、敦煌、合水、定西。

四普标本采集地：古浪、天祝、山丹、高台、庄浪、康乐、合作。

全草（蒲公英）：苦、甘，寒。清热解毒，消肿散结，利尿通淋。

短喙蒲公英 *Taraxacum brevirostre* Hand. – Mazz.

甘肃分布：阿克塞。

四普标本采集地：玉门。

全草：苦、甘，寒。清热解毒，消肿散结，利尿通淋。

大头蒲公英 *Taraxacum calanthodium* Dahlst.

甘肃分布：榆中、岷县、临潭、夏河。

四普标本采集地：榆中、临夏、卓尼、迭部。

全草：苦、甘，寒。清热解毒，消肿散结，利尿通淋。

多裂蒲公英 *Taraxacum dissectum* （Ledeb.） Ledeb.

甘肃分布：榆中、金昌、景泰、靖远。

四普标本采集地：平川、天祝、金塔、肃北、玛曲。

全草：清热解毒，利尿散结。

毛柄蒲公英 *Taraxacum eriopodum*（D. Don） DC.

甘肃分布：皋兰、靖远、会宁、肃南、环县、文县、舟曲。

四普标本采集地：渭源、卓尼。

全草（蒲公英）：苦、甘，寒。清热解毒，消肿散结，利尿通淋。

白花蒲公英 *Taraxacum leucanthum*（Ledeb.）Ledeb.

甘肃分布：天祝、阿克塞、武都、文县。

四普标本采集地：景泰、玛曲。

全草：甘、苦，寒。清热解毒，消痈散结。

川甘蒲公英 *Taraxacum lugubre* Dahlst.

甘肃分布：榆中、文县、舟曲。

四普标本采集地：榆中、永昌、平川、靖远、合作、临潭、玛曲。

全草：甘、苦，寒。清热解毒，消痈散结。

灰果蒲公英 *Taraxacum maurocarpum* Dahlst.

甘肃分布：卓尼。

四普标本采集地：碌曲。

全草：甘、苦，寒。用于高烧，吐泻，胆囊炎，肝炎，肠痈。

蒲公英 *Taraxacum mongolicum* Hand.-Mazz.

甘肃分布：榆中、武威、民勤、酒泉、文县。

四普标本采集地：七里河、榆中、永登、嘉峪关、金川、景泰、秦州、甘谷、武山、张家川、凉州、山丹、临泽、高台、肃南、崆峒、泾川、灵台、崇信、庄浪、敦煌、金塔、瓜州、肃北、阿克塞、西峰、正宁、华池、合水、宁县、庆城、环县、安定、通渭、陇西、渭源、岷县、临洮、成县、两当、西和、文县、临夏、永靖、东乡、卓尼、迭部、夏河、碌曲、玛曲。

全草：苦、甘，寒。清热解毒，消肿散结，利尿通淋。

药用蒲公英 *Taraxacum officinale* F. H. Wigg.

甘肃分布：文县。

四普标本采集地：麦积、华亭、静宁、武都、康县、舟曲。

全草：清热解毒，消肿散结，利尿通淋。

白缘蒲公英 *Taraxacum platypecidum* Diels

甘肃分布：酒泉、临夏。

四普标本采集地：永昌、靖远、天祝、阿克塞、漳县。

全草：清热解毒，消肿散结，利尿通淋。

红轮狗舌草 *Tephroseris flammea*（Turcz. ex DC.）Holub

甘肃分布：天水、合水、舟曲。

四普标本采集地：靖远、华亭、庄浪、漳县。

全草（红轮千里光）：苦，寒。清热解毒，清肝明目。

狗舌草 *Tephroseris kirilowii*（Turcz. ex DC.）Holub

甘肃分布：天水、天祝、合水、文县、徽县、卓尼、夏河。

四普标本采集地：山丹、灵台、崇信、西峰、合水、宁县、庆城、环县、安定、两当、永靖、卓尼。

全草：苦，寒。清热解毒，利水消肿，杀虫。

橙舌狗舌草 *Tephroseris rufa*（Hand. -Mazz.）B. Nord.

甘肃分布：榆中、靖远、天水、山丹、岷县、宕昌、迭部、玛曲、夏河。

四普标本采集地：平川、迭部、玛曲。

花序及全草：苦，寒。有毒。清热解毒，利尿。

黄花婆罗门参 *Tragopogon orientalis* L.

甘肃分布：近年来兰州等地多见。

四普标本采集地：安宁、通渭、永靖（入侵种）。

全草：用于疔疮，痈疽，毒蛇咬伤，乳腺炎。

款冬 *Tussilago farfara* L.

甘肃分布：天水、康县。十大陇药之一。

四普标本采集地：西固、榆中、永登、靖远、秦州、清水、秦安、甘谷、武山、张家川、崆峒、泾川、灵台、崇信、华亭、庄浪、正宁、华池、合水、宁县、安定、通渭、陇西、漳县、渭源、岷县、武都、成县、两当、徽县、西和、礼县、康县、文县、宕昌、临夏、康乐、永靖、东乡、积石山、卓尼。

花蕾(款冬花)：辛、微苦，温。润肺下气，止咳化痰。

苍耳 *Xanthium strumarium* L.

甘肃分布：兰州、皋兰、白银、靖远、会宁、景泰、天水、民勤、张掖、酒泉、合水、文县、徽县、康乐、永靖、甘南、迭部。

四普标本采集地：永登、永昌、白银区、平川、靖远、景泰、秦州、清水、秦安、甘谷、武山、张家川、山丹、临泽、肃南、崆峒、泾川、灵台、崇信、华亭、庄浪、敦煌、金塔、瓜州、阿克塞、合水、庆城、镇原、通渭、漳县、岷县、临洮、武都、成县、两当、徽县、西和、康县、文县、宕昌、临夏、康乐、永靖、和政、东乡、舟曲、临潭、迭部。

全草：苦、辛，微寒。有小毒。祛风，散热，除湿，解毒。

根：微苦，平。有小毒。清热解毒，利湿。

带总苞果实(苍耳子)：辛、苦，温。有毒。散风寒，通鼻窍，祛风湿。

黄缨菊 *Xanthopappus subacaulis* C. Winkl.

甘肃分布：兰州、永登、靖远、景泰、肃南、酒泉、定西。模式标本采自甘肃。

四普标本采集地：榆中、永登、靖远、景泰、古浪、山丹、民乐、肃南、渭源、永靖、临潭、碌曲、玛曲。

全草(九头妖)：苦，微寒。有小毒。止血。

异叶黄鹌菜 *Youngia heterophylla* （Hemsl.） Babcock et Stebbins

甘肃分布：文县。

四普标本采集地：通渭、康县、文县。

全草：清热解毒，消肿止痛。

黄鹌菜 *Youngia japonica* （L.） DC.

甘肃分布：天水、山丹、泾川、合水、武都、文县、舟曲。

四普标本采集地：永昌。

根或全草：甘、微苦，凉。清热解毒，利尿消肿。

川西黄鹌菜 *Youngia pratti* （Babcock） Babcock et Stebbins

甘肃分布：迭部。

四普标本采集地：迭部。

全草：外敷可治火伤。

百日菊 *Zinnia elegans* Jacq.

甘肃分布：省内多地栽培。

四普标本采集地：瓜州。

全草：苦、辛，凉。清热，利湿，解毒。

泽泻科 Alismataceae

草泽泻 *Alisma gramineum* Lej.

甘肃分布：民勤。

四普标本采集地：甘州。

块茎：利水，渗湿，泄热。

东方泽泻 *Alisma orientale* （Sam.） Juzep.

甘肃分布：张掖、崇信、华亭、酒泉、金塔、合水、临洮、临潭。

四普标本采集地：永登、正宁、华池。

块茎(泽泻)：甘、淡，寒。利水渗湿，泄热，化浊降脂。

叶：微咸，平。益肾，止咳，通脉，下乳。

果实：甘，平。祛风湿，益肾气。

泽泻 *Alisma plantago-aquatica* L.

甘肃分布：庄浪、酒泉、合水。

四普标本采集地：临泽、灵台、崇信、合水、康县、康乐、舟曲。

块茎：甘、淡，寒。利水渗湿，泄热通淋。

叶：微咸，平。益肾，止咳，通脉，下乳。

果实：甘，平。祛风湿，益肾气。

全草：淡，寒。清热，利尿，消炎，消肿。

水麦冬科 Juncaginaceae

海韭菜 *Triglochin maritimum* L.

甘肃分布：榆中、天祝、民勤、张掖、酒泉、肃北、甘南、临潭、夏河。

四普标本采集地：甘州、山丹、肃北、阿克塞、碌曲、玛曲。

全草：甘，性平。清热生津，解毒利湿。

果实(海韭菜籽)：甘，平。健脾止泻。

水麦冬 *Triglochin palustris* L.

甘肃分布：榆中、民勤、张掖、酒泉、肃北、临潭。

四普标本采集地：民乐、玉门、瓜州、肃北、阿克塞、通渭、临潭、迭部、玛曲。

全草：清热，利尿，消炎，消肿。

眼子菜科 Potamogetonaceae

菹草 *Potamogeton crispus* L.

甘肃分布：武都。

四普标本采集地：文县。

全草：苦，寒。清热利水，止血，消肿，驱蛔虫。

眼子菜 *Potamogeton distinctus* A. Benn.

甘肃分布：靖远、天水、武威、合水、临洮、岷县、武都。

四普标本采集地：合水。

全草：苦，寒。清热解毒，利湿通淋，止血，驱蛔。

嫩根：和中理气，止血。

浮叶眼子菜 *Potamogeton natans* L.

甘肃分布：靖远。

四普标本采集地：永登、靖远。

全草：微苦，凉。清热解毒，除湿利水。

篦齿眼子菜 *Potamogeton pectinatus* L.

甘肃分布：兰州、肃南、山丹、陇西、临洮、武都、玛曲。

四普标本采集地：西峰、安定。

全草：微苦，凉。清热解毒。

穿叶眼子菜 *Potamogeton perfoliatus* L.

甘肃分布：兰州、靖远、华亭、敦煌、合水。

四普标本采集地：靖远、西峰。

全草(酸水草)：淡、微辛，凉。祛风利湿。

百合科 Liliaceae

高山粉条儿菜 *Aletris alpestris* Diels

甘肃分布：舟曲、迭部。

四普标本采集地：碌曲。

全草：清热，润肺，止咳。

无毛粉条儿菜 *Aletris glabra* Bur. et Franch.

甘肃分布：武都、宕昌、临夏、舟曲、迭部。

四普标本采集地：天祝、岷县、宕昌、积石山、卓尼。

全草(小肺筋草)：甘、苦，平。清热，润肺止咳，活血调经，杀虫。

少花粉条儿菜 *Aletris pauciflora* (Klotz.) Franch.

甘肃分布：卓尼、迭部。

四普标本采集地：舟曲。

全草：辛、微苦，温。收敛，补气，止血。

粉条儿菜 *Aletris spicata* (Thunb.) Franch.

甘肃分布：天水、武都、成县、文县、宕昌、康县、礼县、卓尼、舟曲。

四普标本采集地：永昌、麦积、武都、西和、康县、康乐、舟曲。

根及全草(小肺筋草)：甘、苦，平。清热，润肺止咳，活血调经，杀虫。

狭瓣粉条儿菜 *Aletris stenoloba* Franch.

甘肃分布：兰州、武都、文县。

四普标本采集地：文县。

全草：清热润肺，止咳，驱虫。外用于骨髓炎。

矮韭 *Allium anisopodium* Ledeb.

甘肃分布：兰州、白银、平凉、泾川、环县、文县、永靖、夏河。

四普标本采集地：会宁、靖远、静宁、舟曲。

鳞茎：抗菌消炎。

蓝苞葱 *Allium atrosanguineum* Schrenk

甘肃分布：文县、迭部。

四普标本采集地：文县。

全草(藏药：夏郭)：辛，重。促食欲，助消化，驱虫，开郁豁闷。

镰叶韭 *Allium carolinianum* DC.

甘肃分布：金昌、天祝、肃北、舟曲。

四普标本采集地：玉门、肃北、阿克塞、玛曲。

全草：辛，凉。促食欲，助消化，驱虫，开郁豁闷。

洋葱 *Allium cepa* L.

甘肃分布：省内有栽培。

四普标本采集地：榆中。

鳞茎：辛、甘，温。健脾理气，解毒杀虫。

薤头 *Allium chinense* G. Don

甘肃分布：兰州、榆中、会宁、天水、武都、成县、文县、宕昌。

四普标本采集地：永昌、崆峒、灵台、安定、临洮、西和、康县。

鳞茎（薤白）：辛、苦，温。通阳散结，行气导滞。

野葱 *Allium chrysanthum* Regel

甘肃分布：天祝、庆阳、环县、渭源、岷县、徽县、康乐、舟曲、迭部、夏河。

四普标本采集地：永登、永昌、清水、武山、庄浪、静宁、瓜州、临夏、舟曲、临潭、迭部。

全草：辛，温。安神，祛寒，杀虫，消积。

黄花葱 *Allium condensatum* Turcz.

甘肃分布：皋兰、会宁、定西。

四普标本采集地：卓尼。

全草：辛，温。安眠，祛寒，杀虫，助消化。

天蓝韭 *Allium cyaneum* Regel

甘肃分布：兰州、永登、皋兰、榆中、天水、张掖、肃南、灵台、康县、临夏、夏河。

四普标本采集地：永昌、会宁、景泰、天祝、山丹、民乐、高台、肃南、安定、漳县、临夏、康乐、合作、卓尼、临潭、迭部、碌曲、玛曲。

全草或鳞茎：辛，温。散风寒，通阳气。

葱 *Allium fistulosum* L.

甘肃分布：全省各地普遍栽培。

四普标本采集地：会宁、秦安、漳县、西和、临夏。

鳞茎（葱白）：辛，温。发表，通阳，解毒，杀虫。

葱汁：辛，温。散瘀止血，通窍，驱虫，解毒。

须根：辛，平。祛风散寒，解毒，散瘀。

叶：辛，温。发汗解表，解毒散肿。

花：辛，温。散寒通阳。

种子：辛，温。温肾，明目，解毒。

小根蒜 *Allium macrostemon* Bunge

甘肃分布：兰州、榆中、天水、合水、武都、文县、康县、广河。

四普标本采集地：秦安、甘谷、天祝、华亭、庄浪、静宁、正宁、合水、宁县、庆城、镇原、环县、陇西、永靖。

鳞茎（薤白）：辛、苦，温。通阳散结，行气导滞。

蒙古韭 *Allium mongolicum* Regel

甘肃分布：白银、靖远、张掖、酒泉、金塔、肃北。现全省多地栽培。

四普标本采集地：榆中、皋兰、嘉峪关、金川、白银、靖远、古浪、天祝、甘州、山丹、民乐、临泽、肃南、玉门、瓜州、肃北、通渭。

全草（沙葱）：温里，健胃，消食，驱虫。

卵叶韭 *Allium ovalifolium* Hand.-Mzt.

甘肃分布：兰州、榆中、天水、武山、漳县、岷县、文县、宕昌、康县、舟曲、夏河。

四普标本采集地：榆中、永登、漳县、临洮、西和、临夏、和政、迭部。

全草：活血散瘀，止血止痛。

多叶韭 *Allium plurifoliatum* Rendle

甘肃分布：平凉、宕昌、徽县。

四普标本采集地：永昌、景泰、武山、文县、临夏、舟曲、临潭、迭部。

种子：补肝肾，壮阳固精。

全草：发表散寒。

碱韭 *Allium polyrhizum* Turcz. ex Regel

甘肃分布：兰州、永昌、靖远、会宁、景泰、天祝、张掖、肃南、民乐、高台、山丹、酒泉、金塔、定西、临洮、永靖、夏河。

四普标本采集地：永登、金川、永昌、白银区、靖远、景泰、凉州、甘州、山丹、临泽、高台、肃南、华亭、静宁、肃北、阿克塞、卓尼。

鳞茎及全草：发汗解表，通阳健胃。

青甘韭 *Allium przewalskianum* Regel

甘肃分布：兰州、榆中、靖远、会宁、天水、天祝、肃南、山丹、平凉、酒泉、临洮、漳县、岷县、宕昌、徽县、康乐、迭部、夏河。

四普标本采集地：皋兰、永登、永昌、白银区、平川、靖远、景泰、秦安、武山、天祝、山丹、民乐、肃南、肃北、岷县、宕昌、临夏、康乐、永靖、东乡、合作、临潭、迭部、夏河。

全草：辛、甘、苦，温。驱虫，消食。

野韭 *Allium ramosum* L.

甘肃分布：兰州、永登、会宁、夏河。

四普标本采集地：靖远、景泰、天祝、崆峒、泾川、灵台、崇信、庄浪、静宁、宁县、镇原、陇西、成县、宕昌、卓尼。

全草：辛，凉。促食欲，助消化，驱虫，解郁。

野黄韭 *Allium rude* J. M. Xu

甘肃分布：宕昌。

四普标本采集地：天祝、山丹、迭部、夏河。

全草（藏药：夏果）：用于治妇女病，虫病。

蒜 *Allium sativum* L.

甘肃分布：省内多地有栽培。

四普标本采集地：榆中。

鳞茎：辛，温。解毒消肿，杀虫，止痢。

山韭 *Allium senescens* L.

甘肃分布：张掖、西峰、宕昌、文县。

四普标本采集地：张家川。

鳞茎：抗菌消炎。

高山韭 *Allium sikkimense* Baker

甘肃分布：天祝、岷县、宕昌、临潭、迭部、玛曲、夏河。

四普标本采集地：永登、永昌、武山、古浪、天祝、山丹、崆峒、庄浪、通渭、西和、积石山、舟曲、卓尼、迭部、碌曲、玛曲。

全草：辛、甘、苦，温。驱虫，消食。

辉韭 *Allium strictum* Schrader

甘肃分布：榆中、白银、靖远、会宁。

四普标本采集地：永登。

全草及种子：辛，温。发汗解表，温中祛寒。

唐古韭 *Allium tanguticum* Regel

甘肃分布：兰州、天祝、肃南、山丹、环县、文县、甘南、夏河。

四普标本采集地：景泰、古浪、天祝、山丹、民乐、肃南、肃北、临潭、迭部。

全草（藏药：夏郭）：用于治妇女病，虫病。

细叶韭 *Allium tenuissimum* L.

甘肃分布：兰州、皋兰、榆中、白银、会宁、平凉、泾川、环县、合水、通渭、武都、文县、舟曲。

四普标本采集地：平川、景泰、泾川、静宁、正宁、华池、庆城、镇原、环县、永靖。

鳞茎：清热解毒。

韭 *Allium tuberosum* Rottler ex Spreng.

甘肃分布：全省各地均有栽培。

四普标本采集地：会宁、景泰、秦安、民勤、山丹、崆峒、华亭、静宁、敦煌、肃北、庆城、临洮、西和、康县、永靖、东乡、碌曲、玛曲。

叶：辛，温。补肾，温中，行气，散瘀，解毒。

根：辛，温。温中，行气，散瘀，解毒。

种子（韭子）：辛、甘，温。补益肝肾，壮阳固精。

茖葱 *Allium victorialis* L.

甘肃分布：兰州、永登、榆中、天水、平凉、武都、文县、康县、徽县、舟曲、卓尼。

四普标本采集地：崆峒、华亭、庄浪、渭源、两当、西和、卓尼、临潭。

鳞茎：辛，温。散瘀止痛，止血，解毒。

芦荟 *Aloe vera* var. *chinensis*（Haw.）Berg.

甘肃分布：省内有栽培。

四普标本采集地：城关。

叶汁浓缩干燥品：苦，寒。泻下，清肝，杀虫。

叶：泻火，解毒，化瘀，杀虫。

老鸦瓣 *Amana edulis*（Miq.）Honda——*Tulipa edulis*（Miq.）Baker

甘肃分布：天水、岷县、陇南。

四普标本采集地：麦积。

鳞茎（光慈姑）：甘、辛，寒。有小毒。清热解毒，散结消肿。

知母 *Anemarrhena asphodeloides* Bunge

甘肃分布：会宁、庆阳、镇原。

四普标本采集地：镇原。

根茎：苦，寒。清热泻火，滋阴润燥，止咳除烦。

攀援天门冬 *Asparagus brachyphyllus* Turcz.

甘肃分布：兰州、永登、皋兰、会宁、天祝、平凉、庆阳、环县、合水、定西、夏河、舟曲。

四普标本采集地：古浪、静宁、安定、迭部、碌曲。

块根：苦、微辛，温。祛风湿，止痒。

天门冬 *Asparagus cochinchinensis*(Lour.) Merr.

甘肃分布：肃南、武都、文县、徽县、舟曲。

四普标本采集地：陇西、宕昌、舟曲。

块根（天冬）：甘、苦，寒。养阴润燥，生津，清肺止咳。

羊齿天门冬 *Asparagus filicinus* Ham. ex D. Don

甘肃分布：兰州、榆中、天水、清水、武山、平凉、华亭、合水、岷县、武都、文县、康县、卓尼、舟曲、夏河。

四普标本采集地：榆中、永登、秦州、秦安、甘谷、武山、张家川、崆峒、崇信、华亭、庄浪、陇西、漳县、渭源、岷县、临洮、武都、成县、西和、文县、宕昌、临夏、和政、积石山、临潭。

块根：甘、苦，平。润肺止咳，杀虫止痒。

戈壁天门冬 *Asparagus gobicus* Ivan. ex Grubov

甘肃分布：兰州、榆中、白银、靖远、会宁、民勤、张掖、肃南、酒泉、文县。

四普标本采集地：永登、金川、永昌、平川、靖远、景泰、凉州、古浪、民勤、甘州、山丹、高台、肃南、肃州、金塔、永靖。

全株（寄马桩）：辛、微苦，平。祛风，杀虫，止痒，消痈散结。

甘肃天门冬 *Asparagus kansuensis* Wang et Tang

甘肃分布：武都、文县、舟曲、迭部。

四普标本采集地：临洮、徽县。

块根：甘、苦，寒。滋阴润燥，清肺降火。

长花天门冬 *Asparagus longiflorus* Franch.

甘肃分布：兰州、永登、靖远、清水、武山、天祝、肃南、平凉、华亭、庄浪、庆阳、合水、岷县、舟曲、迭部、夏河。

四普标本采集地：榆中、麦积、泾川、西峰、正宁、华池、宁县、庆城、通渭、西和、永靖、卓尼、临潭、迭部。

根：苦、微辛，微寒。清热解毒，祛风止痒。

短梗天门冬 *Asparagus lycopodineus* Wall. ex Baker

甘肃分布：文县。

四普标本采集地：文县。

块根（一窝鸡）：甘，平。化痰，止咳平喘。

石刁柏 *Asparagus officinalis* L.

甘肃分布：兰州、皋兰、会宁。省内有栽培。

四普标本采集地：秦安。

嫩茎：微甘，平。清热利湿，活血散结。

西北天门冬 *Asparagus persicus* Baker

甘肃分布：民勤、敦煌、岷县、卓尼。

四普标本采集地：平川、秦安、崇信、金塔、环县、岷县、东乡。

根（寄马桩）：苦、微辛，微寒。清热解毒，祛风止痒。

龙须菜 *Asparagus schoberioides* Kunth

甘肃分布：天水、徽县。

四普标本采集地：麦积、合作、临潭。

根及根状茎：润肺降气，祛痰止咳。

全草：止血利尿。

根：苦、微辛，微寒。清热解毒，祛风止痒。

文竹 *Asparagus setaceus*（Kunth）Jessop

甘肃分布：省内多地有栽培。

四普标本采集地：榆中。

块根或地上部分：甘、微苦，寒。润肺止咳，凉血通淋。

大百合 *Cardiocrinum giganteum*（Wall）Makino

甘肃分布：天水、平凉、文县、宕昌、徽

县、舟曲。

四普标本采集地：武都、康县、文县。

鳞茎：苦、微甘，凉。清肺止咳，解毒消肿。

吊兰 *Chlorophytum comosum*(Thunb.)Baker

甘肃分布：省内多地有栽培。

四普标本采集地：西峰。

全草或根：甘、微苦，凉。清热止咳，散瘀消肿，解毒。

七筋姑 *Clintonia udensis* Trautv. et Mey.

甘肃分布：榆中、天水、岷县、武都、文县、宕昌、舟曲、迭部。

四普标本采集地：漳县、武都、舟曲、卓尼、迭部。

全草或根：苦、微辛，凉。有小毒。散瘀止痛。

铃兰 *Convallaria majalis* L.

甘肃分布：天水、清水、武山、平凉、迭部。

四普标本采集地：两当。

全草或根：甘、苦，温。有毒。温阳利水，活血祛风。

短蕊万寿竹 *Disporum brachystemon* Wang et Tang

甘肃分布：文县。

四普标本采集地：文县。

根及根茎：甘、微苦，凉。养阴润肺，止咳，止血。

万寿竹 *Disporum cantoniense*（Lour.）Merr.

甘肃分布：天水、清水、武都、文县、康县、徽县、舟曲。

四普标本采集地：秦州、武都、成县、两当。

根及根茎：苦、辛，凉。祛风湿，舒筋活血，清热，祛痰止咳。

大花万寿竹 *Disporum megalanthum* Wang et Tang

甘肃分布：天水、成县、文县、宕昌、徽县。

四普标本采集地：文县。

根：用于劳伤，气血虚损。

宝铎草 *Disporum sessile* D. Don

甘肃分布：天水、文县、康县。

四普标本采集地：麦积、武都、康县、宕昌。

根及根茎(竹林霄)：甘、淡，平。润肺止咳，健脾消食，舒筋活络，清热解毒。

独尾草 *Eremurus chinensis* Fedtsch.

甘肃分布：岷县、武都、宕昌、舟曲、迭部。

四普标本采集地：武都、文县、宕昌。

根：辛、甘，温。祛风除湿，补肾强身。

川贝母 *Fritillaria cirrhosa* D. Don

保护等级：《国家重点保护野生植物名录》二级。

甘肃分布：武都、卓尼。

四普标本采集地：迭部。

鳞茎(川贝母)：苦、甘，微寒。清热润肺，化痰止咳，散结消痈。

梭砂贝母 *Fritillaria delavayi* Franch.

保护等级：《国家重点保护野生植物名录》二级。

甘肃分布：省内有栽培。

四普标本采集地：城关(栽培)。

鳞茎(川贝母)：苦、甘，微寒。清热润肺，化痰止咳，散结消痈。

甘肃贝母 *Fritillaria przewalskii* Maxim. ex Batalin

保护等级：《国家重点保护野生植物名录》二级。

甘肃分布：永登、榆中、宕昌、甘南、临潭、玛曲、夏河。为药材"川贝"主要来源之一。

四普标本采集地：渭源、岷县、临洮、宕昌、临夏、康乐、和政、积石山、卓尼、碌曲、玛曲。

鳞茎(川贝母)：苦、甘，微寒。清热润肺，化痰止咳，散结消痈。

太白贝母 *Fritillaria taipaiensis* P. Y. Li

保护等级:《国家重点保护野生植物名录》二级。

甘肃分布:天水、平凉、西和、礼县。

四普标本采集地:庄浪。

鳞茎(川贝母):苦、甘,微寒。清热润肺,化痰止咳,散结消痈。

暗紫贝母 *Fritillaria unibracteata* Hsiao et K. C. Hsia

保护等级:《国家重点保护野生植物名录》二级。

甘肃分布:临潭、玛曲。

四普标本采集地:榆中、玛曲。

鳞茎(川贝母):苦、甘,微寒。清热润肺,化痰止咳,散结消痈。

榆中贝母 *Fritillaria yuzhongensis* G. D. Yu et Y. S. Zhou

保护等级:《国家重点保护野生植物名录》二级。

甘肃分布:徽县。

四普标本采集地:榆中。

鳞茎:苦、甘,微寒。清热润肺,化痰止咳,散结消痈。

林生顶冰花 *Gagea filiformis* (Ledeb.) Kunth et Kirilov

甘肃分布:兰州、定西、陇南。

四普标本采集地:天祝、永靖。

鳞茎:苦、微甘,微寒。止咳化痰,清热散结。

小顶冰花 *Gagea terraccianoana* Pascher —— *Gagea hiensis* Pasch.

甘肃分布:华亭。

四普标本采集地:通渭。

鳞茎:清心利尿。

黄花菜 *Hemerocallis citrina* Baroni

甘肃分布:天水、合水、武都、康县。多地栽培。庆阳地区为著名黄花菜产地之一。

四普标本采集地:平川、崆峒、敦煌、通渭、成县。

花蕾(金针菜):甘,凉。清热利湿,宽胸解郁,凉血解毒。

根:甘,凉。有毒。清热利湿,凉血止血,解毒消肿。

嫩苗:甘,凉。清热利湿。

小萱草 *Hemerocallis dumortieri* Morr.

甘肃分布:平凉、漳县、舟曲。

四普标本采集地:西和、临夏。

根及根茎:清热利湿,凉血止血。

北萱草 *Hemerocallis esculenta* Koidz.

甘肃分布:武都、临潭、夏河。

四普标本采集地:临潭。

花蕾:甘,凉。清热利湿,宽胸解郁,凉血解毒。

根:甘,凉。有毒。清热利湿,凉血止血,解毒消肿。

萱草 *Hemerocallis fulva* (L.) L.

甘肃分布:会宁、天水、武山、泾川、宁县、漳县、文县、康县、徽县。全省大部分地区有栽培。

四普标本采集地:七里河、平川、麦积、崆峒、庄浪、徽县、西和、宕昌、东乡。

花蕾:甘,凉。清热利湿,宽胸解郁,凉血解毒。

根:甘,凉。有毒。清热利湿,凉血止血,解毒消肿。

嫩苗:甘,凉。清热利湿。

北黄花菜 *Hemerocallis lilioasphodelus* L.

甘肃分布:岷县。

四普标本采集地:康县。

花蕾:甘,凉。清热利湿,宽胸解郁,凉血解毒。

根:甘,凉。有毒。清热利湿,凉血止血,解毒消肿。

嫩苗:甘,凉。清热利湿。

小黄花菜 *Hemerocallis minor* Mill.

甘肃分布:天水、平凉、华亭、临夏。

四普标本采集地:武山、崇信、康县。

花蕾:甘,凉。清热利湿,宽胸解郁,凉

血解毒。

根：甘，凉。有毒。清热利湿，凉血止血，解毒消肿。

嫩苗：甘，凉。清热利湿。

折叶萱草 *Hemerocallis plicata* Stapf

甘肃分布：康县。

四普标本采集地：舟曲。

花蕾：甘，凉。清热利湿，宽胸解郁，凉血解毒。

肖菝葜 *Heterosmilax japonica* Kunth

甘肃分布：文县。

四普标本采集地：徽县。

块茎：甘、淡，平。清热利湿，解毒消肿。

根茎：甘、淡，平。清热除湿，泄浊解毒，通利关节。

玉簪 *Hosta plantaginea*（Lam.）Aschers.

甘肃分布：省内有栽培。

四普标本采集地：城关。

花：苦、甘，凉。有小毒。清热解毒，利水，通经。

野百合 *Lilium brownii* F. E. Br. ex Miellez

甘肃分布：天水、漳县、武都、文县、徽县。

四普标本采集地：麦积、武都、康县。

鳞茎：甘、微苦，微寒。养阴润肺，清心安神。

百合 *Lilium brownii* var. *viridulum* Baker

甘肃分布：天水、清水、文县、康县、舟曲。

四普标本采集地：岷县、临洮、成县、康乐、永靖。

鳞茎：甘，寒。养阴润肺，清心安神。

花：甘、微苦，微寒。清热润肺，宁心安神。

种子：甘、微苦，凉。清热止血。

川百合 *Lilium davidii* Duch.

甘肃分布：兰州、榆中、天水、张掖、平凉。

四普标本采集地：七里河、永登、漳县、宕昌。

鳞茎：甘、微苦，微寒。养阴润肺，清心安神。

花：甘、微苦，微寒。清热润肺，宁心安神。

兰州百合 *Lilium davidii* var. *willmottiae*（E. H. Wilson）Raffill

甘肃分布：兰州、定西、平凉、临夏有栽培。兰州为著名百合产区之一。

四普标本采集地：七里河。

鳞茎：甘，平。清热润肺，止咳，清心安神。

宝兴百合 *Lilium duchartrei* Franch.

甘肃分布：渭源、文县、宕昌、舟曲。

四普标本采集地：武山、漳县、渭源、礼县、宕昌、舟曲、卓尼、临潭、迭部。

鳞茎：甘、微苦，微寒。养阴润肺，清心安神。

卷丹 *Lilium lancifolium* Thunb.

甘肃分布：兰州、榆中、天水、平凉、岷县、武都、文县、康县。

四普标本采集地：麦积、武山、华亭、通渭、临洮、徽县、礼县、康县、积石山。

花（百合花）：甘、微苦，微寒。清热润肺，宁心安神。

鳞茎（百合）：甘，寒。养阴润肺，清心安神。

宜昌百合 *Lilium leucanthum*（Baker）Baker

甘肃分布：武都。

四普标本采集地：武都、成县。

鳞茎：甘，寒。养阴润肺，清心安神。

紫脊百合 *Lilium leucanthum* var. *centifolium*（Stapf ex Elwes）Stearn

甘肃分布：文县、舟曲、临潭。

四普标本采集地：文县、舟曲。

鳞茎：甘、微苦，微寒。养阴润肺，清心安神。

细叶百合 *Lilium pumilum* DC.

甘肃分布：兰州、永登、榆中、靖远、会宁、天水、天祝、张掖、肃南、山丹、平凉、华亭、环县、合水、渭源、漳县、武都、文县、康县、徽县、临夏、舟曲、迭部、夏河。省内亦有栽培。

四普标本采集地：榆中、皋兰、永登、白银区、会宁、靖远、秦州、麦积、清水、甘谷、张家川、凉州、天祝、山丹、肃南、崆峒、灵台、华亭、庄浪、正宁、华池、合水、宁县、庆城、安定、通渭、陇西、漳县、渭源、岷县、临洮、武都、成县、两当、西和、宕昌、临夏、康乐、永靖、和政、积石山、舟曲、卓尼、临潭、迭部、碌曲。

鳞茎(百合)：甘，寒。养阴润肺，清心安神。

禾叶山麦冬 *Liriope graminifolia* (L.) Baker

甘肃分布：天水、文县、宕昌、康县、礼县、徽县、迭部。

四普标本采集地：康县。

块根(土麦冬)：甘、微苦，微寒。养阴生津。

甘肃山麦冬 *Liriope kansuensis* (Batal.) C. H. Wright

甘肃分布：省内有分布。

四普标本采集地：迭部。

块根(土麦冬)：甘、微苦，微寒。养阴生津。

山麦冬 *Liriope spicata* (Thunb.) Lour.

甘肃分布：天水、文县、康县、徽县、舟曲。

四普标本采集地：秦州、清水、武山、崇信、华亭、两当、文县。

块根：甘、微苦，微寒。养阴生津。

洼瓣花 *Lloydia serotina* (L.) Rchb.

甘肃分布：文县、康乐。

四普标本采集地：和政。

全草：清热明目，引黄水，愈疮，接骨折。

西藏洼瓣花 *Lloydia tibetica* Baker ex Oliv.

甘肃分布：文县、宕昌。

四普标本采集地：两当。

鳞茎：苦、甘，微寒。清热化痰，解毒消肿，止血。

舞鹤草 *Maianthemum bifolium* (L.)F. W. Schmidt

甘肃分布：榆中、天水、漳县、文县、宕昌、临夏、康乐、卓尼、舟曲、夏河。

四普标本采集地：榆中、永登、靖远、崆峒、华亭、庄浪、漳县、渭源、礼县、康乐、和政、卓尼、临潭。

全草(二叶舞鹤草)：酸，微寒。凉血止血，清热解毒。

沿阶草 *Ophiopogon bodinieri* Lévl.

甘肃分布：天水、武都、文县、宕昌、徽县。

四普标本采集地：两当、文县。

块根：甘、微苦，微寒。滋阴润肺，益胃生津，清心除烦。

麦冬 *Ophiopogon japonicus* (L. f.) Ker-Gawl.

甘肃分布：天水、武都、文县、康县、舟曲。

四普标本采集地：徽县、康县。

块根：甘、微苦，微寒。养阴生津，润肺清心。

七叶一枝花 *Paris polyphylla* Smith

保护等级：《国家重点保护野生植物名录》二级。

甘肃分布：天水、平凉、漳县、岷县、武都、文县、康县、徽县、舟曲、迭部。

四普标本采集地：秦州、麦积、清水、甘谷、武山、张家川、崆峒、华亭、庄浪、渭源、临洮、武都、成县、两当、徽县、礼县、康乐、文县、宕昌、临夏、和政、东乡、积石山、舟曲。

根茎(重楼)：苦，微寒。有小毒。清热解毒，消肿止痛，平肝定惊。

宽叶重楼 *Paris polyphylla* var. *latifolia* Wang et Chang

保护等级：《国家重点保护野生植物名录》二级。

甘肃分布：天水、漳县、宕昌。

四普标本采集地：临洮。

根状茎：苦，微寒。有小毒。清热解毒，消肿止痛，平肝定惊。

宽瓣重楼 *Paris polyphylla* var. *yunnanensis* (Franch.) Hand. -Mzt.

保护等级：《国家重点保护野生植物名录》二级。

甘肃分布：文县。

四普标本采集地：漳县、临洮。

根茎（重楼）：苦，微寒。有小毒。清热解毒，消肿止痛，凉肝定惊。

北重楼 *Paris verticillata* M.-Bieb.

甘肃分布：天水、岷县、武都、文县、康县、舟曲、夏河。

四普标本采集地：清水、华亭、漳县、渭源、岷县、西和、礼县、康乐、积石山、舟曲、卓尼、迭部。

根茎：苦，寒。有小毒。祛风利湿，清热定惊，解毒消肿。

卷叶黄精 *Polygonatum cirrhifolium*（Wall.）Royle

甘肃分布：兰州、永登、天水、武山、天祝、肃南、合水、武都、文县、礼县、舟曲、迭部、夏河。

四普标本采集地：榆中、永昌、平川、靖远、麦积、秦安、武山、张家川、古浪、甘州、肃南、华亭、庄浪、正宁、宁县、安定、成县、西和、礼县、文县、临夏、康乐、永靖、舟曲、卓尼。

根茎：甘，平。养阴润肺，补脾益气，滋肾填精。

多花黄精 *Polygonatum cyrtonema* Hua

甘肃分布：榆中、合水、渭源、漳县。

四普标本采集地：岷县。

根茎（黄精）：甘，平。补气养阴，健脾，润肺，益肾。

细根茎黄精 *Polygonatum gracile* P. Y. Li

甘肃分布：清水、漳县、武都、临潭。

四普标本采集地：张家川、崆峒、崇信、庄浪、渭源、宕昌、卓尼、临潭。

根状茎：甘、微苦，凉。平肝熄风，养阴明目，清热凉血。

独花黄精 *Polygonatum hookeri* Baker

甘肃分布：临潭。

四普标本采集地：碌曲。

根茎：补中益气，镇静安神。

大苞黄精 *Polygonatum megaphyllum* P. Y. Li

甘肃分布：兰州、榆中、武山、合水、迭部。

四普标本采集地：榆中、平川、天祝、崇信、陇西、临夏、永靖。

根状茎（一面锣）：甘，平。滋阴润肺，养胃生津。

玉竹 *Polygonatum odoratum*（Mill.）Druce

甘肃分布：兰州、榆中、天水、清水、武山、天祝、肃南、平凉、华亭、庄浪、合水、岷县、武都、文县、康县、徽县、临夏、卓尼、舟曲、迭部。

四普标本采集地：榆中、永登、靖远、秦州、麦积、清水、秦安、甘谷、武山、张家川、古浪、天祝、肃南、崆峒、崇信、华亭、庄浪、正宁、华池、合水、宁县、安定、通渭、陇西、漳县、渭源、岷县、临洮、武都、成县、两当、徽县、西和、礼县、宕昌、临夏、康乐、永靖、和政、东乡、积石山、合作、舟曲、卓尼、临潭、迭部。

根茎：甘，微寒。养阴润燥，生津止渴。

黄精 *Polygonatum sibiricum* Delar. ex Redoute

甘肃分布：兰州、榆中、靖远、景泰、天水、清水、肃南、山丹、合水、宁县、定西、渭源、武都、文县、康县、临夏、舟曲、迭部、夏河。

四普标本采集地：七里河、永登、永昌、平川、秦州、麦积、清水、甘谷、武山、天祝、崆峒、崇信、庄浪、合水、通渭、漳县、渭源、岷县、临洮、武都、西和、康县、宕昌、和政、积石山、迭部、夏河、碌曲。

根茎：甘，平。补气养阴，健脾，润肺，益肾。

轮叶黄精 *Polygonatum verticillatum*（L.）All.

甘肃分布：肃南、山丹、合水、岷县、临潭、舟曲、迭部、夏河。

四普标本采集地：榆中、永登、秦安、山丹、渭源、临洮、武都、成县、宕昌、临夏、康乐、永靖、合作、卓尼、临潭、玛曲。

根茎：甘、微苦，凉。补脾润肺，养肝，解毒消痈。

湖北黄精 *Polygonatum zanlanscianense* Pamp.

甘肃分布：榆中、天水、华亭、武都、临潭。

四普标本采集地：临洮、临潭。

根茎（老虎姜）：辛，平。祛痰止血，消肿解毒。

吉祥草 *Reineckia carnea*（Andr.）Kunth

甘肃分布：文县、康县。

四普标本采集地：武都、文县。

全草：甘，凉。清肺止咳，凉血止血，解毒利咽。

绵枣儿 *Scilla scilloides*（Lindl.）Druce

甘肃分布：武都、文县。

四普标本采集地：文县。

鳞茎或全草：甘、苦，寒。有小毒。活血止痛，解毒消肿，强心利尿。

管花鹿药 *Smilacina henryi*（Baker）Wang et Tang

甘肃分布：天水、平凉、岷县、武都、文县、宕昌、徽县、舟曲、迭部。

四普标本采集地：崆峒、两当。

根及根茎：甘、苦，温。补肾壮阳，活血祛瘀，祛风止痛。

四川鹿药 *Smilacina henryi* var. *szechuanica*（F. T. Wang et T. Tang）F. T. Wang et T. Tang

甘肃分布：文县。

四普标本采集地：华亭、文县。

根茎：甘、苦，温。补气益肾，祛风除湿，活血调经。

鹿药 *Smilacina japonica* A. Gray

甘肃分布：天水、清水、平凉、武都、文县、康县、徽县、舟曲、迭部。

四普标本采集地：秦州、武山、崆峒、华亭、庄浪、漳县、临洮、武都、两当、康县、宕昌、康乐。

根及根茎：甘、苦，温。补肾壮阳，活血祛瘀，祛风止痛。

合瓣鹿药 *Smilacina tubifera* Batal.

甘肃分布：兰州、永登、榆中、天水、岷县、武都、卓尼、夏河。

四普标本采集地：榆中、渭源、两当、卓尼。

根及根茎：甘、苦，温。补气益肾，祛风除湿，活血调经。

菝葜 *Smilax china* L.

甘肃分布：天水、岷县、康县。

四普标本采集地：甘谷、武山、张家川、华亭、成县、徽县、宕昌。

根茎：甘、微苦、涩，平。利湿去浊，祛风除痹，解毒散瘀。

托柄菝葜 *Smilax discotis* Warb.

甘肃分布：天水、武都、文县、康县、徽县。

四普标本采集地：成县。

根茎：辛、微苦，凉。祛风，清热，利湿，凉血止血。

土茯苓 *Smilax glabra* Roxb.

甘肃分布：文县。

四普标本采集地：武都。

根茎：甘、淡，平。解毒，除湿，通利关节。

黑果菝葜 *Smilax glaucochina* Warb.

甘肃分布：文县、康县。

四普标本采集地：麦积。

根茎或嫩叶：甘，平。祛风，清热，利湿，解毒。

粗糙菝葜 *Smilax lebrunii* Lévl.

甘肃分布：文县。

四普标本采集地：文县。

根茎：消肿止痛，祛风除湿。

防己叶菝葜 *Smilax menispermoidea* DC.

甘肃分布：天水、岷县、武都、文县、宕昌、康县、徽县、舟曲。

四普标本采集地：临夏、和政、卓尼。

根：甘，温。用于气管炎，咳嗽，风湿关节痛，跌打损伤，肠胃炎，痢疾，消化不良。

小叶菝葜 *Smilax microphylla* C. H. Wright

甘肃分布：天水、武都、文县、康县。

四普标本采集地：岷县、武都、两当、康县、文县。

根：苦、辛，凉。祛风，清热，利湿。

黑叶菝葜 *Smilax nigrescens* F. T. Wang et Tang ex P. L. Li

甘肃分布：天水、武都、文县、康县、徽县、舟曲。

四普标本采集地：成县。

嫩尖：用于胃胀痛，神经衰弱。外用用于癣及皮肤过敏。

根茎：用于水肿。

牛尾菜 *Smilax riparia* DC.

甘肃分布：天水、文县、康县、徽县。

四普标本采集地：两当、文县。

根及根茎：甘、微苦，平。祛风湿，通经络，祛痰止咳。

短梗菝葜 *Smilax scobinicaulis* C. H. Wright

甘肃分布：天水、清水、武都、文县、宕昌、康县、徽县、舟曲。

四普标本采集地：清水、崇信、正宁、宁县、武都、康县、文县。

根及根茎（铁丝灵仙）：辛、微苦，平。祛风除湿，活血通络，解毒散结。

鞘柄菝葜 *Smilax stans* Maxim.

甘肃分布：兰州、永登、榆中、天水、武山、平凉、华亭、合水、岷县、武都、文县、宕昌、康县、礼县、徽县、临夏、甘南、舟曲、迭部、夏河。

四普标本采集地：永登、秦州、麦积、清水、武山、崆峒、崇信、华亭、庄浪、正宁、宁县、通渭、漳县、临洮、西和、礼县、康县、宕昌、临夏、和政、临潭。

根及根茎（铁丝灵仙）：辛、微苦，平。祛风除湿，活血通络，解毒散结。

糙柄菝葜 *Smilax trachypoda* Norton

甘肃分布：榆中、天水、武山、平凉、合水、漳县、岷县、武都、文县、康县、礼县、临潭、舟曲、夏河。

四普标本采集地：舟曲、迭部。

根茎：清热解毒，利湿。

扭柄花 *Streptopus obtusatus* Fassett

甘肃分布：兰州、永登、天水、文县、宕昌、临夏、舟曲、迭部、夏河。

四普标本采集地：永登、华亭、渭源、武都、舟曲、卓尼、迭部。

根及根茎：甘，温。补脾和胃，镇痛。

宽叶油点草 *Tricyrtis latifolia* Maxim.

甘肃分布：舟曲。

四普标本采集地：武都。

根：补虚止咳。

油点草 *Tricyrtis macropoda* Miq.

甘肃分布：文县。

四普标本采集地：静宁、徽县、康县、宕昌。

根或全草：甘，平。补肺止咳。

黄花油点草 *Tricyrtis maculata*（D. Don）Machride

甘肃分布：天水、平凉、武都、文县、康县、舟曲。

四普标本采集地：清水、西和。

根或全草：甘，微寒。清热除烦，活血消肿。

延龄草 *Trillium tschonoskii* Maxim.

甘肃分布：天水、武都、文县、康县。

四普标本采集地：武都、文县。

根茎（头顶一颗珠）：甘、微辛，温。有小毒。镇静，止痛，活血，止血。

开口箭 *Tupistra chinensis* Baker

甘肃分布：武都、康县、舟曲。

四普标本采集地：武都、两当、文县。

根茎：苦、辛，寒。有毒。清热解毒，祛风除湿，散瘀止痛。

藜芦 *Veratrum nigrum* L.

甘肃分布：天水、平凉、岷县、文县、宕昌、康县、徽县、舟曲、迭部。

四普标本采集地：秦州、麦积、崆峒、庄浪、岷县、康县、宕昌、迭部。

根及根茎：辛、苦，寒。有毒。涌吐风痰，杀虫。

丫蕊花 *Ypsilandra thibetica* Franch.

甘肃分布：文县、宕昌。

四普标本采集地：武都。

全草：苦，微寒。清热，解毒，散结，利小便。

百部科 Stemonaceae

大百部 *Stemona tuberosa* Lour.

甘肃分布：文县。

四普标本采集地：文县。

块根：甘、苦，微温。润肺止咳，杀虫。

石蒜科 Amaryllidaceae

忽地笑 *Lycoris aurea* (L'Her.) Herb.

甘肃分布：文县、康县。

四普标本采集地：武都、两当、康县。

鳞茎：辛、甘，微寒。有毒。润肺止咳，解毒消肿。

石蒜 *Lycoris radiata* (L'Her.) Herb.

甘肃分布：文县。

四普标本采集地：康县。

鳞茎：辛、甘，温。有毒。祛痰催吐，解毒散结。

水仙 *Narcissus tazetta* var. *chinensis* Roem.

甘肃分布：省内有栽培。

四普标本采集地：安宁。

花：辛，凉。清心悦神，理气调经，解毒辟秽。

葱莲 *Zephyranthes candida* (Lindl.) Herb.

甘肃分布：省内有栽培。

四普标本采集地：安宁。

全草：甘，平。平肝熄风。

韭莲 *Zephyranthes carinata* Herbert

甘肃分布：全省多地引种栽培。

四普标本采集地：文县。

全草：苦，寒。活血凉血，解毒消肿。

薯蓣科 Dioscoreaceae

黄独 *Dioscorea bulbifera* L.

甘肃分布：文县、武都。

四普标本采集地：文县。

块茎(黄药子)：苦，寒。有小毒。清热解毒，凉血止血、散结消瘿。

毛芋头薯蓣 *Dioscorea kamoonensis* Kunth

甘肃分布：文县。

四普标本采集地：秦州、清水、武都、康县、文县。

块茎：甘、微苦，平。补脾益肾，敛肺止咳，解毒消肿。

黑珠芽薯蓣 *Dioscorea melanophyma* Prain et Burkill

甘肃分布：文县。

四普标本采集地：文县。

块茎：甘、微苦，凉。健脾益肺，清热解毒。

穿龙薯蓣 *Dioscorea nipponica* Makino

甘肃分布：兰州、永登、皋兰、榆中、天水、清水、武山、平凉、崇信、华亭、合水、武都、文县、宕昌、康县、徽县、舟曲、夏河。

四普标本采集地：永登、秦州、麦积、清水、甘谷、武山、崆峒、灵台、崇信、华亭、庄浪、正宁、华池、合水、宁县、漳县、渭源、岷县、临洮、武都、成县、两当、徽县、西和、礼县、康县、文县、宕昌、临夏、康乐、东乡、积石山、舟曲、卓尼、迭部。

根茎(穿山龙)：甘、苦，温。祛风除湿，舒筋通络，活血止痛，止咳平喘。

薯蓣 *Dioscorea opposita* Thunb.

甘肃分布：华亭、文县、徽县、康县、舟曲。

四普标本采集地：麦积、崆峒、灵台、庄浪、武都、徽县、礼县、康县、文县。

块茎(山药)：甘，平。补脾，养肺，固肾，益精。

盾叶薯蓣 *Dioscorea zingiberensis* C. H. Wright

甘肃分布：天水、岷县、文县、徽县、康县。

四普标本采集地：武都、成县。

根茎：苦、微甘，凉。有小毒。清肺止咳，利湿通淋，通络止痛，解毒消肿。

鸢尾科 Iridaceae

射干 *Belamcanda chinensis* (L.) DC.

甘肃分布：天水、武都、成县、文县、康

县、徽县、康乐、舟曲。

四普标本采集地：永昌、秦州、麦积、武山、民勤、山丹、泾川、灵台、崇信、合水、安定、临洮、武都、两当、徽县、西和、康县、文县、宕昌、临夏、永靖、临潭。

根茎：苦，寒。清热解毒，消痰，利咽。

唐菖蒲 *Gladiolus gandavensis* Van Houtte

甘肃分布：省内多地栽培。

四普标本采集地：宕昌。

球茎：苦、辛，凉。有毒。清热解毒，散瘀消肿。

野鸢尾 *Iris dichotoma* Pall.

甘肃分布：皋兰、靖远、武山、平凉、环县、合水、文县、宕昌、徽县、迭部。

四普标本采集地：平川、麦积、庆城、武都、迭部。

根茎或全草：苦、辛，寒。有小毒。清热解毒，活血消肿，止痛止咳。

锐果鸢尾 *Iris goniocarpa* Baker

甘肃分布：榆中、景泰、天水、天祝、肃南、平凉、渭源、漳县、岷县、武都、宕昌、临夏、舟曲、卓尼、夏河。

四普标本采集地：永登、永昌、秦州、清水、古浪、山丹、高台、通渭、渭源、武都、两当、文县、康乐、和政、积石山、卓尼、玛曲。

全草：苦、微甘，微寒。清热解毒，利尿通淋，活血消肿。

种子：甘，平。清热利湿，解毒杀虫，止血定痛。

蝴蝶花 *Iris japonica* Thunb.

甘肃分布：文县、康县。

四普标本采集地：文县。

全草：苦，寒。有小毒。清热解毒，消肿止痛。

根茎及根：苦、辛，寒。有小毒。消食，杀虫，通便，利水，活血，止痛，解毒。

马蔺 *Iris lactea* var. *chinensis* (Fisch.) Koidz.

甘肃分布：兰州、永登、榆中、靖远、景泰、天水、武山、民勤、天祝、张掖、肃南、山丹、平凉、华亭、酒泉、金塔、庆阳、合水、陇西、临洮、漳县、武都、徽县、临潭、卓尼、舟曲、夏河。

四普标本采集地：七里河、榆中、永登、景泰、秦州、麦积、武山、张家川、凉州、古浪、民勤、天祝、甘州、山丹、肃南、崆峒、灵台、崇信、庄浪、肃州、玉门、敦煌、金塔、瓜州、正宁、华池、合水、宁县、镇原、环县、安定、通渭、渭源、岷县、临洮、两当、文县、宕昌、临夏、永靖、合作、卓尼、临潭、夏河、碌曲。

全草：苦、微甘，微寒。清热解毒，利尿通淋，活血消肿。

种子(马蔺子)：甘，平。清热利湿，解毒杀虫，止血定痛。

花：微苦、辛、微甘，寒。清热解毒，凉血止血，利尿通淋。

根：甘，平。清热解毒，活血利尿。

薄叶鸢尾 *Iris leptophylla* Lingelsheim ex H. Limpricht

甘肃分布：武都、文县。

四普标本采集地：渭源、迭部。

根茎：用于泻药。

天山鸢尾 *Iris loczyi* Kanitz

甘肃分布：张掖、肃南、天祝、肃北、阿克塞、合水。

四普标本采集地：永登、景泰。

根及种子：消肿止痛。

甘肃鸢尾 *Iris pandurata* Maxim.

甘肃分布：兰州、肃南、文县。模式标本采自甘肃西部黄河流域。

四普标本采集地：安宁、永登。

种子(藏药：热纪泽玛)：甘、辛，凉。泻诸病病毒。

紫苞鸢尾 *Iris ruthenica* Ker-Gawl.

甘肃分布：岷县。

四普标本采集地：华亭。

种子(藏药：则合纪泽玛)：辛、平，温、凉。杀虫，解毒。外用祛腐生肌，烧伤。

花(藏药：则合纪泽玛)：辛、平，温、凉。明目。

根(藏药：则合纪泽玛)：辛、平，温、凉。用于治疗雀斑，癣。

全草(藏药：则合纪泽玛)：辛、平，温、凉。烧炭可用于乌发。

准噶尔鸢尾 *Iris songarica* Schrenk

甘肃分布：兰州、皋兰、榆中、天祝、山丹、岷县、宕昌、舟曲、卓尼、玛曲、夏河。

四普标本采集地：古浪、山丹、民乐、肃南、安定、卓尼、碌曲、玛曲。

根或种子：微苦、辛，平。消肿止痛。

鸢尾 *Iris tectorum* Maxim.

甘肃分布：天水、武山、武都、成县、文县、康县、徽县、舟曲。

四普标本采集地：秦州、麦积、清水、武都、两当、徽县、礼县、康县、文县。

叶或全草：辛、苦，凉。有毒。清热解毒，祛风利湿，消肿止痛。

根：苦、辛，寒。有毒。消积杀虫，破瘀行水，解毒。

细叶鸢尾 *Iris tenuifolia* Pall.

甘肃分布：皋兰、会宁、静宁、肃北、庆阳、合水、镇原、通渭、陇西、卓尼。

四普标本采集地：榆中、平川、靖远、景泰、古浪、山丹、崇信、环县、渭源、临夏、永靖、和政、临潭。

根茎或根(老牛揣)：甘、微苦，凉。养血安胎，止血。

种子：甘、淡，凉。清热解毒，利尿止血。

粗根鸢尾 *Iris tigridia* Bunge

甘肃分布：兰州、肃南、文县。

四普标本采集地：金川、白银区、肃北、阿克塞、永靖。

根及种子：养血安胎。

黄花鸢尾 *Iris wilsonii* C. H. Wright

甘肃分布：徽县。

四普标本采集地：武山、天祝。

根茎：苦，凉。清热利咽。

灯心草科 Juncaceae

翅茎灯心草 *Juncus alatus* Franch. et Sav.

甘肃分布：兰州、天水、酒泉、文县、康县。

四普标本采集地：文县。

全草：清热，通淋，止血。

葱状灯心草 *Juncus allioides* Franch.

甘肃分布：榆中、渭源、漳县、文县、临夏、和政、临潭、舟曲、玛曲、夏河。

四普标本采集地：永登、麦积、武都、临夏、和政、舟曲、卓尼、临潭、迭部、夏河、碌曲、玛曲。

叶：微苦，寒。清热明目，祛风通络。

走茎灯心草 *Juncus amplifolium* A. Camus

甘肃分布：岷县、甘南、迭部、玛曲。

四普标本采集地：永登。

根茎：辛、微苦，平。理气止痛，活血调经。

小花灯心草 *Juncus articulatus* L.

甘肃分布：天水、酒泉、合水、岷县、临夏、舟曲。

四普标本采集地：麦积、甘州、正宁、华池、康县、临潭。

全草：甘、涩，寒。清热利尿，除烦。

小灯心草 *Juncus bufonius* L.

甘肃分布：兰州、永登、榆中、天水、武威、民勤、天祝、肃南、华亭、酒泉、合水、武都、临夏、合作、舟曲、迭部、玛曲、夏河。

四普标本采集地：麦积、华池、安定、永靖、临潭、夏河。

全草：苦，凉。清热，通淋，利尿，止血。

扁茎灯心草 *Juncus compressus* Jacq.

甘肃分布：榆中、天水、泾川、酒泉、合水、礼县、临夏。

四普标本采集地：和政。

全草：清热通淋，利水祛湿。

星花灯心草 *Juncus diastrophanthus* Buchen.

甘肃分布：文县。

四普标本采集地：康县。

全草（螃蟹脚）：苦，凉。清热利尿，消食。

灯心草 *Juncus effusus* L.

甘肃分布：天水、泾川、崇信、华亭、漳县、武都、成县、文县、宕昌、康县、两当、舟曲。

四普标本采集地：秦州、麦积、清水、武山、天祝、灵台、成县、徽县、西和、礼县、康县。

根及根茎：甘，寒。利水通淋，清心安神。

喜马灯心草 *Juncus himalensis* Klotzsch

甘肃分布：兰州、榆中、卓尼、迭部。

四普标本采集地：合作、卓尼、迭部、玛曲。

全草（藏药：杂达鞠）：用于咽喉肿痛，烦渴不安，肝郁气滞，胸胁胀满，月经失调，膀胱热症，小便不利。

片髓灯心草 *Juncus inflexus* L.

甘肃分布：天水、崇信、华亭、漳县、清水、成县。

四普标本采集地：麦积、文县。

全草：清热，利尿，镇静。

野灯心草 *Juncus setchuensis* Buchen.

甘肃分布：天水、成县、文县、徽县、舟曲。

四普标本采集地：文县。

全草：苦，凉。利水通淋，泄热，安神，凉血止血。

根茎及根：甘、涩，微寒。清热利湿，凉血止血。

展苞灯心草 *Juncus thomsonii* Buchen.

甘肃分布：榆中、天祝、肃南、岷县、临潭、玛曲、夏河。

四普标本采集地：玛曲。

全草：清热，凉血。

鸭跖草科 Commelinaceae

鸭跖草 *Commelina communis* L.

甘肃分布：武都、成县、文县、康县、徽县。

四普标本采集地：陇西、武都、成县、徽县、文县。

全草：甘、淡，寒。清热解毒，利水消肿。

竹叶子 *Streptolirion volubile* Edgew.

甘肃分布：天水、两当、文县、徽县、康县。

四普标本采集地：武都、康县、文县。

全草：甘，平。清热，利水，解毒，化瘀。

禾本科 Poaceae——Gramineae

醉马草 *Achnatherum inebrans*（Hance）Keng

甘肃分布：兰州、永登、皋兰、榆中、永昌、靖远、会宁、武威、天祝、肃南、山丹、环县、宁县、定西、通渭、陇西、漳县、东乡、临潭、夏河。

四普标本采集地：皋兰、永登、金川、靖远、景泰、凉州、甘州、山丹、高台、玉门、安定、宕昌。

全草：苦，平。消肿止痛。

根：苦，平。解毒消肿。

芨芨草 *Achnatherum splendens*（Trin.）Nevski

甘肃分布：兰州、永登、皋兰、榆中、永昌、靖远、会宁、景泰、天水、甘谷、武威、天祝、张掖、肃南、山丹、酒泉、肃北、阿克塞、敦煌、西峰、环县、合水、镇原、定西、东乡、舟曲、夏河。

四普标本采集地：皋兰、永登、金川、靖远、景泰、凉州、甘州、山丹、高台、肃南、金塔、瓜州、肃北、阿克塞、庆城、环县、合作。

茎、根或种子：甘、淡，平。清热利尿。

花：甘、淡，平。利尿，止血。

冰草 *Agropyron cristatum*（L.）Gaertn.

甘肃分布：兰州、皋兰、榆中、靖远、会宁、天水、武威、天祝、肃南、山丹、肃北、阿克塞、玉门、敦煌、通渭。

四普标本采集地：会宁、景泰、凉州、民勤、山丹、高台、肃南、静宁、肃北、环县、陇西。

根：止血，利尿。

沙芦草 Agropyron mongolicum Keng

保护等级：《国家重点保护野生植物名录》二级。

甘肃分布：安西、敦煌、阿克塞、环县。

四普标本采集地：瓜州。

根：止血，利尿。

看麦娘 Alopecurus aequalis Sobol.

甘肃分布：永昌、天水、文县、武都、康县。

四普标本采集地：通渭。

全草：淡，凉。清热利湿，止泻，解毒。

光稃香草 Anthoxanthum glabrum (Trinius) Veldkamp ——Hierochloe glabra Trin.

甘肃分布：泾川、合水、岷县。

四普标本采集地：迭部。

根状茎及根（茅香）：甘，寒。凉血止血，清热利尿。

茅香 Anthoxanthum nitens (Weber) Y. Schouten et Veldkamp ——Hierochloe odorata (L.) Beauv.

甘肃分布：天祝、泾川、岷县、临夏、夏河。

四普标本采集地：平川。

根状茎：甘，寒。清热利尿，凉血，止血。

荩草 Arthraxon hispidus (Thunb.) Makino

甘肃分布：天水、华池、合水、文县、康县。

四普标本采集地：靖远。

全草：苦，平。止咳定喘，解毒杀虫。

野燕麦 Avena fatua L.

甘肃分布：兰州、永登、皋兰、榆中、靖远、会宁、景泰、天水、武威、民勤、天祝、山丹、陇西、武都、文县、康县、礼县、徽县、东乡、碌曲。

四普标本采集地：皋兰、永登、白银区、靖远、景泰、秦安、民乐、高台、镇原、岷县。

全草：甘，平。收敛止血，固表止汗。

种子：甘，温。补虚止汗。

光稃野燕麦 Avena fatua var. glabrata Peterm.

甘肃分布：山丹、武都、文县。

四普标本采集地：山丹。

全草（燕麦草）：甘，平。收敛止血，固表止汗。

燕麦 Avena sativa L.

甘肃分布：古浪、环县、定西、文县。省内多地栽培。

四普标本采集地：渭源、宕昌、康乐、和政、东乡、卓尼。

种仁：退虚热，益气，止汗，解毒。

菵草 Beckmannia syzigachne (Steud.) Fern.

甘肃分布：兰州、永登、永昌、天水、肃南、华亭、漳县、岷县、临夏、临潭、玛曲、碌曲、夏河。

四普标本采集地：秦安、正宁、东乡、卓尼、碌曲。

种子：滋养益气，健胃利肠。

雀麦 Bromus japonicus Thunb. ex Murr.

甘肃分布：兰州、天水、武山、平凉、庆阳、合水、通渭、武都、文县、康县、徽县、夏河。

四普标本采集地：正宁、庆城、镇原、环县。

全草：甘，平。止汗，催产。

种子（雀麦米）：甘，平。益肝和脾。

拂子茅 Calamagrostis epigeios (L.) Roth

甘肃分布：永登、景泰、武威、民勤、天祝、肃南、泾川。

四普标本采集地：会宁、阿克塞、环县。

全草：用于难产、产后出血。

虎尾草 Chloris virgata Sw.

甘肃分布：皋兰、榆中、永昌、白银、靖远、会宁、景泰、武威、张掖、肃南、合水、徽县、永靖。

四普标本采集地：白银区、会宁、秦安、东乡。

全草：清热除湿，杀虫，止痒。

芸香草 *Cymbopogon distans* Nees Wats.

甘肃分布：武都、文县、舟曲。

四普标本采集地：文县、舟曲、迭部。

全草：辛、苦，温。解表，利湿，止咳平喘。

止血马唐 *Digitaria ischæmum*（Schreb.）Schreb. ex Muhl.

甘肃分布：兰州、天水、合水、镇原、定西、武都、文县、康县。

四普标本采集地：景泰。

全草：甘，寒。凉血，止血，收敛。

马唐 *Digitaria sanguinalis*（L.）Scop.

甘肃分布：天水、文县、甘南、舟曲、夏河。

四普标本采集地：镇原。

全草：甘，寒。明目，润肺。

长芒稗 *Echinochloa caudata* Roshev.

甘肃分布：镇原、合水。

四普标本采集地：环县。

根及幼苗：止血。

稗 *Echinochloa crusgalli*（L.）P. Beauv.

甘肃分布：兰州、榆中、白银、靖远、景泰、天水、民勤、张掖、平凉、泾川、酒泉、敦煌、合水、武都、文县、康县、徽县、永靖。

四普标本采集地：白银区、秦安、静宁、瓜州、正宁、华池、庆城。

全草：微苦，微温。止血，生肌，透疹。

无芒稗 *Echinochloa crusgalli* var. *mitis*（Pursh）Peterm.

甘肃分布：白银、天水、平凉、酒泉、文县、康县、永靖。

四普标本采集地：景泰、凉州、民勤、甘州、高台、肃州、环县、通渭、两当。

全草：微苦，微温。止血，生肌，透疹。

牛筋草 *Eleusine indica*（L.）Gaertn.

甘肃分布：天水、文县。

四普标本采集地：两当、文县。

全草（蟋蟀草）：甘、淡，平。清热利湿。外用消肿止痛。

柯孟披碱草（鹅观草）*Elymus kamoji*（Ohwi）S. L. Chen ——*Roegneria kamoji* Ohwi

甘肃分布：永登、天水、天祝、合水、武都、文县、康县。

四普标本采集地：合作。

全草：甘，凉。清热，凉血，镇痛。

小画眉草 *Eragrostis minor* Host

甘肃分布：兰州、皋兰、榆中、永昌、白银、靖远、会宁、景泰、民勤、古浪、张掖、肃南、民乐、酒泉、玉门、敦煌、庆阳、西峰、环县、合水、镇原、定西、武都、文县、永靖。

四普标本采集地：西固、永登、平川、会宁、景泰、凉州、甘州、高台、安定。

全草：淡，凉。疏风清热，凉血，利尿。

黑穗画眉草 *Eragrostis nigra* Nees ex Steud.

甘肃分布：兰州、永登、天水、武都、文县、临夏、永靖、舟曲。

四普标本采集地：永登。

全草或根：甘，平。清热，止咳，止痛。

画眉草 *Eragrostis pilosa*（L.）Beauw.

甘肃分布：兰州、永登、皋兰、天水、张掖、山丹、合水、文县、康县、徽县。

四普标本采集地：金川、临泽、庆城、镇原、环县。

全草：甘、淡，凉。利尿通淋，清热活血。

蔗茅 *Erianthus rufipilus*（Steud.）Griseb.

甘肃分布：文县、康县。

四普标本采集地：文县。

根：清热解毒。

华西箭竹 *Fargesia nitida*（Mitford）Keng f. ex Yi

甘肃分布：榆中、康县、舟曲、卓尼。

四普标本采集地：岷县、西和、宕昌、和政、卓尼。

叶或新鲜笋尖：利尿通淋，清热止咳，透疹解表，活血化瘀。

箭竹 *Fargesia spathacea* Franch.

甘肃分布：兰州、文县、宕昌、舟曲、夏

河。

四普标本采集地：华亭、成县、两当。

嫩叶：甘、淡，寒。清热除烦，解渴利尿。

大麦 *Hordeum vulgare* L.

甘肃分布：省内有栽培。

四普标本采集地：景泰、通渭、渭源、临洮。常见栽培作物。

颖果：甘，凉。健脾和胃，宽肠，利水。

茎秆：甘、苦，温。利湿消肿，理气。

幼苗：甘、辛，寒。利湿退黄，护肤敛疮。

青稞 *Hordeum vulgare* var. *nudum* Hook. f.

甘肃分布：甘南栽培。

四普标本采集地：合作、夏河（栽培）。

发芽的颖果：咸，温。消食和中。

白茅 *Imperata cylindrica*（L.）Beauv.

甘肃分布：武都、文县。

四普标本采集地：秦州、华亭、两当。

根茎：甘，寒。清热凉血，止血利尿。

大白茅（丝茅） *Imperata cylindrica* var. *major*（Nees）C. E. Hubb.

甘肃分布：武都、文县、康县。

四普标本采集地：临洮。

根茎（白茅根）：甘，寒。凉血止血，清热利尿。

花穗：甘，温。止血，定痛。

羊草 *Leymus chinensis*（Trin.）Tzvel.

甘肃分布：兰州、榆中、景泰、民勤、天祝、山丹、静宁、敦煌、庆阳、合水、临夏。

四普标本采集地：宕昌。

根（水草）：甘，寒。清热，止血，利尿。

毛穗赖草 *Leymus paboanus*（Claus）Pilger

甘肃分布：会宁、肃北、环县。

四普标本采集地：玛曲。

根：甘，寒。清热，止血，利尿。

带菌果穗（菌穗）：苦，凉。清热利湿。

赖草 *Leymus secalinus*（Georgi）Tzvel.

甘肃分布：兰州、永登、皋兰、榆中、永昌、靖远、会宁、景泰、天水、武威、民勤、天祝、张掖、肃南、民乐、山丹、平凉、泾川、华亭、酒泉、肃北、阿克塞、玉门、敦煌、庆阳、环县、合水、镇原、通渭、陇西、漳县、岷县、宕昌、临夏、康乐、甘南、临潭、玛曲、碌曲、夏河。

四普标本采集地：永登、金川、会宁、景泰、凉州、甘州、山丹、高台、玉门、正宁、华池、庆城、镇原、环县、安定、宕昌、临潭、玛曲。

根或全草：甘、微苦，寒。清热利湿，平喘，止血。

带菌果穗：苦，微寒。清热利湿。

臭草 *Melica scabrosa* Trin.

甘肃分布：兰州、永登、靖远、会宁、天水、天祝、肃南、泾川、庆阳、环县、合水、定西、漳县、岷县、武都、文县、康县、夏河。

四普标本采集地：安宁、会宁、清水、凉州、山丹、西峰、华池、庆城、环县、安定。

全草：甘，凉。利尿通淋，清热退黄。

荻 *Miscanthus sacchariflorus*（Maxim.）Nakai

甘肃分布：天水、华池、合水。

四普标本采集地：礼县。

根茎：甘，凉。清热活血。

芒 *Miscanthus sinensis* Anderss.

甘肃分布：天水、文县、康县、徽县、两当。

四普标本采集地：两当。

根状茎：甘，平。止咳，利尿，活血，止渴。

花序：甘，平。活血通经。

茎：甘，平。清热利尿，解毒，散血。

幼茎：甘，平。补肾，止呕。

求米草 *Oplismenus undulatifolius*（Arduino）Beauv.

甘肃分布：天水、文县、康县、徽县。

四普标本采集地：徽县、文县。

全草：用于跌打损伤。

稻 *Oryza sativa* L.

甘肃分布：省内有栽培。

四普标本采集地：景泰、宕昌。栽培作物。

年久粳米(陈仓米)：甘、淡，平。调中和胃，渗湿止泻，除烦。

茎叶：辛，温。宽中，下气，消食，解毒。

去稻壳的种仁(粳米)：甘，平。补气健脾，除烦渴，止泻痢。

种皮(米糠)：甘、辛，温。开胃，下气。

种仁(籼米)：甘，温。温中益气，健脾止泻。

成熟果实经发芽干燥的炮制加工品(稻芽)：甘，温。消食和中，健脾开胃。炒稻芽偏于消食，焦稻芽用于积滞不消。

稷 *Panicum miliaceum* L.

甘肃分布：产白银、会宁、华池、文县、舟曲(栽培)。

四普标本采集地：会宁、秦安、泾川、华池、庆城、环县。

种子：甘，微温。益气补中，除烦止渴，解毒。

茎秆：辛，热。有小毒。利尿消肿，止血，解毒。

根：微苦，平。利水消肿，止血。

狼尾草 *Pennisetum alopecuroides* (L.) Spreng.

甘肃分布：天水、合水、成县、文县、康县、徽县。

四普标本采集地：秦州、清水、泾川、两当、文县。

全草：甘，平。清肺止咳，凉血明目。

根及根茎：甘，平。清肺止咳，解毒。

白草 *Pennisetum flaccidum* Griseb.

甘肃分布：永登、榆中、白银、靖远、会宁、景泰、天水、武威、古浪、张掖、肃南、民乐、平凉、华亭、酒泉、环县、合水、镇原、永靖、舟曲、迭部、夏河。

四普标本采集地：金川、甘州、静宁、庆城、镇原、环县。

根茎：甘，寒。清热利尿，凉血止血。

䅟草 *Phalaris arundinacea* L.

甘肃分布：天水、肃南、临夏、舟曲、迭部。

四普标本采集地：临潭、迭部。

全草：苦、微辛，平。调经，止带。

鬼蜡烛 *Phleum paniculatum* Huds.

甘肃分布：天水、岷县、武都、文县、康县。

四普标本采集地：秦州、清水。

全草(蜡烛草)：清热，利尿。

梯牧草 *Phleum pratense* L.

甘肃分布：合作。

四普标本采集地：康乐。

全草：用于消化不良，泄泻，痢疾，小便淋痛不利。

芦苇 *Phragmites australis* (Cav.) Trin. ex Steud.

甘肃分布：兰州、靖远、会宁、天水、民勤、肃南、平凉、酒泉、肃北、玉门、西峰、合水、镇原、定西、通渭、岷县、武都、文县、徽县、临夏、夏河。

四普标本采集地：永登、永昌、白银区、靖远、景泰、秦州、清水、秦安、甘谷、张家川、凉州、甘州、山丹、临泽、高台、肃南、崆峒、泾川、灵台、崇信、华亭、庄浪、静宁、肃州、玉门、敦煌、瓜州、肃北、阿克塞、正宁、华池、合水、宁县、庆城、镇原、环县、安定、通渭、岷县、临洮、康县、宕昌、永靖、和政、东乡、碌曲。

根茎(芦根)：甘，寒。清热泻火，生津止渴，除烦，止呕，利尿。

叶：甘，寒。清热辟秽，止血，解毒。

早熟禾 *Poa annua* L.

甘肃分布：兰州、永登、榆中、天水、文县、碌曲。

四普标本采集地：宕昌。

全草：用于咳嗽，湿疹，跌打损伤。

草地早熟禾 *Poa pratensis* L.

甘肃分布：榆中、靖远、景泰、天水、武山、天祝、肃南、民乐、山丹、静宁、定西、漳县、岷县、临夏、康乐、临潭、卓尼、舟曲、夏河。

四普标本采集地：古浪、山丹、和政。

根茎：降血糖。

硬质早熟禾 *Poa sphondylodes* Trin.

甘肃分布：兰州、榆中、靖远、天水、武山、天祝、山丹、平凉、庆阳、合水、定西、通渭、漳县、岷县、康县、康乐、东乡、卓尼。

四普标本采集地：高台、西峰、庆城、环县。

地上部分：甘、淡，平。清热解毒，利尿通淋。

金丝草 *Pogonatherum crinitum* (Thunb.) Kunth

甘肃分布：文县。

四普标本采集地：文县。

地上部分：苦，寒。清热解毒，凉血止血，利湿。

甘蔗 *Saccharum officinarum* L.

甘肃分布：武都、文县栽培。

四普标本采集地：武都（栽培）。

茎秆：甘，平。清热生津，下气润燥。

甜根子草 *Saccharum spontaneum* L.

甘肃分布：文县。

四普标本采集地：武都。

根状茎：甘，凉。清热利尿，化痰止咳。

金色狗尾草 *Setaria glauca* (L.) Beauv.

甘肃分布：兰州、永登、天水、华亭、酒泉、合水、镇原、文县、临夏、舟曲。

四普标本采集地：皋兰、永登、金川、甘州、泾川、华亭、静宁、成县、两当。

全草：甘、淡，平。清热，明目，止痢。

粱 *Setaria italica* (L.) Beauv.

甘肃分布：兰州、白银、会宁、天水、定西、武都、文县、舟曲（栽培）。

四普标本采集地：靖远、泾川、庆城。栽培作物。

发芽颖果（粟芽）：苦，温。消食和中、健脾开胃。

粟 *Setaria italica* var. *germanica* (Mill.) Schred.

甘肃分布：永登、榆中、会宁（栽培）。

四普标本采集地：秦安。栽培作物。

种仁（粟米）：甘、咸，凉。和中，益肾，

除热，解毒。

狗尾草 *Setaria viridis* (L.) Beauv.

甘肃分布：兰州、永登、皋兰、榆中、白银、靖远、会宁、景泰、天水、武威、民勤、肃南、平凉、泾川、华亭、酒泉、敦煌、庆阳、合水、定西、临洮、武都、文县、康县、徽县、临夏、永靖、东乡、甘南、舟曲、迭部、碌曲。

四普标本采集地：金川、白银区、会宁、靖远、景泰、秦安、张家川、甘州、山丹、民乐、临泽、高台、泾川、崇信、华亭、静宁、玉门、敦煌、瓜州、阿克塞、正宁、华池、合水、庆城、镇原、环县、安定、陇西、临洮、西和、礼县、康县、宕昌、和政、东乡、卓尼。

种子：解毒，止泻，截疟。

全草：淡，平。清肝明目，解热祛湿。

高粱 *Sorghum bicolor* (L.) Moench

甘肃分布：省内有栽培。

四普标本采集地：敦煌、宕昌。栽培作物。

种子：甘、涩，温。调中气，涩肠胃。

普通小麦 *Triticum aestivum* L.

甘肃分布：全省各地普遍栽培。

四普标本采集地：皋兰、秦安、通渭、东乡。

干瘪颖果（浮小麦）：甘，凉。除虚热，止汗。

玉蜀黍 *Zea mays* L.

甘肃分布：全省各地普遍栽培。

四普标本采集地：秦安、张家川、敦煌、岷县、临洮、西和、宕昌、东乡。

雄花穗：甘，凉。疏肝利胆。

花柱和柱头（玉米须）：甘、淡，平。利尿消肿，清肝利胆。

种子油：降压，降血脂。

根：甘，平。利尿通淋，祛瘀止血。

叶：微甘，凉。利尿通淋。

棕榈科 Arecaceae——Palmae

棕榈 *Trachycarpus fortunei* (Hook.) H. Wendl.

甘肃分布：文县。

四普标本采集地：武都。

叶柄：苦、涩，平。收敛止血。

根：淡，寒。利尿通淋，止血。

茎髓：用于心悸，头晕，崩漏。

叶：用于吐血，劳伤，虚弱。

叶鞘纤维：苦、涩，平。收敛止血。

花：用于泻痢，肠风，血崩，带下病。

果实：涩肠，止泻，养血。

天南星科 Araceae

菖蒲 *Acorus calamus* L.

甘肃分布：天水、张掖、华亭、合水、文县、康县。

四普标本采集地：麦积、徽县。

根茎(藏菖蒲)：苦、辛，温。温胃，消炎止痛。

金钱蒲 *Acorus gramineus* Soland.

甘肃分布：天水、张掖、华亭、合水、文县、康县。

四普标本采集地：康县、文县。

根状茎：辛、苦，微温。化湿开胃，开窍，豁痰，醒神益智。

石菖蒲 *Acorus tatarinowii* Schott——*Acorus gramineus* Soland.

甘肃分布：文县、康县。

四普标本采集地：清水、徽县、康县。

根茎：辛、苦，温。开窍豁痰，醒神益智，化湿开胃。

魔芋 *Amorphophallus rivieri* Durieu

甘肃分布：文县。

四普标本采集地：武都。

块茎：辛、苦，寒。有毒。化痰消积，解毒散结，行瘀止痛。

灯台莲 *Arisaema bockii* Engler

甘肃分布：文县、武都。

四普标本采集地：武都。

块茎：苦、辛，温。有毒。燥湿化痰，熄风止痉，消肿止痛。

象南星 *Arisaema elephas* Buchet

甘肃分布：漳县、文县、宕昌。

四普标本采集地：武山、张家川、漳县、渭源、岷县、武都、礼县、宕昌、迭部。

块茎：苦、辛，温。有毒。燥湿化痰，祛风止痉，散结消肿。

一把伞南星 *Arisaema erubescens* （Wall.）Schott

甘肃分布：榆中、天水、平凉、漳县、武都、文县、两当、卓尼、舟曲、夏河。

四普标本采集地：榆中、秦州、麦积、清水、秦安、甘谷、武山、张家川、崇信、华亭、庄浪、合水、漳县、渭源、岷县、临洮、成县、两当、徽县、西和、康县、文县、宕昌、临夏、和政、积石山、舟曲、卓尼、临潭、迭部、夏河。

块茎(天南星)：苦、辛，温。有毒。散结消肿。外用治痈肿，蛇虫咬伤。

螃蟹七 *Arisaema fargesii* Buchet

甘肃分布：康县、文县、徽县。

四普标本采集地：武都。

块茎：辛，温。有毒。燥湿，祛风，化痰，散结。

天南星 *Arisaema heterophyllum* Blume

甘肃分布：文县。

四普标本采集地：甘谷、灵台、临洮。

块茎：苦、辛，温。有毒。散结消肿。外用治痈肿，蛇虫咬伤。

花南星 *Arisaema lobatum* Engl.

甘肃分布：天水、清水、武山、武都、文县、康县、迭部。

四普标本采集地：临洮、两当、康县、迭部。

块茎：辛、苦，温。祛痰止咳。

隐序南星 *Arisaema wardii* Marq. et Shaw

甘肃分布：卓尼。

四普标本采集地：文县。

块茎：苦、辛，温。有毒。散结消肿。外用治痈肿，蛇虫咬伤。

川中南星 *Arisaema wilsonii* Engl.

甘肃分布：漳县、文县、宕昌。

四普标本采集地：舟曲。

块茎：苦、辛，温。有毒。散结消肿。外用治痈肿，蛇虫咬伤。

虎掌 *Pinellia pedatisecta* Schott

甘肃分布：文县。

四普标本采集地：宕昌。

块茎：苦、辛，温。有毒。祛风止痉，化痰散结。

半夏 *Pinellia ternata* (Thunb.) Breit.

甘肃分布：天水、华亭、武都、文县、康县、徽县。

四普标本采集地：麦积、甘谷、灵台、崇信、华亭、庄浪、正宁、合水、岷县、武都、成县、两当、徽县、西和、礼县、康县、文县、宕昌、临夏、迭部。

块茎：辛、温。有毒。燥湿化痰，降逆止呕，消痞散结。

独角莲 *Typhonium giganteum* Engl.

甘肃分布：文县、康县、徽县。

四普标本采集地：秦州、麦积、清水、华亭、武都、成县、徽县、西和、文县、迭部。

块茎（白附子）：辛，温。有毒。祛风痰，定惊搐，解毒散结，止痛。

浮萍科 Lemnaceae

浮萍 *Lemna minor* L.

甘肃分布：省内多地均产。

四普标本采集地：景泰。

全草：辛，寒。宣散风热，透疹，利尿。

黑三棱科 Sparganiaceae

黑三棱 *Sparganium stoloniferum* (Graebn.) Buch.–Ham. ex Juz.

甘肃分布：张掖、合水。

四普标本采集地：合水、成县。

块茎（三棱）：辛、苦，平。破血行气，消积止痛。

香蒲科 Typhaceae

长苞香蒲 *Typha angustata* Bory et Chaub.

甘肃分布：永登、张掖、合水。

四普标本采集地：靖远。

花粉（蒲黄）：甘，平。止血，化瘀，通淋。

水烛 *Typha angustifolia* L.

甘肃分布：民勤、张掖、酒泉、金塔、合水。

四普标本采集地：城关、永登、白银区、武山、甘州、临泽、高台、崆峒、泾川、玉门、镇原、通渭、临洮、武都、西和、迭部。

花粉（蒲黄）：甘，平。止血，化瘀，通淋。

达香蒲 *Typha davidiana* (Kronf.) Hand.–Mazz.

甘肃分布：民勤、张掖、酒泉、金塔、合水。

四普标本采集地：金塔。

花粉（蒲黄）：甘，平。止血，化瘀，通淋。

宽叶香蒲 *Typha latifolia* L.

甘肃分布：合水、文县。

四普标本采集地：麦积。

花粉（蒲黄）：甘，平。止血，化瘀，通淋。

小香蒲 *Typha minima* Funk.

甘肃分布：张掖、酒泉、武都、文县。

四普标本采集地：永登、山丹、高台、玉门、金塔、阿克塞、镇原、永靖、和政、迭部。

花粉（蒲黄）：甘，平。止血，化瘀，通淋。

香蒲 *Typha orientalis* Presl

甘肃分布：文县、康县、徽县。

四普标本采集地：景泰、秦安、灵台、岷县、徽县、宕昌、东乡。

花粉（蒲黄）：甘，平。止血，化瘀，通淋。

莎草科 Cyperaceae

中华薹草 *Carex chinensis* Retz.

甘肃分布：文县。

四普标本采集地：文县。

全草：理气止痛。

异穗薹草 *Carex heterostachya* Bunge

甘肃分布：榆中、庆阳。

四普标本采集地：永昌。

全草：辛、甘，平。凉血，止血，解表透疹。

日本薹草 *Carex japonica* Thunb.

甘肃分布：永登、天水、武都、文县、康县、舟曲、夏河。

四普标本采集地：清水、两当。

全草：辛、甘，平。凉血止血，解表透疹。

膨囊薹草 *Carex lehmanii* Drejer

甘肃分布：永登、榆中、天水、天祝、民乐、夏河。

四普标本采集地：康乐。

全草：辛、甘，平。凉血，止血，解表透疹。

褐穗莎草 *Cyperus fuscus* L.

甘肃分布：敦煌、庆阳、合水、镇原、文县。

四普标本采集地：舟曲。

全草：苦，平。发散风寒，退热止咳。

头状穗莎草 *Cyperus glomeratus* L.

甘肃分布：徽县。

四普标本采集地：景泰、宕昌。

全草(水莎草)：辛、微苦，平。止咳化痰。

碎米莎草 *Cyperus iria* L.

甘肃分布：文县、康县。

四普标本采集地：文县。

全草：辛，微温。祛风除湿，活血调经。

莎草 *Cyperus rotundus* L.

甘肃分布：武都、文县、康县、徽县。

四普标本采集地：秦安、岷县、徽县、康县。

茎叶：苦、辛，凉。行气开郁，祛风止痒，宽胸利痰。

根茎(香附子)：辛、微苦、微甘，平。疏肝解郁，理气宽中，调经止痛。

荸荠 *Eleocharis dulcis* (N. L. Burman) Trinius ex Henschel

甘肃分布：陇南有栽培。

四普标本采集地：武都。

球茎：甘，寒。清热生津，化痰消积。

丛毛羊胡子草 *Eriophorum comosum* (Wall.) Nees

甘肃分布：文县。

四普标本采集地：文县。

全草：辛，温。祛风除湿，通经活络。

细莞（细秆蔗草） *Isolepis setacea* (L.) R. Brown——*Scirpus setaceus* L.

甘肃分布：兰州、永登、榆中、天水、临夏、临潭、舟曲、夏河。

四普标本采集地：迭部。

根：清肝明目。

水莎草 *Juncellus serotinus* (Rottb.) C. B. Clarke

甘肃分布：张掖、合水、文县。

四普标本采集地：景泰、灵台、崇信、临洮、宕昌。

块茎：止咳，破血，通经，行气，消积，止痛。

短叶水蜈蚣 *Kyllinga brevifolia* Rottb.

甘肃分布：天水、文县、康县、徽县。

四普标本采集地：文县。

全草或根状茎：辛、微苦、甘，平。疏风解表，清热利湿，活血解毒。

无刺鳞水蜈蚣 *Kyllinga brevifolia* var. *leiolepis* (Franch. et Sav.) Hara

甘肃分布：天水、文县、康县、徽县。

四普标本采集地：两当、文县。

全草或根状茎：辛、微苦、甘，平。疏风解表，清热利湿，活血解毒。

砖子苗 *Mariscus sumatrensis* (Retz.) T. Koyama

甘肃分布：文县。

四普标本采集地：文县。

根茎及根：辛，温。行气活血，调经止痛，祛风除湿。

全草：辛、微苦，平。祛风解表，止咳化痰，解郁调经。

红鳞扁莎 *Pycreus sanguinolentus* (Vahl) Nees

甘肃分布：文县、康县。

四普标本采集地：灵台、华池、成县。

根：用于肝炎。

全草：清热解毒，除湿退黄。

水葱 *Schoenoplectus tabernaemontani* (C. C. Gmel.) Palla——*Scirpus validus* Vahl

甘肃分布：兰州、天水、张掖、崇信、玉门、合水、文县、广河。

四普标本采集地：高台、瓜州、华池。

地上部分：甘、淡，平。利水消肿。

扁秆荆三棱（扁秆蔗草） *Scirpus planiculmis* F. Schmidt

甘肃分布：兰州、永昌、靖远、天水、武

威、民勤、天祝、肃南、崇信、酒泉、金塔、敦煌、庆阳、合水、漳县、武都、文县、两当。

四普标本采集地：静宁、瓜州、华池、永靖。

块茎：辛、苦，平。破血行气，消积止痛。

百球藨草 *Scirpus rosthornii* Diels

甘肃分布：武都。

四普标本采集地：张家川。

全草：清热解毒，凉血利水。

水毛花 *Scirpus triangulatus* Roxb.

甘肃分布：小陇山。

四普标本采集地：武山。

根：淡、微苦，凉。清热利湿，解毒。

藨草 *Scirpus triqueter* L.

甘肃分布：天水、张掖、金塔、玉门、庆阳、华池、合水、镇原、临洮、武都、文县、徽县。

四普标本采集地：景泰、山丹、泾川、迭部。

全草：甘、微苦，平。开胃消食，清热利湿。

荆三棱 *Scirpus yagara* Ohwi

甘肃分布：合水。

四普标本采集地：崇信。

块茎（黑三棱）：辛、苦，平。祛瘀通经，破血消癥，行气消积。

芭蕉科 Musaceae

芭蕉 *Musa basjoo* Sieb. et Zucc.

甘肃分布：省内有栽培。

四普标本采集地：文县、康县。

根状茎：甘，寒。清热解毒，止渴利尿。

姜科 Zingiberaceae

姜 *Zingiber officinale* Rosc.

甘肃分布：省内有栽培。

四普标本采集地：武都。

新鲜根茎（生姜）：辛，微温。解表散寒，温中止呕，化痰止咳，解鱼蟹毒。

美人蕉科 Cannaceae

美人蕉 *Canna indica* L.

甘肃分布：武都、文县有栽培。

四普标本采集地：武都。

根或茎：甘、微苦，涩，寒。清热利湿，调经利水。

兰科 Orchidaceae

黄花白及 *Bletilla ochracea* Schltr.

甘肃分布：文县、康县、徽县。

四普标本采集地：徽县。

块茎：苦、甘、涩，微寒。收敛止血，消肿生肌。

白及 *Bletilla striata* （Thunb. ex A. Murray）Rchb. f.

保护等级：《国家重点保护野生植物名录》二级。

甘肃分布：武都、文县、成县。

四普标本采集地：武都、两当、徽县。

块茎：苦、甘、涩，微寒。收敛止血，消肿生肌。

流苏虾脊兰 *Calanthe alpina* Hook. f. ex Lindl.

甘肃分布：天水、武都、文县、宕昌、徽县、舟曲。

四普标本采集地：麦积、武都。

鳞茎（马牙七）：辛、苦，凉。有毒。清热解毒，散瘀止痛。

少花虾脊兰 *Calanthe delavayi* Finet

甘肃分布：天水、文县、宕昌、舟曲、迭部。

四普标本采集地：迭部。

全草：清热止渴，消肿散结，活血化瘀。

细花虾脊兰 *Calanthe mannii* Hook. f.

甘肃分布：四普新分布。

四普标本采集地：文县。

全草：苦、辛，凉。清热解毒，软坚散结，祛风镇痛。

峨边虾脊兰 *Calanthe yuana* Tang et F. T. Wang

甘肃分布：四普新分布。

四普标本采集地：文县。

全草：清热解毒，消瘰疬。

银兰 *Cephalanthera erecta* （Thunb. ex A. Murray）Bl.

甘肃分布：天水、武都、文县、康县、徽

县、舟曲。

四普标本采集地：麦积、武都、康县。

全草：甘、淡，凉。清热利尿。

独花兰 *Changnienia amoena* S. S. Chien

保护等级：《国家重点保护野生植物名录》二级。

甘肃分布：文县。

四普标本采集地：武都。

假鳞茎和全草：苦，寒。清热，凉血，解毒。

凹舌兰 *Coeloglossum viride*（L.）Hartm.

甘肃分布：永登、榆中、天水、清水、天祝、山丹、漳县、文县、宕昌、徽县、卓尼、舟曲、迭部、夏河。

四普标本采集地：永登、靖远、山丹、渭源、卓尼、迭部。

块茎：甘，平。止咳平喘，益肾健脾，理气和血，止痛。

杜鹃兰 *Cremastra appendiculata*（D. Don）Makino

保护等级：《国家重点保护野生植物名录》二级。

甘肃分布：天水、文县、康县、舟曲。

四普标本采集地：麦积。

假鳞茎（山慈姑）：甘、微辛，凉。清热解毒，化痰散结。

叶：甘、微辛，寒。清热解毒。

建兰 *Cymbidium ensifolium*（L.）Sw.

保护等级：《国家重点保护野生植物名录》二级。

甘肃分布：文县。

四普标本采集地：文县。

叶：清热，凉血，理气，利湿。

春兰 *Cymbidium goeringii*（Rchb. f.）Rchb. f.

保护等级：《国家重点保护野生植物名录》二级。

甘肃分布：康县、徽县。

四普标本采集地：武都、康县。

花（兰花）：辛，平。调气和中，止咳，明目。

无苞杓兰 *Cypripedium bardolphianum* W.W. Smith et Farrer

保护等级：《国家重点保护野生植物名录》二级。

甘肃分布：宕昌、迭部。

四普标本采集地：舟曲。

根及根状茎：苦、微辛，温。利尿，祛风，活血，调经，止痛。

黄花杓兰 *Cypripedium flavum* Hunt et Summerh.

保护等级：《国家重点保护野生植物名录》二级。

甘肃分布：永登、武都、宕昌、舟曲、迭部、夏河。

四普标本采集地：武都、宕昌、和政、舟曲、迭部。

根及根茎：甘、淡，温。清心利尿，活血调经。

毛杓兰 *Cypripedium franchetii* Wils.

保护等级：《国家重点保护野生植物名录》二级。

甘肃分布：永登、天水、武山、合水、漳县、岷县、武都、文县、宕昌、徽县、舟曲、迭部、夏河。

四普标本采集地：岷县、西和、和政、卓尼。

根及根茎：苦、辛，温。利水消肿，祛风活血。

绿花杓兰 *Cypripedium henryi* Rolfe

保护等级：《国家重点保护野生植物名录》二级。

甘肃分布：兰州、合水、武都、文县、舟曲。

四普标本采集地：舟曲。

根：苦，温。理气止痛。

扇脉杓兰 *Cypripedium japonicum* Thunb.

保护等级：《国家重点保护野生植物名录》一级。

甘肃分布：文县、康县。

四普标本采集地：武都、康县。

根或带根的全草(扇子七)：苦，平。有毒。理气活血，截疟，解毒。

大花杓兰 *Cypripedium macranthum* Sw.

保护等级：《国家重点保护野生植物名录》二级。

甘肃分布：榆中、卓尼。

四普标本采集地：武山、碌曲。

根：苦，微温。有小毒。利尿消肿，活血止痛。

火烧兰 *Epipactis helleborine* (L.) Crantz

甘肃分布：兰州、永登、天水、平凉、合水、武都、文县、舟曲、迭部。

四普标本采集地：榆中、嘉峪关、天祝、崇信、静宁、正宁、合水、安定、通渭、渭源、临洮、成县、徽县、宕昌、康乐、永靖、合作、卓尼、临潭、碌曲。

根：苦，寒。清肺止咳，活血，解毒。

大叶火烧兰 *Epipactis mairei* Schltr.

甘肃分布：武都、文县、宕昌、徽县、舟曲、迭部。

四普标本采集地：武都、临潭。

根及根茎：甘、微苦，平。行气活血，清热解毒。

裂唇虎舌兰 *Epipogium aphyllum* (F. W. Schmidt)Sw.

甘肃分布：迭部。

四普标本采集地：渭源、卓尼。

全草：活血散瘀。

毛萼山珊瑚 *Galeola lindleyana* (Hook. f. et Thoms.) Rchb. f.

甘肃分布：文县。

四普标本采集地：武都。

全草：祛风除湿，润肺止咳，利水通淋。

天麻 *Gastrodia elata* Bl.

保护等级：《国家重点保护野生植物名录》二级。

甘肃分布：文县、康县、舟曲。

四普标本采集地：武都、两当、康县。

块茎：甘，平。熄风止痉，平抑肝阳，祛风通络。

小斑叶兰 *Goodyera repens* (L.) R. Br.

甘肃分布：永登、榆中、天水、肃南、山丹、康县、舟曲、迭部。

四普标本采集地：麦积、迭部。

全草：甘、辛，平。润肺止咳，补肾益气，行气活血，消肿解毒。

手参 *Gymnadenia conopsea* (L.) R. Br.

保护等级：《国家重点保护野生植物名录》二级。

甘肃分布：舟曲、迭部、玛曲。

四普标本采集地：永昌、武都、文县、迭部、碌曲、玛曲。

块茎(手掌参)：甘，平。止咳平喘，益肾健脾，理气和血，止痛。

西南手参 *Gymnadenia orchidis* Lindl.

保护等级：《国家重点保护野生植物名录》二级。

甘肃分布：舟曲、迭部、玛曲。

四普标本采集地：迭部、夏河。

块茎：甘，平。滋养，生津，止血。

落地金钱 *Habenaria aitchisonii* Rchb. f.

甘肃分布：迭部。

四普标本采集地：西和、迭部。

块茎：甘、淡，温。调气和血，补肾壮腰。

粉叶玉凤花 *Habenaria glaucifolia* Bur. et Franch.

甘肃分布：天祝、舟曲。

四普标本采集地：卓尼。

块茎：甘、微苦，温。补肾健脾，行气活血，生肌，消炎，止痛。

西藏玉凤花 *Habenaria tibetica* Schltr. ex Limpricht

甘肃分布：夏河。

四普标本采集地：永登、迭部、碌曲。

块茎：补肾壮阳，调和血气。

裂瓣角盘兰 *Herminium alaschanicum* Maxim.

甘肃分布：兰州、榆中、天祝、肃南、定西、岷县、临夏、舟曲。

四普标本采集地：平川、天祝、崇信、安定、渭源、永靖、积石山、卓尼、迭部、夏河、碌曲、玛曲。

块茎：补肾壮阳。

叉唇角盘兰 *Herminium lanceum* （Thunb. ex Sw.）Vuijk

甘肃分布：合水、文县、康县、徽县。

四普标本采集地：武都。

块茎：甘，平。补肾壮阳，润肺抗痨，止血。

角盘兰 *Herminium monorchis* （L.）R. Br.

甘肃分布：兰州、永登、榆中、天祝、肃南、华亭、庆阳、合水、定西、文县、宕昌、舟曲、迭部、夏河。

四普标本采集地：天祝、肃南、崆峒、庄浪、静宁、镇原、安定、通渭、漳县、岷县、徽县、永靖、迭部、夏河。

全草：甘，温。补肾健脾，调经活血，解毒。

羊耳蒜 *Liparis japonica* （Miq.）Maxim.

甘肃分布：永登、天水、文县、舟曲、迭部、夏河。

四普标本采集地：麦积、宁县、两当、康县。

全草：甘，微酸，平。活血止血，消肿止痛。

对叶兰 *Listera puberula* Maxim.

甘肃分布：永登、天水、山丹、舟曲、迭部。

四普标本采集地：永登。

全草：补肾滋阴，化痰止咳。

沼兰 *Malaxis monophyllos* （L.）Sw.

甘肃分布：永登、天水、文县、舟曲、迭部、夏河。

四普标本采集地：永登、卓尼、碌曲。

全草：甘，平。清热解毒，调经活血，利尿，消肿。

二叶兜被兰 *Neottianthe cucullata* （L.）Schltr.

甘肃分布：永登、榆中、合水、迭部。

四普标本采集地：天祝、崇信、武都、永靖、卓尼、迭部。

全草：甘，平。活血散瘀，接骨生肌。

广布红门兰 *Orchis chusua* D. Don

甘肃分布：兰州、永登、天祝、文县、和政、舟曲、迭部、夏河。

四普标本采集地：永登、渭源、舟曲、卓尼、临潭、迭部。

根状茎：清热解毒，补肾益气，安神。

二叶红门兰 *Orchis diantha* Schltr.

甘肃分布：文县、迭部、舟曲。

四普标本采集地：迭部。

根状茎：清热解毒，消肿。

宽叶红门兰 *Orchis latifolia* L.

甘肃分布：天祝、肃南、漳县、康乐、玛曲、夏河。

四普标本采集地：漳县、岷县、碌曲。

全草（红门兰）：甘，平。补肾养阴，健脾益胃。

二叶舌唇兰 *Platanthera chlorantha* Cust. ex Rchb.

甘肃分布：兰州、天水、华亭、合水、舟曲。

四普标本采集地：华亭、合水。

块茎：苦，平。补肺生肌，化瘀止血。

舌唇兰 *Platanthera japonica* （Thunb. ex A. Marray）Lindl.

甘肃分布：武都、文县、康县、徽县。

四普标本采集地：武都。

全草：甘，平。补气润肺，化痰止咳，解毒。

独蒜兰 *Pleione bulbocodioides* （Franch.）Rolfe

保护等级:《国家重点保护野生植物名录》二级。

甘肃分布：南部。

四普标本采集地：两当。

假鳞茎（山慈姑）：甘、微辛，凉。清热解毒，化痰散结。

叶：甘、微辛，寒。清热解毒。

绶草 *Spiranthes sinensis* （Pers.）Ames

甘肃分布：天水、清水、平凉、合水、临

洮、文县、康县、礼县、舟曲、迭部。

四普标本采集地：永登、麦积、甘谷、武山、天祝、崆峒、泾川、灵台、崇信、庄浪、静宁、安定、通渭、陇西、漳县、渭源、岷县、临洮、武都、成县、西和、礼县、宕昌、康乐、积石山、合作、舟曲、夏河、碌曲。

根和全草（盘龙参）：甘、苦，平。益气养阴，清热解毒。

药用动物

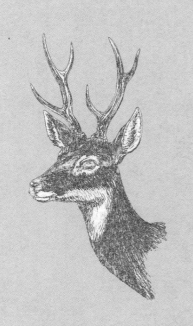

无脊椎动物

巨蚓科 Megascolecidae

参环毛蚓 *Pheretima aspergillum*（E.Perrier）

甘肃分布：陇南、天水、平凉、庆阳等地。习称"广地龙"。

全体（地龙）：咸，寒。清热定惊，通络，平喘，利尿。

直隶环毛蚓 *Metaphire tschiliensis tschiliensis*（Michaelsen）

甘肃分布：临夏、兰州等地。

全体：咸，寒。清热定惊，通络，平喘，利尿。

正蚓科 Lumbricidae

背暗异唇蚓 *Allolobophora caliginosa trapezoides*（Ant. Duges）

甘肃分布：全省各地均有分布。

全体入药：咸，寒。清热定惊，通络，平喘，利尿。

医蛭科 Hirudinidae

日本医蛭 *Hirudo nipponica*（Whitman）

甘肃分布：陇南、天水、陇东等地。

全体（水蛭）：咸、苦，平。有小毒。破血通经，逐瘀消癥。

黄蛭科 Haemopidae

宽体金线蛭 *Whitmania pigra*（Whitman）

甘肃分布：甘南、陇南、天水、平凉、庆阳等地。

全体（水蛭）：咸、苦，平。有小毒。破血通经，逐瘀消癥。

光润金线蛭 *Whitmania laevis*（Baird）

甘肃分布：甘南、陇南、天水、平凉、庆阳等地。

全体：咸，平。有毒。破血，逐瘀，通经。

田螺科 Viviparidae

中华圆田螺 *Cipangopaludina cathayensis*（Heude）

甘肃分布：陇南、天水、陇东等地。

全体（田螺）：甘、咸，寒。清热，利水，止渴。

中国圆田螺 *Cipangopaludina chinensis*（Gray）

甘肃分布：陇南、天水、陇东等地。

全体（田螺）：甘、咸，寒。清热，利水，止渴。

方形环棱螺 *Bellamya quadrata*（Benson）

甘肃分布：陇南等地。

全体（螺蛳）：甘，寒。清热，利水，明目。

陈旧发白螺壳（白螺蛳壳）：甘、淡，平。化瘀，散结，止痛，敛疮。

梨形环棱螺 *Bellamya purificata*（Heude）

甘肃分布：陇南等地。

全体（螺蛳）：甘，寒。清热，利水，明目。

陈旧发白螺壳（白螺蛳壳）：甘、淡，平。化瘀，散结，止痛，敛疮。

蛞蝓科 Limacidae

野蛞蝓 *Agriolimax agrestis*（Linnaeus）

甘肃分布：全省各地有分布。

全体（蛞蝓）：咸，寒。清热，祛风，消肿止痛，破瘀通经，解毒，平喘，固脱。

黄蛞蝓 *Limax flavus* Linnaeus

甘肃分布：全省各地有分布。

全体（蛞蝓）：咸，寒。清热，祛风，消肿止痛，破瘀通经，解毒，平喘，固脱。

巴蜗牛科 Bradybaenidae

同型巴蜗牛 *Bradybaena similaris*（Ferussac）

甘肃分布：全省大部分地区有分布。

全体（蜗牛）：咸，寒。有小毒。清热，解毒消肿，固脱。

灰巴蜗牛 *Bradybaena ravida*（Benson）

甘肃分布：全省大部分地区有分布。

全体（蜗牛）：咸，寒。有小毒。清热，解毒消肿，固脱。

条华蜗牛 *Cathaica fasciola*（Draparnaud）

甘肃分布：主要分布于甘肃东部地区。

全体（蜗牛）：咸，寒。有小毒。清热，解毒消肿，固脱。

李氏华蜗牛 *Cathaica licenti*（Yen）

甘肃分布：祁连山等地有分布。

全体（蜗牛）：咸，寒。有小毒。清热，解毒消肿，固脱。

蚌科 Unionidae

背角无齿蚌 *Anodonta woodiana woodiana*（Lea）

甘肃分布：全省多地有分布，主要见于庆阳、平凉、天水、陇南等地。

肉（蚌肉）：甘、咸，寒。清热，滋阴，明目，解毒。

贝壳制成粉（蚌粉）：咸，寒。消痰化积，清热燥湿。

蚌体珍珠囊形成的珍珠（珍珠）：甘、咸，寒。安神定惊，明目消翳，解毒生肌。

蚬科 Corbiuildae

河蚬 *Corbicula fluminea*（Muller）

甘肃分布：全省大部分地区有分布。

肉（蚬肉）：甘、咸，冷。清热，解毒，利湿。

贝壳（蚬壳）：咸，温。止咳化痰，制酸止痛，生肌敛疮。

平甲虫科 Armadillidae

平甲虫 *Armadillidium vulgare*（Latreille）

甘肃分布：广布种，全省各地均有分布。

全体（鼠妇）：酸、咸，凉。破瘀消癥，通经，利水，解毒，止痛。

长臂虾科 Palaemonidae

日本沼虾 *Macrobrachium nipponensis*（de Haan）

甘肃分布：陇南、天水、陇东、陇中、河西等地。

全体（青虾）：咸，微温。补肾壮阳，通乳，托毒。

钳蝎科 Buthidae

东亚钳蝎 *Buthus martensii* Karsch

甘肃分布：广布种，甘肃大多地区有分布。

全体（全蝎）：辛，平。有毒。熄风镇痉，通络止痛，攻毒散结。

圆蛛科 Araneidae

大腹圆蛛 *Araneus ventricosus*（L. Koch）

甘肃分布：全省各地均有分布。

全体（蜘蛛）：苦，寒。有毒。祛风，消肿，解毒，散结。

网丝（蜘蛛网）：止血，解毒。

蜕壳（蜘蛛蜕壳）：治龋齿，牙疳。

角圆蛛 *Araneus cornutus* Clerck

甘肃分布：陇南、天水等地。

全体：苦，平。益肾兴阳，解毒消肿。

漏斗网蛛科 Agelinidae

迷宫漏斗蛛 *Agelena labyrinthica*（Clerck）

甘肃分布：全省各地均有分布。

全体（草蜘蛛）：微苦，寒。清热解毒。

壁钱科 Urocteidae

北国壁钱 *Uroctea lesserti* Schenkel

甘肃分布：全省各地均有分布。

全体（壁钱）：咸，平。清热解毒，活血止血。

网巢（壁钱幕）：解毒，止血。

蜈蚣科 Scolopendridae

少棘巨蜈蚣 *Scolopendra subspinipes mutilans* L. Koch

甘肃分布：陇南、天水、陇东等地。

全体（蜈蚣）：辛，温。有毒。熄风镇痉，攻毒散结，通络止痛。

圆马陆科 Strongylosomidae

宽跗陇马陆 *Kronopolites svenhedini*（Verhoeff）

甘肃分布：陇东、临夏、甘南等地。

全体（马陆）：辛，温。有毒。解毒镇痛，和中开胃。

山蛩科 Spirobolidae

燕山蛩 *Spirobolus bungii*（Brandt）

甘肃分布：省内大部分地区分布。

全体（山蛩虫）：辛，温。有毒。破积解毒。

衣鱼科 Lepismatidae

多毛栉衣鱼 *Ctenolepisma villosa*（Fabricius）

甘肃分布：省内大部分地区有分布。

全体(衣鱼)：咸，温。利尿通淋，祛风明目，解毒散结。

衣鱼 *Lepisma saccharina* Linnaeus

甘肃分布：省内大部分地区有分布。

全体：咸，温。利尿通淋，祛风明目，解毒散结。

蜓科 Aeschnidae

碧伟蜓 *Anax parthenope julius* Brauer

甘肃分布：省内大部分地区有分布。

全体(蜻蜓)：甘，咸，微寒。益肾滋阴，清热解毒，止咳定喘。

蜻科 Libellulidae

黄蜻 *Pantala flavescens* Fabricius

甘肃分布：陇南、天水等地。

全体(蜻蜓)：补肾益精，解毒消肿，润肺止咳。

蜚蠊科 Blattidae

美洲大蠊 *Periplaneta americana* Linnaeus

甘肃分布：全省大部分地区有分布。

全体(蜚蠊)：咸，寒。有毒。破瘀，化积，消肿，解毒。

东方蜚蠊 *Blatta orientalis* Linnaeus

甘肃分布：陇南、天水、陇东等地。

全体(蜚蠊)：咸，寒。有毒。破瘀，化积，消肿，解毒。

地鳖科 Polyphagidae

中华真地鳖 *Eupolyphaga sinensis*（Walker）

甘肃分布：陇南、天水、陇东、河西等地。

雌虫全体(土鳖虫)：咸，寒。有小毒。破血逐瘀，续筋接骨。

冀地鳖 *Polyphaga plancyi*（Bolivar）

甘肃分布：省内大部分地区有分布。

雌虫全体(土鳖虫)：咸，寒。有小毒。破血逐瘀，续筋接骨。

螳螂科 Mantidae

中华大刀螳 *Tenodera sinensis* Saussure

甘肃分布：陇南、天水、陇东、甘南等地。

卵鞘(团螵蛸)：甘、咸，平。补肾助阳，固精缩尿。

全体(螳螂)：甘、咸，温。定惊止搐，解毒消肿。

薄翅螳螂 *Mantis religiosa* Linnaeus

甘肃分布：陇南、天水、庆阳等地。

卵鞘(团螵蛸)：甘、咸，平。补肾助阳，固精缩尿。

全体(螳螂)：甘、咸，温。定惊止搐，解毒消肿。

斑腿蝗科 Catantopidae

中华稻蝗 *Oxya chinensis*（Thunberg）

甘肃分布：天水、陇南等地。

全虫(蚱蜢)：辛、甘，温。祛风解痉，止咳平喘，解毒。

日本黄脊蝗 *Patanga japonica*（Bolivar）

甘肃分布：陇南、天水、陇东、甘南等地。

全虫(蚱蜢)：辛、甘，温。祛风解痉，止咳平喘，解毒。

剑角蝗科 Acrididae

中华剑角蝗 *Acrida cinerea*（Thunberg）

甘肃分布：省内大部分地区有分布。

全虫(蚱蜢)：止咳平喘，定惊熄风，清热解毒。

斑翅蝗科 Oedipodidae

东亚飞蝗 *Locusta migratoria manilensis*（Meyen）

甘肃分布：省内大部分地区有分布。

全体(蚱蜢)：辛、甘，温。祛风解痉，止咳平喘。

螽斯科 Tettigoniidae

优雅蝈螽 *Gampsocleis gratiosa* Brunner von Wattenwyl

甘肃分布：陇南、天水等地。

全体(蝈蝈)：辛、微甘，平。利水消肿，通络止痛。

蟋蟀科 Gryllidae

蟋蟀 *Scapsipedus aspersus* Walker

甘肃分布：陇南、天水、陇东、甘南等地。

全体：辛、咸，温。利尿消肿，清热解毒。

污褐油葫芦 *Teleogryllus testaceus*（Walker）

甘肃分布：省内大部分地区有分布。

全体（蟋蟀）：辛、咸，温。利水消肿，解毒。

蝼蛄科 Gryllotalpidae

东方蝼蛄 *Gryllotalpa orientalis* Burmeister

甘肃分布：定西、庆阳等地。

全体（蝼蛄）：咸，寒。消肿，通淋，解毒。

华北蝼蛄 *Gryllotalpa unispina* Saussure

甘肃分布：庆阳等地。

全体（蝼蛄）：咸，寒。利水，通便。

蜡蝉科 Fulgoridae

斑衣蜡蝉 *Lycorma delicatula*（White）

甘肃分布：庆阳、兰州等地。

成虫全体（樗鸡）：苦、辛，平。有小毒。破瘀散结，通经堕胎，解毒。

蝉科 Cicadidae

黑翅红娘子 *Huechys sanguinea*（De Geer）

甘肃分布：天水、陇南及甘南部分地区。

全体（红娘子）：苦、辛，平。有毒。攻毒，通瘀，破积。

黑蚱蝉 *Cryptotympana pustulata*（Fabricius）

甘肃分布：天水、陇南等地。

全体（蚱蝉）：甘、咸，寒。清热镇惊。

若虫羽化时脱落的干燥皮壳（蝉蜕）：甘，寒。疏散风热，利咽透疹，明目退翳，解痉。

鸣蝉 *Oncotympana maculaticollis* Motschulsky

甘肃分布：陇南、天水、陇东等地。

全体（蚱蝉）：甘、咸，寒。清热镇惊。

若虫羽化时脱落的干燥皮壳（蝉蜕）：甘，寒。疏散风热，利咽透疹，明目退翳，解痉。

瘿绵蚜科 Pemphigidae

角倍蚜 *Schlechtendalia chinensis*（Bell）

甘肃分布：陇南、天水等地。

寄生于漆树科植物盐肤木 *Rhus chinensis* Mill、青麸杨 *Rhus potaninii* Maxim. 或红麸杨 *Rhus punjabensis* var. *sinica*（Diels）Rehd. et Wils. 叶上形成的虫瘿（五倍子）：酸、涩，寒。敛肺降火，涩肠止泻，敛汗止血，收湿敛疮。

兜蝽科 Dinidoridae

小皱蝽 *Cyclopelta parva* Distant

甘肃分布：陇南、天水、甘南、河西等地。

全体（九香虫）：甘、辛、咸，温。行气止痛，补肾壮阳。

九香虫 *Coridius chinensis*（Dallas）

甘肃分布：省内大部分地区有分布。

全体：咸，温。理气止痛，温中助阳。

齿蛉科 Corydalidae

东方巨齿蛉 *Acanthacorydalis orientalis*（Maclachlan）

甘肃分布：陇东、陇南、天水等地。

幼虫（爬沙虫）：甘，温。平肝熄风，解热镇惊，祛瘀散结，拔毒消肿，通便截疟。

粉蝶科 Pieridae

白粉蝶 *Pieris rapae*（Linnaeus）

甘肃分布：省内各地均有分布。

成虫：消肿止痛。

斑缘豆粉蝶 *Colias erate* Esper

甘肃分布：甘南、临夏、陇南、天水、庆阳等地。

成虫：治四肢肌肉缩痛（扭转），龋齿痛。

蝙蝠蛾科 Hepialidae

虫草蝙蝠蛾 *Hepialus armoricanus* Oberthur

甘肃分布：甘南等地。

带冬虫夏草菌 *Cordyceps sinensis*（Berkeley）Sacc 子座的干燥幼虫（冬虫夏草）：甘，平。补肾益肺，止血化痰。

螟蛾科 Pyralidae

高粱条螟 *Proceras venosatum*（Walker）

甘肃分布：庆阳等地。

幼虫（钻秆虫）：凉血止血，清热解毒。

玉米螟 *Ostrinia nubilalis*（Hubern）

甘肃分布：陇南、天水、陇东、陇中等地。

幼虫（钻秆虫）：凉血止血，清热解毒。

刺蛾科 Limacodidae

黄刺蛾 *Cnidocampa flavescens*（Walke）

甘肃分布：陇南、天水、陇东等地。

带有石灰质硬壳的幼虫或蛹(雀瓮)：甘，平。熄风止惊，解毒消肿。

蚕蛾科 Bombycidae

家蚕蛾 Bombyx mori Linnaeus

甘肃分布：为人工饲养产丝种类，省内多地有饲养。

雄蛾成虫全体(原蚕蛾)：咸，温。补肾壮阳，涩精，止血，解毒消肿。

幼虫粪便(蚕砂)：甘、辛，温。祛风除湿，活血定痛。

幼虫感染或人工接种白僵菌 Beauveria bassiana(Bals.) Vuillant 而致死的干燥体(僵蚕)：咸、辛，平。熄风止痉，祛风止痛，化痰散结。

蚕蛹经白僵菌 Beauveria bassiana (Bals.) Vuillant 发酵制品(僵蛹)：辛、咸，平。退热，止咳，化痰，镇静，镇惊，消肿。

幼虫蜕皮(蚕蜕)：甘，平。祛风止血，退翳明目。

茧壳(蚕茧)：甘，温。止渴，缩尿，止血，解毒。

蚕蛹(蛹)：甘、咸，平。和脾胃，祛风湿，长阳气。

灯蛾科 Arctiidae

豹灯蛾 Arctia caja Linnaeus

甘肃分布：陇东等地。

成虫(灯蛾)：解毒敛疮。

凤蝶科 Papilionidae

金凤蝶 Papilio machaon Linnaeus

甘肃分布：陇南、天水、陇东等地。

幼虫(茴香虫)：辛、甘，温。理气，化瘀，止痛，止呕。

柑橘凤蝶 Papilio xuthus Linnaeus

甘肃分布：陇南、天水、陇东等地。

幼虫(茴香虫)：辛、甘，温。理气，化瘀，止痛，止呕。

碧凤蝶 Papilio bianor Cramer

甘肃分布：陇南、天水、陇东等地。

幼虫(茴香虫)：辛、甘，温。理气，化瘀，止痛，止呕。

丽蝇科 Calliphoridae

大头金蝇 Chrysomya megacephala(Fabricius)

甘肃分布：全省各地均有分布。

幼虫(五谷虫)：咸、甘，寒。健脾消积，清热除疳。

虻科 Tabanidae

双斑黄虻 Atylotus bivittateinus Takahasi

甘肃分布：陇东等地。

雌虫(虻虫)：苦、微咸，凉。有毒。破血通经，逐瘀消癥。

佛光虻 Tabanus budda Portschinaky

甘肃分布：省内大部分地区。

雌虫(虻虫)：苦、微咸，凉。有毒。破血通经，逐瘀消癥。

食蚜蝇科 Syrphidae

长尾管蚜蝇 Eristalis tenax Linnaeus

甘肃分布：陇南、天水、陇中、陇东等地。

幼虫：消积食，健脾胃。

步甲科 Carabidae

屁步甲 Pheropsophus jessoensis(Morawitz)

甘肃分布：陇南、天水、陇东等地。

全体(行夜)：辛，温。有小毒。活血化瘀，温经止痛。

隐翅虫科 Staphylinidae

多毛隐翅虫 Paederus densipennis Bernh.

甘肃分布：陇南、天水、陇东等地。

成虫(花蚁虫)：有毒。解毒，杀虫，止痒。

黄胸青腰 Paederus idea Lew

甘肃分布：陇南、天水、陇东等地。

全体(花蚁虫)：苦，寒。有毒。解毒散结，杀虫止痒。

芫菁科 Meloidae

眼斑芫菁 Mylabris cichorii Linnaeus

甘肃分布：陇南、天水、陇东、甘南、张掖等地。

全体(斑蝥)：辛，热。有大毒。破血逐瘀，散结消癥，攻毒蚀疮。

大斑芫菁 *Mylabris phalerata* Pallas

甘肃分布：省内大部分地区有分布。

全体（斑蝥）：辛，热。有大毒。破血逐瘀，散结消癥，攻毒蚀疮。

短翅豆芫菁 *Epicauta aptera* Kaszab

甘肃分布：陇南、天水、甘南等地。

全体（葛上亭长）：辛，温。有毒。逐瘀，破积，攻毒。

中华豆芫菁 *Epicauta chinensis* Laporte

甘肃分布：省内大部分地区有分布。

全体（葛上亭长）：辛，温。有毒。逐瘀，破积，攻毒。

凹角豆芫菁 *Epicauta impressicornis* Pic

甘肃分布：陇南、天水等地。

全体（葛上亭长）：辛，温。有毒。逐瘀，破积，攻毒。

绿芫菁 *Lytta caragane* Pallas

甘肃分布：陇东等省内大部分地区有分布。

全体（青娘子、芫菁）：辛、咸，平。祛瘀散结，攻毒。

绿边芫菁 *Lytta suturella* Motschulsky

甘肃分布：陇东、陇南、天水、河西、甘南、临夏等地。

全体（青娘子、芫菁）：辛、咸，平。祛瘀散结，攻毒。

苹斑芫菁 *Mylabris calida* Pallas

甘肃分布：陇东、陇南、天水、河西等地。

全体（斑蝥）：辛，热。有大毒。破血逐瘀，散结消癥，攻毒蚀疮。

叩甲科 Elateridae

有沟叩头虫 *Pleonomus canaliculatus* Faldermann

甘肃分布：陇东、天水等地。

全体（叩头虫）：辛，微温。强身，健筋骨，除疟。

萤科 Lampyridae

萤火虫 *Luciola vitticollis* Kies

甘肃分布：省内大部分地区有分布。

成虫（萤火虫）：辛，微温。清热，明目。

天牛科 Cerambycidae

桑天牛 *Apriona germari*（Hope）

甘肃分布：天水、陇南等地。

成虫（天牛）：甘，温。有小毒。镇痛，镇静，活血祛瘀，解毒消肿。

幼虫（桑蠹虫、蛴螬）：甘，平。有毒。活血，祛瘀，通经，止痛，解毒。

光肩星天牛 *Anoplophora glabripennis* Motschulsky

甘肃分布：陇东、天水、陇南等地。

成虫（天牛）：甘，温。有小毒。镇痛，镇静，活血祛瘀，解毒消肿。

云斑天牛 *Batocera horsfieldi*（Hope）

甘肃分布：陇南、天水、陇东等地。

成虫及幼虫入药（天牛、桑蠹虫、蛴螬）：辛、苦、咸，寒。活血祛瘀，镇肝熄风，通利血脉，散瘀解毒。

沟胫天牛科 Lamiidae

星天牛 *Anoplophora chinensis*（Forster）

甘肃分布：陇东等地。

成虫（天牛、八角儿）：甘，温。有小毒。活血化瘀，消肿，镇静熄风。

金龟子科 Scarabaeidae

大蜣螂 *Scarabaeus sacer* Linnaeus

甘肃分布：陇东等地。

成虫（蜣螂）：咸，寒。有毒。安神镇静，破瘀通经，攻毒通便，解毒疗疮。

神农蜣螂 *Catharsius molossus* Linnaeus

甘肃分布：省内大部分地区有分布。

全体（蜣螂、大将军）：咸，寒。有毒。破瘀，定惊，通便，散结，拔毒祛腐。

犀金龟科 Dynastidae

阔胸禾犀金龟 *Pentodon mongolicus* Motschulsky

甘肃分布：省内大部分地区有分布。

幼虫（蛴螬）：咸，微寒。有毒。活血破瘀，消肿止痛，平喘，祛翳。

丽金龟科 Rutelidae

铜绿丽金龟 *Anomala corpulenta* Motschulsky

甘肃分布：定西、兰州、陇东、临夏、甘南等地。

幼虫(蛴螬)：咸，微寒。有毒。活血破瘀，消肿止痛，平喘，祛翳。

黄褐丽金龟 *Anomala exoleta* Faldermann

甘肃分布：武威、陇东等地。

幼虫(蛴螬)：咸，微寒。有毒。活血破瘀，消肿止痛，平喘，祛翳。

鳃金龟科 Melolonthidae

华北大黑鳃金龟 *Holotrichia obrita* (Faldermann)

甘肃分布：陇东等地。

幼虫(老母虫)：咸，温。有毒。破瘀，散结，明目，止痛，解毒。

东北大黑鳃金龟 *Holotrichia diomphalia* Bates

甘肃分布：平凉等甘肃东部地区有分布。

幼虫(老母虫)：咸，温。有毒。破瘀，散结，明目，止痛，解毒。

暗黑鳃金龟 *Holotrichia parallela* Motschulsky

甘肃分布：陇东等地。

幼虫(老母虫)：咸，温。有毒。破瘀，散结，明目，止痛，解毒。

棕色鳃金龟 *Holotrichia titanis* Reitter

甘肃分布：陇南、天水、陇东等地。

幼虫(老母虫)：咸，温。有毒。破瘀，散结，明目，止痛，解毒。

粪金龟科 Geotrupidae

粪金龟 *Geotrupes laevistriatus* Motschulskby

甘肃分布：省内大部分地区有分布。

成虫(蜣螂)：辛、咸，平。熄风镇惊，通便，攻毒，破瘀止痛。

花金龟科 Cetoniidae

白星花金龟 *Protaetia brevitarsis* (Lewis)

甘肃分布：陇南、天水、陇东等地。

幼虫(蛴螬)：咸，微寒。有毒。活血破瘀，消肿止痛，平喘，祛翳。

肋凹缘花金龟 *Dicranobia potanini* (Kraatz)

甘肃分布：陇南、天水、陇东等地。

幼虫(蛴螬)：咸，微寒。有毒。活血破瘀，消肿止痛，平喘，祛翳。

吉丁甲科 Buprestidae

日本吉丁虫 *Chalcophora japonica* (Gory)

甘肃分布：省内大部分地区有分布。

全体(吉丁虫)：祛风，杀虫，止痒。

蚁科 Formicidae

赤胸多刺蚁 *Polyrhachis lamellidens* F. Smith

甘肃分布：陇南、天水等地。

全体(蚂蚁)：酸、咸，平、微温。有小毒。祛风湿，益气力，补肝肾，调理奇经，行气和血，消肿解毒。

丝光褐林蚁 *Formica fusca* Linnaeus

甘肃分布：陇南、天水、陇东、甘南等地。

全体(蚂蚁)：酸、咸，平。滋补强壮，祛风除湿，清热解毒。

蜾蠃科 Eumenidae

蜾蠃 *Eumenes pomefomis* Fabr.

甘肃分布：省内大部分地区有分布。

成虫(蠮螉)：辛，平。降逆止呕，清肺止咳，消痈肿。

蜜蜂科 Apidae

中华蜜蜂 *Apis cerana* Fabricius

甘肃分布：省内各地均有养殖。

蜜(蜂蜜)：甘，平。补中，润燥，止痛，解毒。外用生肌敛疮。

咽腺分泌物(蜂王浆)：甘、酸，热。滋补强壮，益肝健脾。

蜡(蜂蜡)：甘，微温。解毒，敛疮，生肌，止痛。

分泌的黏性胶质(蜂胶)：苦、辛，寒。补虚弱，化浊脂，止消渴，溶解角质，杀菌，止痛。

幼虫(蜜蜂子)：甘，平。滋补强壮，通经下乳，解毒杀虫，祛风。

巢穴(蜂房)：甘，平。攻毒杀虫，祛风止痛。

螫针排出的毒汁(蜂毒)：辛、苦，平。祛风湿，止疼痛。

蛹(蜂蛹)：甘，平。滋补强壮，下乳，通经。

意大利蜂 *Apis mellifera* Linnaeus

甘肃分布：省内各地均有养殖。

蜜(蜂蜜)：甘，平。补中，润燥，止痛，解毒；外用生肌敛疮。

咽腺分泌物(蜂王浆)：甘、酸，热。滋补强壮，益肝健脾。

蜡(蜂蜡)：甘，微温。解毒，敛疮，生肌，止痛。

分泌的黏性胶质(蜂胶)：苦、辛，寒。补虚弱，化浊脂，止消渴，溶解角质，杀菌，止痛。

幼虫(蜜蜂子)：甘，平。滋补强壮，通经下乳，解毒杀虫，祛风。

巢穴(蜂房)：甘，平。攻毒杀虫，祛风止痛。

螫针排出的毒汁(蜂毒)：辛、苦，平。祛风湿，止疼痛。

蛹(蜂蛹)：甘，平。滋补强壮，下乳，通经。

木蜂科 Xylocopidae

黄胸木蜂 *Xylocopa appendiculata* Smith

甘肃分布：陇东等地。

成虫(竹蜂)：甘、酸，寒。解毒，消肿，止痛。

胡蜂科 Vespidae

金环胡蜂 *Vespa mandarinia mandarinia* Smith

甘肃分布：省内大部分地。

蜂房(露蜂房)：甘，平。有毒。清热解毒，祛风，消肿，杀虫。

成虫：甘、辛，凉。消肿解毒。

黑尾胡蜂 *Vespa tropica ducalis* Smith

甘肃分布：省内大部分地区有分布。

蜂房(露蜂房)：甘，平。有毒。清热解毒，祛风，消肿，杀虫。

成虫：甘、辛，凉。消肿解毒。

马蜂科 Polistidae

黄星长脚黄蜂 *Polistes mandarinus* Saussure

甘肃分布：省内各地均有分布。

巢(露蜂房)：甘，平。有小毒。祛风，攻毒，杀虫，止痛。

柞蚕马蜂 *Polistes gallicus gallicus* (Linnaeus)

甘肃分布：庆阳等地。

巢(露蜂房)：甘，平。有小毒。祛风，攻毒，杀虫，止痛。

土蜂科 Scoliidae

赤纹土蜂 *Scolia vittifrons* Sau.

甘肃分布：陇南、天水、陇东等地。

成体(土蜂)：消肿解毒。

蚁蛉科 Myrmeleontidae

中华东蚁蛉 *Euroleon sinicus* (Navas)

甘肃分布：庆阳等地。

幼虫(沙挼子)：辛、咸，温。平肝熄风，解热镇痛，通窍利水，祛瘀散结，拔毒消肿，通便泻下，截疟杀虫。

脊 椎 动 物

鲤科 Cyprinidae

鲫鱼 *Carassius auratus*（Linnaeus）

甘肃分布：省内各地江河湖泊等水体均有分布(除祖厉河外)。

肉和全体：甘，平。健脾利湿，温中和胃，活血通乳，利水消肿。

鲤 *Cyprinus carpio* Linnaeus

甘肃分布：省内江河及其附属水体均有分布(除祖厉河外)，为最常见的人工养殖种类。

肉：甘，平。开胃健脾，消肿利尿，止咳平喘，下乳安胎。

胆：苦，寒。清热明目，散翳消肿。

脑：淡，温。祛风定惊，补肝益肾。

眼：淡，温。止痛消刺，消肿排脓。

皮：甘，平。消刺止痛。

血：辛、苦，寒。清热解毒，祛风解痉。

肠：苦，凉。解毒，杀虫。

齿：咸，寒。清热利湿，通淋排石。

鳞片：甘、咸，寒。养血散血，清热泻火，软坚散结。

鳔：通经活络。

骨：利湿，解毒。

青鱼 *Mylopharyngodon piceus*（Richardson）

甘肃分布：为人工养殖种类，省内多地有养殖。

肉：甘，平。益气化湿，养肝明目，养胃和中，截疟。

胆：苦，寒。泻热，明目。

枕骨：咸，平。散瘀止痛，利水。

草鱼 *Ctenopharyngodon idellus*（Cuvier et Valenciennes）

甘肃分布：省内各地均有分布，为重要的养殖对象。

肉：甘，温。平肝祛风，暖胃和中。

胆：苦，寒。清热，利咽，明目，祛痰，止咳。

鲢鱼 *Hypophthalmichthys molitrix*（Cuvier et Valenciennes）

甘肃分布：省内各地均有分布，为最常见的养殖对象之一。

肉：甘，温。温中益气，渗湿利水。

鳙鱼 *Aristichthys nobilis*（Richardson）

甘肃分布：省内各地均有分布，为最常见的养殖对象之一。

肉：甘，温。温脾胃，壮筋骨。

头：益脑提神。

金鱼 *Carassius auratus*（Linnaeus）

甘肃分布：为人工养殖的观赏对象，省内各地均有饲养。

肉或全体：甘、咸，平。清热解毒，利水消肿。

厚唇裸重唇鱼 *Gymnodiptychus pachycheilus* Herzenstein

保护等级：《国家重点保护野生动物名录》二级。

甘肃分布：玛曲、刘家峡、大夏河、卓尼、岷县等地。

胆：苦，寒。清热消翳。

骨：咸，平。利尿消肿。

肉：苦，甘。通经祛瘀，排脓生肌，清热解毒。

花斑裸鲤 *Gymnocypris eckloni* Herzenstein

甘肃分布：黄河干流刘家峡至玛曲河段，内陆水系见于酒泉、张掖、安西、永昌等地。

胆：苦，寒。清热消翳。

骨：咸，平。利尿消肿。

肉：苦，甘。通经祛瘀，排脓生肌，清热解毒。

黄河裸裂尻鱼 *Schizopygopsis pylzovi* Kessler

甘肃分布：玛曲、夏河、卓尼、临潭、岷

县、渭源、漳县、武山等地。

胆：清热消翳。

肉：祛瘀、排脓、消炎。

骨：消肿。

嘉陵裸裂尻鱼 *Schizopygopsis kialingensis* Tsao et Tun

甘肃分布：玛曲、岷县、渭源、漳县、武山、碌曲、舟曲、武都、文县等地。

胆：清热消翳。

肉：祛瘀、排脓、消炎。

骨：消肿。

黄尾鲴 *Xenocypris davidi* Bleeker

甘肃分布：陇南等地。

全体（黄鲴鱼）：甘，温。温中止泻。

宽鳍鱲 *Zacco platypus* Temminck et Schlegel

甘肃分布：省内多见于偏南地区水域，如两当、文县等地。

肉：甘，平。解毒杀虫。

唇餶 *Hemibarbus labeo*（Pallas）

甘肃分布：白龙江流域的文县、武都等地。

肉：甘，平。补益脾肾，祛风湿，强筋骨。

花餶 *Hemibarbus maculatus* Bleeker

甘肃分布：白龙江上游的文县、武都等地。

肉：甘，平。补益脾肾，祛风湿，强筋骨。

鳡鱼 *Elopichthys bambusa*（Richardson）

甘肃分布：文县等地。

全体：甘，温。健脾益胃，温中止呕。

高体鳑鲏 *Rhodeus ocellatus*（Kner）

甘肃分布：陇东、陇南、天水、甘南等地的黄河、长江水系。

肉：甘，平。益脾胃，解毒，添精补髓。

华鲮 *Sinilabeo rendahli*（Kimura）

甘肃分布：文县等地。

肉（竹鱼）：甘，温。益气和中，除湿。

餐条 *Hemiculter leucisculus*（Basilewsky）

甘肃分布：省内见于黄河干流永靖县、宁县（泾河水系）。

全体：暖胃。

团头鲂 *Megalobrama amblycephala* Yih

甘肃分布：省内黄河及其附属水体，为重要养殖对象，省内多地有养殖。

全体：甘，平。调胃健脾，利五脏。

翘嘴鲌 *Culter alburnus* Basilewsky

甘肃分布：陇南等地嘉陵江水系。

全体：甘，平。开胃消食，健脾行水。

赤眼鳟 *Squaliobarbus curriculus*（Richardson）

甘肃分布：文县、武都、兰州、靖远、永靖、玛曲等地。

全体：甘，温。温中和胃。

鳅科 Cobitidae

泥鳅 *Misgurnus anguillicaudatus* Cantor

甘肃分布：河西、陇南、天水、陇东、兰州等地均有分布。

肉或全体：甘，平。补中益气，清热解毒，消肿止渴，滋阴潜阳。

黏液（泥鳅滑液）：清热解毒。

中华花鳅 *Cobitis sinensis* Sauvage et Dabry

甘肃分布：省内见于黄河以南各水系。

肉或全体（泥鳅）：甘，平。补中益气，清热解毒，消肿止渴，滋阴潜阳。

北方花鳅 *Cobitis granoei* Rendahl

甘肃分布：岷县、漳县、渭源、武山、陇西、甘谷、天水、清水等地。

肉或全体（泥鳅）：甘，平。补中益气，清热解毒，消肿止渴，滋阴潜阳。

鲇科 Siluridae

鲇 *Silurus asotus* Linnaeus

甘肃分布：黄河干流沿岸各县，渭河、洮河等地。

肉：甘，温。滋阴开胃，利尿下乳。

眼：消肿解毒。

尾：通经活络。

黏液：消渴。

鳔：甘、咸，平。清热解毒。

兰州鲇 *Silurus lanzhouensis* Chen

甘肃分布：兰州等地黄河水系有分布。

肉：甘，温。滋阴开胃，利尿下乳。

眼：消肿解毒。

尾：通经活络。

黏液：消渴。

鳔：甘、咸，平。清热解毒。

刺鮈 *Acanthogobio guentheri* Herzenstein

甘肃分布：黄河水系的靖远、兰州、刘家峡、临洮、岷县等地。

肉：甘，温。滋阴开胃，利尿下乳。

鮡科 Sisoridae

中华纹胸鮡 *Glyptothorax sinense* Regan

甘肃分布：文县、武都、成县、徽县、康县等地。

胆：消炎解毒，明目退翳。

肉：开胃健脾，利水消肿。

骨：利水消肿。

黄石爬鮡 *Euchiloglanis kishinouyei* Kimura

甘肃分布：甘南、陇南等地。

胆：消炎解毒，明目退翳。

肉：开胃健脾，利水消肿。

骨：利水消肿。

鲿科 Bagridae

黄颡鱼 *Pelteobagrus fulvidraco* (Richardson)

甘肃分布：文县等地。

全体：甘，平。利尿，祛风，解毒敛疮。

合鳃鱼科 Synbranchidae

黄鳝 *Monopterus albus* (Zueiw)

甘肃分布：省内见于长江水系以南沿江各县，黄河水系仅见于渭河水系的天水。

血：祛风通络，解毒明目。

肉：甘，平。滋阴补血，健脾益气，消食导滞，化痰止咳，补肝肾，强筋骨，祛风湿。

骨：收敛生肌。

头：软坚散结。

鳢科 Channidae

乌鳢 *Channa argus* (Cantor)

甘肃分布：甘肃省内河川、湖泊、池塘中均有分布。

肉（黑鱼）：甘，寒。利水祛风。

鮨科 Serranidae

鳜鱼 *Siniperca chuatsi* (Basilewsky)

甘肃分布：省内部分水系及湖泊有分布，多地有人工养殖。

肉：甘，平。补气健脾，养血散瘀。

蟾蜍科 Bufonidae

中华蟾蜍 *Bufo gargarizans* Cantor

甘肃分布：兰州、天水、武山、平凉、徽县、两当、武都、文县、康县、舟曲、迭部、玛曲等地。

耳后腺分泌物（蟾酥）：辛，温。有毒。解毒，止痛，开窍醒神。

全体（干蟾）：辛，凉。有毒。解毒散结，利水消肿，杀虫消疳。

除去内脏的干燥体（蟾皮）：辛，凉。清热解毒，利水消肿。

胆囊：苦，寒。镇咳祛痰，解毒散结。

头：辛、苦，凉。消疳散积。

舌：辛、苦、甘，凉。解毒拔疔。

肝：辛，凉。解毒散结，拔疔消肿。

花背蟾蜍 *Strauchbufo raddei* (Strauch)

甘肃分布：省内各地均有分布。

耳后腺分泌物（蟾酥）：辛，温。有毒。解毒，止痛，开窍醒神。

全体（干蟾）：辛，凉。有毒。解毒散结，利水消肿，杀虫消疳。

除去内脏的干燥体（蟾皮）：辛，凉。清热解毒，利水消肿。

蛙科 Ranidae

中国林蛙 *Rana chensinensis* David

甘肃分布：广布种，全省各地均有分布。

输卵管（蛤蟆油）：甘、咸，平。补肾益精，养阴润肺。

去除内脏鲜用（蛤士蟆）：甘、咸，凉。补肾益肺，利水消肿。

高原林蛙 *Rana kukunoris* Nikolskii

甘肃分布：甘南等地。

输卵管（蛤蟆油）：甘、咸，平。补肾益精，养阴润肺。

去除内脏鲜用(蛤士蟆)：甘、咸，凉。补肾益肺，利水消肿。

黑斑侧褶蛙 *Pelophylax nigromaculatus*（Hallowell）

甘肃分布：省内各地湖泊、水塘、沼泽等静水区域均有分布。

全体：甘，凉。利水消肿，清热解毒，补虚止咳。

胆：苦，寒。清热解毒。

泽陆蛙 *Fejervarya multistriata*（Hallowell）

甘肃分布：甘肃文县。

全体：甘，寒。清热解毒，健脾消积。

皮：解毒，散结，消肿。

脑：清肝明目。

肝：清热解毒，消肿止痛。

胆：利咽开音。

幼体：清热解毒。

棘腹蛙 *Paa boulengeri*（Günther）

甘肃分布：康县等地。

全体：甘，平。滋补强壮。

棘胸蛙 *Paa spinosa*（David）

甘肃分布：陇南、天水等地。

全体：甘，平。滋补强壮。

花臭蛙 *Odorrana schmackeri*（Boettger）

甘肃分布：文县。

全体：甘，平。滋补强壮。

四川湍蛙 *Amolops mantzorum*（David）

甘肃分布：文县等地。

全体：甘，寒。补益强壮，健脾消积。

树蛙科 Rhacophoridae

斑腿泛树蛙 *Polypedates megacephalus* Hallowell

甘肃分布：南部均有分布。

去除内脏的干燥体(青竹拐、射尿拐)：甘，平。止血止痛，续筋接骨。

姬蛙科 Microhylidae

花姬蛙 *Microhyla pulchra*（Hallowell）

甘肃分布：文县。

全体：祛风通络，活血化瘀。

饰纹姬蛙 *Microhyla ornata*（Duméril et Bibron）

甘肃分布：文县。

全体(花姬蛙)：祛风通络，活血化瘀。

小鲵科 Hynobiidae

山溪鲵 *Batrachuperus pinchonii*（David）

保护等级：《国家重点保护野生动物名录》二级。

甘肃分布：陇南、天水、甘南等地。

全体(羌活鱼、接骨丹)：辛、咸，平。行气止痛，续断接骨。

西藏山溪鲵 *Batrachuperus tibetanus* Schimidt

保护等级：《国家重点保护野生动物名录》二级。

甘肃分布：武山、甘谷、徽县、康县、武都、文县、卓尼、临夏、康乐等地。

全体(羌活鱼、接骨丹)：辛、咸，平。行气止痛，续断接骨。

隐鳃鲵科 Cryptobranchidae

大鲵 *Andrias davidianus*（Blanchard）

保护等级：《国家重点保护野生动物名录》二级。

甘肃分布：武都、康县、文县、徽县、两当、天水、平凉、庆阳等地。陇南、天水等地有人工养殖。

肉：甘，平。补虚，截疟。

鳖科 Trionychidae

中华鳖 *Pelodiscus sinensis*（Wiegmann）

甘肃分布：陇东、陇南、天水等地。省内多地有人工养殖。

背甲(鳖甲)：咸，微寒。滋阴潜阳，退热除蒸，软坚散结。

头：补气助阳。

血：治结核发热。

胆：治痔漏等。

肉：滋补强壮。

卵：治小儿下痢。

脂肪：滋养强壮。

鳖甲熬成的胶块（鳖甲胶）：咸，微寒。滋阴，补血，退热，消瘀。

龟科 Emydidae

乌龟 *Chinemys reevesii*（Gray）

甘肃分布：陇南、天水等地。

背甲、腹甲（龟甲）：甘、咸，微寒。滋阴潜阳，益肾强骨，养血补心，固经止崩。

龟甲按一定工艺熬煮浓缩加工成胶（龟甲胶）：甘、咸，凉。滋阴，养血，止血。

肉：益阴补血。

血：咸，寒。养血活络。

胆汁：苦，寒。明目消肿。

鬣蜥科 Agamidae

草绿龙蜥 *Japalura flaviceps* Barbour et Dunn

甘肃分布：文县、康县等地。

全体（四脚蛇）：咸，寒。有毒。散结，解毒。

青海沙蜥 *Phrynocephalus vlangalii* Strauch

甘肃分布：阿克塞、天祝等地。

全体（沙蜥）：甘、咸，温。滋补壮阳，消积解毒，生精。

荒漠沙蜥 *Phrynocephalus przewalskii* Strauch

甘肃分布：张掖、民勤等地。

全体（沙蜥）：甘、咸，温。滋补壮阳，消积解毒，生精。

变色沙蜥 *Phrynocephalus versicolor* Strauch

甘肃分布：安西、嘉峪关、酒泉、张掖等地。

全体（沙蜥）：甘、咸，温。滋补壮阳，消积解毒，生精。

壁虎科 Gekkonidae

多疣壁虎 *Gekko japonicus*（Dumeril et Bibron）

甘肃分布：文县等地。

全体（守宫、壁虎）：咸，寒。有小毒。祛风活络，散结止痛，镇静解痉。

无蹼壁虎 *Gekko swinhonis*（Gunther）

甘肃分布：庆阳、徽县、文县等地。

全体（守宫、壁虎）：咸，寒。有小毒。祛风活络，散结止痛，镇静解痉。

新疆沙虎 *Teratoscincus przewalskii* Strauch

甘肃分布：玉门、安西、敦煌等地。

全体：祛风，活血，解毒，散结。

石龙子科 Scincidae

蓝尾石龙子 *Eumeces elegans* Boulenger

甘肃分布：见于子午岭。

全体（石龙子）：咸，寒。有毒。解毒，散结，行水。

蝘蜓 *Lygosoma indicum*（Gray）

甘肃分布：兰州、天水、陇东、文县、武都等地。

全体（石龙子）：咸，寒。有小毒。解毒，祛风，止痒。

蜥蜴科 Lacertidae

丽斑麻蜥 *Eremias argus* Peters

甘肃分布：兰州、武山、天水、康县、武都、文县、庆阳等地。

全体（蜥蜴）：辛、咸，温。活血祛瘀，消瘿散结，解毒镇静。

密点麻蜥 *Eremias multiocellata* Güenther

甘肃分布：兰州、武山、玉门、酒泉、金塔、瓜州、敦煌、阿克塞等地。

全体（蜥蜴）：辛、咸，温。活血祛瘀，消瘿散结，解毒镇静。

北草蜥 *Takydromus septentrionalis*（Günther）

甘肃分布：成县、文县、徽县、玉门等地。

全体：祛风，除湿，止痛。

黑龙江草蜥 *Takydromus amurensis*（Peters）

甘肃分布：文县等地。

全体：祛风，除湿，止痛。

蟒科 Boidae

沙蟒 *Eryx miliarix*（Pallas）

甘肃分布：临泽、张掖、武威、金塔、酒泉、敦煌等地。

脱落之皮膜或蛇皮（蛇蜕或蛇皮）：咸、甘，平。杀虫敛疮。

脂肪炼的油（蟒蛇膏）：甘，平。有小毒。祛风解毒，清热止痛。

胆：甘、苦，寒。有毒。杀虫除疳，明目退翳，消肿止痛。

肉：甘，温。祛风活络，杀虫止痒。

血：祛风除湿。

游蛇科 Colubridae

王锦蛇 *Elaphe carinata*（Cunther）

甘肃分布：陇南、天水、庆阳子午岭等地。

蜕下的皮膜（蛇蜕）：甘、咸，平。祛风，定惊，退翳，止痒，解毒，消肿。

黑眉锦蛇 *Elaphe taeniura* Cope

甘肃分布：文县、武都、康县、徽县、成县等地。

全体（黄颔蛇）：苦、辛，平。搜风除湿，解毒杀虫，定惊止搐。

蜕下的皮膜（蛇蜕）：祛风，解毒，杀虫，明目。

双斑锦蛇 *Elaphe bimaculata* Schmidt

甘肃分布：合水（子午岭）、西峰等地。

蜕下的皮膜（蛇蜕）：甘、咸，平。祛风，解毒，杀虫，明目。

白条锦蛇 *Elaphe dione*（Pallas）

甘肃分布：庆阳、天水、兰州、景泰、民勤、武威等地。

蜕下的皮膜（蛇蜕）：甘、咸，平。祛风，定惊，退翳，止痒，解毒，消肿。

玉斑锦蛇 *Elaphe mandarina*（Cantor）

甘肃分布：文县、武都、康县等地。

全体（黄颔蛇）：苦、辛，平。搜风除湿，解毒杀虫，定惊止搐。

蜕下的皮膜（蛇蜕）：祛风，解毒，杀虫，明目。

紫灰锦蛇 *Elaphe porphyracea*（Cantor）

甘肃分布：文县、天水等地。

全体（黄颔蛇）：苦、辛，平。搜风除湿，解毒杀虫，定惊止搐。

蜕下的皮膜（蛇蜕）：祛风，解毒，杀虫，明目。

赤峰锦蛇 *Elaphe anomala*（Boulenger）

甘肃分布：合水子午岭。

翠青蛇 *Cyclophiops major*（Günther）

甘肃分布：文县、康县等地。

全体（黄颔蛇）：苦、辛，平。搜风除湿，解毒杀虫，定惊止搐。

蜕下的皮膜（蛇蜕）：祛风，解毒，杀虫，明目。

黄脊游蛇 *Coluber spinalis*（Peters）

甘肃分布：庆阳、平凉、天水、陇南、景泰、兰州、武威等地。

全体（白线蛇）：甘、咸，温。祛风除湿，止痛。

赤链蛇 *Dinodon rufozonatum*（Cantor）

甘肃分布：文县、徽县、成县等地。

全体：甘，凉。祛风止痛，解毒敛疮。

乌梢蛇 *Zaocys dhumnades*（Cantor）

甘肃分布：陇南、天水等地。

全体：甘，平。祛风，通络，止痉。

皮：解毒，祛翳。

卵：祛风。

双全白环蛇 *Lycodon fasciatus*（Anderson）

甘肃分布：天水、徽县、华亭关山等地。

蜕下的皮膜（蛇蜕）：甘、咸，平。祛风，定惊，退翳，杀虫，解毒。

黑背白环蛇 *Lycodon ruhstrati*（Fisher）

甘肃分布：徽县等地。

蜕下的皮膜（蛇蜕）：甘、咸，平。祛风，定惊，退翳，杀虫，解毒。

华游蛇 *Sinonatrix percarinata*（Bourenger）

甘肃分布：文县、康县等地。

全体（黄颔蛇）：苦、辛，平。搜风除湿，解毒杀虫，定惊止搐。

蜕下的皮膜（蛇蜕）：祛风，解毒，杀虫，明目。

颈槽游蛇 *Rhabdophis nuchalis*（Bourenger）

甘肃分布：文县、武都、徽县、成县、天

水等地。

全体(黄颔蛇)：苦、辛，平。搜风除湿，解毒杀虫，定惊止搐。

蜕下的皮膜(蛇蜕)：祛风，解毒，杀虫，明目。

虎斑颈槽蛇 *Rhabdophis tigrinus*（Bore）

甘肃分布：陇南、天水、陇东、兰州等地。

全体(黄颔蛇)：苦、辛，平。搜风除湿，解毒杀虫，定惊止搐。

蜕下的皮膜(蛇蜕)：祛风，解毒，杀虫，明目。

锈链腹链蛇 *Amphiesma craspedogaster*（Boulenger）

甘肃分布：文县等地。

全体(黄颔蛇)：苦、辛，平。搜风除湿，解毒杀虫，定惊止搐。

蜕下的皮膜(蛇蜕)：祛风，解毒，杀虫，明目。

斜鳞蛇 *Pseudoxenodon macrops*（Blyth）

甘肃分布：文县、天水、徽县等地。

全体(黄颔蛇)：苦、辛，平。搜风除湿，解毒杀虫，定惊止搐。

蜕下的皮膜(蛇蜕)：祛风，解毒，杀虫，明目。

蝰科 Viperidae

白头蝰 *Azemiops kharini* Boulenger

甘肃分布：陇南南部山地。

除去内脏的全体：祛风止痛。

短尾蝮 *Gloydius brevicaudus*（Stejneger）

甘肃分布：文县、徽县、天水、武山、兰州、陇东、子午岭等地。

除去内脏的全体(蝮蛇)：甘，温。有毒。祛风，镇痛，解毒，下乳。

毒腺分泌物的干燥结晶(蝮蛇毒)：凝血。

胆(蛇胆)：苦、微甘，寒。清肺，凉肝，明目，解毒。

中介蝮 *Gloydius intermedius*（Strauch）

甘肃分布：武威、敦煌、子午岭等地。

除去内脏的全体(蝮蛇)：甘，温。有毒。祛风，镇痛，解毒，下乳。

高原蝮 *Gloydius strauchii*（Bedriaga）

甘肃分布：兰州、天水、武山、华亭关山等地。

除去内脏的全体(蝮蛇)：甘，温。有毒。祛风，镇痛，解毒，下乳。

毒腺分泌物的干燥结晶(蝮蛇毒)：凝血。

竹叶青 *Viridovipera stejnegeri*（Schmidt）

甘肃分布：文县、武山等地。

全体：甘、咸，温。有毒。祛风止痛，解毒消肿。

白唇竹叶青 *Cryptelytrops albolabris*（Gray）

甘肃分布：陇南山地。

全体(竹叶青)：甘、咸，温。有毒。祛风止痛。

菜花原矛头蝮 *Protobothrops jerdonii*（Gunther）

甘肃分布：文县、武都、康县、徽县、天水、武山等地。

全体(烙铁头蛇)：祛风止痛。

原矛头蝮 *Protobothrops mucrosquamatus*（Cantor）

甘肃分布：文县、天水、康县、徽县、兰州等地。

全体(山烙铁头蛇)：祛风止痛。

山烙铁头蛇 *Ovophis monticola*（Gunther）

甘肃分布：陇南南部山地。

全体(山烙铁头蛇)：祛风止痛。

鸊鷉科 Podicipedidae

小鸊鷉 *Podiceps ruficollis*（Pallas）

甘肃分布：省内各地均有分布。

肉或全体(鸊鷉)：甘，平。补中益气，缩尿固脱，收敛止痢。

脂肪：主治耳聋。

鹈鹕科 Pelecanidae

白鹈鹕 *Pelecanus onocrotalus* Linnaeus

保护等级：《国家重点保护野生动物名录》一级。

甘肃分布：阿克塞、河西走廊、平凉等地。

脂肪：咸，温。清热解毒，祛风通络，透

经络，通耳聋。

嘴：咸，平。治赤白久痢成疳。

毛皮：治反胃吐食。

鸬鹚科 Phalacrocoracidae

普通鸬鹚 Phalacrocorax carbo Linnaeus

甘肃分布：兰州、河西走廊、苏干湖、甘南、玛曲黄河干流、陇东、陇南、天水等地。

鲜肉：酸、咸，冷。微毒。利水消肿，截疟。

骨或翅膀：利咽，化骨鲠，去面斑。

涎水：化痰止咳。

羽毛：利尿消肿。

嗉囊：利咽消肿。

喉部：下气、化骨鲠。

胃部：健脾理气。

鹭科 Ardeidae

池鹭 Ardeola bacchus（Bonaparte）

甘肃分布：陇南、天水、陇东、兰州等地。

肉：咸，平。补益脾气，解毒。

白鹭 Egretta garzetta（Linnaeus）

甘肃分布：省内各地均有分布。

肉：咸，平。补益脾气，解毒。

大白鹭 Egretta alba（Linnaeus）

甘肃分布：省内各地均有分布。

肉：咸，平。补益脾气，解毒。

牛背鹭 Bubulcus ibis（Linnaeus）

甘肃分布：兰州、阿克塞、甘南、陇南、天水、陇东等地。

肉：益气解毒。

苍鹭 Ardea cinerea Linnaeus

甘肃分布：省内各地均有分布。

肉：益气解毒。

草鹭 Ardea purpurea manilensis Meyen

甘肃分布：兰州、民勤、阿克塞、庆阳等地。

肉：益气解毒。

绿鹭 Butorides striatus Linnaeus

甘肃分布：天水、文县、康县、兰州等地。

肉：益气解毒。

夜鹭 Nycticorax nycticorax Linnaeus

甘肃分布：阿克塞、河西走廊、天水、陇南、平凉、庆阳等地。

肉：益气解毒。

黄斑苇鸻 Ixobrychus sinensis Gmelin

甘肃分布：高台、兰州、靖远、永靖、张掖、庆阳等地。

肉：益气解毒。

大麻鸻 Botaurus stellaris Linseus

甘肃分布：兰州、永靖、高台、张掖、文县、庆阳等地。

肉：益气解毒。

鹮科 Threskiorothidae

白琵鹭 Platalea leucorodia（Linnaeus）

保护等级：《国家重点保护野生动物名录》二级。

甘肃分布：兰州、河西走廊、庆阳等地。

肉：益气解毒。

鸭科 Anatidae

豆雁 Anser fabalis（Latham）

甘肃分布：迁徙或越冬期间见于省内大部分地区。

肉：甘，平。祛风，壮筋骨。

灰雁 Anser anser（Linnaeus）

甘肃分布：卓尼、碌曲、玛曲、天祝、武威、张掖、酒泉等地。

肉：甘，平。祛风，壮筋骨。

斑头雁 Anser indicus（Latham）

甘肃分布：卓尼、碌曲等地。

肉：甘，平。祛风，壮筋骨。

家鹅 Anser cygnoides domestica（Brisson）

甘肃分布：全省各地均有分布。

肉：甘，平。益气补虚，和胃止渴。

砂囊内壁（鹅内金）：健脾，消食，止痢，涩精止遗。

血：咸，平。微毒。解毒，散血，消坚。

毛：解毒消肿，收湿敛疮。

胆：苦，寒。清热解毒，杀虫。

唾液：软坚散结。

含尾脂腺的肉（鹅臎）：治聤耳及耳聋，手足皲裂。

脂肪(白鹅膏)：甘，凉。润皮肤，消痈肿。

卵壳(鹅蛋壳)：拔毒排脓、理气止痛。

喉管：清肺热。

胫骨：主治狂犬咬伤。

卵(鹅蛋)：补五脏，补中气。

鹅掌：补气益血。

掌上黄皮(掌上皮)：收湿敛疮。

大天鹅 *Cygnus cygnus*（Linnaeus）

保护等级：《国家重点保护野生动物名录》二级。

甘肃分布：陇南、天水、庆阳、阿克塞、靖远、玛曲等地。

羽毛(鹄绒毛)：止血。

胆囊：清热解毒，消肿止痛。

脂肪(鹄油)：甘，平。消痈肿，解毒敛疮。

肉：甘，平。益气力，利脏腑。

小天鹅 *Cygnus columbianus*（Ord）

保护等级：《国家重点保护野生动物名录》二级。

甘肃分布：河西走廊、黑河流域等地。

羽毛(鹄绒毛)：止血。

胆囊：清热解毒，消肿止痛。

脂肪(鹄油)：甘，平。消痈肿，解毒敛疮。

肉：甘，平。益气力，利脏腑。

疣鼻天鹅 *Cygnus olor*（Gmelin）

保护等级：《国家重点保护野生动物名录》二级。

甘肃分布：张掖、西北部弱水等地。

羽毛：止血。

胆汁：清热解毒，消肿止痛。

赤麻鸭 *Tadorna ferruginea*（Pallas）

甘肃分布：省内广泛分布，数量丰富。

肉(黄鸭)：甘，温。补中益气，补肾壮阳，祛风除湿，解毒。

胆囊：苦，凉。清热。

绿头鸭 *Anas platyrhynchos*（Linnnaeus）

甘肃分布：省内各地均有分布。

肉(凫肉)：甘，凉。补中益气，消食和胃，利水，解毒。

鸳鸯 *Aix galericulata*（Linnnaeus）

保护等级：《国家重点保护野生动物名录》二级。

甘肃分布：陇南、天水、陇东、兰州等地。

肉：咸，平。清热解毒，止血，杀虫。

普通秋沙鸭 *Mergus merganser*（Linnnaeus）

保护等级：《国家重点保护野生动物名录》二级。

甘肃分布：兰州、陇东、河西走廊等地。

肉和骨(秋沙鸭)：甘、咸，平。滋养强壮，利水消肿。肉可清热镇痉；骨可解毒。

脑：滋补健脑。

胆囊：清热解毒，利胆。

红胸秋沙鸭 *Mergus serrator* Linnaeus

甘肃分布：省内西北部地区。

肉和骨(秋沙鸭)：甘、咸，平。滋养强壮，利水消肿。肉可清热镇痉；骨可解毒。

斑头秋沙鸭 *Mergellus albellus* Linnaeus

保护等级：《国家重点保护野生动物名录》二级。

甘肃分布：兰州等地。

肉和骨(秋沙鸭)：甘、咸，平。滋养强壮，利水消肿。肉可清热镇痉；骨可解毒。

绿翅鸭 *Anas crecca*（Linnnaeus）

甘肃分布：省内各地均有分布。

肉(凫肉)：甘，凉。补中益气，消食和胃，利水，解毒。

家鸭 *Anas platyrhynchos domestica*（Linnnaeus）

甘肃分布：为人工饲养种类，全省各地均有养殖。

血：咸，寒。补血，解毒。

肉：甘、咸，平。滋阴养胃，利水消肿。

头：利水消肿。

胆囊：苦、辛，寒。清热解毒。

卵：甘，凉。滋阴，清肺，平肝、止泻。

毛：清热解毒。

脂肪：软坚散结，利水消肿。

砂囊的角质内壁(鸭肫衣)：甘，平。消食化积、化骨鲠。

用石灰、草灰、盐等腌制的鸭蛋(变蛋):
清热,止咳,消肿,止痛,醒酒。

斑嘴鸭 *Anas poecilorhyncha* (Forster)

甘肃分布:全省广泛分布。

肉(凫肉):甘,凉。补中益气,消食和胃,
利水,解毒。

针尾鸭 *Anas acuta* Linnaeus

甘肃分布:兰州、玛曲等地。

肉(凫肉):甘,凉。补中益气,消食和胃,
利水,解毒。

鹰科 Accipitridae

鸢 *Milvus migrans* (Gmelin)

甘肃分布:省内各地均有分布。

脚爪:咸,温。有小毒。清热镇惊。

焙干的脑髓:解毒止痛。

骨:活血止痛。

胆:清热解毒。

肉:甘、微咸,温。补肝肾,强筋骨。

油脂:解毒。

苍鹰 *Accipiter gentilis* (Linnaeus)

保护等级:《国家重点保护野生动物名录》
二级。

甘肃分布:省内各地均有分布(冬季)。

骨骼:辛、咸,温。祛风湿,续筋骨。

肉:滋补气血。

鹰头:滋阴熄风。

眼睛:明目退翳。

嘴爪:清热解毒。

吐毛(胃中吐出的毛团):健脾和胃。

雀鹰 *Accipiter nisus* (Linnaeus)

甘肃分布:省内各地均有分布。

骨骼:辛、咸,温。祛风湿,续筋骨。

肉:滋补气血。

鹰头:滋阴熄风。

眼睛:明目退翳。

嘴爪:清热解毒。

吐毛(胃中吐出的毛团):健脾和胃。

松雀鹰 *Accipiter virgatus* (Temminck)

保护等级:《国家重点保护野生动物名录》
二级。

甘肃分布:省内大部分地区有分布。

骨骼:辛、咸,温。祛风湿,续筋骨。

肉:滋补气血。

鹰头:滋阴熄风。

眼睛:明目退翳。

嘴爪:清热解毒。

吐毛(胃中吐出的毛团):健脾和胃。

日本松雀鹰 *Accipiter gularis* (Temminck et Schlegel)

保护等级:《国家重点保护野生动物名录》
二级。

甘肃分布:陇南、天水、陇东等地。

骨骼:辛、咸,温。祛风湿,续筋骨。

肉:滋补气血。

鹰头:滋阴熄风。

眼睛:明目退翳。

嘴爪:清热解毒。

吐毛(胃中吐出的毛团):健脾和胃。

白尾鹞 *Circus cyaneus* (Linnaeus)

保护等级:《国家重点保护野生动物名录》
二级。

甘肃分布:河西走廊天祝、武威、张掖、
酒泉、甘南、陇南、天水等地。

头(鹞头):咸,平。祛风,定惊。

骨骼:辛、咸,温。祛风湿,续筋骨。

肉:滋补气血。

眼睛:明目退翳。

嘴爪:清热解毒。

吐毛(胃中吐出的毛团):健脾和胃。

大鵟 *Buteo hemilasius* (Temminck et Schlegel)

甘肃分布:阿克塞、河西走廊、甘南、陇
南、天水、陇东、兰州等地。

骨骼:辛、咸,温。祛风湿,续筋骨。

肉:滋补,消肿。

羽毛:止血。

普通鵟 *Buteo buteo* (Linnaeus)

甘肃分布:庆阳、平凉、天水、陇南、兰
州、甘南、天祝、敦煌、肃北、阿克塞等地。

骨骼：辛、咸，温。祛风湿，续筋骨。

肉：滋补，消肿。

羽毛：止血。

粪便：解毒拔脓。

卵：解毒消肿。

金雕 *Aquila chrysaetos*（Linnaeus）

保护等级:《国家重点保护野生动物名录》一级。

甘肃分布：省内大部分地区有分布，数量稀少。

骨骼：活血止痛。

肉：壮筋骨，益气力。

玉带海雕 *Haliaeetus leucoryphus*（Pallas）

保护等级:《国家重点保护野生动物名录》一级。

甘肃分布：阿克塞、兰州、天水、武威、天祝、庆阳等地。

肉：镇静安神。

白尾海雕 *Haliaeetus albicilla*（Linnaeus）

保护等级:《国家重点保护野生动物名录》一级。

甘肃分布：阿克塞、敦煌、武威、玉门、甘南、天水、合水、子午岭等地。

肉：镇静安神。

秃鹫 *Aegypius monachus*（Linnaeus）

保护等级:《国家重点保护野生动物名录》一级。

甘肃分布：阿克塞、肃南、肃北、民乐、山丹、武威、天祝、兰州、甘南、庆阳子午岭等地。

肉及骨骼：酸、咸，平。肉滋阴补虚。骨软坚散结。

喉头：健脾胃。

心脏：清心补脑。

眼睛：明目退翳。

胃：攻坚破结、提升胃温。

胆汁：清肝明目。

胡兀鹫 *Gypaetus barbatus*（Linnaeus）

甘肃分布：甘南、兰州及祁连山等地。

肉及骨骼：酸、咸，平。肉滋阴补虚。骨软坚散结。

喉头：健脾胃。

心脏：清心补脑。

眼睛：明目退翳。

胃：攻坚破结，提升胃温。

胆汁：清肝明目。

白肩雕 *Aquila heliaca*（Savigny）

保护等级:《国家重点保护野生动物名录》一级。

甘肃分布：兰州、阿克塞、临夏、康乐、和政等地。

骨骼：活血止痛。

草原雕 *Aquila rapax*（Temminck）

保护等级:《国家重点保护野生动物名录》一级。

甘肃分布：阿克塞、山丹、肃南、河西走廊、甘南、兰州、文县、平凉、天水、武山等地。

肉：镇静安神。

鹗科 Pandionidae

鹗 *Pandion haliaetus*（Linnaeus）

保护等级:《国家重点保护野生动物名录》二级。

甘肃分布：阿克塞、瓜州、民勤、敦煌、高台、兰州、靖远、张掖、宕昌、武都、文县等地。

骨骼：续筋接骨，消肿止痛。

雉科 Phasianidae

家鸡 *Gallus gallus domesticus*（Brisson）

甘肃分布：省内各地均有养殖。

胃内壁(鸡内金)：甘，平。健胃消食，涩精止遗，化坚消石，通经脉。

孵鸡后的蛋壳内干燥卵膜(凤凰衣)：淡，平。养阴，清肺，消口疮，疗骨折。

胆：苦，寒。清热，解毒，清肺止咳，祛痰，明目。

头：甘，温。补益肝肾，通络活血。

肉：甘，温。温中，益气，补精，填髓。

血：咸，平。祛风，活血，通络。

肝：甘，微温。补肝肾，明目。

肠：涩精止遗。

卵(鸡蛋)：甘，平。滋阴润燥，养血安胎。

新鲜鸡卵打开取清(鸡蛋清)：润肺利咽，清热解毒。

新鲜鸡卵打开取黄(鸡蛋黄)：甘，平。滋阴润燥，养血熄风。

鸡蛋煮熟，取黄，放勺中加热至黑色所得油脂(卵黄油)：消肿止痛，敛疮生肌。

卵壳：消食，舒筋，止血，明目。

嗉囊(鸡嗉)：甘，平。调气解毒。

翅羽(鸡翮羽)：破瘀消肿，祛风。

雄鸡唾液：解虫毒。

乌骨鸡 Gallus gallus domesticus（Brisson）

甘肃分布：省内各地均有养殖。

去毛及内脏的全体：甘，平。补肝肾，益气补血，退虚热，调经止带，祛风。

淡腹雪鸡 Tetraogallus tibetanus（Gould）

甘肃分布：祁连山、冷龙岭、甘南等地。

肉(雪鸡)：甘，温。滋补强壮，镇静解毒。

羽毛：主治癫痫及狂犬病。

暗腹雪鸡 Tetraogallus himalayensis（Gray）

保护等级：《国家重点保护野生动物名录》二级。

甘肃分布：阿克塞、肃南、肃北、民乐、山丹、天祝等地。

肉(雪鸡)：甘，温。滋补强壮，镇静解毒。

羽毛：主治癫痫及狂犬病。

鹌鹑 Coturnix coturnix（Linnaeus）

甘肃分布：省内为迁徙过路鸟，偶见于庆阳等地。省内多地有人工养殖。

肉：甘，平。益中气，壮筋骨，止泻，止痢，止咳。

卵：补虚，健胃。

灰胸竹鸡 Bambusicola thoracica（Temminck）

甘肃分布：文县等地。

去毛及内脏的全体(竹鸡)：甘，平。补中益气，杀虫，解毒。

雉鸡 Phasianus colchicus（Linnaeus）

甘肃分布：省内各地均有分布，数量较多。

肉：甘、酸，温。补中益气，止泻涩尿。

脑：化瘀敛疮。

肝：健脾胃。

尾羽、鸡头：清热解毒。

白冠长尾雉 Syrmaticus reevesii（J. E. Gray）

保护等级：《国家重点保护野生动物名录》一级。

甘肃分布：康县等地。

肉(鹖雉)：甘，平。有小毒。补中益气，止咳平喘。

红腹锦鸡 Chrysolophus pictus（Linnaeus）

保护等级：《国家重点保护野生动物名录》二级。

甘肃分布：甘南、陇南、天水、定西、华亭关山、庆阳子午岭等地。

肉(鹫雉)：甘，温。微毒。温中补虚，益肝和血。

斑翅山鹑 Perdix dauuricae（Pallas）

甘肃分布：省内大部分地区有分布。

肉：滋补，敛疮生肌。

三趾鹑科 Turnicidae

黄脚三趾鹑 Turnix tanki Blyth

甘肃分布：陇东子午岭、甘南合作等地。

肉(鹦)：甘，平。无毒。补中益气，清热解毒。

鹤科 Gruidae

黑颈鹤 Grus nigricollis（Przevalski）

甘肃分布：甘南玛曲、碌曲尕海等地。

骨骼：咸，平。利尿通淋，解热。

肉：解热。

蓑羽鹤 Anthropoides virgo（Linnaeus）

保护等级：《国家重点保护野生动物名录》二级。

甘肃分布：兰州附近的榆中等地。

油脂：舒筋活血。

灰鹤 Grus grus（Linnaeus）

保护等级：《国家重点保护野生动物名录》

二级。

　　甘肃分布：省内几遍全境，部分在陇南武都越冬。

　　肉：咸，平。益气。

　　骨骼：辛、咸，温。补益，除痹，壮骨，解毒。

秧鸡科 Rallidae

普通秧鸡 Rallus aquaticus Linnaeus

　　甘肃分布：陇东、天水、陇南武都、兰州、河西走廊等地。

　　去内脏与羽毛的全体（秧鸡）：甘，温。杀虫解毒，补中益气。

黑水鸡 Gallinula chloropus（Linnaeus）

　　甘肃分布：庆阳、平凉、天水、甘南碌曲、兰州、河西走廊、酒泉等地。

　　肉：滋补强壮，补肾助阳，开胃。

鸨科 Otidae

大鸨 Otis tarda Linnaeus

　　保护等级：《国家重点保护野生动物名录》一级。

　　甘肃分布：陇东、兰州、河西走廊等地。

　　脂肪：甘，平。补肾壮阳，解毒益气，润泽肌肤。

　　肉：甘，平。益气补虚，祛风蠲痹。

鹬科 Scolopacidae

白腰草鹬 Tringa ochropus Linnaeus

　　甘肃分布：春秋迁徙途径河西走廊、兰州、天水、武都、庆阳等地，在天水为冬候鸟。

　　肉：甘，温。滋养补虚，强胃健脾，益精明目。

红脚鹬 Tringa totanus（Linnaeus）

　　甘肃分布：甘南、兰州、庆阳、平凉、天水、武都等地。

　　肉：甘，温。滋养补虚，强胃健脾，益精明目。

大杓鹬 Numenius madagascariensis（Linnaeus）

　　保护等级：《国家重点保护野生动物名录》二级。

　　甘肃分布：兰州等地。

　　肉：甘，温。滋养补虚，强胃健脾，益精明目。

鸥科 Laridae

红嘴鸥 Larus ridibundus Linnaeus

　　甘肃分布：兰州、民勤、高台、张掖、敦煌、庆阳等地。

　　肉：甘，寒。养阴润燥，除烦止渴。

普通燕鸥 Sterna hirundo Linnaeus

　　甘肃分布：兰州、甘南、金塔、玉门、张掖、庆阳等地。

　　肉：甘，寒。养阴润燥，除烦止渴。

沙鸡科 Pterocididae

毛腿沙鸡 Syrrhaptes paradoxus（Pallas）

　　甘肃分布：环县、合水、兰州、河西等地。

　　去毛及内脏的全体（突厥雀）：甘，热。补虚暖中。

鸠鸽科 Columbidae

家鸽 Columba livia domestica Gmelin

　　甘肃分布：全省各地均有分布，人工养殖较多。

　　肉：咸，平。滋肾益气，祛风解毒，和血调经，止痛。

　　血：解诸药、百蛊毒。

　　卵：甘、咸，平。补肾益气，解毒，预防麻疹。

原鸽 Columba livia Gmelin

　　甘肃分布：河西等地。

　　肉：咸，平。滋肾益气，祛风解毒，和血调经，止痛。

　　血：解诸药、百蛊毒。

　　卵：甘、咸，平。补肾益气，解毒，预防麻疹。

岩鸽 Columba rupestris Pallas

　　甘肃分布：省内大部分地区有分布，以中东部地区数量较多。

　　肉：咸，平。滋肾益气，祛风解毒，和血调经，止痛。

血：解诸药、百蛊毒。

卵：甘、咸，平。补肾益气，解毒，预防麻疹。

斑林鸽 Columba hodgsonii（Vigors）

甘肃分布：宕昌、文县、舟曲、临潭、关山等地。

肉：咸，平。滋肾益气，祛风解毒，和血调经，止痛。

山斑鸠 Streptopelia orientalis（Latham）

甘肃分布：陇东、平凉、定西、兰州、天水、甘南、陇南、河西走廊等地。

肉（斑鸠）：甘，平。补肾，明目，益气，强壮筋骨。

血：清热解毒，活血化瘀。

灰斑鸠 Streptopelia decaocto（Frivaldszky）

甘肃分布：省内除河西走廊、阿克塞、肃北、肃南、少林地带外均有分布。

肉（斑鸠）：甘，平。补肾，明目，益气，强壮筋骨。

血：清热解毒，活血化瘀。

珠颈斑鸠 Streptopelia chinensis（Scopoli）

甘肃分布：全省各地均有分布，以中部和东南部较多。

肉（斑鸠）：甘，平。补肾，明目，益气，强壮筋骨。

血：清热解毒，活血化瘀。

火斑鸠 Oenopopelia tranquebarica（Hermann）

甘肃分布：庆阳、平凉、天水、陇南、兰州、甘南等地。

肉（斑鸠）：甘，平。补肾，明目，益气，强壮筋骨。

血：清热解毒，活血化瘀。

红翅绿鸠 Treron sieboldii（Temminck）

甘肃分布：武都等地。

肉（斑鸠）：甘，平。补肾，明目，益气，强壮筋骨。

血：清热解毒，活血化瘀。

杜鹃科 Cuculidae

大杜鹃 Cuculus canorus Linnaeus

甘肃分布：除高寒地区外全省均有分布。

去毛及内脏全体：甘，平。消瘰，通便，镇咳，安神。

四声杜鹃 Cuculus micropterus Gould

甘肃分布：庆阳、平凉、天水、武都、兰州、河西走廊东段等地。

去毛及内脏全体：甘，平。消瘰，通便，镇咳，安神。

中杜鹃 Cuculus saturatus Blyth

甘肃分布：平凉关山等地。

去毛及内脏全体：甘，平。消瘰，通便，镇咳，安神。

小杜鹃 Cuculus poliocephalus Latham

甘肃分布：武山以南到武都、文县等地。

去毛及内脏全体：甘，平。滋养补虚，活血止痛，解毒杀虫。

鹰鹃 Cuculus sparverioides Vigors

甘肃分布：康县、文县、武都、华亭关山、庆阳子午岭等地。

去毛及内脏全体：甘，平。消瘰，通便，镇咳，安神。

鸱鸮科 Strigidae

雕鸮 Bubo bubo Linnaeus

保护等级：《国家重点保护野生动物名录》二级。

甘肃分布：天水、武山、兰州、武都、甘南、陇东、西部祁连山等地。

去毛及内脏全体（猫头鹰）：咸、酸，平。解毒，定惊，祛风湿。

领角鸮 Otus bakkamoena Pennant

保护等级：《国家重点保护野生动物名录》二级。

甘肃分布：陇东、天水、陇南等地。

去毛及内脏全体：酸、微咸，寒。滋阴补虚，祛风，定惊，解毒。

领鸺鹠 Glaucidium brodiei（Burton）

保护等级：《国家重点保护野生动物名录》二级。

甘肃分布：陇东、天水、陇南等地。

肉：解毒，定惊。

斑头鸺鹠 *Glaucidium cuculoides*（Vigors）

保护等级:《国家重点保护野生动物名录》二级。

甘肃分布:陇东、天水、文县、武山等地。

肉:甘,温。理气,镇惊,解毒,祛风止痛。

红角鸮 *Otus scops*（Linnaeus）

保护等级:《国家重点保护野生动物名录》二级。

甘肃分布:陇东、天水、陇南等地。

全体(鸱鸺):酸、咸,寒。有小毒。祛风,解毒,定惊,滋阴补虚。

鹰鸮 *Ninox scutulata*（Raffles）

保护等级:《国家重点保护野生动物名录》二级。

甘肃分布:陇南康县、文县等地。

去毛及内脏全体(猫头鹰):咸、酸,平。解毒,定惊,祛风湿。

纵纹腹小鸮 *Athene noctua*（Scopoli）

保护等级:《国家重点保护野生动物名录》二级。

甘肃分布:河西走廊、祁连山东段、甘南、兰州、武山、庆阳、平凉等地。

肉(鸮):甘,温。理气,镇惊,解毒,祛风止痛。

长耳鸮 *Asio otus*（Linnaeus）

保护等级:《国家重点保护野生动物名录》二级。

甘肃分布:陇东、天水、陇南、兰州等地。

去毛及内脏全体(猫头鹰):咸、酸,平。解毒,定惊,祛风湿。

短耳鸮 *Asio flammeus*（Pontoppidan）

保护等级:《国家重点保护野生动物名录》二级。

甘肃分布:陇东、甘南、文县、河西走廊、张掖等地。

去毛及内脏全体(猫头鹰):咸、酸,平。解毒,定惊,祛风湿。

灰林鸮 *Strix aluco* Linnaeus

保护等级:《国家重点保护野生动物名录》二级。

甘肃分布:庆阳子午岭、武山至陇南、文县等地。

去毛及内脏全体(猫头鹰):咸、酸,平。解毒,定惊,祛风湿。

夜鹰科 Caprimulgidae

普通夜鹰 *Caprimulgus indicus*（Latham）

甘肃分布:武山、天祝、文县、庆阳子午岭等地。

脂肪及肉:滋补,调经。

欧夜鹰 *Caprimulgus europaeus* Linnaeus

甘肃分布:乌鞘岭以西广大地区分布。

脂肪及肉:滋补,调经。

雨燕科 Apodidae

白腰雨燕 *Apus pacificus*（Latham）

甘肃分布:兰州、陇东、陇南、天水、陇中、河西走廊等地。

去羽毛的全体(楼燕):养阴润燥,补中益气。

楼燕 *Apus apus* Linnaeus

甘肃分布:全省各地均有分布。

去羽毛的全体:养阴润燥,补中益气。

翠鸟科 Alcedinidae

普通翠鸟 *Alcedo atthis*（Linnaeus）

甘肃分布:庆阳、平凉、兰州、武山、康县、文县等地。

去毛及内脏的全体(鱼狗):咸,平。止痛,解毒,定喘,通淋。

冠鱼狗 *Ceryle lugubris*（Temminck）

甘肃分布:陇东、天水、陇南等地。

肉(冠鱼狗):解毒通淋。

蓝翡翠 *Halcyon pileata*（Boddaert）

甘肃分布:庆阳、平凉、天水、陇南等地。

肉:甘,平。利小便,通淋,解毒。

戴胜科 Upupidae

戴胜 *Upupa epops* Linnaeus

甘肃分布:陇东、陇南、天水、兰州、武山、临洮、天祝、碌曲、阿克塞等地。

去毛及内脏的全体:平肝熄风,安神镇静。

斑啄木鸟 *Dendrocopos major*（Linnaeus）

甘肃分布：省内大部分地区均有分布。

全体(啄木鸟)：甘、酸，平。滋养补虚，消肿止痛，平肝，开郁。

星头啄木鸟 *Dendrocopos canicapillus*（Blyth）

甘肃分布：陇东、天水、陇南等地。

全体(啄木鸟)：甘、酸，平。滋养补虚，消肿止痛，平肝，开郁。

黑枕绿啄木鸟 *Picus canus* Gmelin

省内分布：省内为广布种。

全体(啄木鸟)：甘、酸，平。滋养补虚，消肿止痛，平肝，开郁。

蚁䴕 *Iynx torquilla* Linnaeus

甘肃分布：庆阳、定西、临洮、兰州、文县、祁连山等地。

去毛及内脏全体：甘，平。滋养补虚，解毒止痛。

赤胸啄木鸟 *Dendrocopos cathpharius*（Blyth）

甘肃分布：文县、康县等地。

全体(啄木鸟)：甘、酸，平。滋养补虚，消肿止痛，平肝，开郁。

百灵科 Alaudidae

云雀 *Alauda arvensis* Linnaeus

保护等级:《国家重点保护野生动物名录》二级。

甘肃分布：兰州、天祝、山丹、肃南、陇东、甘南等地。

去毛及内脏的全体：甘、酸，平。解毒，涩尿。

脑：滋补壮阳。

小云雀 *Alauda gulgula* Franklin

甘肃分布：兰州、天水、天祝、甘南等地。

去毛及内脏的全体(云雀)：甘、酸，平。解毒，涩尿。

燕科 Hirundinidae

家燕 *Hirundo rustica* Linnaeus

甘肃分布：全省大部分地区有分布。

泥巢(燕窝泥)：咸，寒。清热解毒，祛风止痒。

金腰燕 *Hirundo daurica* Linnaeus

甘肃分布：夏季和秋季分布几遍全省。

泥巢(燕窝泥)：咸，寒。清热解毒，祛风止痒。

卵(胡燕卵)：利水。

灰沙燕 *Riparia riparia*（Linnaeus）

甘肃分布：文县、舟曲、玛曲、兰州、天水、陇东等地。

去毛及内脏的全体：甘、凉。清热解毒，活血消肿。

燕粪：治腹泻，痢疾。

燕肺：治肺脓肿。

泥巢(燕窝泥)：咸，寒。清热解毒，祛风止痒。

毛脚燕 *Delichon urbica*（Linnaeus）

甘肃分布：天水、天祝、武威、甘南郎木寺、康县、文县、舟曲等地。

全体：甘、辛，平。祛风湿，止痹。

黄鹂科 Oriolidae

黑枕黄鹂 *Oriolus chinensis* Linnaeus

甘肃分布：庆阳、平凉、天水、武山、徽县、两当、康县、武都、文县等地。

去毛及内脏的全体：甘，温。补中益气，疏肝解郁。

椋鸟科 Sturnidae

八哥 *Acridotheres cristatellus*（Linnaeus）

甘肃分布：文县、康县等地。

去毛及内脏的全体(鸲鹆)：甘，平。下气，止血。

灰椋鸟 *Sturnus cineraceus* Temminck

甘肃分布：省内为广布种，夏时见于庆阳、平凉、天水、河西走廊、文县、舟曲等地。

去毛及内脏的全体(灰札子)：酸，寒。收敛固涩，益气养阴。

鸦科 Corvidae

喜鹊 *Pica pica*（Linnaeus）

甘肃分布：广泛分布于省内各地。

全体：甘，寒。清热散结，补虚，通淋，

止渴。

星鸦 *Nucifraga caryocatactes*（Linnaeus）

甘肃分布：天水、武山、榆中、甘南、迭部、舟曲、康县、文县等地。

肉：滋阴补虚。

红嘴山鸦 *Pyrrhocorax pyrrhocorax*（Linnaeus）

甘肃分布：省内为广布种，而以陇东、中部黄土高原、甘南、河西走廊为多。

肉：甘，凉。滋养补虚，清肺定喘。

达乌里寒鸦 *Corvus dauuricus* Pallas

甘肃分布：庆阳、平凉、天水、武山、兰州、临洮、张掖、酒泉、肃南、卓尼、文县等地。

肉：酸、咸，平。滋养补虚。

秃鼻乌鸦 *Corvus frugilegus* Linnaeus

甘肃分布：从陇东经兰州到河西走廊、向南到文县等地。

肉：酸、涩，平。祛风定痛，滋养补虚，止血。

翅羽：活血，破瘀。

大嘴乌鸦 *Corvus macrorhynchus* Wagler

甘肃分布：陇南、天水、陇东、中部黄土高原、河西走廊、甘南等地。

肉：酸、涩，平。祛风定痛，滋养补虚，止血。

翅羽：活血，破瘀。

小嘴乌鸦 *Corvus corone*（Linnaeus）

甘肃分布：自陇东至河西走廊、自靖远至甘南、玛曲、陇南文县等地。

肉：酸、涩，平。祛风定痛，滋养补虚，止血。

白颈鸦 *Corvus torquatus* Lesson

甘肃分布：陇南山区等地。

肉：酸、涩，平。祛风定痛，滋养补虚，止血。

渡鸦 *Corvus corax* Linnaeus

甘肃分布：舟曲、兰州、永靖、武威、张掖、酒泉等地。

肉：酸、涩，平。祛风定痛，滋养补虚，止血。

河乌科 Cinclidae

河乌 *Cinclus cinclus*（Linnaeus）

甘肃分布：榆中、天祝、临潭、宕昌、肃南、文县、舟曲等地。

肉：清热解毒，消肿散结。

褐河乌 *Cinclus pallasii* Temminck

甘肃分布：庆阳、榆中、天祝、临潭、宕昌、肃南、文县、舟曲等地。

肉：清热解毒，消肿散结。

鹪鹩科 Troglodytidae

鹪鹩 *Troglodytes troglodytes*（Linnaeus）

甘肃分布：天水、武山、兰州、榆中、天祝、文县、卓尼等地。

去毛及内脏的全体：甘，温。补脾，益肺，滋肾。

鸫科 Turdidae

乌鸫 *Turdus merula* Linnaeus

甘肃分布：平凉、庆阳、定西、兰州、文县和西南部等地。

去毛及内脏的全体（百舌）：甘、咸，平。补益气血，止痛，杀虫。

紫啸鸫 *Myophonus caeruleus*（Scopoli）

甘肃分布：庆阳、平凉、天水、武山、兰州、康县、舟曲等地。

去毛及内脏的全体：甘、咸，平。解毒，止血，止咳。

虎斑地鸫 *Zoothera dauma*（Latham）

甘肃分布：庆阳、平凉、兰州、舟曲等地。

肉：甘，温。补气益脾。

白腹鸫 *Turdus pallidus* Gmelin

甘肃分布：武山、兰州、张掖、酒泉、天祝、卓尼、文县、舟曲等地。

去毛及内脏的全体（百舌）：甘、咸，平。补益气血，止痛，杀虫。

赤颈鸫 *Turdus ruficollis* Pallas

甘肃分布：庆阳、平凉、天水、武山、兰州、酒泉、康县、文县、碌曲等地。

去毛及内脏的全体（百舌）：甘、咸，平。

补益气血，止痛，杀虫。

斑鸫 *Turdus naumanni* Temminck

甘肃分布：庆阳、平凉、天水、兰州等地。

去毛及内脏的全体（百舌）：甘、咸，平。补益气血，止痛，杀虫。

寿带 *Terpsiphone paradisi* (Linnaeus)

甘肃分布：陇东、天水、武山、陇南等地。

全体（练鹊肉）：甘、温，平。解毒杀虫，止血。

鹊鸲 *Copsychus saularis* Linnaeus

甘肃分布：文县、舟曲等地。

去毛及内脏的全体：甘，温。健脾胃，消食积，生气血，强筋骨。

绣眼鸟科 Zosteropidae

暗绿绣眼鸟 *Zosterops japonica* Temminck et Schlege

甘肃分布：庆阳、平凉、天水、陇南等地。

肉和骨（绣眼）：强心利尿。

红胁绣眼鸟 *Zosterops erythropleurus* Swinhoe

保护等级：《国家重点保护野生动物名录》二级。

甘肃分布：庆阳、平凉、天水、陇南、舟曲等地。

肉和骨（绣眼）：强心利尿。

雀科 Fringillidae

麻雀 *Passer montanus* Linnaeus

甘肃分布：省内各地均有分布。

肉：甘，温。壮阳益精，暖腰膝，缩小便。

卵：甘、咸，温。补肾阳，益精血，调冲任。

头部血液：治夜盲症。

雀脑：平。外敷治聤耳，冻疮。

山麻雀 *Passer rutilans* (Temminck)

甘肃分布：陇东、天水、陇南、武山、兰州、舟曲等地。

粪便（白丁香）：苦，温。微毒。化积，消翳。

黑尾蜡嘴雀 *Eophona migratoria* Hartert

甘肃分布：庆阳、平凉等地。

肉（桑鳸）：甘，温。补气健胃。

黑头蜡嘴雀 *Eophona personata* (Temminck et Schlegel)

甘肃分布：天水、陇南等地。

肉（桑鳸）：甘，温。补气健胃。

黄喉鹀 *Emberiza elegans* Temminck

甘肃分布：庆阳、平凉、文县、武山、卓尼等地。

去毛及内脏的全体（蒿雀）：甘，温。补益，解毒。

黄胸鹀 *Emberiza aureola* Pallas

甘肃分布：陇南、天水等地。

肉（禾花雀）：滋补强壮，祛风湿，通经络，壮筋骨。

灰头鹀 *Emberiza spodocephala* Pallas

甘肃分布：陇东、天水、陇南、兰州、舟曲、迭部等地。

去毛及内脏的全体（蒿雀）：甘，温。补益，解毒。

赤胸鹀 *Emberiza fucata* Pallas

甘肃分布：兰州、武山、天水等地。

去毛及内脏的全体（蒿雀）：甘，温。补益，解毒。

山雀科 Paridae

地山雀 *Pseudopodoces humilis* Hume

甘肃分布：临洮、玛曲、武威、天祝等地。

肉（褐背地鸦）：镇惊止抽，祛风活血。

猬科 Erinaceidae

普通刺猬 *Erinaceus europaeus* Linnaeus

甘肃分布：陇东、天水、陇南、定西等地。

外皮（刺猬皮）：苦，平。降气定痛，凉血止血，化瘀止痛。

胆囊：苦，寒。清热解毒，明目。

肉：甘，平。降逆和胃，生肌敛疮，调经理气。

脂肪油：甘，平。止血杀虫。

脑：可治狼瘘。

心和肝：甘，平。解毒疗创。

达乌尔猬 *Hemiechinus dauricus* (Sundevall)

甘肃分布：白银、武威、玉门、敦煌、酒泉、嘉峪关、永昌、景泰等地。

外皮（刺猬皮）：苦，平。降气定痛，凉血止血，化瘀止痛。

胆囊：苦，寒。清热解毒，明目。

肉：甘，平。降逆和胃，生肌敛疮，调经理气。

脂肪油：甘，平。止血杀虫。

脑：可治狼瘘。

心和肝：甘，平。解毒疗创。

大耳猬 *Hemiechinus auritus*（Gmelin）

甘肃分布：景泰等地。

外皮（刺猬皮）：苦，平。降气定痛，凉血止血，化瘀止痛。

胆囊：苦，寒。清热解毒，明目。

肉：甘，平。降逆和胃，生肌敛疮，调经理气。

脂肪油：甘，平。止血杀虫。

脑：可治狼瘘。

心和肝：甘，平。解毒疗创。

鼹科 Talpidae

麝鼹 *Scaptochirus moschatus* Milne-Edwards

甘肃分布：陇东、天水、玛曲等地。

全体：咸，寒。解毒，理气，杀虫，祛风。

甘肃鼹 *Scapanulus oweni* Thomas

甘肃分布：陇东、兰州、临洮、武山、天水等地。

去内脏的全体：咸，寒。解毒，理气。

蝙蝠科 Vespertilionidae

东方蝙蝠 *Vespertilio superans* Thomas

甘肃分布：天水、陇南地区等地。

去内脏的全体（蝙蝠）：咸，平。止咳平喘，利水通淋，截疟，解毒。

北棕蝠 *Eptesicus nilssoni* Keyserling et Blasius

甘肃分布：漳县、天水、靖远、会宁、景泰等地。

去内脏的全体（蝙蝠）：咸，平。止咳平喘，利水通淋，截疟，解毒。

伊氏鼠耳蝠 *Myotis ikonnikovi* Ognev

甘肃分布：天水等地。

去内脏的全体（蝙蝠）：咸，平。止咳平喘，利水通淋，截疟，解毒。

大耳蝠 *Plecotus auritus* Linnaeus

甘肃分布：平凉、兰州、肃南、白银、祁连山等地。

去内脏的全体（蝙蝠）：咸，平。止咳平喘，利水通淋，截疟，解毒。

大棕蝠 *Eptesicus serotinus*（Schreber）

甘肃分布：武山、天水、河西走廊、陇南等地。

去内脏的全体（蝙蝠）：咸，平。止咳平喘，利水通淋，截疟，解毒。

宽耳蝠 *Barbastella leucomelas* Cretzschmar

甘肃分布：陇南。

去内脏的全体（蝙蝠）：咸，平。止咳平喘，利水通淋，截疟，解毒。

普通伏翼 *Pipistrellus abramus* Temminck

甘肃分布：康县等地。

去内脏的全体（蝙蝠）：咸，平。止咳平喘，利水通淋，截疟，解毒。

菊头蝠科 Rhinolophidae

马铁菊头蝠 *Rhinolophus ferrumequinum*（Schreber）

甘肃分布：康县及相邻县域。

去内脏的全体（蝙蝠）：咸，平。止咳平喘，利水通淋，截疟，解毒。

猫科 Felidae

家猫 *Felis silvestris domestica* Brisson

甘肃分布：省内各地均有饲养。

肉：甘、酸，温。滋阴，解毒，祛风。

头或头骨：甘，温。消痰定喘，解毒，消肿，杀虫。

肝：杀虫。

腹下毛或皮连毛：解毒。

胎盘：甘，温。消食理气，健胃。

骨骼：解毒，消肿，杀虫。

脂肪：解毒止痛。

金猫 *Catopuma temminckii*（Vigors et Horsfield）

甘肃分布：卓尼、临潭、徽县、文县、武

都、舟曲、迭部、秦州、麦积等地。

肉：甘、酸，温。滋阴，解毒，祛风。

头或头骨：甘，温。消痰定喘，解毒，消肿，杀虫。

猞猁 *Lynx lynx* Linnaeus

保护等级：《国家重点保护野生动物名录》二级。

甘肃分布：陇南、甘南、漳县、和政、永昌、武威、天祝、肃南、肃北、阿克塞、民乐、山丹、兰州、玉门、瓜州等地。

骨骼：甘，温。追风，定痛，镇惊，镇静。

肠：甘，平。清热解毒，止痛，止痢。

肉：甘，平。镇静。

豹猫 *Prionailurus bengalensis*（Kerr）

保护等级：《国家重点保护野生动物名录》二级。

甘肃分布：庆阳、平凉、兰州、临夏、陇南、天水、康乐、和政等地。

骨骼(狸骨)：辛、温。祛风湿，壮筋骨，滋补安神，解毒杀虫。

云豹 *Neofelis nebulosa* Griffith

保护等级：《国家重点保护野生动物名录》一级。

甘肃分布：文县等地。

骨骼：辛、咸，温。祛风湿，祛风定痛，镇惊安神，强壮筋骨。

肉：甘、酸，温。安五脏，补绝伤，益气血，强筋骨。

豹 *Panthera pardus* Linnaeus

保护等级：《国家重点保护野生动物名录》一级。

甘肃分布：庆阳子午岭、平凉关山、武都、榆中、天水、临夏、康县、文县等地。

骨骼：辛、咸，温。祛风湿，追风定痛，镇惊安神，强壮筋骨。

肉：甘、酸，温。安五脏，补绝伤，益气血，强筋骨。

雪豹 *Panthera uncia*（Schreber）

保护等级：《国家重点保护野生动物名录》二级。

甘肃分布：康乐、和政、临夏、永昌、武威、天祝、张掖、祁连山、肃南、肃北、阿克塞、卓尼、玛曲、碌曲、夏河、舟曲、迭部等地。

骨骼：辛、咸，温。祛风湿，祛风定痛，镇惊安神，强壮筋骨。

肉：甘、酸，温。安五脏，补绝伤，益气血，强筋骨。

灵猫科 Viverridae

大灵猫 *Viverra zibetha* Linnaeus

保护等级：《国家重点保护野生动物名录》一级。

甘肃分布：仅分布于陇南山地，已很罕见。

会阴部香腺囊分泌物(灵猫香)：辛，温。行气，活血，安神，止痛。

犬科 Canidae

狗 *Canis familiaris* Linnaeus

甘肃分布：全省各地均有饲养。

阴茎和睾丸(狗鞭)：咸，温。补命门，暖冲任，壮阳补髓。

肾脏(狗肾)：平。微毒。补肾气，益精髓。

骨骼：甘，温。补肾壮骨，通经活络，活血生肌。

毛：用于难产，小儿夜啼，邪疟，烧烫伤。

心脏：甘、酸、咸，温。用于狂犬咬伤，风痹等疾病。

肉：咸，温。补中益气，温肾助阳。

血：咸，温。补虚。

肝脏：甘、苦、咸，温。降逆气，止泻痢，祛风止痉。

牙齿：镇痉，祛风，解毒。

胆：苦，寒。清肝明目，止血消肿。

脑：祛风止痛，解毒敛疮。

蹄：甘，平。通乳。

头骨：甘、酸，平。止痢，止血，止带。

乳汁：明目补血。

骨骼熬制成的胶块：咸，温。祛风活络，止痛，强筋健骨。

胃中结石（狗宝）：甘、咸，平。降逆气，开郁结，解疮毒。

狼 *Canis lupus* Linnaeus

保护等级：《国家重点保护野生动物名录》二级。

甘肃分布：河西走廊、甘南高原、陇南山地部分区域。

脂肪（狼膏）：甘、咸，温。祛风补虚，润肤。

肌肉：咸，热。补五脏，厚肠胃。

甲状腺体（狼喉靥）：治噎病。

骨骼：治眩晕，神经痛。

貉 *Nyctereutes procyonoides* Gray

保护等级：《国家重点保护野生动物名录》二级。

甘肃分布：天水、庆阳等地。

肉：甘，温。滋补强壮，健脾消疳。

豺 *Cuon alpinus* Pallas

保护等级：《国家重点保护野生动物名录》一级。

甘肃分布：阿克塞、瓜州、肃北、肃南、祁连山、永登等地，偶见于玉门、天祝、庆阳。

肉：甘、酸，温。补虚，消积，散瘀消肿，滋补行气。

外皮：热。有毒。解毒消炎。

赤狐 *Vulpes vulpes* Linnaeus

保护等级：《国家重点保护野生动物名录》二级。

甘肃分布：全省各地均有分布。

心脏：补益，镇静，安神。

肉：甘，温。补虚暖中，解疮毒。

胆囊：苦，寒。清热健胃，镇惊安神。

肝脏：苦，微寒。安神，祛风，止痛，明目。

肺：补肺益气，化痰定喘。

头：补虚祛风，散结解毒。

四足：止血敛疮。

肠：镇痉，止痛，解毒。

注：甘南、临夏、张掖、酒泉等地分布的沙狐 *Vulpes corsac* Linnaeus 亦有同等功效。

熊科 Ursidae

黑熊 *Ursus thibetanus* Cuvier

保护等级：《国家重点保护野生动物名录》二级。

甘肃分布：甘南、陇南、天水等地。

胆囊：苦，寒。清热解毒，镇痛镇静，明目，利胆，健胃，杀虫。

骨骼：咸、微辛，温。除风湿。

足掌：甘、辛，平。除风湿，健脾胃，补气血。

脂肪油：甘，温。补虚损，强筋骨，润肌肤。

脑髓：祛风。

筋腱：壮筋强力。

肌肉：甘，温。补虚损，强筋骨。

棕熊 *Ursus arctos* Linnaeus

保护等级：《国家重点保护野生动物名录》二级。

甘肃分布：阿克塞、肃南、肃北、民乐、酒泉、康乐、和政、甘南、玉门、永昌、山丹、文县、迭部等地。

胆囊：苦，寒。清热解毒，镇痛镇静，明目，利胆，健胃，杀虫。

骨骼：咸、微辛，温。除风湿。

足掌：甘、辛，平。除风湿，健脾胃，补气血。

脂肪油：甘，温。补虚损，强筋骨，润肌肤。

脑髓：祛风。

筋腱：壮筋强力。

肌肉：甘，温。补虚损，强筋骨。

鼬科 Mustelidae

水獭 *Lutra lutra*（Linnaeus）

保护等级：《国家重点保护野生动物名录》二级。

甘肃分布：陇南、天水、甘南、兰州、永昌、武威等地。

肉：甘、咸，寒。解毒，清热，利水消肿。

肝脏：甘、咸，平。滋补肝肾，益阴止嗽，

明目杀虫。

骨骼：咸，平。消骨鲠，治黄积水肿，无名恶毒疮。

胆汁：苦，寒。明目退翳，清热解毒。

四足：消鱼骨鲠。

狗獾 *Meles meles*（Linnaeus）

甘肃分布：陇东、天水、陇南、甘南、临夏等地。

肉：甘、酸，平。补中益气，祛风除湿，杀蛔虫。

脂肪油：甘，平。补中益气，清热解毒，消肿止痛，生肌，润肠，止咳血，杀虫。

猪獾 *Arctonyx collaris* Cuvier

甘肃分布：庆阳、平凉、兰州、天水、康乐、临夏、成县、康县等地。

肉：甘、酸，平。补脾胃，利水道。

骨骼：辛、酸，温。祛风，镇痛，止痒，止咳。

黄鼬 *Mustela sibirica* Pallas

甘肃分布：庆阳、平凉、天水、康乐、和政、临夏、成县、康县、文县、武都、舟曲、迭部等地。

肉：甘，温。有小毒。解毒，通淋，杀毒。

艾鼬 *Mustela eversmanni* Lesson

甘肃分布：庆阳、平凉、天水、康乐、临夏、肃南、肃北、阿克塞、天祝、玛曲、碌曲、临洮、祁连山等地。

肉（艾虎肉）：甘，温。祛风，镇惊，活血。

香鼬 *Mustela altaica* Pallas

甘肃分布：庆阳、兰州、肃南、天祝、玛曲等地。

肉：甘、温。解毒。

马科 Equidae

马 *Equus caballus orientalis* Noack

甘肃分布：全省各地均有饲养。

肉：甘、酸，寒。滋补，强壮。

心脏：治心昏多忘。

外皮：外用治小儿赤秃，牛皮癣。

肝脏：有大毒。治妇人月水不通，心腹滞闷，四肢疼痛。

牙齿：甘，平。有小毒。治惊痫，疔疮，牙痛，肠痈。

乳汁：甘，凉。补血润燥，清热止渴。

骨骼：甘，凉。清热解毒。

鬃毛或尾毛：清热，止血。

蹄甲：甘，平。收敛止血，清热解毒。

皮下脂肪：甘，平。生发，治手足皲裂。

雄性马外生殖器（白马茎）：甘、咸，温。补肾益气。

胎盘（马胞衣）：咸，温。调经止痛，通瘀破滞。

胃肠道结石（马宝）：甘、咸，凉。镇惊化痰，清热解毒。

蒙古野驴 *Equus hemionus* Pallas

保护等级：《国家重点保护野生动物名录》一级。

甘肃分布：祁连山（肃南县、肃北县）、马鬃山、阿克塞、玛曲等地。

皮熬制成的胶（阿胶）：甘，平。滋阴补血，安胎。

阴茎和睾丸（驴鞭）：甘、咸，温。补肾壮阳，强筋壮骨。

毛：辛、涩，平。祛风止痛。

肉：甘、酸，平。补益气血。

头：治中风头眩，黄疸，消渴。

乳汁：甘，寒。清热解毒，镇惊祛风，行气利湿。

骨骼：咸、涩，平。壮骨祛风，生津止渴。

脂肪：辛、涩，平。祛风解毒，敛气止咳。

蹄子：咸、酸、苦，平。祛风解毒，除湿。

藏野驴 *Equus kiang* Moorcroft

保护等级：《国家重点保护野生动物名录》一级。

甘肃分布：河西走廊祁连山麓、阿克塞、肃南、肃北南部、玛曲欧拉等地。

皮熬制成的胶（阿胶）：甘，平。滋阴补血，安胎。

阴茎和睾丸（驴鞭）：甘、咸，温。补肾壮

阳，强筋壮骨。

毛：辛、涩，平。祛风止痛。

肉：甘、酸，平。补益气血。

头：治中风头眩，黄疸，消渴。

乳汁：甘，寒。清热解毒，镇惊祛风，行气利湿。

骨骼：咸、涩，平。壮骨祛风，生津止渴。

脂肪：辛、涩，平。祛风解毒，敛气止咳。

蹄子：咸、酸、苦，平。祛风解毒，除湿。

驴 *Equus asinus* Linnaeus

甘肃分布：全省大部分地区有饲养。

皮熬制成的胶（阿胶）：甘，平。滋阴补血，安胎。

阴茎和睾丸（驴鞭）：甘、咸，温。补肾壮阳，强筋壮骨。

毛：辛、涩，平。祛风止痛。

肉：甘、酸，平。补益气血。

头：治中风头眩，黄疸，消渴。

乳汁：甘，寒。清热解毒，镇惊祛风，行气利湿。

骨骼：咸、涩，平。壮骨祛风，生津止渴。

脂肪：辛、涩，平。祛风解毒，敛气止咳。

蹄子：咸、酸、苦，平。祛风解毒，除湿。

骡 *Equus asinus* L. × *Equus caballus orientalis* Noack

甘肃分布：为马和驴的杂交后代，全省大部分地区有饲养。

胃内结石（骡宝）：甘，微咸。定惊解毒，清热化痰。

猪科 Suidae

猪 *Sus scrofa domestica* Brisson

甘肃分布：省内各地均有分布。

胆汁：苦，寒。清热，润燥，解毒。

骨骼：用于下利，疮癣，跌打损伤。

皮肤：甘，凉。清虚热。

胰脏：甘，平。益肺，补脾，润燥，通乳。

爪甲：咸，平。平喘，解毒。

心脏：甘、咸，平。补心气。

肌肉：甘、咸，平。滋阴，生津，润燥。

血：咸，平。治头风眩晕，中满腹胀，宫颈糜烂。

肝脏：甘、苦，温。补肝，养血，明目。

肠：甘，平。治便血，血痢，痔疮，脱肛。

肾脏：咸，平。治肾虚腰痛，身面水肿，盗汗，遗精，老人耳聋。

肺：甘，平。补虚，止血。

脑：甘，寒。补骨髓，益虚劳。

四足：甘、咸，平。补血，通乳，托疮。

脊髓或骨髓：甘，寒。补阴益髓。

脂肪油：甘，凉。补虚，润燥，利尿，解毒。

猪腿腌制品：甘、咸，温。健脾开胃，生津益血。

睾丸（豚卵）：甘，温。补肾纳气。

膀胱结石（肾精子）：利水，消肿，除胀。

野猪 *Sus scrofa* Linnaeus

甘肃分布：庆阳、平凉、陇南、天水、兰州、临夏等地。

胆汁：苦，寒。清热解毒，活血化瘀。

粪便：辛，热。消食，止泻，散瘀消积，清瘟除黄。

皮：甘、咸，平。清热解毒。

肉：甘、咸，平。补肌肤，益五脏。

脂肪：下乳。

胆囊结石（野猪黄）：辛、甘，平。疗疮，止血。

四蹄：祛风止痹。

外肾和皮：治崩中带下，肠风泻血及血痢。

驼科 Camelidae

双峰驼 *Camelus bactrianus* Linnaeus

甘肃分布：河西走廊西部阿克塞安南坝、肃北县马鬃山公婆泉等地。

肉的胶汁脂肪：甘，温。润燥，祛风，活血，消肿。

乳汁：补中益气，壮筋骨。

毛：咸，平。有毒。镇惊，收涩，解毒。

胆囊结石（驼黄）：苦，平。微毒。清热定惊。

肉：甘，温。下气，壮筋骨，润皮肤。

麝科 Moschidae

林麝 *Moschus berezovskii* Flerov

保护等级:《国家重点保护野生动物名录》一级。

甘肃分布:华亭关山、甘南、陇南、天水、漳县等地。多地有人工饲养。

香囊的干燥分泌物（麝香）:辛,温。开窍,辟秽,活血散瘀,止痛,通经催产。

马麝 *Moschus chrysogaster* (Hodgson)

保护等级:《国家重点保护野生动物名录》一级。

甘肃分布:张掖、武威、漳县、武山、和政、临夏、康乐、兰州、榆中、临潭、玛曲、碌曲、夏河、文县、武都、舟曲、迭部、肃南、肃北、阿克塞、天祝、卓尼、山丹等地。省内多地有人工饲养。

香囊的干燥分泌物（麝香）:辛,温。开窍,辟秽,活血散瘀,止痛,通经催产。

鹿科 Cervidae

马鹿 *Cervus elaphus* Linnaeus

保护等级:《国家重点保护野生动物名录》二级。

甘肃分布:肃南、肃北、山丹、天祝、天水、两当、徽县、康县、武都、文县、舟曲、临潭、玛曲、碌曲、卓尼、迭部、玉门、榆中等地。多地有人工饲养。

未骨化的幼角（鹿茸）:甘、咸,温。壮肾阳,益精血,强筋骨,调冲任,托疮毒。

已骨化的角或锯茸后翌年春季脱落的角基（鹿角）:咸,温。益肾补虚,消肿散瘀。

鹿角加水熬制成的胶块（鹿角胶）:甘、咸,温。温补肝肾,益精养血。

角熬去角质后的角块（鹿角霜）:咸,温。补虚助阳,收敛止血。

肉:甘,温。补五脏,调血脉。

头肉:平。补益精气。

脑:咸,温。补骨髓,益脑,补虚劳。

尾巴:甘、咸,温。补肾壮阳,强腰健膝。

四肢的筋:微咸,温。补肝肾,壮筋骨,祛风湿。

水胎和初生未食乳的胎鹿干燥品（鹿胎）:甘、咸,温。益肾阳,补精血。

牙齿:行血,消肿。

骨髓或脊髓:甘,温。补阳益阴,生精润燥。

脂肪或脂肪油:消痈散肿,温中,通腠理。

阴茎和睾丸（鹿鞭）:甘、咸,温。补肾阳,益精血,强阳事。

骨骼:甘,温。补虚,祛风,强筋骨。

皮:咸,温。补气,收涩。

血:甘,温。补虚,益精血。

肝管末端膨大部分（鹿胆汁）:苦,寒。清热解毒。

梅花鹿 *Cervus nippon* Temminck

保护等级:《国家重点保护野生动物名录》一级。

甘肃分布:迭部、临潭、卓尼、舟曲、岷县、和政、康乐、榆中、永登等地。各地人工饲养较多。

未骨化的幼角（鹿茸）:甘、咸,温。壮肾阳,益精血,强筋骨,调冲任,托疮毒。

已骨化的角或锯茸后翌年春季脱落的角基（鹿角）:咸,温。益肾补虚,消肿散瘀。

鹿角加水熬制成的胶块（鹿角胶）:甘、咸,温。温补肝肾,益精养血。

角熬去角质后的角块（鹿角霜）:咸,温。补虚助阳,收敛止血。

肉:甘,温。补五脏,调血脉。

头肉:平。补益精气。

脑:咸,温。补骨髓,益脑,补虚劳。

尾巴:甘、咸,温。补肾壮阳,强腰健膝。

四肢的筋:微咸,温。补肝肾,壮筋骨,祛风湿。

水胎和初生未食乳的胎鹿干燥品（鹿胎）:甘、咸,温。益肾阳,补精血。

牙齿:行血,消肿。

骨髓或脊髓:甘,温。补阳益阴,生精润燥。

脂肪或脂肪油:消痈散肿,温中,通腠理。

阴茎和睾丸（鹿鞭）:甘、咸,温。补肾阳,益精血，强阳事。

骨骼：甘，温。补虚，祛风，强筋骨。

皮：咸，温。补气，收涩。

血：甘，温。补虚，益精血。

肝管末端膨大部分（鹿胆汁）：苦，寒。清热解毒。

白唇鹿 *Cervus albirostris* Przewalski

保护等级：《国家重点保护野生动物名录》一级。

甘肃分布：肃北、肃南、阿克塞、民乐、山丹、玛曲等地。省内有人工饲养。

已骨化的角或锯茸后翌年春季脱落的角基（鹿角）：咸，温。益肾补虚，消肿散瘀。

尾巴：甘、咸，温。补肾壮阳，强腰健膝。

四肢的筋：微咸，温。补肝肾，壮筋骨，祛风湿。

水胎和初生未食乳的胎鹿干燥品（鹿胎）：甘、咸，温。益肾阳，补精血。

小麂 *Muntiacus reevesi* Ogilby

甘肃分布：康县、成县、两当、天水、清水、张家川、平凉关山等地。

肉：甘，平。补气，暖胃，化湿，祛风。

狍 *Capreolus capreolus* Linnaeus

甘肃分布：庆阳子午岭、平凉关山、肃南、合作、卓尼、迭部、夏河、碌曲、舟曲、武都、文县、山丹等地。

未骨化的嫩角（狍茸）：甘、咸，温。补肾壮阳，益精血，强筋骨。

毛冠鹿 *Elaphodus cephalophus* Milne - Edwards

保护等级：《国家重点保护野生动物名录》二级。

甘肃分布：华亭关山、天水、陇南、甘南等地。

未骨化的嫩角（春茸）：壮元阳，补气血，益精髓。

牛科 Bovidae

鹅喉羚 *Gazella subgutturosa* Guldenstaedt

甘肃分布：瓜州、阿克塞、肃北、玉门、肃南、古浪、永昌等地。

角：咸，寒。清热解毒，平肝熄风。

普氏原羚 *Procapra przewalskii* Buchner

甘肃分布：河西走廊肃南和肃北的马鬃山地区分布。

角：咸、苦，平。涩肠止泻。

蒙原羚 *Procapra gutturosa*（Pallas）

保护等级：《国家重点保护野生动物名录》一级。

甘肃分布：在河西走廊等地曾经数量很多，现仅分布于甘州区和山丹军马场，数量极少。

角：咸，凉。清热解毒，平肝熄风。

藏原羚 *Procapra picticaudata* Hodgson

保护等级：《国家重点保护野生动物名录》二级。

甘肃分布：肃南、肃北、阿克塞、玛曲、碌曲、临潭、卓尼等地。

角：咸、苦，平。涩肠止泻。

高鼻羚羊 *Saiga tatarica* Linnaeus

保护等级：《国家重点保护野生动物名录》一级。

甘肃分布：野外已绝灭，仅在武威濒危动物饲养繁育中心有少量饲养。

角：咸，寒。平肝熄风，清热镇惊，解毒。

肉：甘，平。治恶疮，筋骨急强，中风等。

野牦牛 *Bos grunniens* Linnaeus

保护等级：《国家重点保护野生动物名录》一级。

甘肃分布：肃北亚马台、夏尔邦浑迪、沙尔浑迪，阿克塞大小哈尔腾河上源。

角：酸、咸，凉。清热，镇静。

牛 *Bos taurus domestica* Gmelin

甘肃分布：全省各地均有饲养。

胆囊结石（牛黄）：甘、苦，凉。清热解毒，化痰开窍，定惊止痉。（少数为胆管、肝管结石）

胆：苦，寒。清肝明目，健胃利胆，通下，解毒消肿。

阴茎和睾丸（牛鞭）：甘、咸，温。补肾，壮阳，益精。

骨骼：甘，温。治吐血，崩中，带下，肠风，泻血，水泻等。

骨髓：甘，温。补肾润肺，益精填髓。

角：苦，寒。清热解毒，凉血化湿，利胆退黄。（水牛角有类似功效，陇南、天水有少量饲养）

角内的角质骨髓（牛角）：苦，温。止血，止痢。

皮所熬制的胶块（黄明胶）：甘，平。滋阴润燥，止血消肿。

胃内的草结块（鲐草）：淡，微温。镇静，降逆，止呕。

北山羊 *Capra sibirica*（Pallas）——*Capra ibex* Linnaeus

保护等级：《国家重点保护野生动物名录》二级。

甘肃分布：肃北马鬃山等地。

雄性羊的角（羖羊角）：咸，凉。清热，镇惊，明目，解毒。

肉：甘，热。补虚助阳，强筋健骨。

血：甘，热。活血散瘀，续筋接骨，解毒。

脂肪油：温经散寒，和血止痛。

山羊 *Capra hircus* Linnaeus

甘肃分布：全省各地均有饲养。

雄性羊的角（羖羊角）：咸，凉。清热，镇惊，明目，解毒。

肉：甘，温。补虚益气，温脾暖肾。

血：咸，平。止血，活血化瘀。

肝脏：甘、苦，凉。养血，补肝，明目。

胆汁：苦，寒。清热解毒，明目退翳。

胃内结石（羊哀）：降胃气，解诸毒。

心脏：甘，温。解郁，补心。

乳汁：甘，温。润心肺，补肺肾，益精气。

脂肪油：甘，温。补虚，润燥，祛风，化毒。

中华鬣羚 *Capricornis milneedwardsii* David

保护等级：《国家重点保护野生动物名录》二级。

甘肃分布：平凉关山、临夏、甘南、陇南、天水、张家川、甘谷、秦安等地。

角（鬣羚角）：辛、咸，凉。清热解毒，平肝熄风。

骨骼：辛、咸，温。强筋骨，祛风湿，通络止痛。

中华斑羚 *Naemorhedus goral*（Hardwicke）

甘肃分布：迭部、卓尼、舟曲、碌曲、文县、武都、康县、平凉关山、成县、徽县、两当、临潭、天水、清水、张家川、武山、康乐等地。

角（青羊角）：咸，凉。镇静，退热，明目，止血。

肝脏：苦，寒。滋补强壮，明目。

血：甘，热。活血散瘀，续筋接骨，解毒。

肉：甘，热。补虚助阳，强筋健骨。

绵羊 *Ovis aries* Linnaeus

甘肃分布：全省各地均有饲养。

雄性羊的角（羖羊角）：咸，凉。清热，镇惊，明目，解毒。

肉：甘，温。补虚益气，温脾暖肾。

血：咸，平。止血，活血化瘀。

肝脏：甘、苦，凉。养血，补肝，明目。

胆汁：苦，寒。清热解毒，明目退翳。

胃内结石（羊哀）：降胃气，解诸毒。

心脏：甘，温。解郁，补心。

乳汁：甘，温。润心肺，补肺肾，益精气。

脂肪油：甘，温。补虚，润燥，祛风，化毒。

盘羊 *Ovis ammon* Linnaeus

甘肃分布：肃南、夏河、碌曲、玛曲、迭部、卓尼、玉门、肃北、阿克塞、临夏等地。

角：辛、苦，凉。清瘟，解毒。

睾丸：滋补强壮。

血：甘，热。活血散瘀，续筋接骨，解毒。

肉：甘，热。补虚助阳，强筋健骨。

岩羊 *Pseudois nayaur*（Hodgson）

甘肃分布：陇南、甘南、临夏、肃南、肃北、酒泉、阿克塞、永昌、民乐、山丹、武威、白银、榆中、临泽、古浪等地。

角：苦，凉。清热解毒。

血：甘，温。治酒癖等。

肉：甘，温。补肾气，健脾胃，祛寒湿。

猴科 Cercopithecidae

猕猴 *Macaca mulatta*（Zimmerman）

保护等级：《国家重点保护野生动物名录》二级。

甘肃分布：武都、康县等地。

骨骼：酸，平。祛风湿，通经络，镇惊。

肉：治神经衰弱，风湿骨痛，小儿疳积，阳痿。

胆囊：清热解毒，明目退翳。

血：消疳化积。

胃中结石（猴枣）：咸、苦，寒。清热镇惊，豁痰定喘，解毒消肿。

藏酋猴 *Macaca thibetana* Milne-Edwards

甘肃分布：陇南文县、武都等地。

骨骼：酸，平。祛风湿，通经络，镇惊。

川金丝猴 *Rhinopithecus roxellanae* Milne-Edwards

保护等级：《国家重点保护野生动物名录》一级。

甘肃分布：陇南、文县、康县、武都等地。

脂肪或血肉（狨脂）：甘，温。解毒消肿，疗疮。

阴茎及睾丸（狨肾）：补肾壮阳。

胆囊（狨胆）：苦，寒。清热解毒。

鼯鼠科 Petauristidae

复齿鼯鼠 *Trogopterus xanthipes* Milne-Edwards

甘肃分布：天水、天祝、徽县、成县、康县、文县、舟曲、夏河等地。

粪便（五灵脂）：苦、甘，温。活血化瘀，止痛，消积，解毒。《中国药典》一部 1990 版已剔除该种。

沟牙鼯鼠 *Aeretes melanopterus* Milne-Edwards

甘肃分布：武都、迭部等地。

粪便（五灵脂）：苦、甘，温。活血化瘀，止痛，消积，解毒。

红白鼯鼠 *Petaurista alborufus* Milne-Edwards

甘肃分布：陇南、文县等地。

全体或肉（鼺鼠）：微温。有毒。催产，避孕，祛风止痛。

灰头小鼯鼠 *Petaurista caniceps* Gray

甘肃分布：陇南、天水等地。

全体或肉（鼺鼠）：微温。有毒。催产，避孕，祛风止痛。

黄耳斑鼯鼠 *Petaurista leucogenys* Temminck

甘肃分布：张掖、肃南、肃北等祁连山林区分布。

粪便（五灵脂）：苦、甘，温。活血化瘀，止痛，消积，解毒。

棕鼯鼠 *Petaurista petaurista* Pallas

甘肃分布：临潭、卓尼、夏河、舟曲等地。

全体或肉（鼺鼠）：微温。有毒。催产，避孕，祛风止痛。

灰鼯鼠 *Petaurista xanthotis* Milne-Edwards

甘肃分布：天水、文县、舟曲等地。

全体或肉（鼺鼠）：微温。有毒。催产，避孕，祛风止痛。

小飞鼠 *Pteromys volans* Linnaeus

甘肃分布：天水、临夏等地。

全体或肉（鼺鼠）：微温。有毒。催产，避孕，祛风止痛。

松鼠科 Sciuridae

长吻松鼠 *Dremomys pernyi* Milne-Edwards

甘肃分布：陇南文县等地。

骨骼：咸，平。活血祛瘀，理气调经。

喜马拉雅旱獭 *Marmota himalayana* Hodgson

甘肃分布：甘南、祁连山、大黄山、龙首山、合黎山、马鬃山、永登连城等地。

脂肪油（雪猪油）：辛，温。祛风湿，解毒止痒。

四肢骨骼：辛、咸，温。除风湿。

肉：辛、咸，平。祛风，除湿。

岩松鼠 *Sciurotamias davidianus* Milne-Edwards

甘肃分布：武都、文县、康县、成县、徽县、两当、白龙江中游、武山、天水、平凉关山、庆阳子午岭等地。

骨骼：甘、咸，平。活血祛瘀，止痛。

隐纹花鼠 *Tamiops swinhoei* Milne-Edwards

甘肃分布：陇东、庆阳、平凉、天水、定西、兰州、陇南、甘南、夏河、临夏、河西走廊、民勤等地。

脑髓：甘、咸，平。降压。

全体：理气，调经。

达乌尔黄鼠 *Citellus dauricus* Brandt

甘肃分布：平凉、庆阳、榆中、皋兰、永登、兰州、张家川、清水、武山、甘谷、通渭、渭源、永靖、临洮、天祝、古浪、山丹、景泰、永昌、肃南、民乐等地。

肉：甘，平。润肺生津，解毒止痛。

花鼠 *Tamias sibiricus*（Laxmann）

甘肃分布：庆阳、平凉、天水、定西、兰州、陇南、甘南、夏河、临夏、河西走廊、民勤等地。

脑髓：甘、咸，平。降压。

全体：理气，调经。

鼹形鼠科 Spalacidae

中华鼢鼠 *Myospalax fontanieri* Milne-Edwards

甘肃分布：省内广泛分布。

去内脏的全体：咸，寒。镇痛，镇静，消肿解毒。

东北鼢鼠 *Myospalax psilurus* Milne-Edwards

甘肃分布：陇东等地分布。

去内脏的全体：咸，寒。镇痛，镇静，消肿解毒。

中华竹鼠 *Rhizomys sinensis* Gray

甘肃分布：平凉、天水、武都等地。

肉：甘，平。益气养阴，清热止渴，解毒。

脂肪炼油：甘，淡，平。解毒排脓，生肌止痛。

皮毛：苦、涩，平。收敛固涩，消肿拔脓，生肌长肉。

牙齿：解毒。

仓鼠科 Cricetidae

麝鼠 *Ondatra zibethica* Linnaeus

甘肃分布：河西走廊、高台、临泽等地分布。

成龄雄性麝鼠香腺囊内乳白色分泌物（麝鼠香）：消炎止痛，活血散瘀，芳香开窍。

鼠科 Muridae

褐家鼠 *Rattus norvegicus*（Berkenhout）

甘肃分布：省内广泛分布。

肉：甘，平。补益，解毒，止血。

皮：甘、咸，平。解毒敛疮。

肝脏：甘、微苦。活血化瘀，解毒疗伤。

睾丸：甘、咸，平。镇静安神，疏肝理气。

脂肪油：甘，平。解毒疗创，祛风透疹。

胆汁：苦，寒。明目。

幼鼠：甘，微温。解毒敛疮，止血止痛。

黄胸鼠 *Rattus flavipectus* Milne-Edwards

甘肃分布：天水、兰州、武威等地。

肉：甘，平。补益，解毒，止血。

皮：甘、咸，平。解毒敛疮。

肝脏：甘、微苦。活血化瘀，解毒疗伤。

睾丸：甘、咸，平。镇静安神，疏肝理气。

脂肪油：甘，平。解毒疗创，祛风透疹。

胆汁：苦，寒。明目。

幼鼠：甘，微温。解毒敛疮，止血止痛。

黄毛鼠 *Rattus losea* Swinhoe

甘肃分布：武都等地。

肉：甘，平。补益，解毒，止血。

皮：甘、咸，平。解毒敛疮。

肝脏：甘、微苦。活血化瘀，解毒疗伤。

睾丸：甘、咸，平。镇静安神，疏肝理气。

脂肪油：甘，平。解毒疗创，祛风透疹。

胆汁：苦，寒。明目。

幼鼠：甘，微温。解毒敛疮，止血止痛。

豪猪科 Hystricidae

豪猪 *Hystrix brachyuran* Linnaeus

甘肃分布：庆阳子午岭、平凉关山、天水、

陇南等地。

毛刺：苦，平。行气，止痛，解毒。

胃：寒。清热利湿。

肉：甘，大寒。有毒。润肠通便。

鼠兔科 Ochotonidae

藏鼠兔 *Ochotona thibetana* Milne-Edwards

甘肃分布：祁连山地和甘南等地。

粪便（草灵脂）：苦、咸，温。通经，祛瘀。

红耳鼠兔 *Ochotona erythrotis* Buchner

甘肃分布：天祝、阿克塞、祁连山地、夏河、临潭、永靖等地。

粪便（草灵脂）：苦、咸，温。通经，祛瘀。

达乌尔鼠兔 *Ochotona daurica* Pallas

甘肃分布：陇东、天水、兰州、甘南、临夏，西部达河西走廊等地。

粪便（草灵脂）：苦、咸，温。通经，祛瘀。

间颅鼠兔 *Ochotona cansus* Lyon

甘肃分布：祁连山东段、甘南、陇南山地等地。

粪便（草灵脂）：苦、咸，温。通经，祛瘀。

黑唇鼠兔 *Ochotona curzoniae* (Hodgson)

甘肃分布：陇南、甘南、祁连山等地。

粪便（草灵脂）：苦、咸，温。通经，祛瘀。

兔科 Leporidae

高原兔 *Lepus oiostolus* Hodgson

甘肃分布：祁连山地、天祝、玛曲、碌曲、夏河、合作、临潭、卓尼、文县、武都等地。

肉：甘，凉。补中益气，凉血解毒，通便。

脑髓：温。催产，润肤。

骨骼：甘，平。止渴，解毒。

肝脏：苦、咸，寒。补肝，明目。

血：咸，寒。凉血，活血，解毒，催生。

皮毛：解毒，催产。

头骨：甘、酸，平。养阴解毒。

胎：扶正固本，祛痰平喘。

胆汁：辛，寒。明目祛翳，解毒杀虫。

草兔 *Lepus capensis* Linnaeus

甘肃分布：省内大部分地区均分布。

肉：甘，凉。补中益气，凉血解毒，通便。

脑髓：温。催产，润肤。

骨骼：甘，平。止渴，解毒。

肝脏：苦、咸，寒。补肝，明目。

血：咸，寒。凉血，活血，解毒，催生。

皮毛：解毒，催产。

头骨：甘、酸，平。养阴解毒。

胎：扶正固本，祛痰平喘。

胆汁：辛、寒。明目祛翳，解毒杀虫。

药用矿物

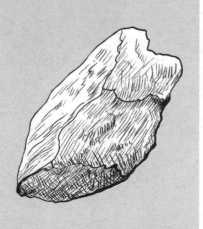

铁化合物类

磁铁矿 Magnetitum

主含四氧化三铁（Fe_3O_4），产于岩浆岩、变质岩中，常与其他铁矿共生。

甘肃分布：祁连山、北山、甘南、天水等地。

矿物（磁石）：咸，寒。镇惊安神，平肝潜阳，聪耳明目，纳气平喘。

赤铁矿 Haematitum

主含三氧化二铁（Fe_2O_3），形成于各种地质作用之中。

甘肃分布：祁连山、河西走廊、甘南、天水等地。

矿物（赭石）：苦，寒。平肝潜阳，重镇降逆，凉血止血。

褐铁矿 Limonitum

产于风化地壳中，为铁矿物经氧化分解、胶溶凝聚而成。

甘肃分布：河西、甘南。

多矿物集合体（禹粮石）：涩肠，止血，止带。

褐铁矿结核（蛇含石）：安神镇惊，止血定痛。

黄铁矿 Pyritum

主含二硫化铁（FeS_2），产于热液作用沉积矿层及变质作用形成的矿床中。

甘肃分布：肃北、肃南、天祝、榆中、天水等地。

矿物（自然铜）：辛，平。散瘀止痛，续筋接骨。

水绿矾 Melanterite

主含含水硫酸亚铁（$FeSO_4·7H_2O$），产于氧化带以下富含黄铁矿半分解矿石的裂隙中。

甘肃分布：玉门。

矿物（皂矾、绿矾）：酸，凉。解毒燥湿，杀虫补血。

铜化合物类

胆矾 Chalcanthitum

产于铜矿床的氧化带中，为含铜硫化物氧化分解形成的次生矿物，与蓝铜矿、孔雀石等矿物共生。

甘肃分布：白银。

矿物（胆矾）：酸、辛，寒。有毒。催吐，祛腐，解毒。

蓝铜矿 Azuritum

产于含铜硫化物矿床的氧化带中，常与孔雀石共生。

甘肃分布：瓜州、肃北、肃南、永昌、卓尼、靖远。

块状矿物（扁青）：酸、咸，平。有小毒。祛痰，催吐，破积，明目，解毒。

层状矿物（曾青）：酸，寒。明目，镇惊，杀虫。

中空或球形矿物（空青）：甘、酸，寒。有小毒。明目，祛翳，利窍。

孔雀石 Malachitum

产于含铜硫化物矿床的氧化带中，属铜矿的次生矿物，常与蓝铜矿共生，与少量的石英等矿物伴生。

甘肃分布：肃北、天祝、永靖、清水、靖远、庄浪。

矿物（绿青）：酸，寒。有毒。治痰迷，惊痫，疳疮。

镁化合物类

滑石 Talum

主含含水硅酸镁[$Mg_3(Si_4O_{10})(OH)_2$]，产于变质岩及超基性岩中，常与蛇纹石共生。

甘肃分布：酒泉、张掖、临夏、天水、武都等地。

矿物（滑石）：甘、淡，寒。利尿通淋，清热解暑；外用祛湿敛疮。

阳起石 Actinolitum

常见于镁质碳酸盐等各种变质岩中。

甘肃分布：阿尔金山、武山、祁连山、西秦岭。

矿物（阳起石）：咸，温。温肾壮阳。

滑石片岩 Talc schist

产于各种变质岩层中，与阳起石伴生。

甘肃分布：阿尔金山、武山、祁连山、西秦岭。

单矿岩(阳起石)：起阴助阳，温暖子宫。

钙化合物类

方解石 Calcitum

产于内生热液矿脉或石灰岩、大理岩溶洞、裂隙的沉积物中，常呈脉状产出。

甘肃分布：肃北、敦煌、玉门。

矿物(寒水石)：辛，寒。清热泻火，利窍消肿，除烦，止渴。

石膏 Gypsum

主含含水硫酸钙($CaSO_4 \cdot 2H_2O$)，广泛形成于沉积作用。

甘肃分布：河西走廊。

透明板块状、纤维状集合体矿物(石膏)：甘、辛，大寒。清热泻火，除烦止渴。

石膏的炮制品(煅石膏)：甘、辛、涩，寒。收湿，生肌，敛疮，止血。

钟乳石 Stalactitum

主含碳酸钙($CaCO_3$)，多见于石灰岩溶洞中。系碳酸钙的水溶液从岩石裂隙滴下，经水分蒸发后沉积形成。

甘肃分布：武都、甘南。

单矿岩(钟乳石)：甘，温。温肺，助阳，平喘，制酸，通乳。

萤石 Fluoritum

主含氟化钙(CaF_2)，产于热液矿床中或伟晶气液作用形成的矿脉中，常呈单矿物脉状产出。

甘肃分布：金塔、永昌、武威。

矿物(紫石英)：甘，温。温肾暖宫，镇心安神，温肺平喘。

蛇纹石化大理岩 Ophicalcitum

主含碳酸钙($CaCO_3$)，产于超基岩附近，为石灰岩或白云岩在高温和高压下重结晶的产物，是一种变质岩。

甘肃分布：祁连山、秦岭。

复矿岩(花蕊石)：酸、涩，平。化瘀止血。

石灰华 Travertine

系水溶解岩石沉积而成的主含碳酸钙的粉状块矿物，多见于石灰岩溶洞。

甘肃分布：武都、甘南。

矿物(石灰华)：微甘，凉。清肺热，利黄疸。

钠化合物类

石盐 Halitum

主含氯化钠(NaCl)，形成于干涸盐湖中，常与其他盐类、石膏以及砂岩、黏土等伴生于沉积岩中。

甘肃分布：酒泉、武威、定西、天水。

矿物结晶(大青盐)：咸，寒。清热，凉血，明目。

芒硝 Mirabilitum

形成于干涸盐湖中。

甘肃分布：敦煌、高台、民勤、永登、会宁。

加工精制而成的结晶体(芒硝)：咸、苦，寒。泻下通便，润燥软坚，清火消肿。

经风化失去结晶水而成的无水硫酸钠(玄明粉)：咸、苦，寒。泻下通便，润燥软坚，清火消肿。

硼砂 Borax

形成于含硼盐湖中。

甘肃分布：高台。

矿物结晶(硼砂)：甘、咸，凉。清热，解毒，防腐。

汞化合物类

辰砂 Cinnabaris

主含硫化汞(HgS)，常与辉锑矿、雄黄、雌黄、黄铁矿伴生。

甘肃分布：合作、宕昌、成县、徽县。

矿物晶体(朱砂)：甘，微寒。有毒。清心镇惊，安神，明目，解毒。

汞 Hydrargyrum

天然产出者见于辰砂矿及周围岩石中。

甘肃分布：合作、宕昌、成县、徽县等地。

液态汞(水银)：辛，寒。有毒。杀虫，攻毒。

加工制成的氧化亚汞结晶(轻粉)：辛，寒。有毒。外用杀虫，攻毒，敛疮；内服祛痰消积，逐水通便。

加工制成的氧化汞(升药)：有毒。搜脓，拔毒，祛腐，生肌。

砷化合物类

砷华 Arsenolitum

产于含砷矿物的矿床氧化带，为典型的次生矿物，以毒砂、雄黄加工而成。

甘肃分布：甘南。

矿物（砒石）：辛、酸，热。有毒。祛痰截疟，杀虫，蚀恶肉。

砒石经升华而得到的精制品（砒霜）：辛、酸，热。有毒。祛痰截疟，杀虫，蚀恶肉。

毒砂 Arsenopyritum

常见于热液高温矿床和某些接触变化矿床中。在热液矿脉中与黄铁矿及其他硫磷化物共生，在接触变化矿床中与磁黄铁矿等共生，并有多种脉石矿物伴生。

甘肃分布：甘南。

矿物（礜石）：辛、甘，热。有毒。消冷积，祛风寒，蚀恶肉，杀虫。

雄黄 Realgar

主含二硫化二砷（As_2S_2），产于低温热液矿脉中，常与雌黄共生。

甘肃分布：玛曲、舟曲。

矿物（雄黄）：辛，温。有毒。解毒杀虫，燥湿祛痰，截疟。

雌黄 Auripigmentum

产于低温热液矿脉中，常与雄黄共生。

甘肃分布：玛曲、舟曲。

矿物（雌黄）：辛，平。有毒。燥湿杀虫，解毒消肿。

硅化合物类

石英 Quartz

产于热液矿脉中和岩石晶洞中，属花岗岩的主要成分。

甘肃分布：肃北、瓜州、金塔。

白色晶体矿物（白石英）：甘，温。温肺肾，安心神，利小便。

白云母 Muscovitum

主要产于伟晶花岗岩中。

甘肃分布：肃北、阿克塞、玉门。

矿物（云母石）：甘，平。镇静、止血、平喘。

蛭石 （水金云母） Vermiculite

常与蛇纹石、绿泥石、滑石伴生。

甘肃分布：酒泉、张掖、肃北、高台。

矿物（金精石）：咸，寒。镇心安神，止血，明目去翳。

水黑云母片岩 Hydrobiotite schist

产于区域变质作用形成的云母片岩中。

甘肃分布：酒泉、张掖、榆中、皋兰、白银。

复矿岩（金礞石）：甘、咸，平。坠痰下气，平肝镇惊，消食攻积。

黑云母片岩 Biotite schist

产于接触变质区域变质基中酸碱性浸入岩及火成岩、伟晶岩中，是中酸性火成岩的主要造岩矿物之一。

甘肃分布：兰州、定西、白银。

复矿岩（青礞石）：甘、咸，平。坠痰下气，平肝定惊，消食攻积。

多水高岭石 Halloysite

主含四水硅酸铝[$Al_4(Si_4O_{10})(OH)_8 \cdot 4H_2O$]，见于岩石风化壳部位。

甘肃分布：肃南、金昌。

黏土矿物（赤石脂）：甘、酸、涩，温。涩肠，止血，生肌敛疮。

灶心土 Terra flava usta

为灶底经柴火熏烧的土块。

甘肃分布：分布于全省。

伏龙肝：温中燥湿，止呕止血。

蒙脱石 Montmorilonitum

主产于沉积岩中。

甘肃分布：嘉峪关、金塔、临泽、金昌。

土状矿物（甘土）：解毒。

井底泥 Shaft bottom clay

井底淤积的灰黑色泥土。

甘肃分布：分布于全省。

淤泥（井底泥）：寒。清热解毒。

地浆 Earth mud

产于黄土水坑中。

甘肃分布：分布于全省。

地浆水（地浆）：甘，寒。清热，解毒，和中。

有色金属化合物类

菱锌矿 Smithsonitum

主含碳酸锌（$ZnCO_3$），见于铅锌矿氧化带。

甘肃分布：白银、成县、岷县。

矿物（炉甘石）：甘，平。解毒明目退翳，收湿止痒敛疮。

方铅矿 Galenitum

产于热液矿床中，常与闪铅矿共生。

甘肃分布：酒泉、张掖、白银、天水、武都、甘南。

用粗铅制的氧化铅（密陀僧）：咸、辛，平。有毒。消肿杀虫，收敛防腐，坠痰镇惊。

用铅加工制成的碱式碳酸铅（铅粉）：甘、辛，寒。有毒。消积，杀虫，解毒，生肌。

炼出的金属（铅）：甘，寒。有毒。镇逆，坠痰，杀虫，解毒。

用铅制成的四氧化三铅（铅丹）：辛、咸，寒。有毒。解毒生肌，坠痰镇惊。

古动物化石类

古腕足类动物化石 Fossil paleobrachiopod

系古生代腕足类石燕子科动物中华弓石燕及近缘动物的化石。

甘肃分布：武威、甘南、天水。

化石（石燕）：利小便，除湿热，疗眼目障翳。

古脊椎动物化石 Fossil paleovertebrales

系古代哺乳动物如象类、犀牛类、三趾马等动物化石。

甘肃分布：天祝、肃北、平凉、庆阳。

骨骼化石（龙骨）：镇惊安神，敛汗固精，止血涩肠。

牙齿化石（龙齿）：安神镇惊，除烦热。

其他矿物类

自然硫 Sulphur

产于火山岩和沉积岩中。

甘肃分布：肃北。

自然硫矿冶炼物（硫黄）：酸，热。有毒。疏肠导下，杀虫止痒。

硇砂 Sal-Ammoniae

产于火山地带或煤层中，为火山喷气凝华物或煤层地下失火逸散之气体凝华产物。

甘肃分布：兰州、榆中。

晶体（白硇砂）：咸、苦、辛，温。有毒。消积软坚，破瘀散结。

石油 Petraleum

低级动植物在地层由细菌作用，经过复杂的生化作用变化而成。通常聚集在有孔隙及裂隙的岩石中。

甘肃分布：庆阳、玉门。

原油（石脑油）：辛，苦。有毒。用于小儿惊风，恶疮。

主要参考文献

[1] Flora of China Editorial Committee.*Flora of China*: Volume 1~25 [M].Beijing: Science Press & St. Louis: Missouri Botanical Garden Press.1994~2013.

[2] 中国植物志编辑委员会.中国植物志：1~80 卷[M].北京：科学出版社，1961~2004.

[3] 中国科学院植物研究所.中国高等植物图鉴：1~5 卷[M].北京：科学出版社，1985.

[4] 甘肃植物志编辑委员会.甘肃植物志：2 卷[M].兰州：甘肃科学技术出版社，2005.

[5] 孔宪武.兰州植物通志[M].兰州：甘肃人民出版社，1962.

[6] 侯宽昭.中国种子植物科属词典[M].修订版.北京：科学出版社，1982.

[7] 国家药典委员会.中国药典：2020 年版：一部[S].北京：中国医药科技出版社，2020.

[8] 国家中医药管理局中华本草编委会.中华本草：1~10 册[M].上海：上海科学技术出版社，1999.

[9] 国家中医药管理局中华本草编委会.中华本草：藏药卷 [M].上海：上海科学技术出版社，2002.

[10] 国家中医药管理局中华本草编委会.中华本草：蒙药卷[M].上海：上海科学技术出版社，2004.

[11] 赵汝能.甘肃中草药资源志：上册[M].兰州：甘肃科学技术出版社，2004.

[12] 赵汝能.甘肃中草药资源志：下册[M].兰州：甘肃科学技术出版社，2007.

[13] 甘肃省卫生局.甘肃中草药手册：1~4 册[M].兰州：甘肃人民出版社，1970~1974.

[14] 青海省药品检验所，青海省藏医研究所.中国藏药[M].上海：上海科学技术出版社，1996.

[15] 中国科学院西北高原生物研究所.藏药志[M].西宁：青海人民出版社，2019.

[16] 中国药材公司.中国中药资源志要[M].北京：科学出版社，1994.

[17] 贾敏如，张艺.中国民族药辞典[M].北京：中国医药科技出版社，2016.

[18] 卫生部药品生物制品检定所，云南省药品检验所.中国民族药志：第一卷[M].北京：人民卫生出版社，1984.

[19] 中国药品生物制品检定所，云南省药品检验所.中国民族药志：第二卷[M].北京：人民卫生出版社，1990.

[20] 中国药品生物制品检定所，云南省药品检验所.中国民族药志：第三卷[M].成都：四川民族出版社，2000.

[13] 中国药品生物制品检定所，云南省药品检验所.中国民族药志：第四卷[M].成都：四川民族出版社，2007.

[21] 中国科学院，甘肃省冰川冻土研究所沙漠研究室.中国沙漠地区药用植物[M].兰州：甘肃人民出版社，1973.

[22] 甘肃省食品药品监督管理局.甘肃省中药材标准（2009 年版）[M].兰州：甘肃文化出版社，2009.

[23] 甘肃省药品管理局.甘肃省中药材标准：2020 年版 [M].兰州：兰州大学出版社，2021.

[24] 伍光和，江存远.甘肃省综合自然区划[M].兰州：甘肃科学技术出版社，1998.

[25] 李军德，黄璐琦，曲晓波.中国药用动物志[M].2版，福州：福建科学技术出版社，2013.

[26] 黎跃成.中国药用动物原色图鉴[M].上海：上海科学技术出版社，2010.

[27] 马堆芳.甘肃祁连山陆生野生脊椎动物图鉴[M].兰州：甘肃科学技术出版社，2020.

中文名索引

拉丁文索引